カラー図解
神経解剖学
講義ノート

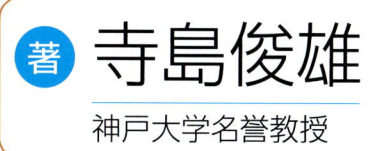

著 寺島俊雄
神戸大学名誉教授

金芳堂

序

　医学教育や看護学教育等で，おそらく一番難解な教科の一つとして「神経解剖学」を挙げることができるだろう．脳や脊髄の解剖学は，構造が複雑なため，三次元的に理解することが難しいし，しかも異なる領域のニューロン同士が軸索を介して神経回路網を形成するため，いっそう理解を難しくしている．そして苦労して覚えた神経解剖学の知識が，実際の臨床神経学の勉強をする頃には，すっかり忘却の彼方に消えてしまい，役に立たない．この難解な神経解剖学の学習には，多くの医療系学生が苦慮していることだろう．神経解剖学の学習に苦労しているのは医療系学生に限らない．理学部や工学部等で神経科学の先端的な研究を志す学生が多いが，彼らにとって最初の障害となるのは神経解剖学で，このハードルを低くすることが求められている．

　私は，平成9年に東京都神経科学総合研究所（現 東京都医学総合研究所）から神戸大学医学部に赴任し，医学部医学科の2年生を対象として神経解剖学の講義を担当することになった．以来，神経解剖学の講義に際して一番配慮したことは，できるだけ枝葉を削ぎ落とし，ぎりぎりまで簡略化した講義内容にすることである．そのために可能な限り単純化した脳や神経回路の模式図を作り，ごく簡単な説明を添えて講義資料とし，これを「神経解剖学講義ノート」として学生に配布してきた．このテキストは，その配布資料を元に，内容および図版を充実させ，カラー化したものである．

　本書では内容を簡略化する一方で，ブラウン・セカール症候群やワレンベルク症候群などの神経症状について詳しく説明したつもりである．神経解剖学がいかに臨床神経学に有用かを示すためである．それからできるだけ反射の神経回路についても説明するようにした．外部から刺激を与え，その反射を調べることにより，反射に関わる神経回路の異常を見つけることができれば，病巣診断に役に立つ．このように医療系学生にとって臨床に役に立つ神経解剖学を常に念頭に置いて本書を作成したが，医療系学生に限らず神経科学を志す学生にとって難解な神経解剖学用語の理解に本書が役立つならば，望外の喜びである．

　本書を作成するにあたっては，私が所属する神経発生学分野（旧第一解剖）の同僚や学生の援助を受けた．ことに吉川知志講師，勝山裕助教（現東北大講師），薛 富義技官，崎浜吉昭技官の力添えが無ければ，出版には至らなかっただろう．

　本書の源流は，著者がかつて在籍した慶応大学の嶋井和世教授と北海道大学の井上芳郎教授の著した講義資料にある．ことに井上教授の著した北大の講義資料「統合神経解剖学」には，有形・無形の恩恵を受けている．また中尾泰右教授（秋田大学）の厳しくかつ温情あふれた解剖学教育を受けなければ，私は解剖学の分野に進まず，路頭にさまよっていただろう．感謝しても言い尽くすことはできない．

　最後であるが，本書の出版に際して尽力を賜った金芳堂の関係者各位に対して敬意と感謝を捧げたい．ことに本書の編集を担当した黒澤健氏には，図版の作成など格別な苦労をかけ，感謝の言葉もない．

2011年11月

寺島　俊雄

本書の構成

- 本書は全16章と付録から構成されている．

- 神経解剖学の講義では脳の肉眼解剖学から講義を始めることが多いと思うが，実際に人脳に触れるチャンスが得られない学生にとって脳の肉眼的理解は難しい．そこで本書では「脳の肉眼解剖学」の章はあえて最終章の**第16章**とした．学習が進んだ時点で余裕があれば，本章を読めば良い．そのかわりに神経系の構成要素つまりニューロンとグリアの理解が最も重要と考え，「**神経組織学**」を**第1章**として冒頭に置くことにした．ついで神経系の理解には発生学的なバックグランドが不可欠であること，また現在，神経系の変性や再生の研究が進み神経疾患の治療が夢でなくなったことを受けて，「**神経系の発生・再生・変性**」を**第2章**とした．以下，脊髄から大脳皮質に向かって順に脳の各部位についての章を設けたが，どこから読み始めても良いように，重複は厭わず説明したので，興味のある章から順に読み進めるのが良いだろう．

- 本書では脳の各部位の章の後に，総復習として**第11章「神経回路（運動路）」**と**第12章「神経回路（感覚路）」**を置いた．実はこの神経回路に関する2章さえ勉強すれば，**第3章**の「**脊髄**」から**第10章**の「**大脳皮質**」を読んだことになるから，時間を惜しむ学生にはこの2つの章の学習を勧めたい．

- 髄膜の解剖学は，とかくおろそかにされがちであるが，脳の境界や区画を定めている髄膜が破綻すると，福山型筋ジストロフィーなど重要な脳の障害が生じることから臨床的には極めて重要である．また髄液の産生と吸収のメカニズムはまだ不明なことが多く，脳脊髄液減少症など最近では社会問題となっている．そこで**第13章**として「**髄膜と脳脊髄液**」の章を設けた．臨床医学の側面からみると脳の血管障害がもっとも頻度の高い神経系の疾患であることから，第14章として「**脳の血管**」の章を設けた．統合失調症や躁うつ病など精神機能の疾患をはじめとして，私たちの「こころ」や「感情」などについて，モノアミンなどの神経伝達物質から神経系を眺めることは重要であるため，**第15章**として「**化学的神経解剖学**」の章を設けた．しかし本章はアミノ酸やペプチドについて言及していないので不十分であり，今後，改訂の機会があれば，充実しなければならない章である．最後に，脳の水平断面と前額断面，脳幹の組織切片からなる付録を置いた．MRIやCTなど脳の断面像の理解が必須であるからだ．

- 通常のテキストでは，図版の重複はしないのが普通であるが，本書では同じ図が何度も出現する．読者の利便性を考えできるだけ本文の説明の近くに置きたかったからである．

> **Memo**
> Memoは，本文中で重要と思われる事項について，喚起を促すために作成した．

小ポイントで記載した事項は，重要であるがとりあえず読み飛ばしても良い内容である．

練習問題

- 各章の章末には，学習内容を振り返るための練習問題を設け，解答は巻末（p.233）に載せた．単に〇と×を回答するのではなく，×の場合，誤っている箇所に下線を引いて正しい語句で訂正してほしい．

序文でも述べたように，本書の図は黒板に板書するために作成した模式図が元になっている．黒板に書く絵はよほど簡略化しないと描けないし，また理解を深めるために簡略化・模式化することは意味があると思う．しかし，そのために位置関係などが現実と合わない部分も生じてくるが，上記を考慮したうえでのこととご了承いただきたい．

目次

1 神経組織学 — 2
1. 神経系の区分 …… 2
2. 神経系の構成成分 …… 2
3. ニューロンの基本的要素 …… 4
4. 形態から見たニューロンの分類 …… 4
5. 細胞体 …… 6
6. 樹状突起 …… 8
7. 軸索 …… 8
8. シナプス …… 9
9. グリア細胞 …… 12
10. 髄鞘 …… 14

2 神経系の発生，変性，再生 — 18
A 初期発生 …… 18
1. 配偶子形成と受精 …… 18
2. 卵割 …… 18
3. 胞胚(胚盤胞)の形成 …… 18
4. 2層性胚盤の形成 …… 19
5. 3層性胚盤の形成 …… 20
6. 脊索の形成 …… 21

B 神経管の発生 …… 22
1. 神経管の発生 …… 22
2. 3脳胞期と5脳胞期 …… 23
3. 一次脳胞とニューロメア …… 24
4. オーガナイザーとしての峡 …… 24
5. ロンボメア …… 24
6. 末梢神経系の分化 …… 27
7. 神経管の構造 …… 27

C 神経回路形成 …… 29
1. 経路形成と終末形成 …… 29
2. パイオニア軸索とパイオニアニューロン …… 29
3. 軸索の伸長と細胞外マトリックス …… 30
4. カハールのニューロトロピズム仮説 …… 30
5. 化学反発と神経回路形成 …… 31
6. 化学的親和性仮説 …… 32

D 細胞死 …… 32
1. プログラム細胞死 …… 32
2. 細胞の死に方 …… 32
3. アポトーシスの分子機構 …… 33
4. 神経栄養因子 …… 33
5. プログラム細胞死の意義 …… 34

E 変性 …… 35
F 再生 …… 36
G 軸索輸送 …… 38

3 脊髄 — 40
1. 脊髄の外景 …… 40
2. 脊髄の内景 …… 43
3. レキシード氏の細胞構築による層区分 …… 45
4. 脊髄を上・下行する伝導路(神経回路) …… 45
5. 脊髄の動脈 …… 47
   - 5-1 脊髄を栄養する動脈 …… 47
   - 5-2 脊髄枝の分枝の仕方 …… 47
   - 5-3 脊髄内の動脈分布 …… 49
6. 脊髄と脊柱の静脈 …… 49
7. 脊髄膜 …… 50

4 延髄 — 52
1. 錐体 …… 52
2. 後索核 …… 52
3. 下オリーブ核(群) …… 54
4. 弓状核 …… 56
5. 副楔状束核 …… 57
6. 延髄網様体 …… 57
7. 縫線核 …… 58
8. 脳幹における脳神経核のカラム構造 …… 60
9. 延髄における脳神経核 …… 61
10. 内臓反射の神経回路 …… 64
    - 10-1 消化に関する反射 …… 65
    - 10-2 呼吸に関する反射 …… 66
    - 10-3 循環に関する反射 …… 66

5 橋 — 68

A 橋腹側部 — 68
- 1 縦橋線維 — 68
- 2 橋核 — 68

B 橋背部 — 71
- 1 脳神経核 — 71
  - 1-1 運動性脳神経核 — 71
  - 1-2 知覚性脳神経核 — 75
- 2 橋網様体 — 79
- 3 青斑核 — 79
- 4 橋背部を通る主な線維系 — 80

6 中脳 — 82

- 1 下丘 — 82
- 2 上丘 — 82
- 3 視蓋前域(視蓋前部) — 85
- 4 大脳脚(狭義) — 87
- 5 黒質 — 88
- 6 赤核 — 89
- 7 脳神経核 — 90
  - 7-1 運動性(遠心性)脳神経核 — 90
  - 7-2 知覚性(求心性)脳神経核 — 93

7 小脳 — 94

- 1 小脳の区分 — 94
- 2 小脳の内景 — 96
- 3 小脳皮質の細胞構築 — 98
- 4 小脳核の出力線維 — 103
- 5 小脳脚 — 103
- 6 小脳を中心とする神経回路 — 103
- 7 小脳の機能とその障害 — 105
- 8 小脳の組織発生 — 107

8 間脳 — 108

- 1 間脳の発生と区分 — 108
- 2 視床 — 108
  - 2-1 背側視床 — 108
  - 2-2 腹側視床 — 112
- 3 視床上部 — 112
  - 3-1 松果体 — 112
  - 3-2 手綱核 — 114
- 4 視床下部 — 114
  - 4-1 視床下部下垂体系の神経核 — 117
  - 4-2 非視床下部下垂体系の神経核 — 118
- 5 内包 — 122

9 大脳基底核 — 126

- 1 分類 — 126
- 2 線条体 — 128
- 3 淡蒼球 — 129
- 4 大脳基底核の線維連絡 — 129
- 5 小脳と大脳基底核は視床に投射する — 129
- 6 大脳基底核の機能は何か？ — 129
- 7 大脳基底核の障害による異常運動 — 131
- 8 扁桃体 — 131
- 9 マイネルト基底核 — 133

10 大脳皮質 — 136

- 1 新皮質 — 136
- 2 古皮質 — 144
- 3 原皮質 — 146
- 4 大脳辺縁系 — 150
- 5 大脳新皮質の発生 — 150

11 神経回路(1) 運動路 — 152

A 脊髄反射の神経回路 — 152
- 1 伸張反射と拮抗抑制(筋紡錘の反射) — 152
- 2 自原抑制(ゴルジ腱器官の反射) — 154
- 3 屈曲反射 — 154

B 脊髄下行路(運動路) — 155
- 1 皮質脊髄路 — 155
- 2 赤核脊髄路 — 159
- 3 網様体脊髄路 — 160
- 4 前庭脊髄路 — 160
- 5 視蓋脊髄路 — 160
- 6 間質核脊髄路 — 161

C 運動を調節する神経回路 — 161
- 1 小脳を中心とする神経回路 — 161
- 2 大脳基底核を中心とする神経回路 — 161

12 神経回路(2) 感覚路 — 162
- A 感覚路の構成 — 162
- B 体性感覚を伝える神経回路 — 165
  - 頭部を除く体部の体性感覚を伝える伝導路 — 165
    1. 後索・内側毛帯系 — 165
    2. 脊髄視床路系 — 167
    3. （意識にのぼらない）深部感覚を伝える神経回路 — 168
  - 頭部の体性感覚系(三叉神経毛帯系) — 170
    1. 頭部の温痛覚と粗大な触圧覚を伝える伝導路 — 170
    2. 頭部の識別性触圧覚を伝える伝導路 — 171
- C 視覚の伝導路 — 173
- D 聴覚の伝導路 — 174
- E 前庭感覚(平衡感覚)の伝導路 — 175
- F 味覚の伝導路 — 176
- G 嗅覚の伝導路 — 178

13 髄膜と脳脊髄液 — 180
1. 脳髄膜 — 180
2. 脳髄膜の間のスペース — 182
3. 脳硬膜の特殊な形態 — 182
4. 脊髄髄膜 — 183
5. 脳室 — 183
6. 脈絡叢と脳脊髄液の産生 — 184
7. クモ膜顆粒と脳脊髄液の吸収 — 184
8. 脳脊髄液の循環と排出障害 — 184

14 脳の血管 — 186
- A 脊髄の動脈 — 186
- B 脳の動脈 — 186
  1. 内頚動脈 — 186
  2. 椎骨動脈 — 187
  3. 脳底動脈 — 187
  4. 大脳動脈輪(ウイリス) — 188
  5. 硬膜に分布する動脈 — 190
- C 大脳の静脈 — 190
  1. 表在大脳静脈 — 190
  2. 深部大脳静脈 — 190
  3. 小脳の静脈 — 191
  4. 硬膜静脈洞 — 192
  5. 導出静脈 — 192

15 化学的神経解剖学 — 194
1. コリン作動系 — 194
2. モノアミン作動系 — 196
   - 2-1 カテコールアミン作動系 — 196
   - 2-2 セロトニン作動系 — 200
   - 2-3 ヒスタミン作動系 — 201

16 中枢神経系の肉眼解剖学 — 202
1. 中枢神経系の構成 — 202
2. 脳の区分 — 202
3. 終脳(＝大脳半球)の外観 — 202
   - 3-1 大脳皮質の外観 — 203
   - 3-2 大脳半球外側面の脳溝と脳回 — 204
   - 3-3 大脳半球内側面の脳溝と脳回 — 205
   - 3-4 側頭葉と後頭葉の下面の脳溝と脳回 — 206
   - 3-5 前頭葉の底面(眼窩面)の脳溝と脳回 — 207
   - 3-6 島の脳溝と脳回 — 207
   - 3-7 大脳髄質(白質)の構成 — 208
   - 3-8 大脳基底核 — 209
4. 間脳の外観 — 210
   - 4-1 視床 — 210
   - 4-2 視床上部 — 210
   - 4-3 視床下部 — 210
5. 中脳の外観 — 210
6. 橋と延髄の外観 — 212
   - 6-1 橋と延髄上半部の背側面 — 212
   - 6-2 延髄下部の背側面 — 214
   - 6-3 橋と延髄の腹側面 — 214
7. 小脳の外観 — 215
   - 7-1 小脳皮質 — 215
   - 7-2 小脳髄質 — 216
   - 7-3 小脳脚 — 216
   - 7-4 小脳核 — 216
8. 髄膜 — 216
9. 脳室 — 217
10. 脳の血管 — 218
    - 10-1 脳の動脈 — 218
    - 10-2 脳の静脈 — 221
    - 10-3 硬膜に分布する動脈 — 222
    - 10-4 硬膜静脈洞 — 222
    - 10-5 導出静脈 — 223

付録
- 付録1 脳の断面 — 224
- 付録2 脳切片 — 229
- 練習問題の解答 — 233
- 索引 — 235

Memo 目次

1-1	神経核と神経節	6
1-2	投射・連合・交連ニューロン	6
1-3	Barr 氏小体	6
1-4	逆行性シグナル伝達	11
1-5	周期線と周期間線	14
1-6	髄鞘を構成する分子	16
1-7	内ループと外ループ	16
2-1	オーガナイザー	21
2-2	脊索前板	21
2-3	ヘッジホッグ遺伝子	21
2-4	菱脳胞と後脳	23
2-5	ニューロブラスト	28
2-6	底板とネトリン	29
2-7	ワーラー変性の方向	35
2-8	神経の再生	37
3-1	脊髄円錐症候群	40
3-2	深部感覚	44
3-3	伝導路（神経回路）と学名	45
3-4	腰椎穿刺	51
4-1	上オリーブ核と下オリーブ核	54
4-2	下オリーブ核と小脳間の部位対応	54
4-3	下オリーブ核の発生	56
4-4	三叉神経毛帯	64
4-5	三叉神経脊髄路内の体部位局在	64
5-1	橋核は翼板に由来する	71
5-2	正中傍橋網様体	71
5-3	顔面神経核ニューロンは移動する	72
5-4	三叉神経主知覚核内の体部位局在	76
5-5	青斑核のスペル	79
6-1	視蓋前域の発生	85
6-2	アーガイル・ロバートソン瞳孔	86
6-3	垂直眼球運動の中枢	87
6-4	上斜筋の作用	91
6-5	内眼筋の作用と神経支配	92
7-1	小脳核の配列の覚え方	98
7-2	プルキンエ細胞の樹状突起は矢状断面に広がる	98
7-3	小脳糸球体	100
7-4	小脳皮質の抑制性ニューロンと興奮性ニューロン	100
7-5	小脳の症状は患側に出現する	106
8-1	メラトニンの合成経路	114
9-1	archistriatum, paleostriatum, neostriatum の訳語は一定しない	127
9-2	前障は大脳基底核か？	127
9-3	パッチとマトリックス	128
9-4	蒼と青	129
9-5	小脳性振戦	131
9-6	クリューヴァー・ビューシー症候群	132
9-7	コリン作動性ニューロンと ChAT	134
10-1	中間皮質	136
10-2	連合線維，交連線維，投射線維	138
10-3	大脳皮質ニューロンの分類	139
10-4	運動の企画と実行	140
10-5	嗅覚の皮質中枢はどこか？	141
10-6	優位脳半球と利き脳	143
10-7	梨状葉前皮質の同義語	144
10-8	中隔野	145
10-9	嗅覚の特殊性	145
10-10	「海馬」の由来	146
11-1	臨床医学における反射の分類	153
11-2	皮質球路と球マヒ	156
11-3	錐体路障害：ヒトとサルの違い	158
11-4	直接および間接皮質脊髄路	160
11-5	定位反応	160
11-6	内側縦束	161
12-1	嗅覚の特殊性	163
12-2	体性感覚と臓性（内臓）感覚	163
12-3	三叉神経毛帯	172
12-4	視神経交叉	173
12-5	同名と異名	174
12-6	黄斑回避	174
12-7	めまいの皮質中枢	175
12-8	嗅覚は視床を経由しない？	178
13-1	頭蓋腔の 4 つのコンパートメント	182
13-2	脳硬膜と脊髄硬膜の違い	183
13-3	脳室と画像診断学	183
14-1	海綿静脈洞症候群	187
14-2	導出静脈と髄膜炎	192
15-1	神経液性伝達	196
15-2	中脳皮質ドーパミン作動系	197
15-3	モノオキシゲナーゼ	198
15-4	高峰譲吉	200
16-1	脳葉の区分と葉間溝	204
16-2	脳弓回	206
16-3	線条体とレンズ核	209
16-4	視床後部	210
16-5	小脳核の覚え方	216
16-6	室間孔（モンロー孔）	217

図表目次

表 1-1	神経系の区分	2
図 1-1	中枢神経系と末梢神経系	3
図 1-2	中枢神経系の細胞構築	3
図 1-3	知覚神経と運動神経	4
図 1-4	ニューロン	4
図 1-5	ニューロンの形態による分類	5
図 1-6	ダイテルス氏型ニューロン	5
図 1-7	錐体型ニューロン（大脳皮質）	5
図 1-8	投射ニューロンと介在ニューロン	6
図 1-9	ニューロン	6
図 1-10	ニューロンの微細構造	7
図 1-11	ニッスル物質	7
図 1-12	細胞骨格を構成する 3 種の線維	8
図 1-13	樹状突起	8
表 1-2	樹状突起と軸索	8
図 1-14	樹状突起棘	9
図 1-15	ゴルジの網状説とカハールのニューロン説	9
図 1-16	ゴルジとカハール	9
図 1-17	シナプスの形態	10
図 1-18	アストログリアとトランスポーター	10
図 1-19	イオンチャネル型受容体	11
図 1-20	G タンパク共役型受容体	11
図 1-21	アストログリア	12
図 1-22	血管の内皮細胞を覆うアストログリア	12
図 1-23	オリコデンドログリアと中枢性髄鞘	12
図 1-24	上衣細胞	12
図 1-25	アストログリアの機能	13
図 1-26	ミクログリアとその発生	13
図 1-27	シュワン細胞	13
図 1-28	前庭神経節ニューロンを覆う衛星細胞	13
図 1-29	髄鞘	14
図 1-30	有髄線維（内耳神経）	15
図 1-31	髄鞘の形成	15
図 1-32	髄鞘形成過程で細胞質が抜けて周期線を作るが，一部の細胞質は残る	15
図 1-33	周期線と周期間線	16
図 1-34	ランビエ氏絞輪の構造	16
図 2-1	受精	19
図 2-2	接合子（受精卵）の卵割と胞胚形成	19
図 2-3	2 層性胚盤の形成	19
図 2-4	3 層性胚盤の形成	20
図 2-5	脊索と床板から分泌されるソニック・ヘッジホッグ	21
図 2-6	神経管，神経堤，脊索の発生	22
図 2-7	神経管の発生	23
図 2-8	脳胞	23
図 2-9	神経分節（ニューロメア）	24
図 2-10	菱脳峡より分泌される FGF8 は視蓋と小脳を誘導する	25
図 2-11	ショウジョウバエのホメオティック遺伝子の発現パターン	25
図 2-12	ロンボメアの構造とホックス遺伝子の発現	26
図 2-13	神経堤に由来する組織	27
図 2-14	神経上皮細胞（マトリックス細胞）の核のエレベーター運動（藤田哲也説）	27
図 2-15	ニューロンとグリアの発生（一元説に基づく）	28
図 2-16	神経管の発生と機能分化	29
表 2-1	神経管の最終構造物	29
図 2-17	伸長する軸索とその先端にある成長円錐	30
図 2-18	パイオニアニューロンと後続ニューロン	30
図 2-19	Permissive な環境と Non-permissive な環境	30
図 2-20	ニューロトロピズム（カハール）	31

図 2-21	セマフォリン／ニューロピリンシグナル 31	図 4-22	頭部の知覚の伝導路（三叉神経毛帯系） 64	図 6-25	ベネディクト症候群 92
図 2-22	化学誘引と化学反応 31	図 4-23	嚥下反射 65	図 6-26	三叉神経中脳路核と三叉神経運動核 93
図 2-23	胎児期および生後の前角運動ニューロン数（ラット） 32	図 4-24	唾液分泌反射 65	図 7-1	小脳脚 94
図 2-24	胎生 6.5 日マウス嗅上皮における成熟嗅細胞の細胞死 33	図 4-25	咽頭絞扼反射 65	図 7-2	小脳虫部と小脳半球 94
図 2-25	アポトーシス経路 34	図 4-26	嘔吐反射 66	図 7-3	小脳の解剖学的区分 95
図 2-26	順行性変性（ワーラー変性）と逆行性変性 35	図 4-27	せき反射（咳嗽反射） 66	図 7-4	小脳の正中断面（虫部） 96
図 2-27	順行性変性（ワーラー変性） 36	図 4-28	化学受容器反射の経路 67	図 7-5	発生からみた小脳の区分 96
図 2-28	逆行性細胞死と再生 37	図 4-29	頸動脈洞反射の経路 67	図 7-6	出力から見た小脳の区分 97
図 2-29	再構成 37	図 4-30	化学受容器反射と頸動脈洞反射 67	図 7-7	入力から見た小脳の区分 97
図 2-30	軸索輸送 38	図 5-1	橋腹側部と橋背部 68	図 7-8	小脳の内景 98
図 2-31	神経成長因子の発見者 Rita Levi-Montalcini 38	図 5-2	橋腹側部の線維 68	図 7-9	小脳核（水平断面） 98
図 2-32	ニューロンの軸索輸送とモータータンパク 38	図 5-3	橋の横断面（外転神経核を通る高さの断面） 69	図 7-10	小脳皮質 99
		図 5-4	橋の横断面（上髄帆（滑車神経交叉）を通る高さの断面） 69	図 7-11	小脳皮質の構造 99
図 3-1	錐体交叉（脊髄の上限） 40	図 5-5	大脳小脳連関 70	図 7-12	プルキンエ 101
図 3-2	脊髄 41	図 5-6	橋核ニューロンは小脳へ投射する（橋核小脳路） 70	図 7-13	小脳皮質の神経回路（前額断） 101
図 3-3	脊髄の膨大部と四肢 41	図 5-7	大三角形 70	図 7-14	小脳皮質の層構造と神経回路 101
図 3-4	脊髄円錐 41	図 5-8	橋核の発生 70	図 7-15	小脳糸球体 102
図 3-5	脊髄の外景 42	図 5-9	右方への側方注視（外方注視）の神経機構とその障害 71	図 7-16	オリーブ核を中心とする伝導路 102
図 3-6	脊髄円錐症候群 42	図 5-10	顔面神経核と外転神経核の位置関係 72	図 7-17	小脳入力系 102
図 3-7	脊髄横断面 43	図 5-11	顔面筋（表情筋）を支配する顔面神経核 72	図 7-18	橋核小脳路 103
図 3-8	前根と後根の成分 43	図 5-12	顔面神経核の発生（マウス） 73	図 7-19	小脳出力系 104
図 3-9	脊髄前角における体位部局在 44	図 5-13	表情筋の支配 73	図 7-20	小脳脚 104
図 3-10	α運動ニューロンとγ運動ニューロン 44	図 5-14	顔面神経核への入力線維 74	図 7-21	小脳脚の構成 105
図 3-11	脊髄の内景とレキシードの層区分 45	図 5-15	角膜反射（三叉・顔面反射）の経路 74	図 7-22	小脳失調の検査 106
表 3-1	レキシード氏の細胞構築による層区分 45	図 5-16	聴覚顔面反射の経路 74	図 7-23	小脳性運動失調（ヨタリマウス） 106
図 3-12	脊髄を上・下行する伝導路 46	図 5-17	三叉神経運動核 74	図 7-24	小脳の発生 107
図 3-13	主要な脊髄上行路（感覚路）と脊髄下行路（運動路） 46	図 5-18	三叉神経運動核 75	図 8-1	間脳の発生と区分 109
表 3-2	脊髄の伝導路 47	図 5-19	三叉神経 75	図 8-2	視床の解剖学的区分（水平断面） 109
図 3-14	脊髄に分布する分節動脈 48	図 5-20	三叉神経主知覚核と脊髄路核 76	図 8-3	視床の神経核と線維結合 109
図 3-15	脊髄に分布する動脈 48	図 5-21	頭部の知覚の伝導路（三叉神経毛帯系） 76	図 8-4	視床の機能的分類 110
図 3-16	脊髄の静脈 49	図 5-22	前庭神経核 77	図 8-5	視床の線維連絡 111
図 3-17	脊髄と脳の髄膜の違い 50	図 5-23	前庭神経系の神経回路 77	図 8-6	視床運動中継核には小脳と大脳基底核からの情報が収斂する 111
図 3-18	歯状靱帯 50	図 5-24	前庭神経系の神経回路（模式的） 78	図 8-7	視床連合核と連合野 111
		図 5-25	前庭動眼反射 79	図 8-8	視床網様核の線維結合 112
図 4-1	脳幹の脳神経 53	図 5-26	頭部の回転運動と前庭神経の発火頻度 80	図 8-9	腹側視床の構造と線維連絡 113
図 4-2	皮質脊髄路（錐体路） 54	図 5-27	蝸牛神経核・聴条・台形体 81	図 8-10	腹側視床を通過する線維群 113
図 4-3	後索内側毛帯系 54			図 8-11	視床上部（松果体と手綱核） 114
図 4-4	延髄下部（閉じた延髄）を通る断面 55	図 6-1	中脳の区分 82	図 8-12	NAT 活性の日内変化 115
図 4-5	延髄上部（開いた延髄）を通る断面 55	図 6-2	下丘の高さの断面 83	図 8-13	メラトニンの生合成過程 115
図 4-6	オリーブ核は小脳へ投射する 56	図 6-3	上丘の高さの断面 83	図 8-14	手綱核（上方より見る） 115
図 4-7	赤核・オリーブ・小脳路系 56	図 6-4	聴覚の神経回路 84	図 8-15	視床下部の神経核の分類（水平断面） 115
図 4-8	オリーブ核を中心とする伝導路 56	図 6-5	ヒトの上丘の高さの中脳断面 84	図 8-16	視床下部の神経核 116
図 4-9	登上線維（オリーブ小脳路） 57	図 6-6	視覚性運動反射の回路 84	図 8-17	視索上核と室傍核（神経内分泌） 117
図 4-10	下オリーブ核の発生 57	図 6-7	マウスの網膜視蓋路（網膜上丘路） 85	図 8-18	漏斗核（弓状核） 118
図 4-11	（意識にのぼらない）深部感覚を伝える神経回路 57	図 6-8	嗅覚を除くあらゆる感覚が上丘に至る 85	図 8-19	下垂体前葉ホルモン 119
図 4-12	網様体の概念図 58	図 6-9	対光反射の経路 86	図 8-20	パペッツの情動回路 120
図 4-13	外側網様核を中心とする線維連絡 59	図 6-10	輻輳・調節反射 87	図 8-21	脳弓の区分 121
図 4-14	巨大細胞性網様核を中心とする線維連絡 59	図 6-11	対光反射と輻輳調節反射の神経回路と神経梅毒の病巣 87	図 8-22	交連前脳弓と交連後脳弓 121
図 4-15	上行性網様体賦活系と皮質網様体脊髄路 59	図 6-12	大脳脚（狭義）を通過する線維群 88	図 8-23	視床下部は自律神経系の最高中枢 121
図 4-16	脊髄と脳幹における神経核のカラムの配置 60	図 6-13	黒質の入出力 88	図 8-24	視床下部は内分泌系の最高中枢 121
図 4-17	延髄上半部の背側正中部をメスで切開する 61	図 6-14	黒質線条体路と線条体黒質路 89	図 8-25	左の内包の水平断面（上方より見る） 122
図 4-18	一般体性遠心性神経核と特殊臓性遠心性神経核 62	図 6-15	黒質線条体路はドーパミン作動性 89	図 8-26	内包と大脳脚を通過する線維群 123
図 4-19	食道横紋筋を支配する疑核ニューロン（マウス） 62	図 6-16	パーキンソン病 89	図 8-27	内包に分布する動脈 123
図 4-20	脳神経と脳神経核 63	図 6-17	動眼神経根は赤核を通過する 89	図 8-28	動眼輪と中心核 124
図 4-21	三叉神経主知覚核と脊髄路核 64	図 6-18	皮質・赤核・脊髄路系 90	図 8-29	内包の血管支配 124
		図 6-19	赤核・オリーブ・小脳路系 90		
		図 6-20	赤核脊髄路ニューロン 90	図 9-1	線条体とレンズ核（前額断面） 126
		図 6-21	小脳と赤核，橋核を中心とする神経回路 91	図 9-2	内包の通過線維群が尾状核と被殻を分ける 126
		図 6-22	滑車神経交叉 91	図 9-3	乳頭体を通る大脳半球前額断（アストラブルー染色） 127
		図 6-23	右眼の外眼筋とその作用（極めて模式的） 91	図 9-4	大脳基底核の機能的分類（点線に含まれる領域） 127
		図 6-24	外眼筋の作用とマヒ 92	図 9-5	左の線条体（尾状核と被殻）と扁桃体（核） 128
				図 9-6	尾状核は側脳室に沿う 128

図9-7	パッチ(ストリオソーム)とマトリックス ……… 128
図9-8	大脳基底核の線維連絡 ……… 130
図9-9	2つの運動調整系は視床外側腹側核と前腹側核に収斂する ……… 130
図9-10	海馬鈎と扁桃体 ……… 131
図9-11	扁桃体(核)の線維結合 ……… 132
図9-12	嗅脳と辺縁系の神経回路 ……… 133
図9-13	マイネルト基底核(前額断面) ……… 133
図9-14	アセチルコリンの生合成 ……… 134
図9-15	基底核-皮質コリン作動系 ……… 134
図9-16	コリンアセチルトランスフェラーゼ抗体を用いたコリン作動系(マウス) ……… 134

図10-1	大脳皮質の発生(左脳の内側面) ……… 136
図10-2	大脳新皮質の細胞構築と線維構築 ……… 137
図10-3	大脳新皮質の層構造と入出力 ……… 137
図10-4	投射線維,連合線維,交連線維 ……… 138
図10-5	カハール・レチウスの水平細胞 ……… 138
図10-6	大脳皮質の線維結合 ……… 138
図10-7	マウスの皮質第5層と第6層ニューロン ……… 139
図10-8	大脳半球外側面 ……… 140
図10-9	大脳皮質外側面の脳溝と脳回および諸中枢の位置 ……… 141
図10-10	運動野のホムンクルス(こびと) ……… 142
図10-11	第1次運動野(手領域)の機能的核磁気共鳴像fMRI ……… 142
図10-12	運動のデザインと実行 ……… 142
図10-13	大脳半球内側面の脳溝と脳回と諸中核 ……… 143
図10-14	下前頭回とブローカ中枢 ……… 143
図10-15	嗅覚の神経回路 ……… 145
図10-16	海馬体(原皮質)の発生 ……… 146
図10-17	海馬hippocampusの由来 ……… 146
図10-18	海馬のイメージ(Cを向き合わせる) ……… 146
図10-19	海馬体の線維連絡 ……… 147
図10-20	アンモン角(狭義の海馬)の層構造 ……… 148
図10-21	歯状回の構造 ……… 148
図10-22	海馬体の線維連絡(模式的) ……… 149
図10-23	交連前脳弓と交連後脳弓 ……… 149
図10-24	大脳辺縁系 ……… 150
図10-25	大脳新皮質の発生 ……… 150
図10-26	移動中および移動を終えた皮質板ニューロン ……… 151

図11-1	伸張反射と拮抗抑制(膝蓋腱反射を例にして) ……… 152
図11-2	伸張反射の模式図 ……… 153
図11-3	自原抑制(ゴルジ腱器官による反射) ……… 154
図11-4	屈曲反射と交叉性伸展反射 ……… 154
図11-5	脊髄を上行,下行する伝導路 ……… 155
図11-6	主要な脊髄下行路(運動路) ……… 156
図11-7	錐体路の概念図 ……… 157
図11-8	筋萎縮性側索硬化症では錐体路が変性する ……… 157
図11-9	皮質脊髄路ニューロン ……… 157
図11-10	錐体交叉(運動交叉) ……… 158
図11-11	皮質脊髄路と皮質核路 ……… 158
図11-12	バビンスキー反射 ……… 158
図11-13	錐体路の発生は遅く生後に完成する ……… 158
図11-14	錐体路系と錐体外路系 ……… 159
図11-15	赤核脊髄路 ……… 159
図11-16	皮質・赤核・脊髄路 ……… 159
図11-17	皮質・網様体・脊髄路 ……… 160
図11-18	前庭脊髄路 ……… 161
図11-19	視蓋脊髄路 ……… 161

図12-1	1次受容器と2次受容器 ……… 162
図12-2	感覚系の基本形 ……… 162
図12-3	嗅覚系は特殊 ……… 163
図12-4	受容器の場所による分類 ……… 163
図12-5	刺激特異性からみた受容器の分類 ……… 164
図12-6	皮膚受容器 ……… 164
図12-7	後索・内側毛帯系と脊髄毛帯系 ……… 165
図12-8	上肢,体幹,下肢の体性知覚の伝導路 ……… 166
図12-9	左側の脊髄半側障害(ブラウン・セカール症候群) ……… 167
図12-10	脊髄空洞症 ……… 168
図12-11	脊髄癆 ……… 169
図12-12	前脊髄動脈症候群 ……… 169
図12-13	意識にのぼらない深部感覚の回路 ……… 170
図12-14	頭部の知覚の伝導路(三叉神経毛帯系) ……… 170
図12-15	頭部の体性知覚の伝導路 ……… 171
図12-16	延髄外側症候群(ワレンベルグ症候群) ……… 172
図12-17	視覚系の神経回路 ……… 174
図12-18	黄斑回避 ……… 174
図12-19	聴覚系の神経回路 ……… 175
図12-20	聴覚の神経回路 ……… 176
図12-21	味覚の神経回路 ……… 177
図12-22	嗅覚の神経回路 ……… 178
図12-23	嗅脳(嗅球,嗅索,内側・外側嗅条) ……… 178

図13-1	福山型筋ジストロフィーの大脳皮質異常 ……… 180
図13-2	脳髄膜と脊髄髄膜の構成 ……… 181
図13-3	脊髄と脳の髄膜の違い ……… 181
図13-4	硬膜静脈洞 ……… 182
図13-5	脳室系の側面図と背面図 ……… 183
図13-6	脈絡叢(サル) ……… 184

図14-1	内頚動脈の区分 ……… 187
図14-2	脳底の動脈 ……… 188
図14-3	大脳動脈輪(ウイリス) ……… 189
図14-4	大脳動脈輪と中心枝 ……… 189
図14-5	内包・レンズ核・視床に分布する動脈(左側面図) ……… 190
図14-6	大脳の静脈 ……… 191
図14-7	大大脳静脈(ガレン)とその枝 ……… 191
図14-8	硬膜静脈洞と導出静脈 ……… 192

図15-1	アセチルコリンの生合成 ……… 194
図15-2	マウス顔面神経核(ChAT免疫組織化学) ……… 195
図15-3	上部脊髄のコリン作動性ニューロン ……… 195
図15-4	コリン作動系 ……… 195
図15-5	コリンアセチルトランスフェラーゼ抗体を用いたコリン作動系(マウス) ……… 196
図15-6	カテコール基 ……… 197
図15-7	カテコールアミンの生合成過程 ……… 197
図15-8	ドーパミン作動系 ……… 198
図15-9	黒質線条体路はドーパミン作動性 ……… 198
図15-10	青斑核脊髄路(マウス) ……… 199
図15-11	インドール基 ……… 200
図15-12	セロトニンの生合成過程 ……… 200
図15-13	イミダゾール基 ……… 201
図15-14	ヒスタミンの生合成過程 ……… 201

図16-1	中枢神経系の構成 ……… 202
図16-2	神経管の発生 ……… 203
図16-3	終脳(=大脳半球)の外観 ……… 203
図16-4	大脳半球の区分 ……… 204
図16-5	大脳半球の外側面 ……… 205
図16-6	大脳半球外側面の脳溝と脳回 ……… 205
図16-7	大脳正中断面 ……… 206
図16-8	大脳半球内側面の脳溝と脳回 ……… 207
図16-9	大脳皮質の諸中枢 ……… 207
図16-10	投射線維,連合線維,交連線維 ……… 208
図16-11	大脳髄質(白質)の投射線維 ……… 208
図16-12	交連線維(脳梁と前交連) ……… 208
図16-13	連合線維 ……… 209
図16-14	乳頭体を通る大脳半球前額断 ……… 209
図16-15	左の線条体(尾状核と被殻)と扁桃核 ……… 210
図16-16	間脳の発生と区分 ……… 210
図16-17	脳の正中断面 ……… 211
図16-18	視床上部(松果体と手綱核) ……… 211
図16-19	視床下部の正中断 ……… 212
図16-20	中脳を通る断面(上丘レベル) ……… 212
図16-21	開いた延髄と閉じた延髄 ……… 213
図16-22	第四脳室底(菱形窩)の概念図 ……… 213
図16-23	第四脳室底と閉じた延髄の背側部の構造 ……… 213
図16-24	脳幹の腹側面 ……… 214
図16-25	小脳の解剖学的区分 ……… 215
図16-26	小脳脚 ……… 216
図16-27	小脳核(背側より見る) ……… 216
図16-28	脊髄と脳の髄膜の違い(硬膜上腔に注意) ……… 217
図16-29	硬膜静脈洞 ……… 217
図16-30	脳室系の側面図と背面図 ……… 218
図16-31	脳髄膜と脊髄髄膜の構成 ……… 219
図16-32	脳底の動脈 ……… 219
図16-33	大脳動脈輪(ウイリス) ……… 220
図16-34	動脈輪と中心枝 ……… 220
図16-35	大脳の静脈 ……… 221
図16-36	大大脳静脈(ガレン)とその枝 ……… 222
図16-37	硬膜静脈洞と導出静脈 ……… 223

付録1 脳の断面

図1	脳梁と尾状核体を通る水平断面 ……… 224
図2	線条体,視床および内包を通る水平断面 ……… 225
図3	線条体,前交連および上丘を通る断面 ……… 225
図4	尾状核頭および被殻を通る前額断面 ……… 226
図5	前交連と視交叉を通る前額断面 ……… 227
図6	海馬の前端,乳頭体,乳頭(体)視床路を通る前額断面 ……… 227
図7	視床,大脳脚および橋を通る前額断面 ……… 228
図8	側脳室後角と小脳核を通る前額断面 ……… 228

付録2 脳切片

図1	延髄下端(錐体交叉)を通る横断面 ……… 229
図2	延髄下部(閉じた延髄)を通る横断面 ……… 229
図3	延髄上部(開いた延髄)を通る横断面 ……… 230
図4	外転神経核を通る高さの橋横断面 ……… 230
図5	滑車神経交叉を通る橋上部横断面 ……… 231
図6	下丘を通る中脳横断面 ……… 231
図7	上丘を通る横断面 ……… 232
図8	小脳歯状核を通る矢状断 ……… 232

カラー図解 神経解剖学講義ノート

1	神経組織学	2
2	神経系の発生, 変性, 再生	18
3	脊髄	40
4	延髄	52
5	橋	68
6	中脳	82
7	小脳	94
8	間脳	108
9	大脳基底核	126
10	大脳皮質	136
11	神経回路（1）運動路	152
12	神経回路（2）感覚路	162
13	髄膜と脳脊髄液	180
14	脳の血管	186
15	化学的神経解剖学	194
16	中枢神経系の肉眼解剖学	202
Appendix	脳の断面・脳切片	224
	練習問題の解答・索引	233

1

神経組織学
Histology of Nervous System

1　神経系の区分　　　　　　　　　（図1-1）

- 神経系は中枢神経系と末梢神経系の2部からなる．前者は脳と脊髄からなり，後者は脳脊髄神経系と自律神経系からなる（表1-1）．
- その他，注意すべき用語として前脳，大脳，脳幹がある．
  - ❶ 前脳 forebrain：前脳胞（☞ p.23, 2 3脳胞期と5脳胞期）に由来する領域で，大脳半球（終脳）と間脳を意味する．
  - ❷ 大脳 cerebrum：前脳（大脳半球と間脳）とほぼ同様の意味で用いられる．ただし，元来は，前脳と中脳をあわせた広い区分を意味する用語であったことは，中脳水道のことを英語で cerebral aqueduct（大脳の水道）ということからも明らかである．
  - ❸ 脳幹 brain stem or brainstem：中脳，橋，延髄をあわせた区分であるが，間脳を含める場合もある．小脳は脳幹には含まれない．

- 末梢神経系を，感覚器（受容器）receptor で得た感覚入力を中枢神経系へ伝える知覚性神経 sensory nerves（求心性神経 afferent nerves）と，中枢神経系から出て効果器（筋，分泌腺など）を支配する運動性神経 motor nerves（遠心性神経 efferent nerves）に分ける分類もある（図1-3）．

2　神経系の構成成分　　　　　　　（図1-2）

- 中枢神経系は，神経細胞 neuron（ニューロン，神経

表1-1　神経系 Nervous System の区分

中枢神経系 Central Nervous System (CNS)	脳 brain	大脳半球 cerebral hemispheres（終脳 telencephalon）	大脳皮質 cerebral cortex
			大脳基底核 basal ganglia
		間脳 diencephalon	視床 thalamus
			視床下部 hypothalamus
		中脳 midbrain	
		橋 pons	
		小脳 cerebellum	
		延髄 medulla oblongata	
	脊髄 spinal cord		
末梢神経系 Peripheral Nervous System (PNS)	脳脊髄神経系 craniospinal nervous system	脳神経 cranial nerves（12対）	
		脊髄神経 spinal nerves（31対）	
	自律神経系 autonomic nervous system	交感神経系 sympathetic nervous system	
		副交感神経系 parasympathetic nervous system	

図1-1 中枢神経系と末梢神経系

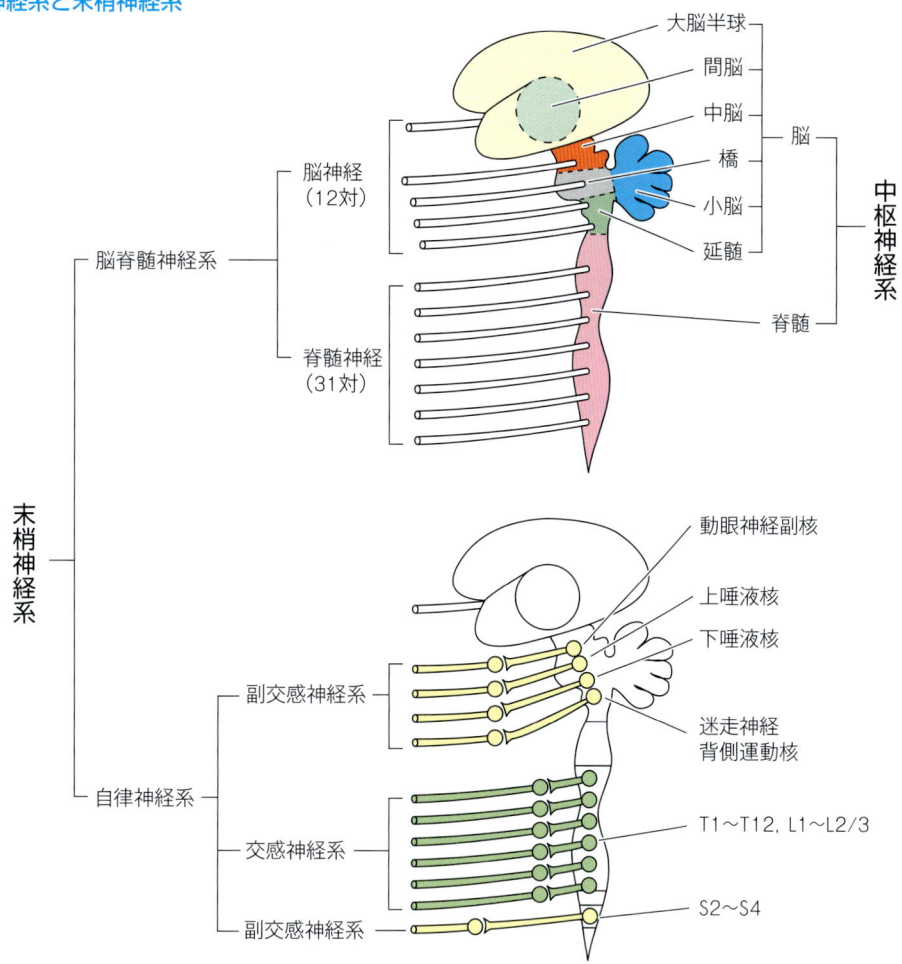

図1-2 中枢神経系の細胞構築

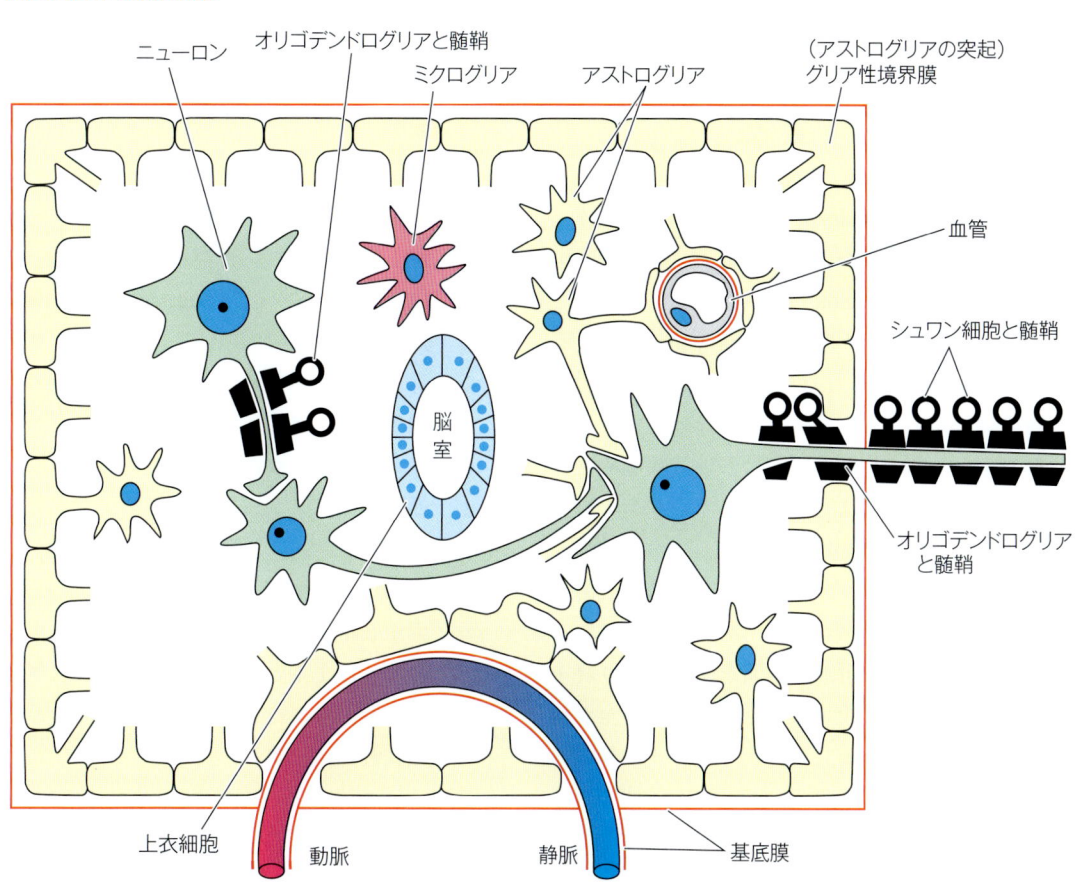

1 神経組織学

図 1-3 知覚神経と運動神経

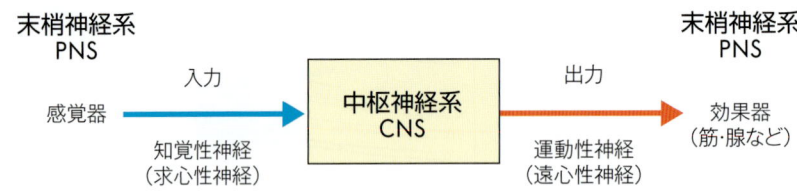

図 1-4 ニューロン

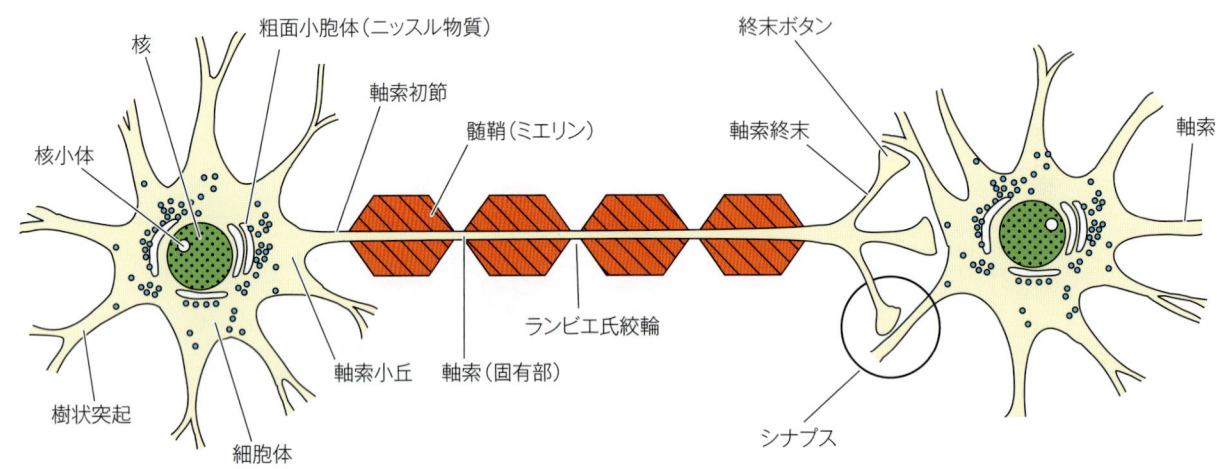

元）とグリア細胞（神経膠細胞）glial cells, neuroglia からなる．これに血管 blood vessels が加わる．末梢神経系は，ニューロンとシュワン細胞からなる．

3 ニューロンの基本的要素 （図1-4）

- ニューロンは極性 polarity がある細胞で，細胞体，樹状突起，軸索の3部からなる．
  1. **細胞体 cell body or soma**：核がある部位．核とその周囲の細胞質（核周囲部 perikaryon）からなる．
  2. **樹状突起 dendrites**：入力を受け取る部分．通常，複数の突起からなる．樹状突起は分岐を繰り返し，次第に細くなる．樹状突起部における膜電位変化は，刺激の大きさにより加算されていくアナログ信号である（樹状突起電位 dendritic potential）．
  3. **軸索 axon**：1本の長い突起．通常，2本以上あることはない．稀に軸索のないニューロンがある（網膜のアマクリン細胞）．興奮を細胞体より終末側に伝える．活動電位の大きさは一定で，全か無の法則 all-or-none law に従うディジタル信号である．

4 形態から見たニューロンの分類 （図1-5）

- 突起（樹状突起，軸索）の有無や数からニューロンは下記のように分類される．
  1. **無極性ニューロン apolar neuron**：突起をもたないニューロン．例）発生期の幼若ニューロン．
  2. **単極性ニューロン unipolar neuron**：突起（軸索）が1本．例）三叉神経中脳路核ニューロン．
  3. **偽単極性ニューロン pseudounipolar neuron**：細胞体より軸索が1本出て，直ちにT字形に分岐する．一方を末梢性突起 peripheral process といい，他方を中枢性突起 central process という．末梢性突起の遠位端が樹状突起である．例）脊髄神経節ニューロン，三叉神経節ニューロン等の知覚性ニューロン．
  4. **双極性ニューロン bipolar neuron**：細胞体より軸索が2本出る（中枢性突起と末梢性突起）が，機能的には1本とみなす．例）網膜双極細胞やラセン神経節ニューロン・前庭神経節ニューロン等の知覚性ニューロン．

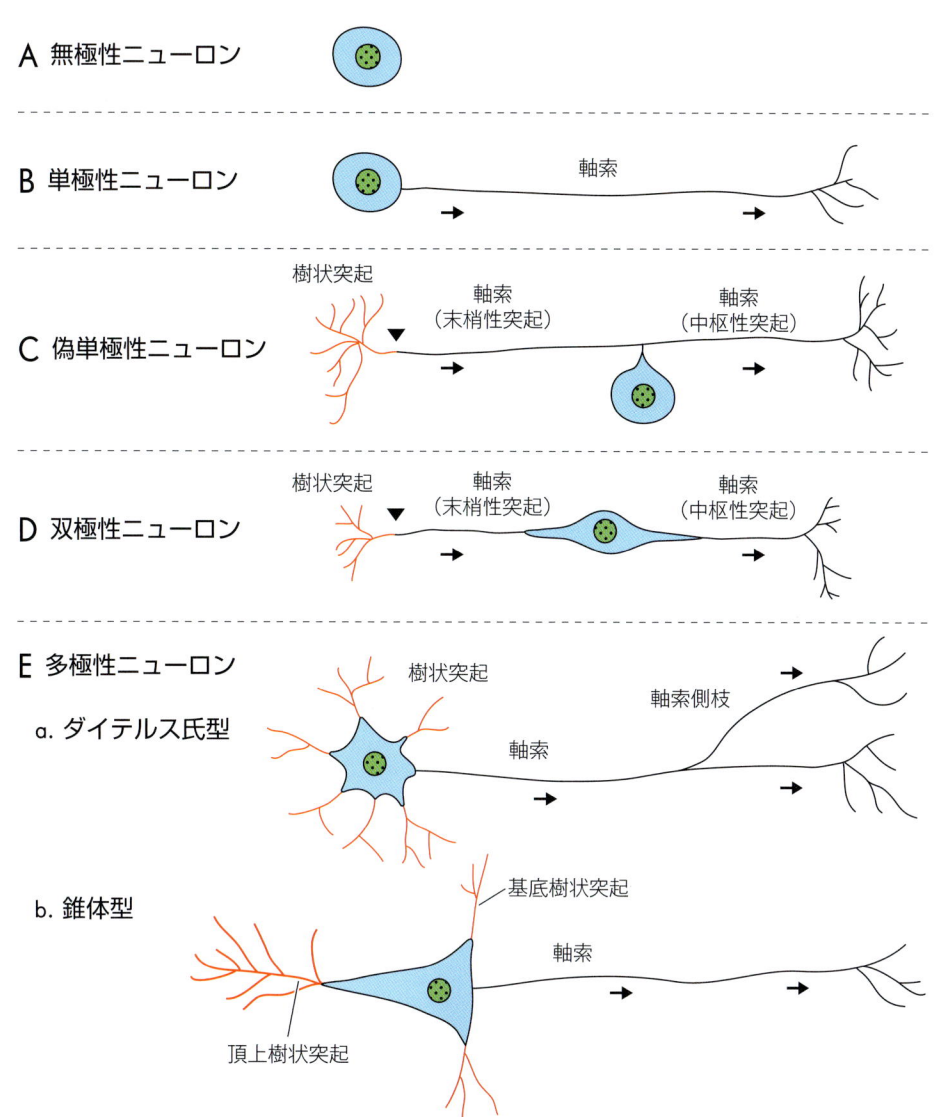

図1-5 ニューロンの形態による分類　矢印：興奮の伝わる方向，▼：樹状突起(赤)と軸索(黒)の境界

図1-6 ダイテルス氏型ニューロン

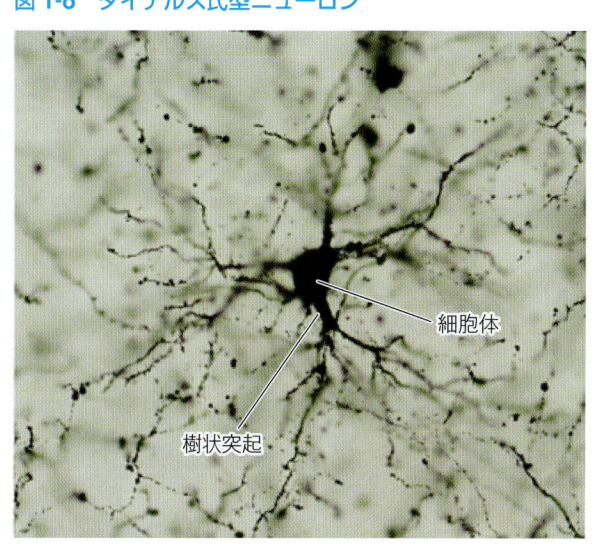

図1-7 錐体型ニューロン(大脳皮質)

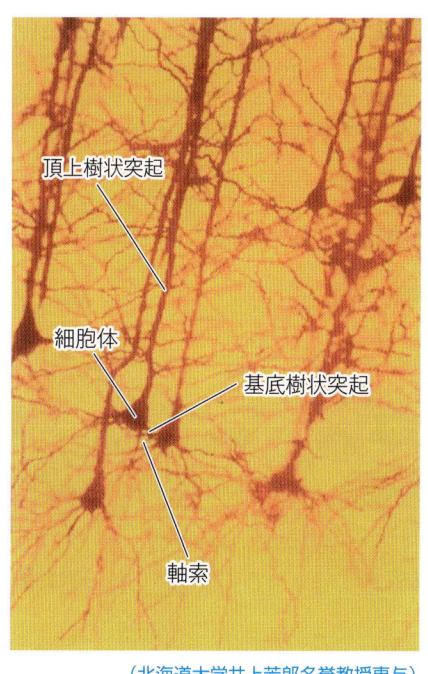

(北海道大学井上芳郎名誉教授恵与)

❺ **多極性ニューロン** multipolar neuron：細胞体より樹状突起が多数出るニューロン．ダイテルス氏型と錐体型がある．
　1) **ダイテルス氏型ニューロン** Deiters-type neuron（図1-6）：一次樹状突起があらゆる方向に伸びる大型ニューロン．例）前庭神経外側核ニューロン，脊髄前角運動ニューロン．
　2) **錐体型ニューロン** pyramidal neuron（図1-7）：細胞体が錐体型（ピラミッド型）で，頂上より1本の強大な樹状突起（頂上樹状突起）が上方に伸び，側方や下方に多数の基底樹状突起が伸びる．例）大脳皮質の錐体型ニューロン．

● 下記のようなニューロンの分類もあるので注意されたい（図1-8）．
❶ **投射ニューロン** projection neuron：自分が属している神経核（☞ Memo 1-1）の外へ軸索を出す．ゴルジⅠ型ニューロン Golgi type I neuron ともいう．通常は興奮性ニューロンである．
❷ **介在ニューロン** interneuron（局所回路ニューロン local circuit neuron）：自分が属している神経核の内部へ軸索を出す．ゴルジⅡ型ニューロン Golgi type II neuron ともいう．通常は抑制性ニューロンである．

> **Memo 1-1** 神経核と神経節
> 中枢神経系におけるニューロンの集団を神経核 nucleus という（例：顔面神経核，赤核）．一方，末梢神経系におけるニューロンの集団を神経節 ganglion という．神経節には知覚性神経節 sensory ganglion と自律性神経節（交感性，副交感性）autonomic ganglion の2種がある．

> **Memo 1-2** 投射・連合・交連ニューロン　　　（図10-4）
> 他にも投射ニューロン projection neuron，連合ニューロン association neuron，交連ニューロン commissure neuron という分類もある．投射ニューロンとはその軸索を遠隔の領域に伸ばすニューロンである．連合ニューロンとは同じ側の領域に軸索を出すニューロンであり，交連ニューロンとは反対側の同一の領域に軸索を出すニューロンである．投射ニューロン，連合ニューロン，交連ニューロンの軸索をそれぞれ投射線維 projection fiber，連合線維 association fiber，交連線維 commissure fiber という．

5　細胞体 soma or cell body

核 nucleus
● ニューロンの核は大きく明るい．また大きい明瞭な核小体 nucleolus を1つもつ（図1-9, 10）．

> **Memo 1-3** Barr 氏小体 Barr body
> 女性のXX染色体の一方は凝集してニューロンの核膜に付着して大きな染色質顆粒として認められる（図1-10, 11）．これを Barr 氏小体という．ライオン M. Lyon は，哺乳類のメスの体細胞では2個のX染色体の一方がランダムに不活化を受けて凝縮しヘテロクロマチンとなることを主張した（ライオンの仮説 Lyon hypothesis）．2個のX染色体をもつ個体（つまりメス）の体細胞において，活性化されるX染色体は1本のみで他は不活化され凝集することをライオニゼーション Lyonization という．

ニッスル物質（ニッスル小体）Nissl substance or Nissl bodies
● ニューロンの細胞体や樹状突起には豊富なニッスル物質がある（図1-9）．ニッスル物質はニッスル小体または虎斑 tigroid ともいう．光学顕微鏡レベル light microscopic level（LM）の用語で，塩基性アニリン色素に好染する顆粒状の物質である（図1-10, 11）．電子顕微鏡レベル electron microscopic level（EM）では，ニッスル物質は粗面小胞体 rough endoplasmic reticulum（ER）と自由（遊離）リボソーム free ribosome のことである．

図1-8　投射ニューロンと介在ニューロン

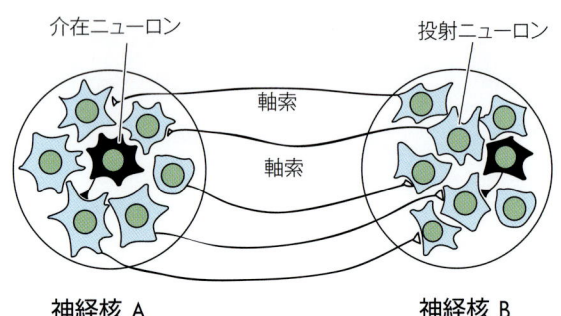

図1-9　ニューロン

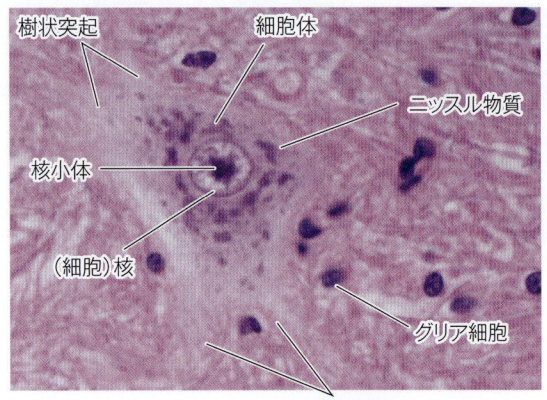

図 1-10　ニューロンの微細構造

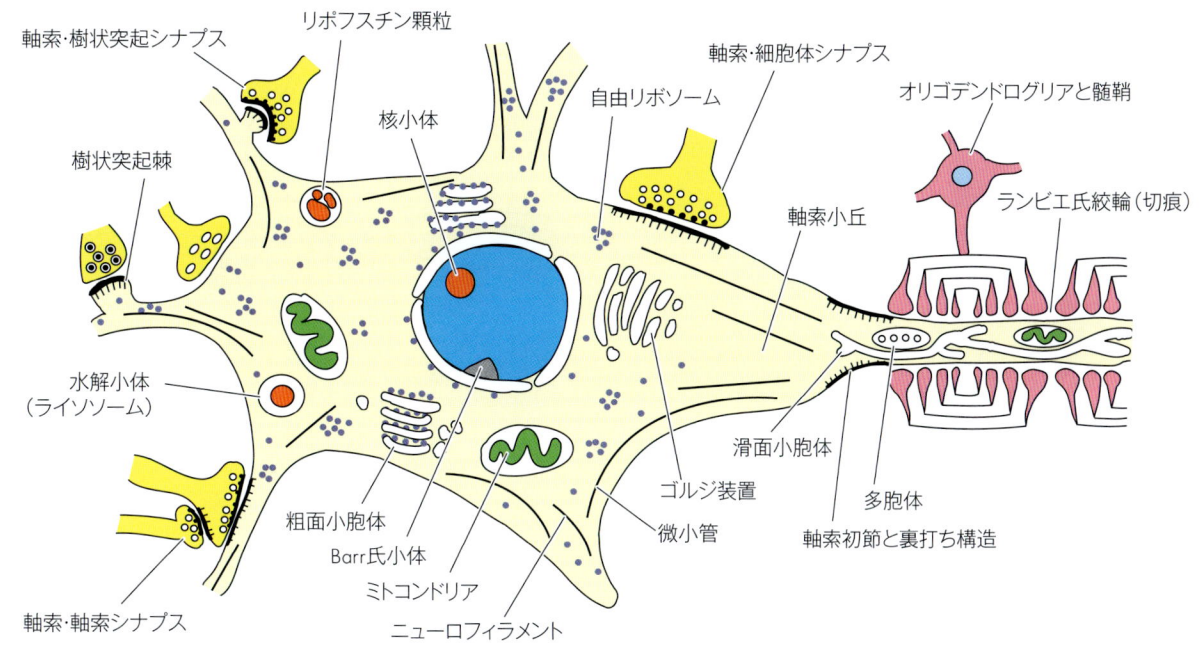

図 1-11　ニッスル物質　A：光顕レベル，B：電顕レベル

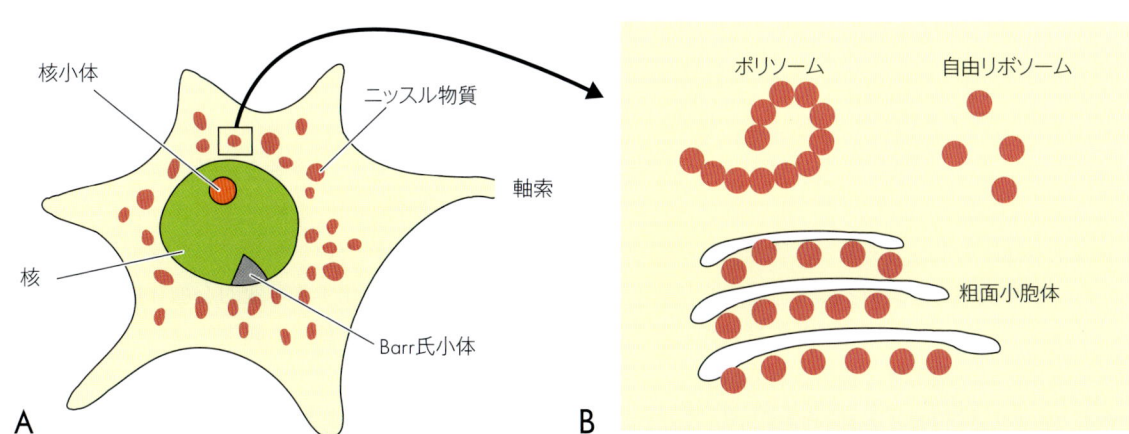

色素 pigments
- メラニン顆粒とリポフスチン顆粒がある．
  1. **メラニン顆粒 melanin granules**：メラニン顆粒はメラニンを含有する細胞内小器官のことでメラノソーム melanosome ともいう．ゴルジ装置が関与してできる．黒質や青斑核のニューロンはメラニン顆粒を含むために，これらの神経核は青黒く見える．
  2. **リポフスチン顆粒 lipofuscin granules**（図1-10）：加齢とともにニューロンに蓄積される黄色い顆粒．消耗色素ともいう．電子顕微鏡的には水解小体（ライソソーム）lysosome である．

細胞骨格 cytoskelton
- ニューロンに限らず，一般的に細胞の中には①アクチンフィラメント，②中間径フィラメント，③微小管の3種の線維状構造物がある．これらを総称して細胞骨格という（図1-12）．細胞骨格の機能は細胞の形を決定したり，細胞内小器官の細胞内における配置を決めたり，分泌顆粒を輸送したり，鞭毛や繊毛を動かしたり，細胞質突起や細胞自体の運動を司る役割がある．
  1. **アクチンフィラメント actin filament**：直径7 nmの細い線維．ニューロンのアクチンフィラメントは発生時期の幼若なニューロンのアメーバ様移動 ameboid movement（細胞移動 cell migration）や，

図 1-12　細胞骨格を構成する3種の線維
A：アクチンフィラメント，B：中間径フィラメント，C：微小管

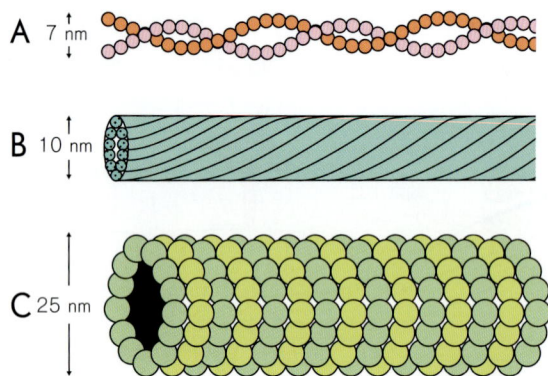

図 1-13　樹状突起

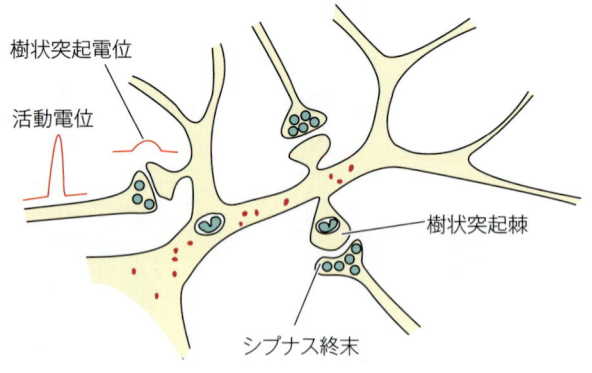

軸索先端にある成長円錐 growth cone から突き出る葉状仮足 lamellipodia や糸状仮足 filopodia を激しく動かして標的探査をする働きがある．

❷ **中間径フィラメント** intermediate filament：直径 10 nm の線維．アクチンフィラメントと微小管の中間の太さであることより中間径フィラメントという．組織により中間径フィラメントの分子構成は異なるので，各組織に特有な名称が与えられている（皮膚のケラチンフィラメント，間葉系のビメンチン，筋細胞のデスミン，グリア細胞のグリアフィラメントなど）．ニューロンに見られる中間径フィラメントのことを特にニューロフィラメント neurofilament ともいう．中間径フィラメントは化学的に不活性であるが，物理的に細胞を丈夫にする機能があり，引っ張り（張力）に対して抵抗する．ニューロフィラメントは鍍銀法（銀メッキ法）により線維状に染色される構造であることより，以前は神経原線維 neurofibrils といった．

❸ **微小管** microtubules：チューブリン分子のポリマーからなる直径 25 nm の細管である．微小管はゴルジ体や小胞体の細胞内の配置を決めたり，軸索輸送に関係する．以前は神経細管 neurotubules ともいった．

6　樹状突起 dendrites

● 通常複数の樹状突起がニューロンの細胞体より出る（図1-4, 10, 13）．二分岐を繰り返して，次第に細くなる．樹状突起棘 dendritic spine という小突起が樹状突起より突出し（図1-14），ここにシナプス終末が接続してシナプスを形成する．樹状突起は基本的には細胞体の構造に類似し，ニッスル物質（小体），ゴルジ装置，ミトコンドリアなどが認められる．

7　軸索 axon

● 通常1本の軸索（突起）が細胞体より出る（図1-4, 10, 14）．樹状突起に比較して径は細いが一定であり，樹状突起のように分岐を繰り返して次第に細くなることはない．ときに軸索側枝を途中より出す．樹状突起は通常は髄鞘に覆われることはないが，軸索は髄鞘に覆われる場合と覆われない場合がある．前者を有髄線維，後者を無髄線維という．軸索はニッスル物質を欠くため，リボソームによるタンパク質合成ができない．樹状突起の膜電位は，刺激の大きさにより変化する可変的な加算量つまりアナログ信号であるが，軸索の膜電位は，全か無の法則に従うディジタル信号である．樹状突起と軸索の違いについて表1-2 にまとめた．

表 1-2　樹状突起と軸索

	数	太さ	髄鞘	電位
樹状突起	複数	二分岐を繰り返し，次第に細くなる	無	アナログ信号（可変的）
軸索	1本	一定の太さ	有	ディジタル信号（全か無か）

区分

● 以下の4部に分ける（図1-4）．

❶ **軸索小丘** axon hillock：軸索というよりむしろ細胞体の一部で，軸索が細胞体より出ていく部分を指す．この領域はニッスル物質を欠く．

❷ **軸索初節** initial segment of axon：軸索小丘と最初の髄鞘が現れる間の領域．軸索の興奮が始まる部位で，細胞膜の裏側に電気的興奮性の高い裏打ち

図1-14 樹状突起棘

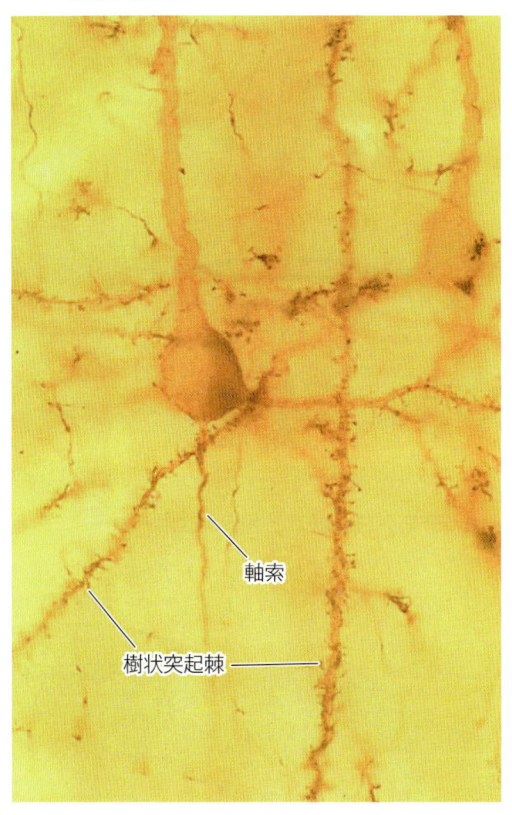

（北海道大学 井上芳郎名誉教授 恵与）

図1-15 ゴルジの網状説(A)とカハールのニューロン説(B)

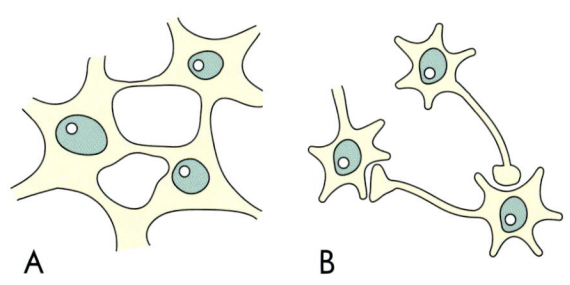

図1-16 ゴルジ(A)とカハール(B)

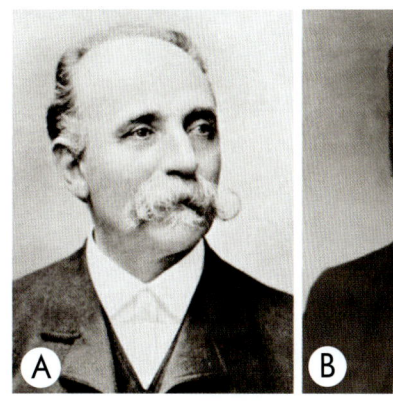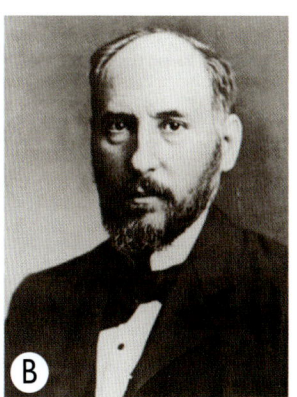

構造 undercoating がある．
❸ **軸索（軸索固有部）axon proper**：活動電位を伝える長い神経突起．有髄線維では髄鞘に覆われる．
❹ **軸索終末 axon terminals**：軸索は標的の近くで分岐して軸索終末となり，その末端の瘤状の終末ボタン terminal bouton を介して，他のニューロンの細胞体または樹状突起にシナプス接続する．

8 シナプス synapse

- 電子顕微鏡の発明以前の光学顕微鏡の時代には，ニューロン間の連絡部位の細胞膜は互いに融合するという網状説（提唱者ゴルジ C. Golgi（1843〜1926））と，隣接する細胞膜の間に狭い隙間があるというニューロン説（提唱者カハール S. Ramón y Cajal（1852〜1934））が対立していた（図1-15, 16）．網状説によれば，脳は多数のニューロンが互いに細胞質を連絡した合胞体 syncitium ということになる．しかし電子顕微鏡により隣接するニューロン間の接続部位にシナプスという狭い間隙があることが証明され，ニューロン説が勝利をおさめた．なおシナプス synapse の語義はギリシャ語で syn-（ともに）＋ haptein（びょうで留める，握手する）であり，英国の著明な生理学者シェリントン C. S. Sherrington（1857〜1952）による命名である．

シナプスの構造 　　　　　　　　　　　　　　（図1-17）

❶ **シナプス前要素 presynaptic element**：神経終末部のシナプス前要素には，神経伝達物質 neurotransmitter を貯蔵したシナプス小胞 synaptic vesicle がある．神経伝達物質としては，アセチルコリン，アミノ酸（ガンマアミノ酪酸，グルタミン酸，アスパラギン酸），モノアミン（ドーパミン，セロトニン，ヒスタミンなど），神経ペプチド，アデノシンなどがある．活動電位が神経終末に到来すると，神経終末部におけるカルシウムイオン Ca^{2+} 濃度が上昇し，開口分泌により神経終末部より神経伝達物質が細胞間隙（シナプス間隙）に放出される．シナプス前膜には，電子密度の高い構造がある．これをアクティブゾーン active zone という．ここでシナプス小胞がシナプス前膜に融合し，神経伝達物質をシナプス間隙に放出する．
シナプス小胞の形態からシナプスを興奮性シナプスと抑制性シナプスに分けることができる（図1-17）．
1) **Gray I 型シナプス Gray's type I synapse**：非対称型シナプスともいう．球形のシナプス小胞（球

図 1-17 シナプスの形態

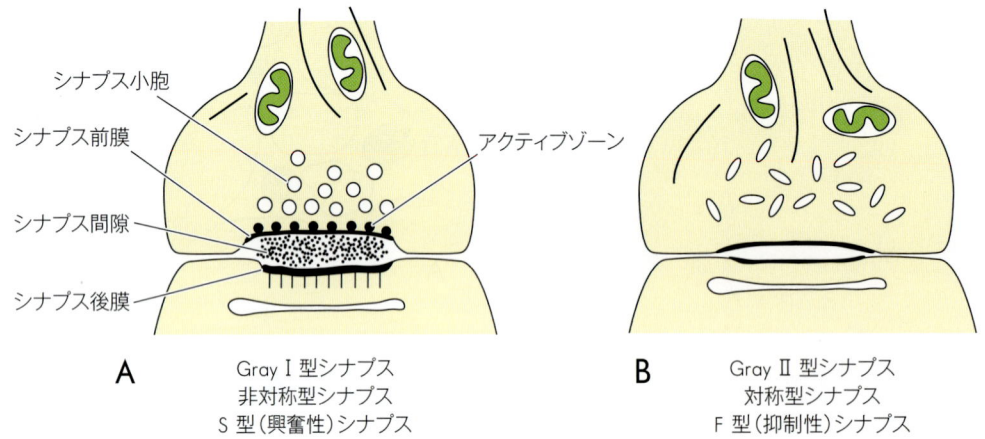

A　Gray Ⅰ 型シナプス
　　非対称型シナプス
　　S 型（興奮性）シナプス

B　Gray Ⅱ 型シナプス
　　対称型シナプス
　　F 型（抑制性）シナプス

形小胞，S 型小胞 spherical vesicle）をもつ．著明なアクティブゾーンをもち，シナプス後膜肥厚が顕著で，シナプス間隙が広い（30 nm）．興奮性シナプスといわれている．

2）Gray Ⅱ 型シナプス Gray's type Ⅱ synapse：対称性シナプスともいう．扁平のシナプス小胞（扁平小胞，F 型小胞 flattened vesicle）をもつ．アクティブゾーン，シナプス後膜肥厚ともに顕著ではなく，シナプス間隙が狭い（20 nm）．抑制性シナプスといわれている．

❷ シナプス間隙 synaptic cleft：シナプス前膜とシナプス後膜の間には 20〜40 nm ほどの間隙があり，これをシナプス間隙という．シナプス前要素側よりシナプス間隙に神経伝達物質が放出される．シナプス間隙はアストログリア（星状膠細胞）の細胞膜シートにより完全に遮蔽されており，閉じられた空間である（図1-18）．シナプス間隙が閉鎖されていることは，神経伝達物質の拡散を防ぎ，濃度を上げる利点がある．しかし，神経伝達物質が細胞間隙中に長く残ることより，シナプス後要素を過度に興奮あるいは抑制したり，次に到来する活動電位に対する応答性を失わせる結果を招くことになる．それを防ぐために，アストログリアの細胞膜やシナプス前要素にはトランスポーター transporter 分子が存在し，シナプス間隙中の神経伝達物質を特異的に汲み出す作用がある．

❸ シナプス後要素 postsynaptic element：シナプス後膜は電子密度が高く，肥厚しているように見える．これをシナプス後膜肥厚 postsynaptic density と呼ぶ．ここには，神経伝達物質と特異的に結合する受容体（レセプター receptor）や，受容体に共役する酵素やタンパク分子が存在する．受容体にはイオンチャネル型と G タンパク共役型の 2

図 1-18　アストログリアとトランスポーター

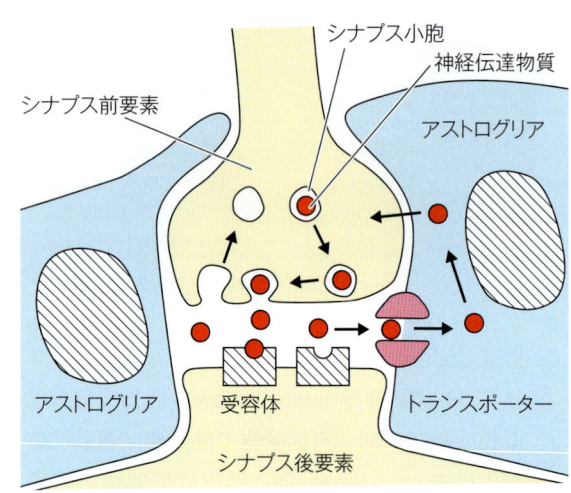

型がある．

1）イオンチャネル型受容体 ionotropic receptor（図1-19）：数個のサブユニットが会合してできる受容体．中心部に孔があり，ふだんは閉鎖しているが（図1-19A），受容体に神経伝達物質が結合すると，孔の中心の活性化ゲート activation gate が開き，イオン（Na^+，Ca^{2+}，Cl^-）が通過する（図1-19B）．イオン濃度が変わると，細胞内に脱分極電位 depolarization potential あるいは過分極電位 hyperpolarization potential が生じる．反応速度が速く（ミリ秒），またその持続は短い．

2）G タンパク共役型受容体 G protein-coupled receptor（図1-20）：代謝型受容体（メタボトロピックレセプター）metabotropic receptor ともいう．受容体に神経伝達物質が結合する（図1-20A）と，受容体に共役している GTP-binding protein（G タンパク）の構造変化を招き，これがセカンドメッセンジャー産生酵素（例えばアデ

図 1-19　イオンチャネル型受容体

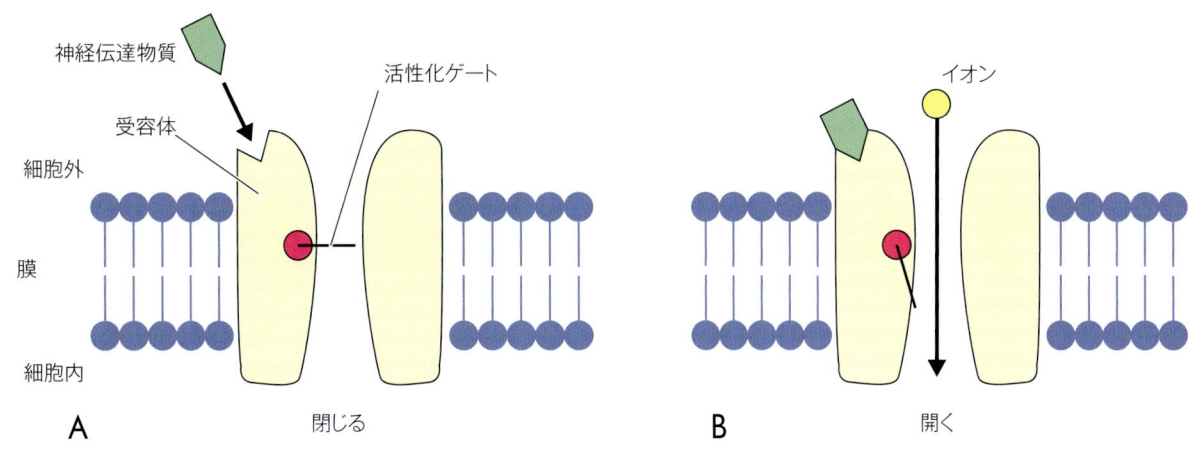

図 1-20　Gタンパク共役型受容体

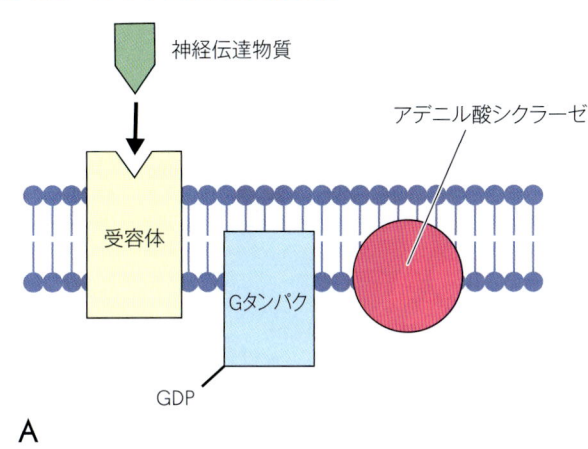
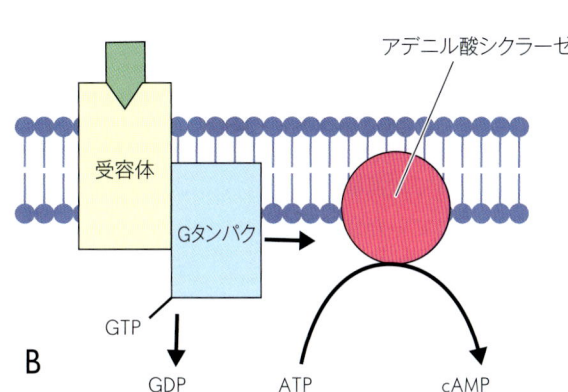

ニル酸シクラーゼ）を活性化する（図1-20B）. すると細胞内のセカンドメッセンジャー second messenger（cAMP, Ca^{2+}, inositol triphosphate）の濃度変化をもたらす. これらのセカンドメッセンジャーの濃度変化が酵素や機能タンパクの活性状態を変化させる. 反応速度は遅く（秒単位），またその持続は長い.

- 上記のシナプスを化学シナプス chemical synapse というが，化学シナプスにおいて情報（信号）はシナプス前要素側からシナプス後要素側に伝達され，その逆方向の信号の伝達は起こらない（情報伝達の一方向性 unidirection of transmission）.

> **Memo 1-4**　逆行性シグナル伝達
> しかし2001年，さまざまな神経作用をもつマリファナ marijuana（大麻）の成分（カンナビノイド cannabinoid）がシナプス後側よりシナプス前側に逆行性シグナル伝達 retrograde transmission することが東京大学狩野方伸教授のグループにより明らかにされた.（Kano M, et al.: Physiol. Rev. 89: 309-380, 2009）

- 同じ神経伝達物質であっても受容体のタイプが異なれば，その効果は異なる. つまり神経伝達の多様性は神経伝達物質の種類Nと受容体のタイプMの積N×Mにより作り出される.
- ニューロンの軸索終末は他のニューロンにシナプス接続するばかりではなく，さまざまな効果器 effector（筋，消化腺など）に接続し，筋を収縮させたり，消化液を分泌させたりする. この接続もシナプスである. 例）神経筋結合部 neuromuscular junction, 神経腺結合部 neuroglandular junction.

9 グリア細胞 glial cells
（神経膠細胞 neuroglial cells, neuroglia）

- 中枢神経系はニューロン（神経細胞）neuron とグリア細胞 glial cell（神経膠細胞，ニューログリア neuroglial cells）の2種からなる（図1-2）．グリア細胞はニューロンを栄養したり，支持したり，電気的に遮蔽したり，外部環境から隔絶したりして，ニューロンの機能を補助する重要な細胞である．
- グリア細胞は次の4種からなる．
  1. 星状膠細胞（アストログリア，アストロサイト）astroglia, astrocyte（図1-21, 25）：突起を出して血管や軟膜を裏打ちすることにより（図1-22），グリア性境界膜 glial limiting membrane を形成する．脳の毛細血管は，内皮細胞，基底膜，星状膠細胞の突起（グリア性境界膜）の順に覆われ，脳の実質と完全に隔絶されているため，血管内の血液と脳実質中の組織液の間に直接的な交流はない．これを血液脳関門 blood brain barrier（BBB）という．かつて血液脳関門は星状膠細胞の突起にあるといわれていたが，現在では否定されている．脳の血管の内皮細胞同士は発達したタイトジャンクション tight junction で堅く結合していて，物質の通過を許さない．つまり血液脳関門の実体は，毛細血管の内皮細胞である．星状膠細胞の血管に向かう突起（血管足 vascular foot）は，グルコースなどの血液中の栄養物質をニューロンに輸送して，ニューロンを栄養する．さらにシナプスを包むことにより電気的に周囲からシナプスを遮蔽し，シナプスにおける電気的興奮の伝達を安全にする．
  2. 稀突起膠細胞（オリゴデンドログリア，オリゴデンドロサイト）oligodendroglia, oligodendrocyte（図1-23）：中枢性髄鞘 central myelin sheath を形成する（☞ p.14, 10 髄鞘）．
  3. 上衣細胞 ependymal cell：脳室と脊髄中心管を覆う1層の上皮性の細胞で，単層立方ないし円柱上皮でできている（図1-24）．脳室面に繊毛をもち，これを動かして脳脊髄液に一定方向の流れを生じさせる（髄液流）．
  4. 小膠細胞（ミクログリア）microglia：食細胞 phagocyte．前の3種のグリア細胞が外胚葉に由来するのに対し，中胚葉に由来する．ミクログリアは血管周囲細胞 pericyte に由来するという説と，血液中の単球 monocyte が脳内に進入するという2説がある（図1-26）．

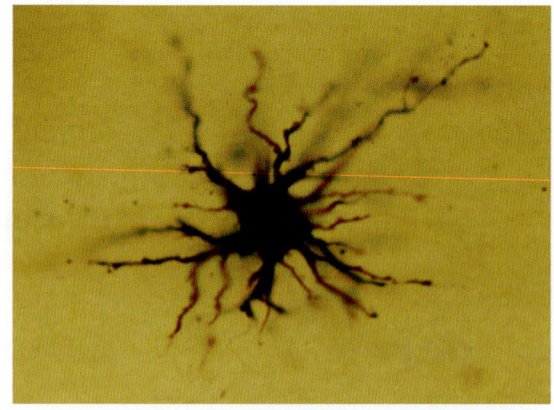

図 1-21 アストログリア

（北海道大学 井上芳郎名誉教授 恵与）

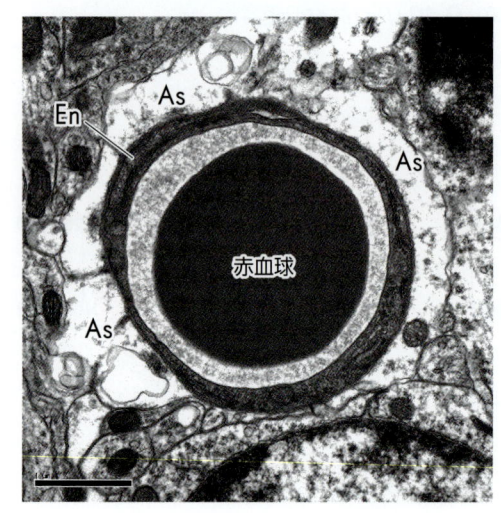

図 1-22 血管の内皮細胞（En）を覆うアストログリア（As）

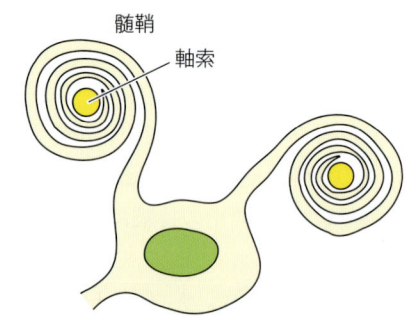

図 1-23 オリゴデンドログリアと中枢性髄鞘

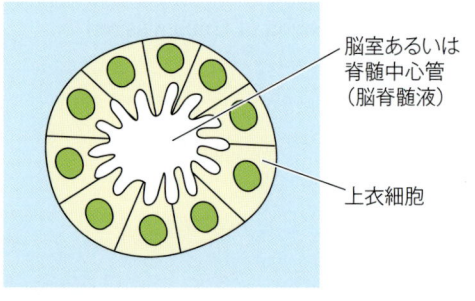

図 1-24 上衣細胞

9 グリア細胞

図1-25 アストログリアの機能

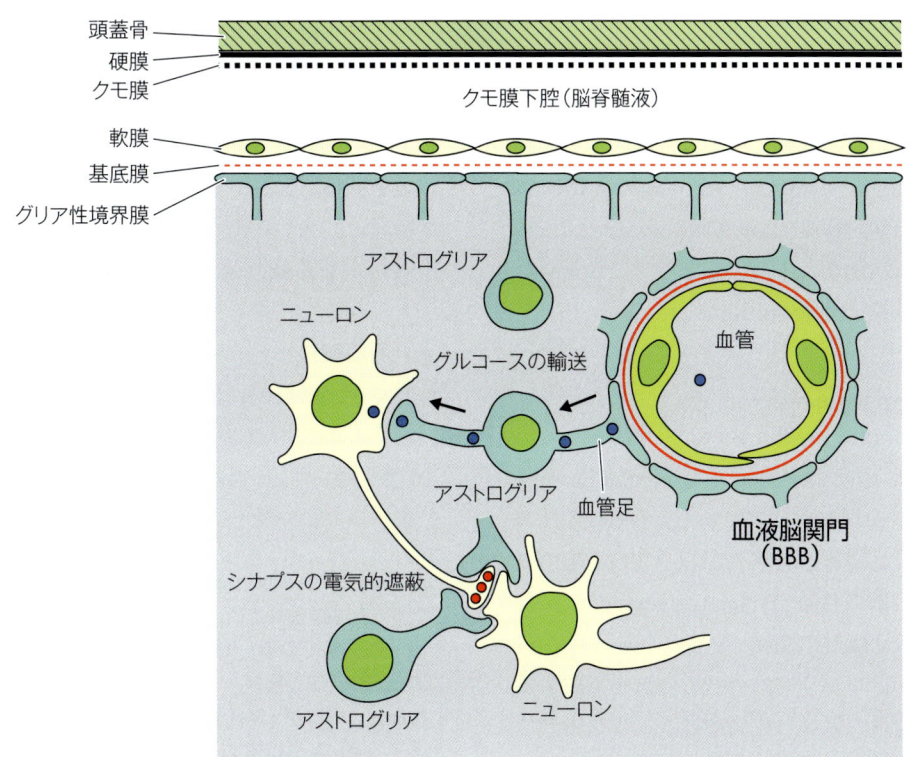

図1-26 ミクログリアとその発生

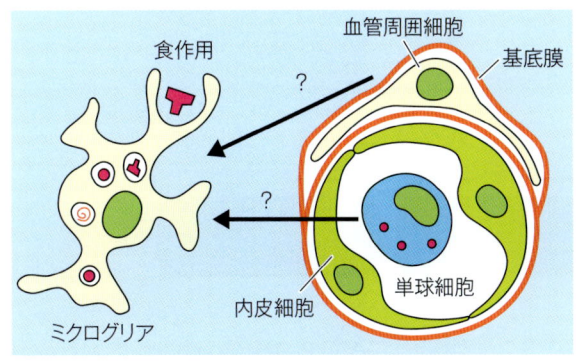

図1-27 シュワン細胞

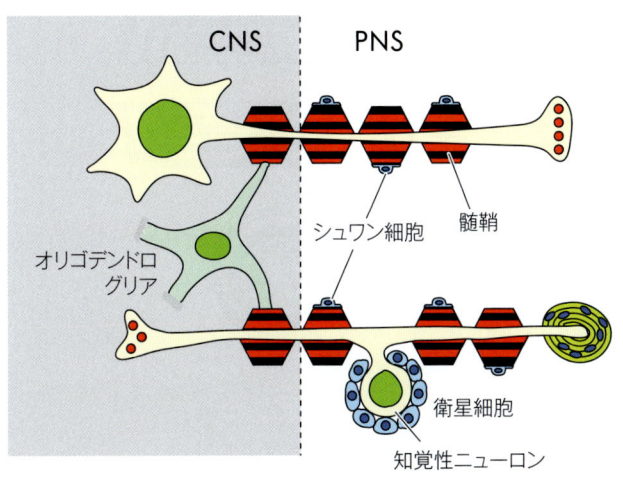

図1-28 前庭神経節ニューロン（N）を覆う衛星細胞（S）

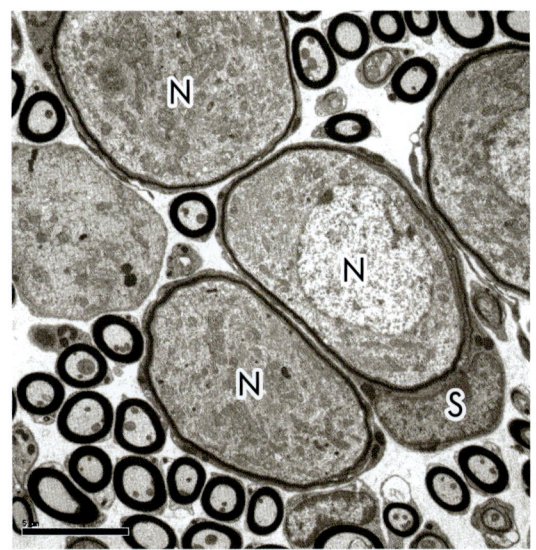

（理研発生再生研 美﨑佳寿代博士 恵与）

シュワン細胞 Schwann cells

- 末梢神経系にはグリア細胞はないが，これに相当する細胞はシュワン細胞である（図1-27）．したがってシュワン細胞を末梢膠細胞（末梢神経系のグリア細胞）ということがある．シュワン細胞は末梢性髄鞘を形成したり，知覚神経節や自律神経節内のニューロンの細胞体の周りに配列する（衛星細胞 satellite cells）（図1-27, 28）．

10 髄鞘 myelin sheath

- 軸索は髄鞘（ミエリン鞘）という鞘に包まれることがある（図1-29, 30）．髄鞘に覆われた軸索を有髄線維 myelinated nerve fibers という．また髄鞘に包まれない軸索を無髄線維 unmyelinated nerve fibers という．髄鞘には途切れる部位がある．これをランビエ氏切痕（絞輪）nodes of Ranvier という．

中枢性髄鞘 central myelin sheath と末梢性髄鞘 peripheral myelin sheath の違い

- 中枢神経系における髄鞘形成細胞 myelin-forming cells はオリゴデンドログリアである．1個のオリゴデンドログリアは複数の突起を出し，この突起の先端がおのおの1個の髄節 myelinated segment（隣接するランビエ氏切痕間の髄鞘）を形成する．故に，1個のオリゴデンドログリアは複数の髄節を形成する．一方，末梢神経系の髄鞘形成細胞はシュワン細胞である．1個のシュワン細胞は1個の髄節のみ形成する（図1-29C）．
- 有髄線維の興奮伝導速度 axon conduction speed は無髄線維より速い．これは有髄線維では興奮がランビエ氏切痕をとびとびに伝わるからである（跳躍伝導 saltatory conduction）．
- 髄鞘形成細胞（シュワン細胞とオリゴデンドログリア）の細胞質が軸索を巻き込むことにより髄鞘が形成される（図1-31）．
- 髄鞘は，太い明瞭な暗線とその間の不明瞭な細い暗線からなる繰り返し構造でできている（図1-33）．太い明瞭な暗線を周期線といい，不明瞭な細い暗線を周期間線という．髄鞘は最初はゆるやかに軸索を巻くが，最終的には髄鞘中の細胞質が押し出されて緻密な髄鞘（コンパクト ミエリン）ができあがる（図1-32）．この過程をコンパクションといい，このステップに一致して周期線と周期間線ができる．

> **Memo 1-5　周期線と周期間線**
> 髄鞘を形成する細胞膜はリン脂質二重膜からなる単位膜で，電子顕微鏡でみると暗―明―暗の3層構造をもつ．つまり内外2つの暗い層は，それぞれ細胞質内と細胞外に向かう極性脂質分子の親水基に相当し，明るい層は対向する極性脂質分子の疎水基に相当する．そして細胞質側の暗層同士が融合して周期線を形成し，細胞外側の暗層同士が融合して周期間線を形成する．

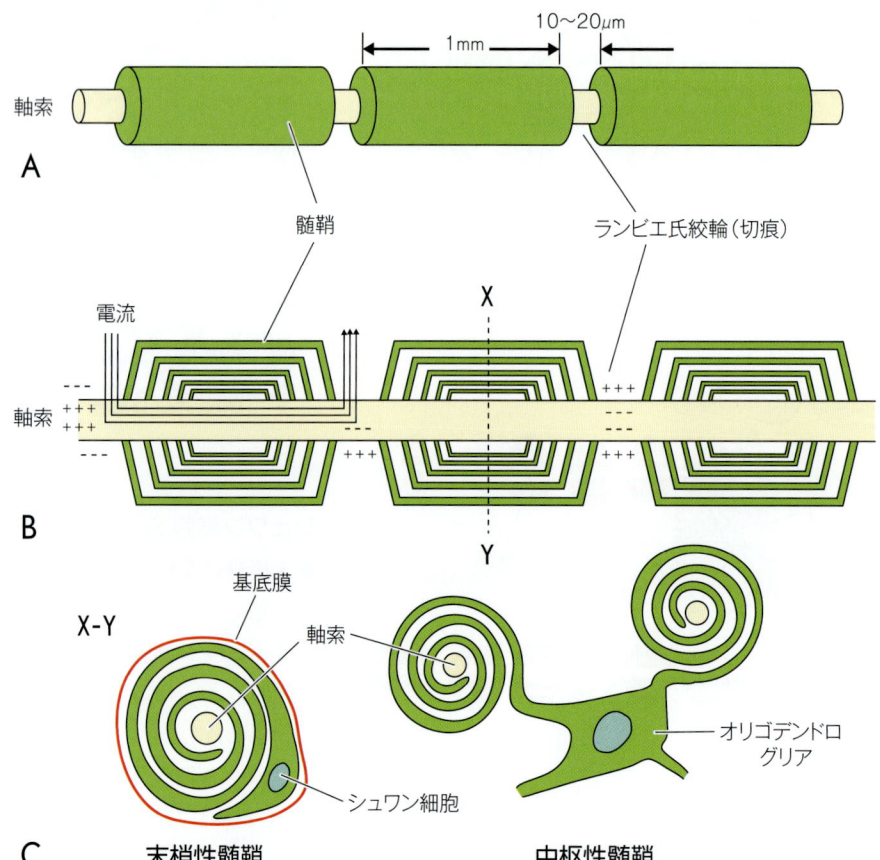

図 1-29　髄鞘
A：有髄線維の外観
B：有髄線維の縦断像
C：有髄線維の横断像（BのX-Yで切った面）

図1-30　有髄線維（内耳神経）　A：低倍率．B：写真Aの四角の部分の拡大

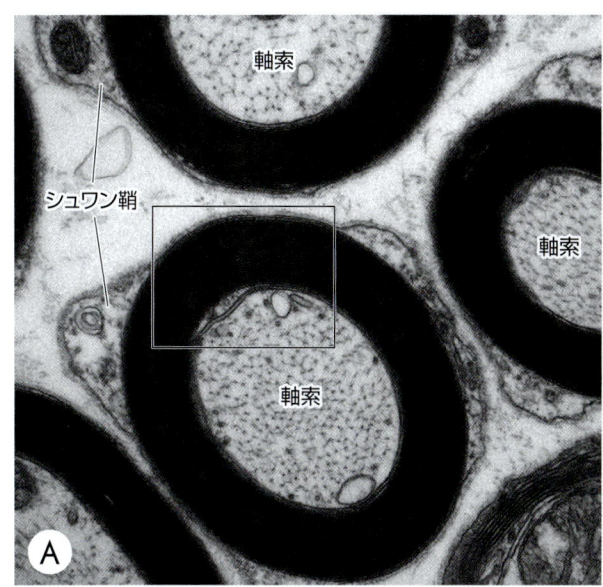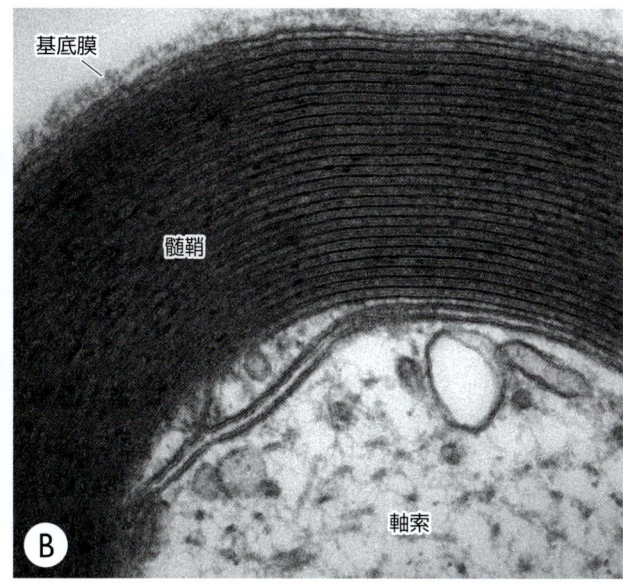

（理研発生再生研　美﨑佳寿代博士 恵与）

図1-31　髄鞘の形成

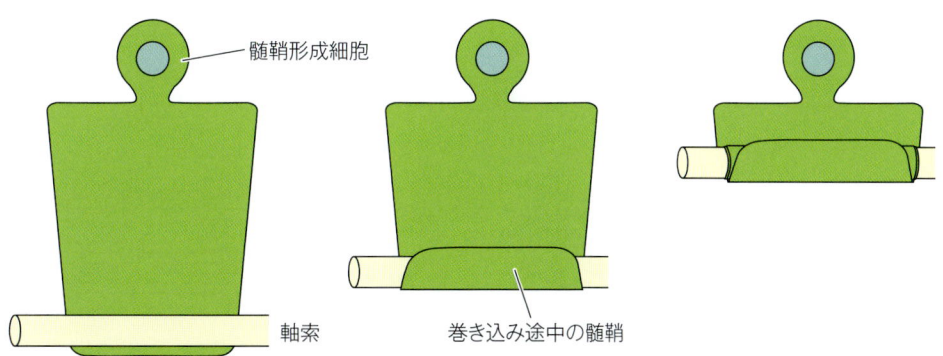

図1-32　髄鞘形成過程で細胞質が抜けて周期線を作るが，一部の細胞質は残る

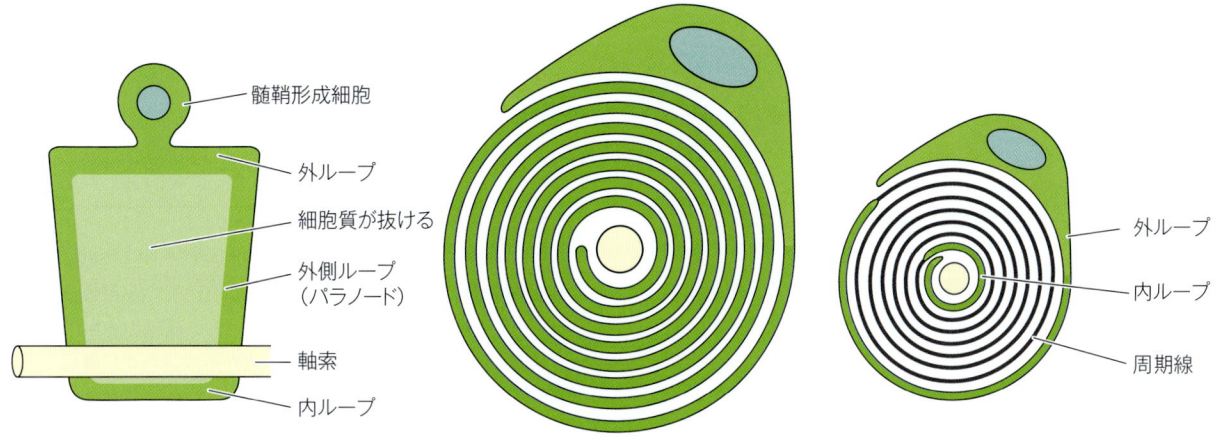

図 1-33 周期線（実線）と周期間線（点線）　MBP：ミエリン塩基性タンパク質，PLP：プロテオリピッドタンパク質

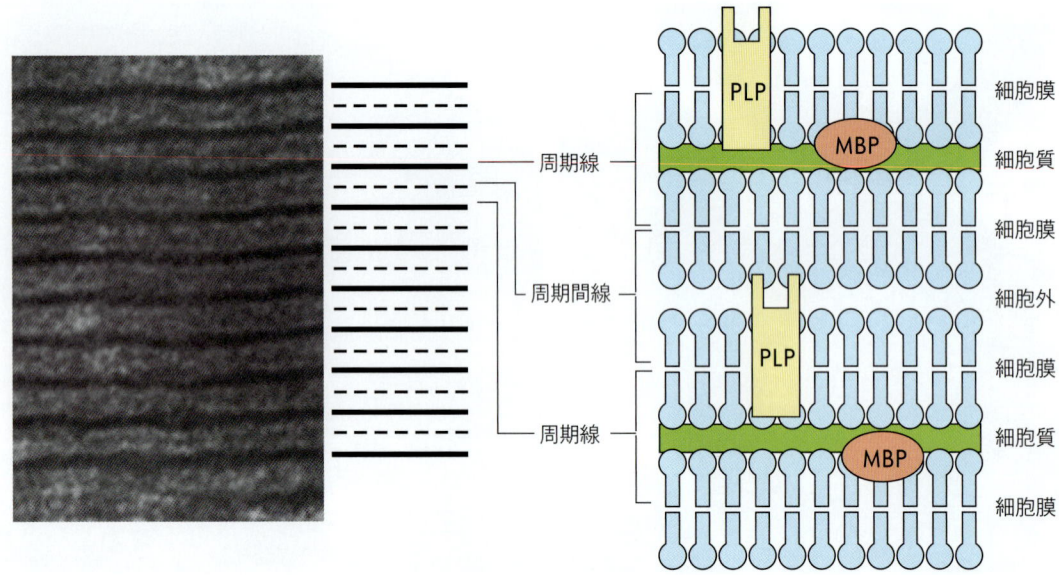

図 1-34 ランビエ氏絞輪の構造

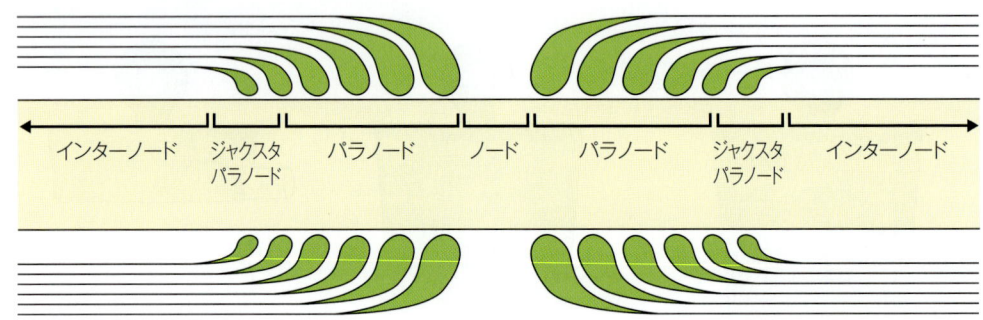

> **Memo 1-6** 髄鞘を構成する分子
> 髄鞘を構成する分子は，その70％がリン脂質で，残りの30％はタンパク質である．タンパク質は末梢性髄鞘と中枢性髄鞘ではその組成が異なる．末梢性髄鞘では，P0，P2，末梢性ミエリンタンパク質22 peripheral myelin protein 22 (PMP22)，ミエリン塩基性タンパク質 myelin basic protein (MBP)，ミエリン結合糖タンパク質 myelin-associated glycoprotein (MAG) など，中枢性髄鞘ではプロテオリピッドタンパク質 proteolipid protein (PLP)，MBP，MAG などである（図1-33）．これらのタンパク質は，髄鞘の形成や安定化などに関係する．例えばMBP遺伝子を欠損するシバラミュータントマウスでは，細胞膜の内葉同士が接着してできる周期線が形成されず，髄鞘はゆるやかに軸索を巻き，コンパクトな髄鞘が形成されない．

● ランビエ氏絞輪（ノード）に隣接している髄鞘には細胞質が抜けずに残る（つまり周期線が形成されない）．この部分の軸索をパラノード paranode という（図1-34）．さらにパラノードに隣接する領域をジャクスタパラノード（傍パラノード）という．ノードにはナトリウム チャネルが，ジャクスタパラノードにはカリウム チャネルが分布する．

> **Memo 1-7** 内ループと外ループ
> 髄鞘の最内周と最外周も髄鞘形成のコンパクションの過程で細胞質が抜けずに残る．それぞれを内ループ inner loop，外ループ outer loop という（図1-32）．また髄鞘の途中の回転に細胞質が残り，その結果，周期線が形成されずに離解する場合を，シュミット・ランターマン切痕 incisure of Schmidt-Lanterman という．

練習問題

下記の文が正しければ○，誤っていれば×をつけなさい．

- ☐ 問1　ニューロンは血管周囲に直接接して栄養を受け取る．
- ☐ 問2　樹状突起電位は加算的である．
- ☐ 問3　ゴルジⅡ型ニューロンは投射ニューロンである．
- ☐ 問4　ニッスル小体は電顕レベルではニューロフィラメントである．
- ☐ 問5　活動電位は軸索小丘より始まる．
- ☐ 問6　GrayⅠ型シナプスとF型シナプスは同義である．
- ☐ 問7　Gタンパク共役型の受容体の反応時間は遅く，その持続は短い．
- ☐ 問8　神経筋接合部は一種のシナプスである．
- ☐ 問9　1つのオリゴデンドログリアは1つの髄節を作る．
- ☐ 問10　前角運動ニューロンの軸索の髄鞘はその全長にわたってシュワン細胞である．
- ☐ 問11　消耗色素はライソソームに他ならない．
- ☐ 問12　Barr氏小体は不活化されたY染色体に他ならない．
- ☐ 問13　ミクログリアは外胚葉由来である．
- ☐ 問14　無髄線維の伝導速度は有髄線維のそれより速い．
- ☐ 問15　血液脳関門を構成するグリア細胞はアストログリアである．
- ☐ 問16　シュワン細胞は複数の髄節の形成に関与する．
- ☐ 問17　ニューロンの核小体は不明瞭である．
- ☐ 問18　ダイテルス氏型ニューロンの樹状突起は1本である．

解答 p.233

2 神経系の発生,変性,再生
Development, Degeneration and Regeneration

A 初期発生 early development

1 配偶子形成と受精

- 生物の生殖細胞のうち,接合して新しい個体を作るものを配偶子(生殖子)gameteという.我々ヒトの場合,卵子(卵細胞)ovumと精子spermが配偶子に相当する.
- 2つの配偶子が接合して接合子zygoteを生じるので,接合子の染色体数は配偶子の染色体数の2倍になる.そのため配偶子形成gametogenesisつまり精子形成spermatogenesisや卵子形成oogenesisの際に,染色体数を半減する過程が必要である.これを減数分裂meiosisという.
- 卵巣から排卵された卵子は,卵管膨大部にて精子と出会い合体する.これを受精fertilizationという(図2-1).受精卵は子宮に着床して胚embryoとなる.
- 受精により精子の細胞核(男性前核male pronucleus)が卵子の中に入り,卵子の細胞核(女性前核female pronucleus)と融合する.これを接合子という.男性前核と女性前核はそれぞれ1倍体haploid(n)であることより,接合子は2倍体diploid(2n)である.

2 卵割

- 接合子は有糸分裂による細胞分裂を行う.これを卵割cleavageといい,分裂してできた細胞を割球blastomereという(図2-2).最初の卵割で2個の割球(2細胞期),次の卵割で4個の割球(4細胞期),さらに8個の割球(8細胞期)となる.
- 接合子は,さらに細胞分裂(卵割)を繰り返し,小さな割球がぎっしり詰まった桑の実状になる.中身がぎっしり詰まった割球からなる接合子を桑実胚morulaという.桑実胚は受精後3日目にできあがる.
- 桑実胚を形成する過程で割球は互いに形を変えて密に密着するようになる.このずっしり詰まる過程をコンパクションcompactionという.このコンパクションというステップにより,細胞同士の相互作用が高まり,内細胞塊inner cell massができる.

3 胞胚(胚盤胞)の形成

- 受精後4日目に桑実胚が子宮腔に入ると,桑実胚の中央部の割球間に空隙が生じ,ここに子宮腔内の液体が進入する.そして割球間の空隙は融合して1つの大きな腔を形成すると,桑実胚は胞胚(胚盤胞)blastocystと名前を換える(図2-3).胞胚内の空所を胞胚腔(胚盤胞腔)blastocyst cavityという.
- 胞胚の細胞群は次の2群に分けられる:
  ❶ 外細胞塊 outer cell mass:栄養膜(後の絨毛膜)

図 2-1 受精

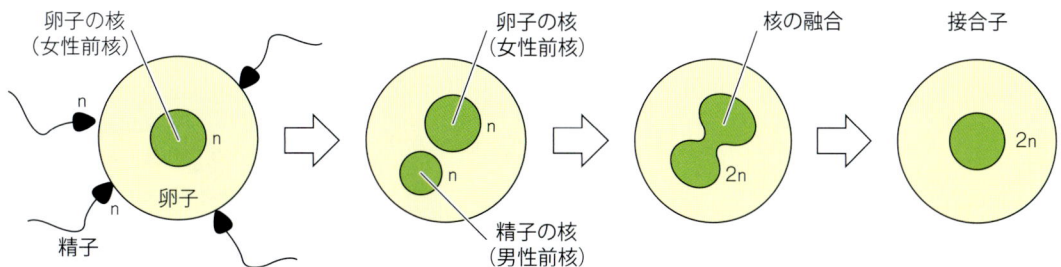

図 2-2 接合子(受精卵)の卵割と胞胚形成

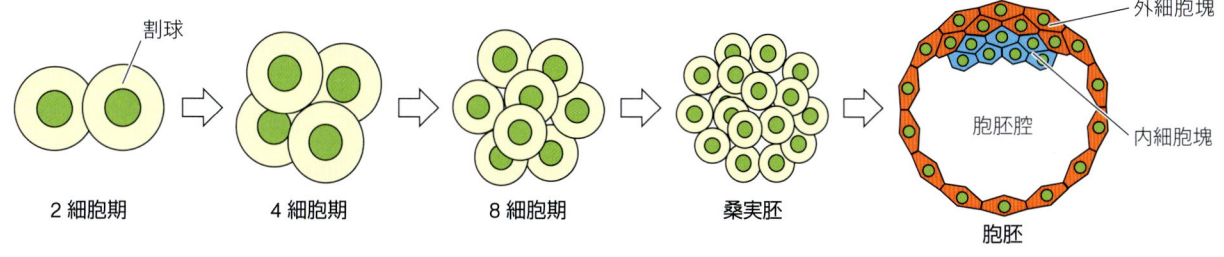

図 2-3 2層性胚盤の形成

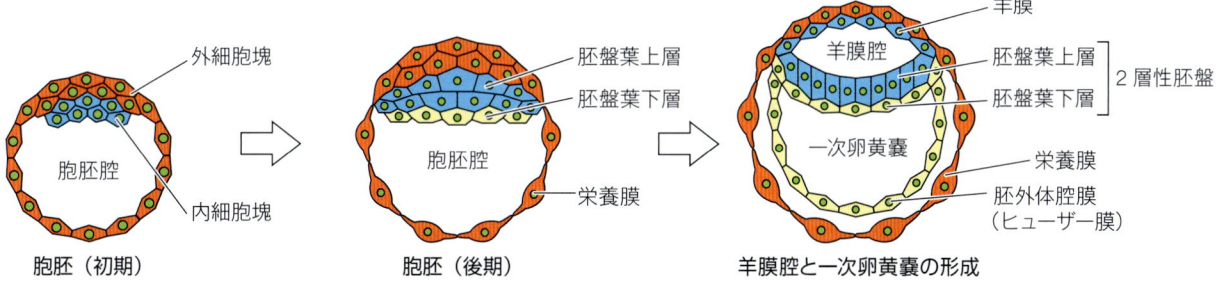

となり，胎盤の一部を形成する．出産後に無用となる部分であり，胎児の一部とはならない．
❷内細胞塊 inner cell mass：胚となる．胚は将来，胎児となる．

4 2層性胚盤の形成　　　（図2-3）

- 栄養膜が子宮内膜を浸食していく結果，胞胚は深く子宮内膜の中に沈んでいく．その間に，内細胞塊が上層と下層の2層になる．これを胚盤 germinal disc という（2層性胚盤 bilaminar germ disc の形成）．胚盤の上層を胚盤葉上層（上胚盤葉）epiblast といい，胚盤の下層を胚盤葉下層（下胚盤葉）hypoblast という．
- 胚盤葉上層内に小さな腔所ができる．この腔所は大きくなり羊膜腔 amnionic cavity となる．胚盤葉上層に由来する羊膜芽細胞 amnioblast が栄養膜を覆い，羊膜となる．羊膜は下方で胚盤葉上層と連続する．
- 胚盤葉下層に由来する細胞が遊走して胚盤胞腔を覆う胚外体腔膜（ヒューザー膜）となる．胚外体腔膜は胚盤葉下層と連続して一次卵黄嚢（原始卵黄嚢）primitive yolk sac を形成する．
- さらに胚盤葉下層に由来する細胞が，栄養膜と羊膜・一次卵黄嚢の間に遊走し，羊膜と卵黄嚢の外周を覆い，胚外中胚葉 extraembryonic mesoderm となる：
❶壁側胚外中胚葉：栄養膜と羊膜の間に広がる中胚葉
❷臓側胚外中胚葉：栄養膜と卵黄嚢の間に広がる中胚葉

図 2-4　3層性胚盤の形成
図Aは羊膜を切り取り上方より見る．
図B〜Dは図A中の点線B〜Dで切った断面を示す．

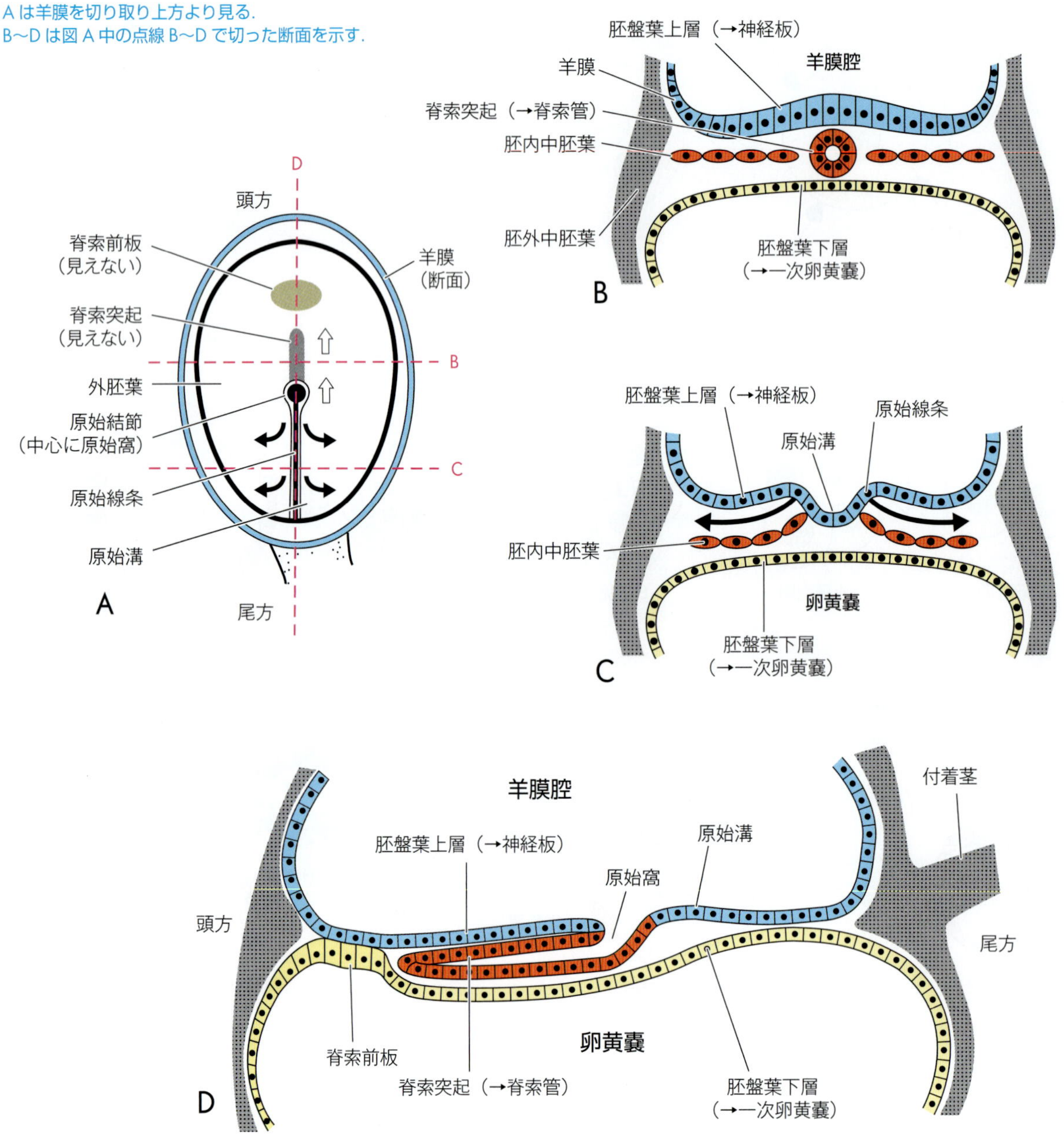

5　3層性胚盤の形成　　　　　　（図2-4）

- 受精後第3週は，2層性胚盤から3層性胚盤 trilaminar germ disc となる時期で，この過程を原腸形成 gastrulation ともいう．原腸形成により3胚葉（外・中・内胚葉）が形成される．つまり第3週は体の基本構造ができる重要な時期である．
- 胚盤葉上層の細胞が増殖して，正中線に向かって移動する．その結果，正中線に隆起したライン（＝線条）ができる．これを原始線条 primitive streak という．
- 原始線条の前端は細胞増殖が盛んで，ここに原始結節（ノード）primitive node という小さな丘ができる．原始結節の中央に窪みができる（図2-4A，原始窩 primitive pit）．
- 原始結節（ノード）は，初期発生において，予定外胚葉領域に作用して，それから中枢神経系を誘導する．つまり原始結節は両生類の原口背唇，鳥類のヘンゼン結節，円口類や魚類などの予定脊索域などに相当し，予定外胚葉領域から神経系を誘導するオーガナイザー（形作りセンター）としての機能がある．

A 初期発生 | 6 脊索の形成

> **Memo 2-1　オーガナイザー**
> ある領域が周囲の未分化な組織に働きかけて，その分化や運命を決定することを誘導 induction といい，誘導を促す領域をオーガナイザー（形成体）organizer という．ドイツの発生生物学者であるハンス・シュペーマン H. Spemann（1869～1941）は，イモリ胚の原口陥入部の背側部（原口背唇）を他の胚に移植すると，移植片を中心に新たな胚（二次胚）が形成されることを発見し，原口背唇を「形作りのセンター」とみなし，ここをオーガナイザーとよんだ．原始結節に由来する分泌性神経誘導因子（noggin, chordin など）が，予定外胚葉領域に働きかけ，神経板が形成される．(Hamburger V: The Heritage of Experimental Embryology: Hans Spemann and the Organizer. Oxford University Press. 1998)

最近，オーガナイザーには，頭部を形成するオーガナイザーと胴体を形成するオーガナイザーの2つがあることがわかってきた．ここで胴体を形成するオーガナイザーは，従来のオーガナイザー，つまり原始結節（ノード）である．一方，頭部の形成に関わるオーガナイザーは，2層性胚盤の胚盤葉下層の頭方腹側部に相当する領域で，ここが神経板に作用して脳を誘導する．この頭部形成のオーガナイザーを前方臓側内胚葉 anterior visceral endoderm（AVE）という．

- 原始線条の中央に原始溝 primitive groove という溝ができる．この溝の前端は原始窩に至る．
- 原始線条の細胞が下に潜り込み，胚盤葉上層と下層の間に広がり，胚内中胚葉 intraembryonic mesoderm を形成する（図2-4C）．胚内中胚葉は，その外側端つまり胚盤の端で胚外中胚葉と連続する．胚内中胚葉を生み出した胚盤葉上層は外胚葉となる．こうして3層性胚盤 trilaminar embryonic disc ができる．つまり外胚葉，中胚葉，内胚葉の3胚葉が全てそろったことになる．
- 原始線条から下方に落ち込む細胞は，このような胚内中胚葉となるが，一部は胚盤葉下層すなわち原始卵黄嚢の上皮と置き換わる．結局，全ての胚葉が胚盤葉上層（エピブラスト）に由来することになる．

6 脊索の形成

- 原始結節を形成する中胚葉性の細胞からなる棒状の突起が胚盤葉上層から深層に陥入し，胚盤葉上層（＝外胚葉）と下層（＝内胚葉）の間を頭方に移動する．この棒状の構造物を脊索突起 notochordal process（図2-4D, 6A）という．脊索突起は脊索前板を越えて前方に伸長することはできない．

> **Memo 2-2　脊索前板**
> 胚盤葉上層と下層は，その前端で固く密着しているため，脊索突起はここを越えて前方に伸びることができない．ここを脊索前板という．脊索前板を形成する胚盤葉下層の細胞は高円柱上皮で，口腔と咽頭の間を一時的に遮断する口横隔膜を形成する．

- はじめ脊索突起は充実性であるが，原始窩に由来する「くぼみ」が脊索突起内に進入するので，中腔性になる（脊索管 notochordal canal）．この脊索管は，一時的に胚盤葉下層つまり卵黄嚢の正中背側部と融合する時期があり（図2-6B），羊膜腔は脊索管を介して卵黄嚢と交通する（神経腸管 neurenteric canal）．
- 脊索管は，再び卵黄嚢から分離し，充実性の脊索 notochord となる（図2-6C）．
- 脊索は外胚葉から神経系を誘導する大きな役目を終えると退化する．しかしその一部は椎間円板内のジェリー状の組織である髄核として遺残する．
- 脊索や神経管の底板 floor plate（☞ p.29, 神経管の機能的局在）から分泌されるソニック・ヘッジホッグ タンパク質 sonic hedgehog protein（Shh）は，神経管の腹側に運動ニューロンを分化・誘導する神経管の腹側化因子である（図2-5）．

> **Memo 2-3　ヘッジホッグ遺伝子**
> ヘッジホッグ遺伝子 hedgehog gene はショウジョウバエで見つかった分節遺伝子の1つで，これを欠失させると表皮に針状の突起物が生じてハリネズミ hedgehog のようになることにその名の由来がある．なおソニック・ヘッジホッグは，ハリネズミの実在種ではなく，セガ社のゲームソフトに登場するキャラクターのソニック・ザ・ヘッジホッグに由来する．

図2-5
脊索と床板から分泌される
ソニック・ヘッジホッグ

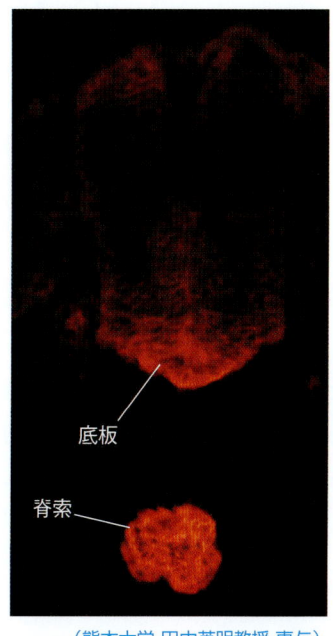

（熊本大学 田中英明教授 恵与）

図 2-6 神経管, 神経堤, 脊索の発生

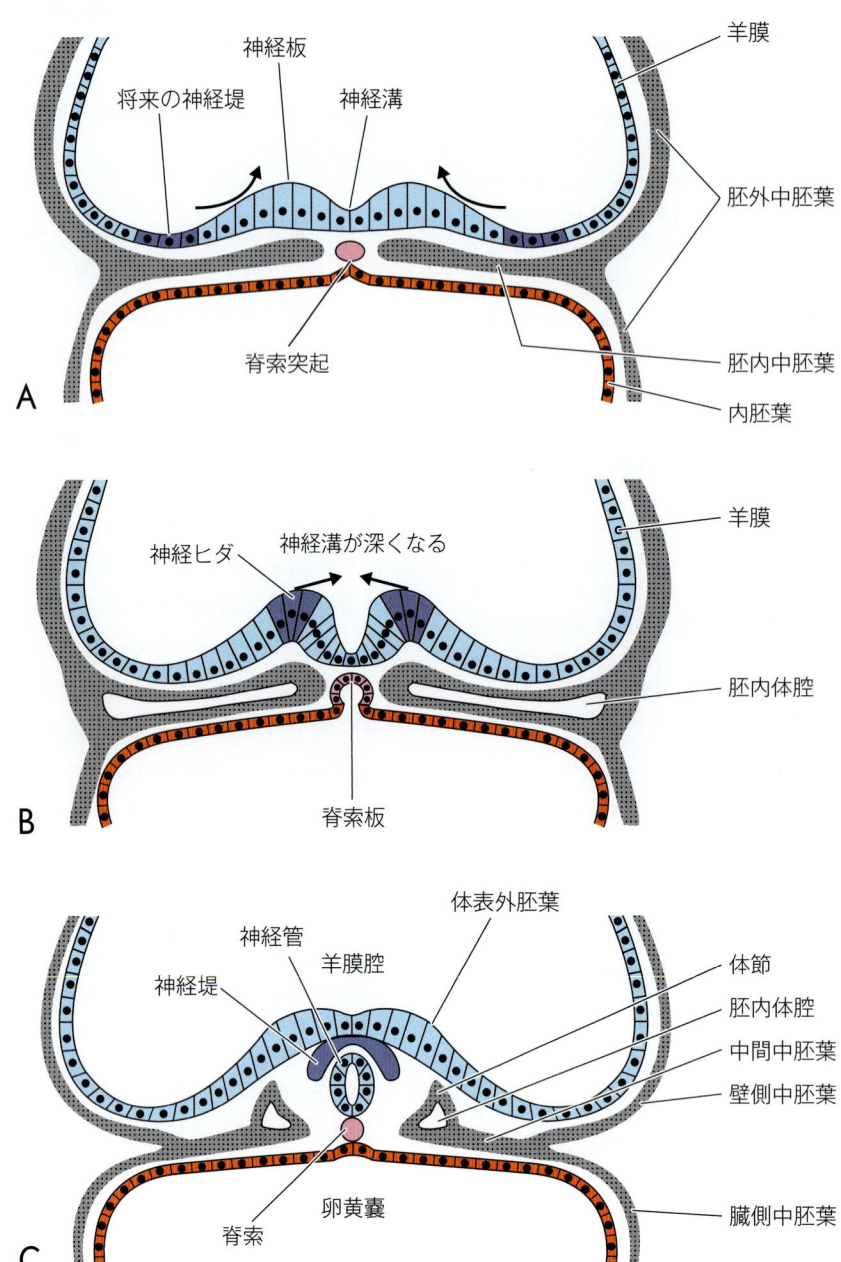

B 神経管の発生
development of neural tube

1 神経管の発生

- 神経管ができる過程を神経管形成 neurulation といい, 受精後第4週に完成する. 神経管形成過程の胚子 embryo を神経胚 neurula という.
- 脊索 notochord の誘導により胚性外胚葉 embryonic ectoderm が肥厚して神経板 neural plate ができる (図2-6A). この神経板の正中部は陥凹して神経溝 neural groove となり, その両側は隆起して神経ヒダ neural fold となる (図2-6B). 神経ヒダは特にその頭端で大きくなる. 次に神経溝の外側壁は中央で融合して神経管 neural tube となり, 胚性外胚葉から分かれる (図2-6C). この神経管より脳と脊髄が生じる. 残された胚性外胚葉は体表外胚葉 surface ectoderm となり最終的に表皮 epidermis となる.
- 神経管はその頭端と尾端にて羊膜腔 amniotic cavity に開口する. 頭端の開口部を前神経孔 anterior neuropore といい, 尾側端の開口部を後神経孔 posterior neuropore という. これらの開口部は受精後第4週末までに閉鎖する.

図2-7 神経管の発生　A：3脳胞期（一次脳胞期），B：5脳胞期（二次脳胞期）

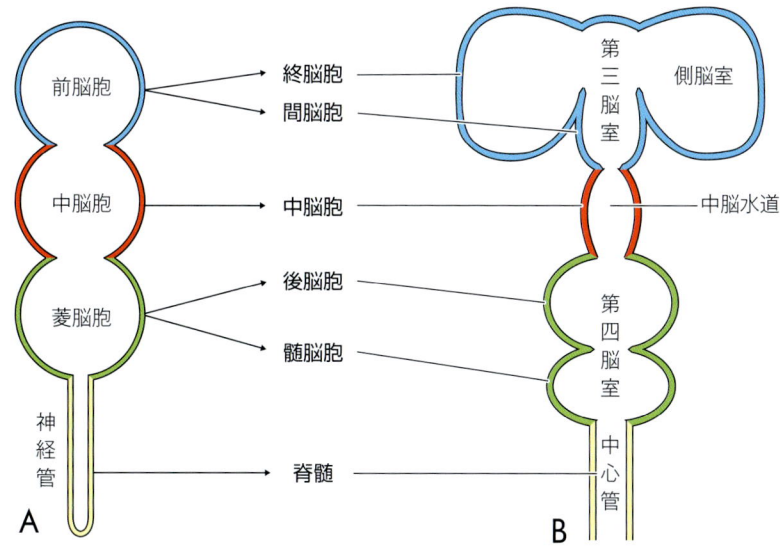

図2-8 脳胞（側面より見る）　A：3脳胞期，B：5脳胞期

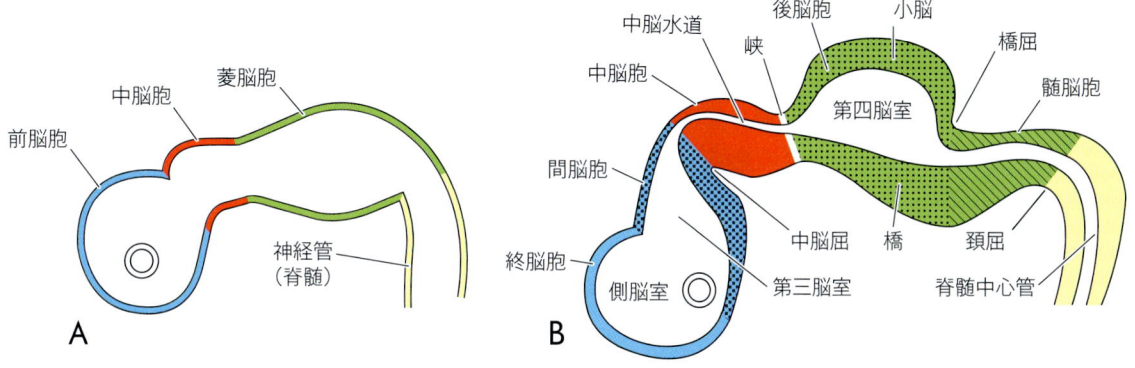

2　3脳胞期と5脳胞期

3脳胞期（一次脳胞期）
three (primary) vesicle stage

- 神経管の前端に3個の膨隆部ができる（図2-7A, 8A）．これを一次脳胞 primary brain vesicles といい，前方より前脳胞 prosencephalon，中脳胞 mesencephalon，菱脳胞 rhombencephalon からなる．

> **Memo 2-4**　菱脳胞と後脳
> 菱脳胞のことを後脳胞というテキストも多いが，5脳胞期の後脳胞と区別できないので，このテキストでは菱脳胞とする．なお菱脳胞に由来する領域を後脳 hindbrain という．具体的には橋，小脳，延髄である．

5脳胞期（二次脳胞期）
five (secondary) vesicle stage　　（図2-7B, 8B）

- 前脳胞から終脳胞 telencephalon と間脳胞 diencephalon ができる．終脳胞は，左右の大脳半球 cerebral hemispheres になり，間脳胞は間脳 diencephalon になる．中脳胞はあまり変化せず中脳 midbrain になる．菱脳胞は後脳胞 metencephalon と髄脳胞 myelencephalon に分かれる．後脳胞の腹側半は橋 pons になり，背側半は小脳 cerebellum になる．髄脳胞は延髄 medulla oblongata になる．上記の5脳胞を二次脳胞 secondary brain vesicles という．以上のように神経管の前端は大きく変化して脳になるが，後端は神経管の原型をとどめて脊髄になる．

脳屈 brain flexure　　（図2-8B）

- 受精後第4週に脳が急速に発達するために，脳が腹方に曲がる．これを頭屈 head fold という．頭屈に伴い，中脳領域に中脳屈 midbrain flexure，後脳と脊髄の境界に頚屈 cervical flexure ができる．中脳屈，頚屈は共に背方に凸である．次に後脳の不均衡な発育のために橋屈 pontine flexure ができる．これは腹方に凸である．

3 一次脳胞とニューロメア
（神経分節あるいは脳分節）

- 神経管は前後方向に一様な管ではなく，その前方に3つの脳胞が形成されて脳になり，後方は神経管にとどまり脊髄となる．このような前後方向の神経管の分化は，前方化（頭方化）シグナルが神経板に作用して前脳胞，中脳胞，菱脳胞への分化を誘導するからである．前方化（頭方化）シグナルとしてはOtx2などがある．

- 以前より脳胞に出現する溝や前後方向の細胞構築から，脳胞はいくつかの区画に分けられることが知られていたが，その詳細ははっきりしなかった．しかし，近年，さまざまな遺伝子マーカーの発現パターンにより，各一次脳胞は分節構造からできていることがわかってきた．これをニューロメア（神経分節，脳分節）neuromere という（図2-9）．すなわち前脳胞は6つの前脳分節（プロソメア）prosomere（後方より p1～p6），中脳胞は1つの中脳分節（メソメア）mesomere（m），菱脳胞は8つの菱脳分節（ロンボメア）rhombomere（r1～r8）からなる（後述）．なお脊髄には体節に一致して脊髄分節（ミエロメア）myelomere がある．

- 前脳胞は，後方より前方に向かって p1, p2, p3, p4, p5, p6 の6つの前脳分節に分けられる．そして p1 は視蓋前域，p2 は背側視床，p3 は腹側視床となる．p4 から p6 の領域区分はまだはっきりしないが，p4 からは乳頭体，大脳皮質など，p5 からは漏斗，灰白隆起，大脳基底核など，p6 は前脳胞の最吻側で中隔野などになると考えられている．

- 前脳胞より終脳胞と間脳胞ができるが，それは単純に前脳胞の前半部が終脳胞に，後半部が間脳胞になるわけではない．前脳胞壁から外側方に終脳胞が伸び出すことにより，1つの前脳分節が，終脳胞と間脳胞のそれぞれに参加するからである．

4 オーガナイザーとしての峡

- 中脳胞と菱脳胞の境界は狭くなっていて，ここを（菱脳）峡 isthmus という（図2-8B）．ここで中脳水道は第四脳室に移行する．峡から分泌される線維芽細胞増殖因子 fibroblast growth factor 8（FGF8）は峡の前方の中脳胞に働きかけて視蓋を誘導する（図2-10）．また菱脳胞の前半部である後脳胞に作用して小脳を誘導する．故に峡は視蓋と小脳を誘導するオーガナイザーである．成体では峡は中脳と橋の境界の狭い部分で，その背側部は上髄帆，滑車神経交叉，上小脳脚など，その腹側部は橋底部が中脳大脳脚に移行する部分からなる．

5 ロンボメア

- 前述したように菱脳胞（あるいはそれに由来する後脳 hindbrain）は，最前部の菱脳峡 isthmus と8つの菱脳分節（ロンボメア rhombomere）（r1～r8）からなる（図2-9）．ロンボメアはショウジョウバエのホメオティック遺伝子と相同のホックス Hox 遺伝子群の組み合わせにより形成される．

- 峡を r0 と表現することがある．また r8 をロンボメ

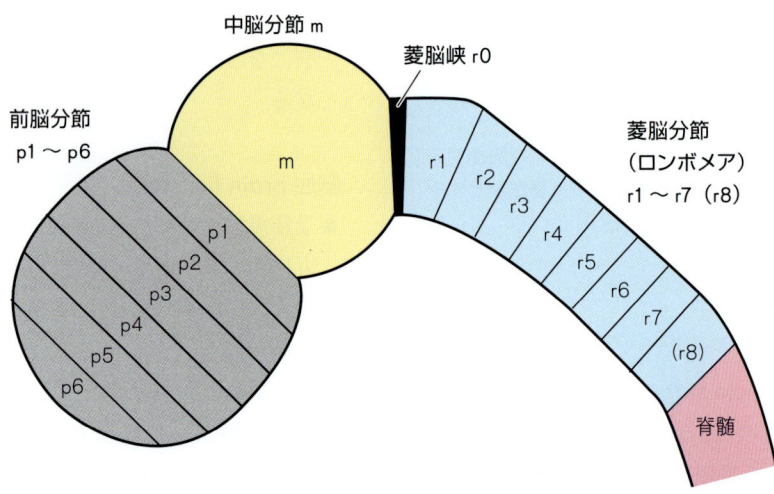

図 2-9 神経分節（ニューロメア）

アとして認めない場合，ロンボメアの数は7つとなる（r1～r7）．

- ショウジョウバエ *Drosophila*, fruit fly の体節の形成に関わる遺伝子をホメオティック遺伝子 homeotic genes という（図2-11）．ホメオティック遺伝子とは，その遺伝子に変異が起きると，体の前後方向に配列する分節の順序が入れ替わったり，ある分節だけが消失したり，逆に重複したりする形態変化（これをホメオティック変異 homeotic mutation という）を起こす遺伝子のことである．例えば，アンテナペディア遺伝子 Antennapedia gene（Antp遺伝子）の変異体では，ハエの頭にある触覚が脚に変化する．
- ショウジョウバエの第3染色体にはホメオティック遺伝子群が2つの領域にクラスターを作って分布している．これをアンテナペディア・コンプレックス Antennapedia complex（略号 ANTC, Antp-C）とバイソラックス・コンプレックス bithorax complex（略号 BX-C）という．アンテナペディア・コンプレックスには5つの遺伝子（pb, lab, Dfd, Scr, Antp）が，バイソラックス・コンプレックスには3つの遺伝子（Ubx, abd-A, Abd-B）がマップされている．
- ホメオティック遺伝子の3'端には相同性の高い183塩基対からなる配列がある．これをホメオボックス

図 2-10　菱脳峡より分泌される **FGF8** は視蓋と小脳を誘導する

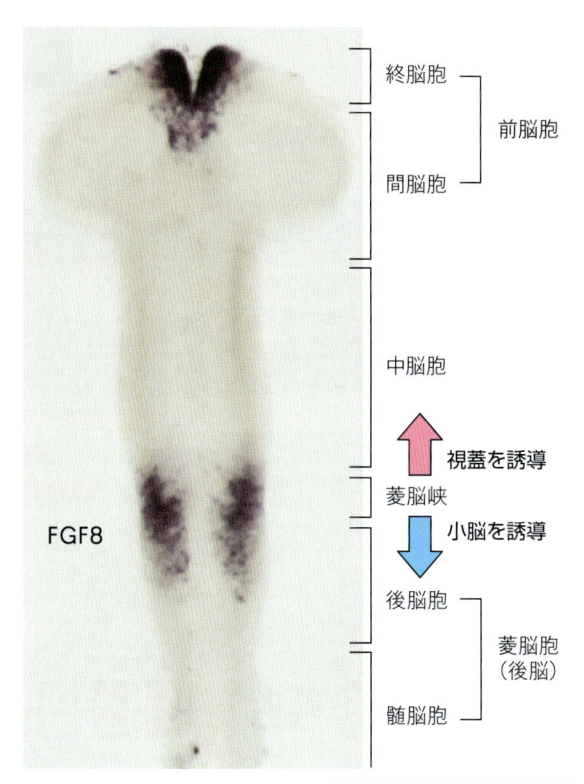

（東北大学 仲村春和教授 恵与）

図 2-11　ショウジョウバエのホメオティック遺伝子の発現パターン

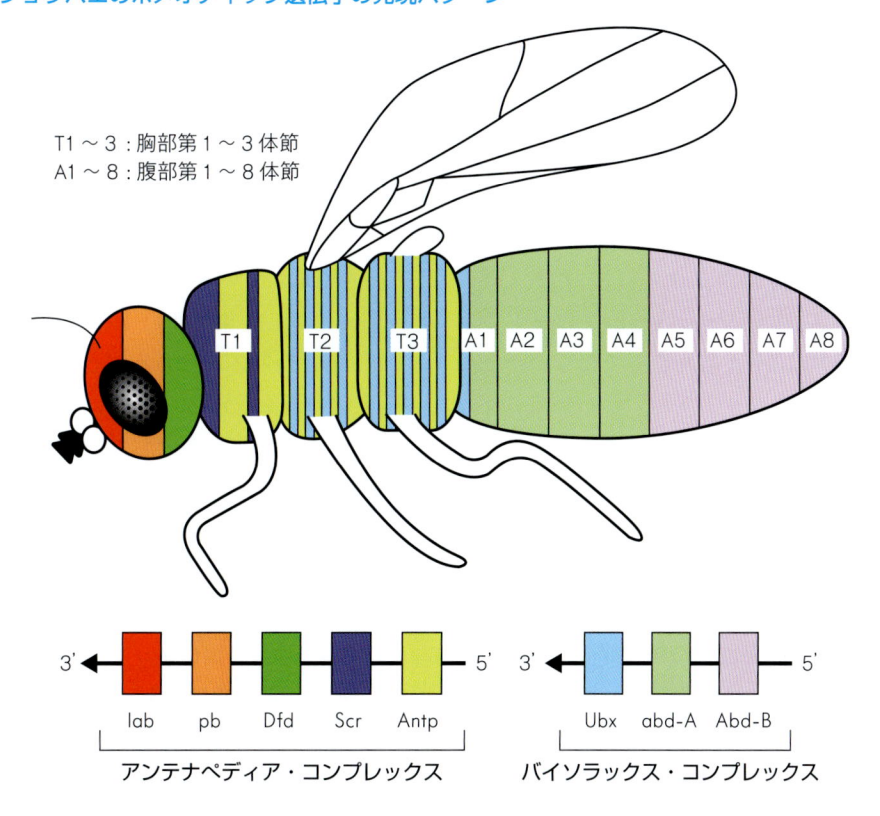

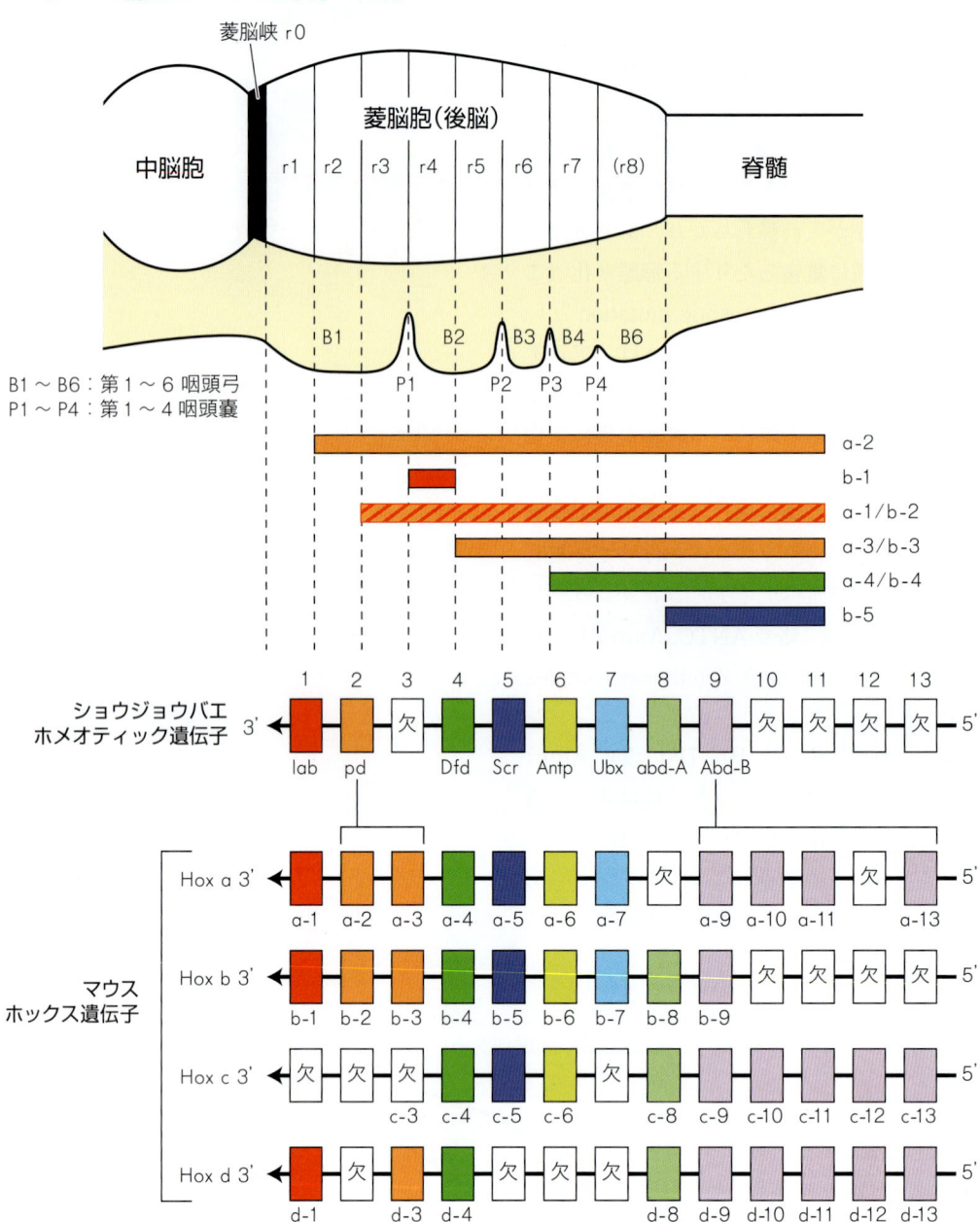

図 2-12 ロンボメアの構造とホックス遺伝子の発現

B1〜B6：第1〜6咽頭弓
P1〜P4：第1〜4咽頭嚢

homeoboxという．ホメオボックスは61アミノ酸からなるホメオドメインhomeodomainをコードする．ホメオドメインはDNAに結合して転写調節を行う．

- 各ホメオティック遺伝子のハエの前後軸方向の発現順序と，遺伝子のクラスター内の配置の順序は同じである（ただし3'端から5'端に向かって）．
- ショウジョウバエのホメオティック遺伝子のホメオボックス配列は脊椎動物にもよく保存されている．しかもショウジョウバエと同様に体の前後軸方向の分節形成に関与してることがわかった．これをホックス遺伝子Hox genesという（図2-12）．ホックス遺伝子はマウスの異なる染色体上に4つのクラスターを形成している．すなわち，Hox a（第6染色体），Hox b（第11染色体），Hox c（第15染色体），Hox d（第2染色体）である．それぞれのクラスターは，13個の遺伝子からなっていて，1から13の番号が配当されている（ただし欠番がある）．例えばHox a群であれば，a-1, a-2, ………a-13である．このとき，番号が小さい遺伝子ほど，クラスターの3'側に位置し，しかも個体のより頭側に発現する．
- 各クラスターが13個の遺伝子からなるならば，4クラスターで52個のホックス遺伝子があるはずだ．しかしHox aではa-8，a-12を欠くし，Hox bではb-10からb-13まで全てを欠く．全体では14個欠くので，ホックス遺伝子は38個（=52−14）からなる．

図2-13 神経堤に由来する組織

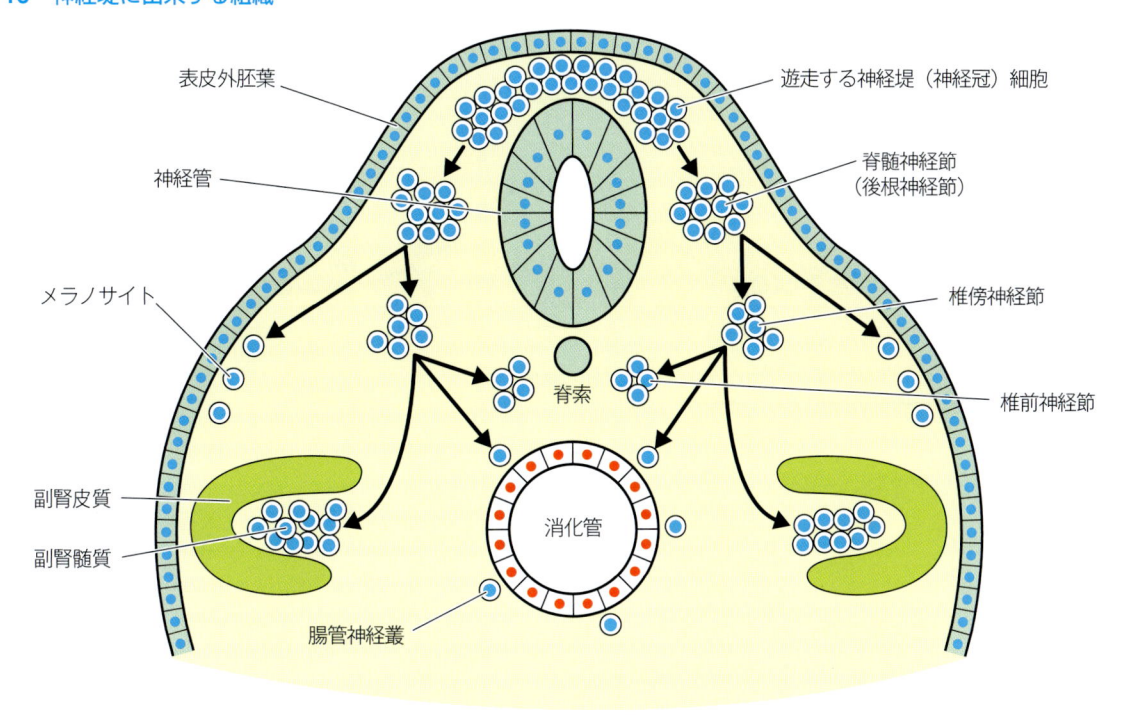

6 末梢神経系の分化（神経堤の分化）

- 左右の神経ヒダが融合して神経管を作るとき，神経ヒダの頂上の細胞群は上皮としての性格を失い，隣接細胞との接着性を欠くようになる．そして神経管が体表外胚葉から遊離するとき，これらの細胞群は神経管の両側に遊走し，神経管と体表外胚葉の間を占めるようになる（図2-6C）．これらの細胞群を神経堤（神経冠）neural crest という．神経堤は左右に分かれて神経管の背外側を占め，さらに腹方に遊走して，知覚性や自律性の神経節ニューロン，シュワン細胞などの末梢神経系の構成成分になる（図2-13）．また副腎髄質 adrenal medulla や皮膚の色素細胞（メラノサイト）melanocyte も神経堤の細胞に由来する．歯の象牙芽細胞 odontoblast，髄膜 meninges，頭部の骨や筋の一部も神経堤由来である．

- 胚の頚部には咽頭弓 pharyngeal arch（鰓弓 branchial arch）という5つの隆起があり，これを第1～第6咽頭弓という（第5咽頭弓は痕跡的で消失）（図2-12）．各咽頭弓からは固有の構造物が発生する．そして各咽頭弓を支配する脳神経を鰓弓神経というが，咽頭弓，鰓弓神経，ロンボメアの間には厳密な対応関係がある．

7 神経管の構造

- 初期の神経管は神経上皮細胞 neuroepithelial cell からなる多列上皮である．神経上皮細胞は高い円柱性の細胞で，下方に向かう突起は脳室壁に，上方に向かう突起は軟膜に達する．神経上皮細胞は盛んに分裂する細胞で，脳室側で対称分裂（等分裂）symmetrical division して2個の神経上皮細胞となる（以下これを繰り返す）．神経上皮細胞は自己複製能と多分化能をもつ神経系の幹細胞（神経幹細胞）である．ここで自己複製能とは神経幹細胞が対称分裂（等分裂）により2つの神経幹細胞となる能力のことをいう．また多分化能とはニューロンにもグリア（アストログリア，オリゴデンドログリア）にもなりうることを意味する．

エレベーター運動 （図2-14）

- 細胞周期は，分裂期（M期）と分裂間期に大きく二分される．分裂間期はさらにDNA合成前期（G_1期），DNA合成期（S期），DNA合成後期（G_2期）に分けられる．すなわち，細胞分裂は全体としてM期→G_1期→S期→G_2期→M期→……を繰り返す．藤田哲也（京都府立医大病理学）は細胞周期に同調して神経上皮細胞（藤田のマトリックス細胞 matrix cell）の核が神経管壁を上下に移動することを明らかにした．すなわち細胞核は分裂期には脳室の近傍

図 2-14　神経上皮細胞（マトリックス細胞）の核のエレベーター運動（藤田哲也説）

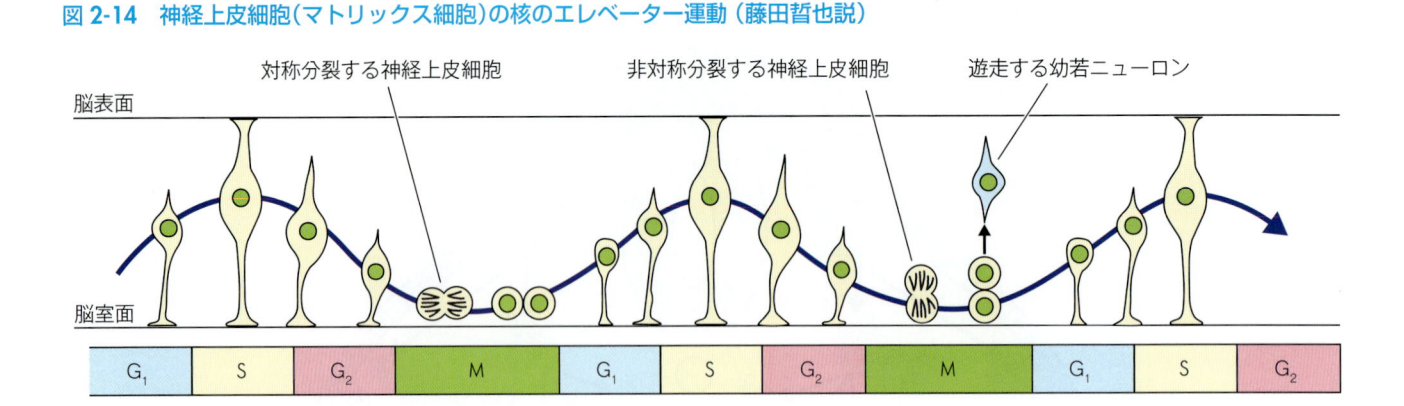

図 2-15　ニューロンとグリアの発生（一元説に基づく）

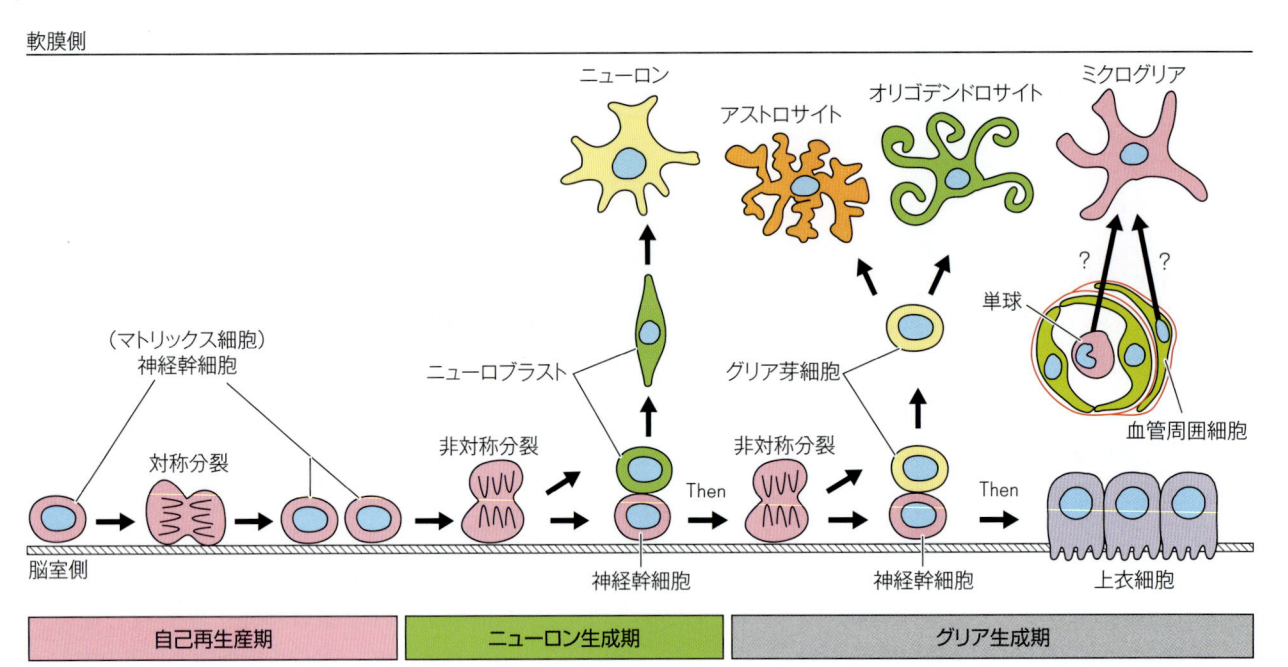

にあり，DNA合成期には軟膜側にある．これを神経上皮細胞の核のエレベーター運動という．

- 対称分裂（等分裂）による神経上皮細胞の拡大再生産期が終わると，神経上皮細胞は脳室側で非対称分裂（不等分裂）asymmetrical divisionを行う．すなわち神経上皮細胞が分裂して1個の神経上皮細胞と1個のニューロブラスト（幼若なニューロン）になる（図2-14, 15）．神経上皮細胞は，再び分裂サイクルに入り，分裂して1個の神経上皮細胞とニューロブラストになる（以下，これを繰り返す）．こうしてできたニューロブラストは，分裂サイクルからはずれて脳室側より軟膜側に移動migrationを開始し，適当なところで移動をやめてニューロンに分化する．

> **Memo 2-5　ニューロブラスト**
> 生まれたばかりの幼若なニューロンのことをニューロブラスト（神経芽細胞）neuroblastという．ブラスト（芽細胞）という名称からニューロブラストは分裂能があり多様な細胞に分化しうる神経系の幹細胞 stem cellと想像しがちであるが，分裂能のない細胞である．紛らわしいからニューロブラスト（神経芽細胞）という用語は使用せず，若いニューロン young neuronという方が誤解が少ない．

- 神経上皮細胞がニューロンを生産する時期の次に，神経上皮細胞が非対称分裂して神経上皮細胞とグリア芽細胞（神経膠芽細胞）glioblastを作る時期がくる（図2-15）．グリア芽細胞は分裂能があり，アストロサイト，オリゴデンドロサイトを生成する．最終的に神経上皮細胞は分裂能を失い，脳室を覆う1層の上衣細胞 ependymal cellになる．
- 成体の脳では一部の例外的な領域を除いてニューロ

図2-16 神経管の発生(A)と機能分化(B)

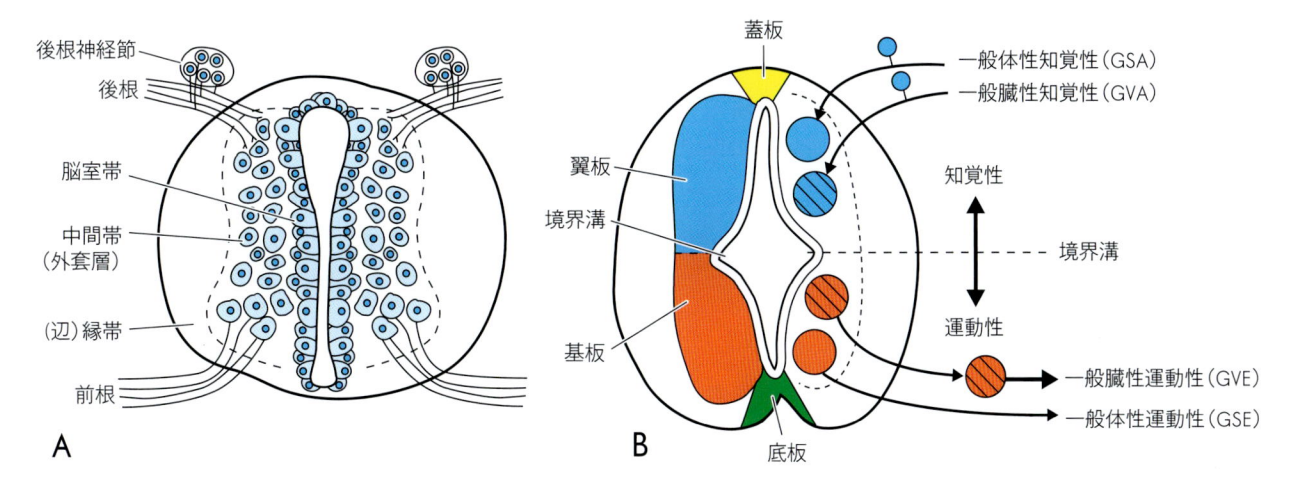

ンが新生されることはないが，最近，神経管の上衣細胞の間に幹細胞が潜んでいて，刺激により分裂してニューロンを新生することがわかってきた．この幹細胞 stem cell を用いた神経疾患の治療の可能性が開けてきた．

神経管の機能的局在　　　（図2-16, 表2-1）

- 神経管の背側壁を蓋板 roof plate，腹側壁を底板 floor plate という．神経管の外側壁の中央には境界溝 sulcus limitans があり，これより背側を翼板 alar plate，腹側を基板 basal plate という．蓋板と底板の発達は悪いが，翼板と基板は大いに発達する．翼板は知覚に関与し，基板は運動に関与する．脊髄でいえば後角と中間質の背側半が翼板，前角と中間質の腹側半が基板に由来する．

Memo 2-6　底板とネトリン
底板の機能は長く不明であったが，左右の脳部位を結合する交連線維を誘引する分子ネトリン netrin を分泌することがわかった．蓋板の機能も不明であったが，骨形成タンパク質 bone morphogenic protein (BMP) を分泌し，背腹軸方向の濃度勾配を形成して，中枢神経系の背腹方向のパターン形成に関与することが明らかになった．

表2-1　神経管の最終的構造物

蓋板	発達しない（後正中溝深部の痕跡的構造）	↑背方
翼板	背側半：後角の体性知覚性ニューロン（GSA）	
	腹側半：中間質の臓性知覚性ニューロン（GVA）	
		←境界溝
基板	背側半：中間質の自律神経前ニューロン（GVE）	
	腹側半：前角の運動ニューロン（GSE）	
底板	発達しない（前正中裂深部の痕跡的構造）	↓腹方

C 神経回路形成
neural circuit formation

1 経路形成と終末形成

- 神経回路形成は，経路形成と終末形成の2つの局面からなる．経路形成とは，軸索の先端にある成長円錐が正しい経路を選択して伸長する過程であり，終末形成とは成長円錐が正しい標的を認識してこれと結合する過程である．

- 成長円錐は，細胞外マトリックス分子や，先行するパイオニア軸索上の細胞性接着因子に誘導され，経路途中の道標や標的から放出される拡散性因子による誘引・反発を受けながら正しい経路を選択して伸長する（図2-17）．そして標的の近傍にくると，相補的な分子による細胞間接着により成長円錐は標的ニューロンと終末形成を行う．

2 パイオニア軸索とパイオニアニューロン

- 将来形成される神経回路に先行して出現する軸索をパイオニア軸索 pioneer axon といい，パイオニア軸索を出すニューロンをパイオニアニューロン pioneer neuron という（図2-18）．このパイオニア軸索にガイドされて伸びる後続の軸索を追従（後続）軸索 follower axon という．つまり神経回路は，パイオニア軸索による単純な神経回路形成期と，これに付加的に追加する軸索による神経束形成期の2段階を経てできあがる．なおパイオニアニューロンは，

後続の軸索の伸長のガイドを終えると，細胞死を起こして脳内から消える．このようにパイオニア軸索は，いわば後続の神経回路に対して足場を提供するものであり，神経回路が完成すれば消滅する運命をたどる．パイオニア軸索による足場を axon scaffold（軸索の枠組み）という．

3　軸索の伸長と細胞外マトリックス

- 軸索の先端の成長円錐は，糸状仮足 filopodia を激しく動かして周囲の環境を調べて伸長していく．ここで糸状仮足の進入を許す環境のことを permissive（許される）といい，糸状仮足の進入を妨げる環境を non-permissive という（図2-19）．つまり成長円錐は，各地点で最も permissive な方向を選択しながら（あるいは non-permissive な方向を避けて）伸長しているといえよう．

- permissive な因子としては，免疫グロブリンスーパーファミリーなどの細胞膜に発現する細胞接着分子と，ラミニン，フィブロネクチン，プロテオグリカンなどの細胞外マトリックス（細胞間基質）に発現する分子などがある．
- non-permissive な因子としてはミエリンに含まれる MAG（myelin-associated glycoprotein）などが知られている．このような分子があらかじめ敷き詰められていることにより，成長円錐は経路を選択し，伸長することができる．

4　カハールのニューロトロピズム仮説

- スペインの神経組織学者であるラモニ・カハール S. Ramón y Cajal（1852〜1934）は標的ニューロンより放出される何らかの分子により成長円錐の伸長が誘導されて，正しい神経結合ができると考えた．これ

図 2-17　伸長する軸索とその先端にある成長円錐

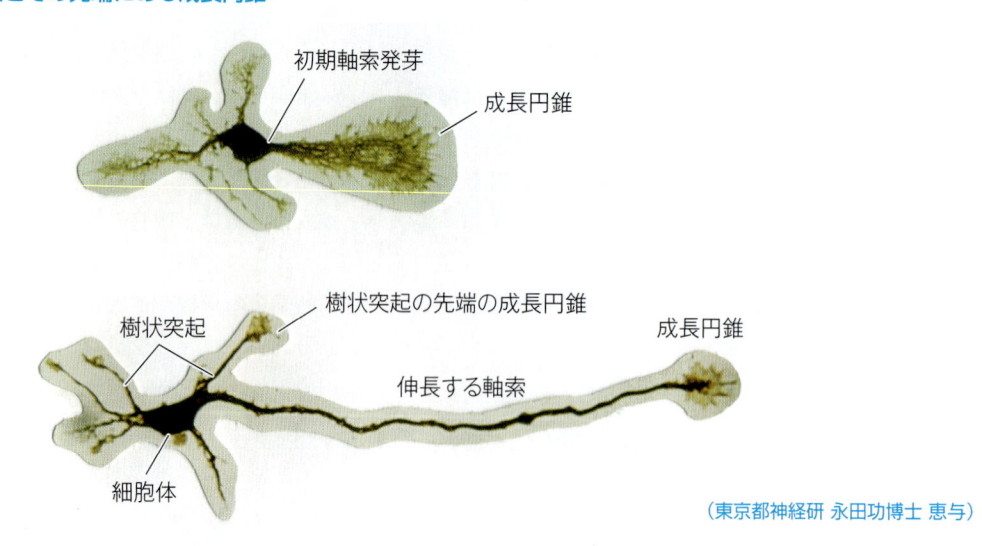

（東京都神経研 永田功博士 恵与）

図 2-18　パイオニアニューロンと後続ニューロン

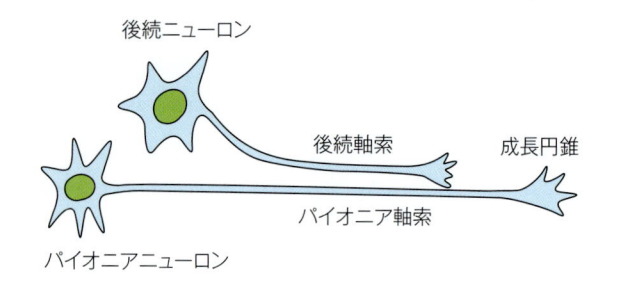

図 2-19　Permissive な環境と Non-permissive な環境

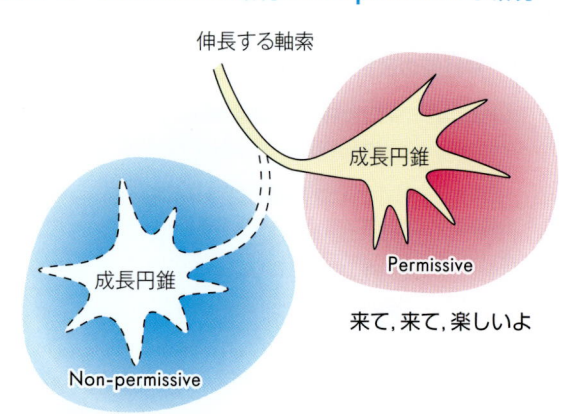

来て，来て，楽しいよ

来ないで，あっち行ってよ

図 2-20 ニューロトロピズム（カハール）

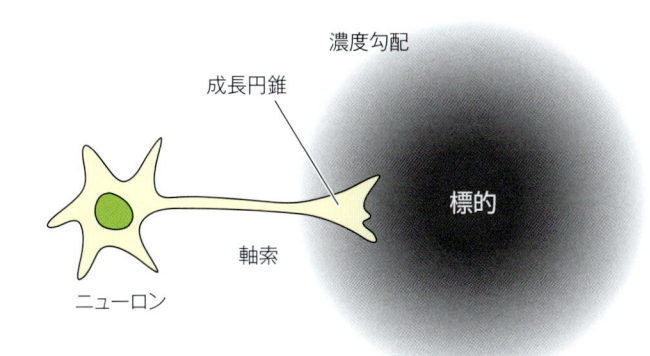

図 2-21 セマフォリン／ニューロピリンシグナル

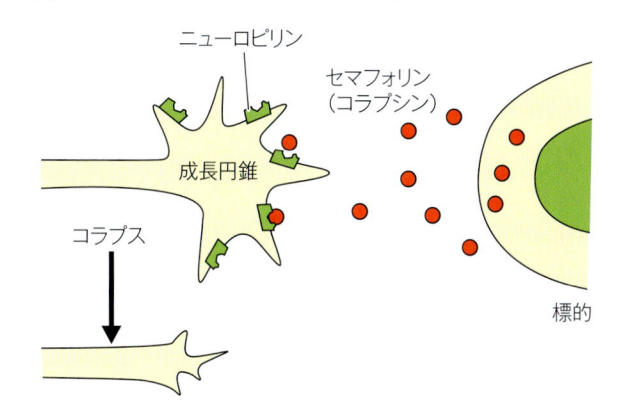

図 2-22 化学誘引と化学反発

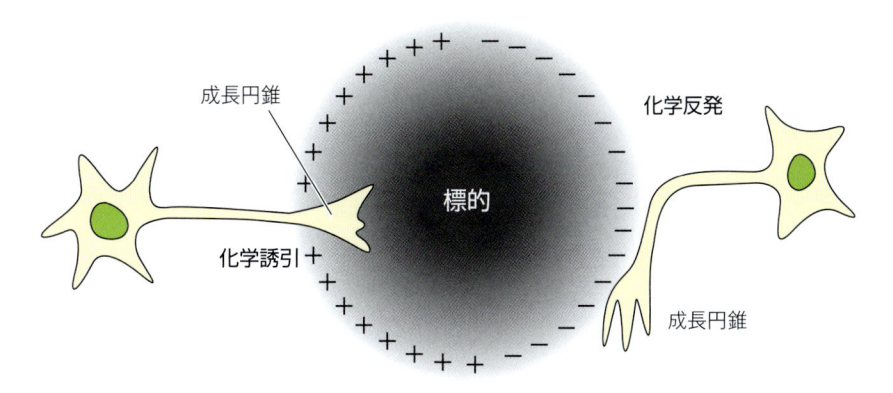

をニューロトロピズム仮説（神経向性仮説）neurotropism という（図2-20, 22）．換言するならば，ニューロトロピズム仮説とは，濃度勾配をもつ化学誘引物質の分泌源に向かって成長円錐が伸長することである．この成長円錐の示す行動を正の走化性 positive chemotaxis という．ニューロトロピズム仮説のことをケモトロピズム仮説（化学向性仮説）chemotropism ともいう．分泌源は標的そのものであることもあり，神経回路の途中にある「道標」組織のこともある．

- カハールによるニューロトロピズム仮説の提唱後，多くの神経化学者がこの説に該当する分子を探し求めたが，長い間，拡散性の化学誘引物質 chemical attractants は実証されなかった．しかし，テシエ＝ラビン M. Tessier-Lavigne のグループが，ネトリン netrin を発見したことにより，ニューロトロピズム仮説は現実味を帯びるようになった．

5 化学反発と神経回路形成
（セマフォリン／ニューロピリンシグナル）

- 成長円錐は標的から分泌される反発性因子によって標的より遠ざけられることもある（化学反発；図2-22）．化学反発因子として重要なのはコラプシン collapsin である．コラプシンはもともとニワトリ胚の後根神経節ニューロンの軸索成長円錐を退縮（コラプス collapse）させるタンパク質として発見された（図2-21）．

- のちにコラプシンは，バッタのセマフォリンⅠをはじめとしてショウジョウバエ，ニワトリ，マウス，ヒト間で保存されているセマフォリン・ドメイン構造をもつセマフォリン・ファミリー semaphorin family に属することがわかった．またセマフォリンの受容体をニューロピリンといい，藤澤肇（京都府立医大のちに名古屋大学理学部教授）のグループにより発見された．

6 化学的親和性仮説

- 米国の神経生物学者スペリー Roger W. Sperry (1913〜1994) は，神経回路はニューロン間の特異的な化学的親和性 chemoaffinity に依存するとして，化学的親和性仮説 chemoaffinity theory を提唱した．化学的親和性仮説は，化学分子によるニューロン軸索と標的ニューロン間の細胞性接着（認識）を基礎においており，標的ニューロンより分泌される分子に成長円錐が誘引されるとしたカハールのニューロトロピズム仮説とは異なることにも注意しよう．
- スペリー以後の多くの神経生物学者にとって化学的親和性仮説は非常に魅力的なものであったが，神経回路を構成するニューロン同士に特異的に発現する分子の発見は，細胞生物学的手法や分子生物学的手法が進んだ1980年代までなかった．現在では，特定の神経回路のニューロン同士に発現するカドヘリン分子や，網膜や視蓋に発現する分子 Eph/エフリンが知られており，化学的親和性仮説の正しさを裏付けるデータが蓄積されている．

D 細胞死 cell death

1 プログラム細胞死

- 発生過程で胎児の指の間の水かきの部分が細胞死することにより，指が形成される．このように発生過程で起こる細胞死のことをプログラム細胞死 programmed cell death あるいは生理的細胞死 physiological cell death という．このプログラム細胞死とは，「発生の一定の時期に，決まった場所で，再現性よく起こる予定（計画）された細胞死 developmentally programmed cell death」のことである．
- 多細胞生物では，がん化した細胞や異常を示す細胞はアポトーシス（後述）により常に取り除かれている．このように死に至る細胞形態と分子メカニズムが発生過程の細胞死のそれと同じであれば，成体に起こる細胞死でもプログラム細胞死という．
- 単細胞生物であれば細胞死＝個体死である．しかし多細胞生物の場合，一部の細胞がプログラム細胞死により積極的に死ぬことにより，個体全体としてより良い細胞社会が達成できる．
- 中枢神経系と末梢神経系を問わず，あらゆる神経系

図 2-23 胎児期および生後の前角運動ニューロン数（ラット）
(Lance-Jones C: Develp Brain Res 4: 473-749, 1982)

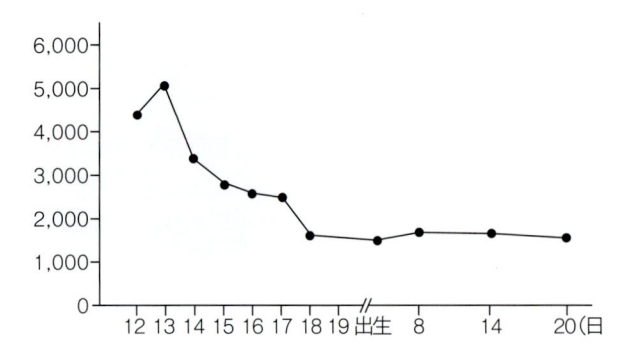

の領域で発生過程で大量のニューロンが死滅することが知られている．ラットの運動ニューロンを例にとると，下肢の筋を支配する腰髄前角の運動ニューロン・プールは，胎生13日（E13）ではおよそ5,000個であるが，E18で1,650個に減少し，以後，成体に至るまで，その数は変わらない（図2-23）．E13からE18までの間に，実に67％の運動ニューロンが死滅することになる．

- 神経系の発生にこのような細胞死という現象があることを指摘した先駆的な論文が随分前からあるが，ほとんど無視され，その概念が認められるのはようやく前世紀の中葉以後のことである．その理由は，多くの研究者にとって，神経系のような精緻な組織の形成に，細胞死のようないわば「退行的」な現象が伴うことが信じられなかったためである．しかし単細胞生物であれば細胞死はそのまま個体の死を意味するが，多細胞生物の細胞死は，細胞社会を守るための社会的な細胞死であって，決して「退行的」な現象ではない．

2 細胞の死に方

- 細胞の死に方は積極的な細胞死であるアポトーシスと受動的な細胞死であるネクローシスに二大別されてきた．アポトーシスはATPを必要とする細胞死であり，ネクローシスはATPの枯渇に伴う細胞死である．しかし，最近では，オートファジー細胞死という細胞死があることがわかってきた．そして，従来，プログラム細胞死はアポトーシスによるものと考えられていたが，オートファジー細胞死を伴うプログラム細胞死もあることがわかってきた．
- 細胞の死に方をまとめると以下のとおり：
❶ アポトーシス apoptosis：核と細胞質が濃縮する

図2-24 胎生6.5日マウス嗅上皮における成熟嗅細胞の細胞死

活性型カスパーゼ3（緑，A）と成熟嗅細胞マーカーOMP（ピンク，B）をともに発現する嗅細胞（白，C）の細胞核は凝縮し，アポトーシスによる細胞死の過程を示す．CはAとBの画像をマージし，さらに未熟嗅細胞を含む嗅細胞マーカーRNCAMで免疫染色．

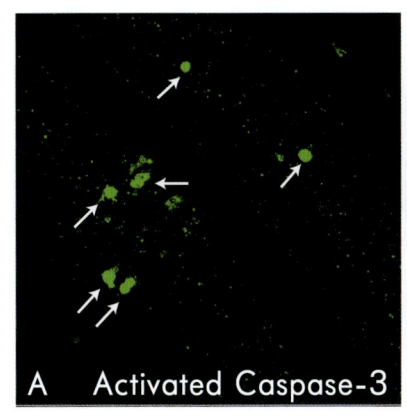

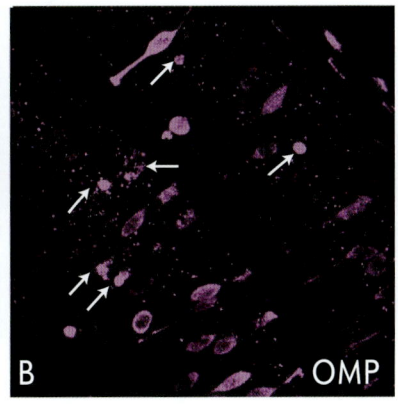

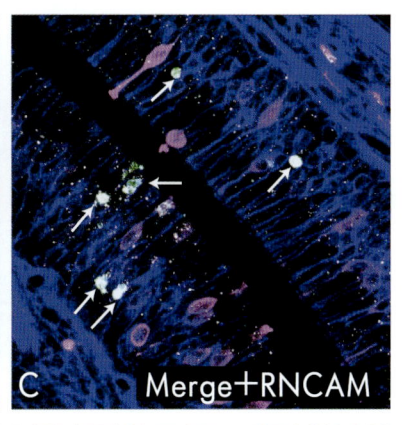

（東京大学 大澤志津江研究員・三浦正幸教授 恵与）

（図2-24）．濃縮した細胞核は断片化する．細胞は萎縮し，細胞の内容物が細胞外に放出されることなく周辺細胞に速やかに処理される．そのため炎症が起こらない．散発的・孤発的である．個体にとって合目的な細胞死であって，積極的かつ管理された死であり，しばしば細胞の自殺にたとえられる．なおアポトーシスのアポ apo- とは，「分離，離断」，プトーシス ptosis とは，「下垂」を意味する言葉であり，全体として「葉が木から落ちる」という意味である．

❷ オートファジー細胞死 autophagic cell death：不必要な細胞内小器官はライソソームに取り込まれ，オートファゴソーム（自食小胞）autophagosomeとなり，ライソソーム内の加水分解酵素により分解される．このようにライソソームやオートファゴソームが細胞質内に満ちた細胞死のことをオートファジー（自食）autophagy を伴う細胞死（オートファジー細胞死）という．

❸ ネクローシス necrosis：血行不良や外傷など細胞内外の環境の悪化に基づく病的な細胞死．壊死ともいう．細胞が膨隆し，細胞の内容物が放出され，炎症を引き起こす．受動的な細胞死であって，しばしば細胞の他殺にたとえられる．

3　アポトーシスの分子機構　（図2-25）

● アポトーシスを招く細胞外シグナルとしてはTNFとFasリガンドがある．
　❶ TNF：腫瘍壊死因子 tumor necrosis factor．もともと固形がんに出血性壊死をもたらすリンホカインとして同定された分子で，がん細胞にアポトーシスを誘導できる．マクロファージをウイルス，細菌，寄生虫などで刺激するときに産生される．
　❷ Fasリガンド Fas ligand：細胞体の膜表面にある受容体（Fas抗原 Fas antigen）に結合してアポトーシスを誘導する．

● TNFやFasリガンド（デス・リガンド）は，標的細胞の細胞膜上の受容体（デス・レセプター）であるFas抗原の細胞外領域に結合する．Fasリガンドの細胞質内領域にアポトーシスのシグナル伝達に必須な領域であるデス・ドメイン death domain がある．

● アポトーシスを実行する細胞質内の経路としては一連のカスパーゼと総称されるプロテアーゼがある．上流のカスパーゼは下流のカスパーゼを順次，活性化していく（カスパーゼ8→カスパーゼ3）．

● アポトーシスの実行にはミトコンドリアも深く関わる．すなわち種々の細胞ストレスによりミトコンドリアからシトクロムcが漏出すると，カスパーゼ9，ついでカスパーゼ3が活性化して，アポトーシスが起こる．なおミトコンドリア上のBcl-2はミトコンドリアからシトクロムcの放出を抑制することによりアポトーシスを抑える．

4　神経栄養因子

● ニワトリ胚の前角運動ニューロンは，発生過程でプログラム細胞死によりほぼ半減するが，標的である上・下肢を取り除くと，最終的に残る運動ニューロン数はさらに減り，余分な足（つまり標的）を付け加えると，細胞死が抑制されて残存ニューロンが増

図 2-25 アポトーシス経路

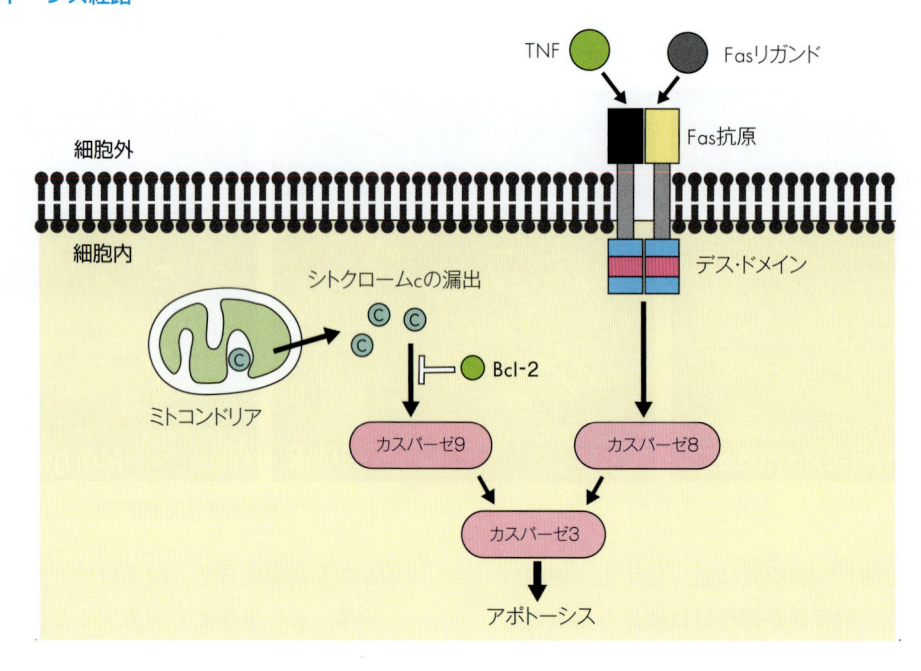

え．このようにニューロンの生死は，標的の量に依存する（標的依存性細胞死 target-dependent neuronal death）．つまり標的より放出される栄養因子を多く受け取ったニューロンは生き残り，必要なだけ受け取ることができなかったニューロンは死ぬ．

- プログラム細胞死は，ニューロンが標的に結合する時期に一致して起こる．例えばニワトリの瞳孔括約筋を支配する毛様体神経節ニューロンは，神経筋シナプスができるときに大量死する．標的と機能的なシナプス結合ができると生存シグナルを多く受け取ることができて生き残るが，機能的なシナプス結合ができなければ十分な生存シグナルが得られないために死ぬ．
- 標的から分泌される生存シグナルのことを神経栄養因子 neurotrophic factors という．神経栄養因子としては，以下の分子が知られているが，互いにアミノ酸構造が似ているファミリー分子なので，ニューロトロフィン neurotrophin という．
  ①神経成長因子 nerve growth factor（NGF）
  ②脳由来神経栄養因子 brain-derived neurotrophic factor（BDNF）
  ③ニューロトロフィン 3 neurotrophin 3（NT-3）
  ④ニューロトロフィン 4/5 neurotrophin 4/5（NT-4/5）
- これらの分子は標的より分泌され，細胞外へ拡散し，軸索を誘導し，標的と特異的なシナプス結合を形成させる．そして軸索終末より細胞体へ逆行性に輸送されて，ニューロンや神経回路の維持を行う．
- このようにニューロトロフィンは逆行性シグナルと考えられてきたが，BDNF は順行性シグナルとしても機能するらしい．
- ニューロトロフィン以外のニューロンの生存シグナルとしては，細胞膜の脱分極などニューロンのシナプス活動と，それに続く細胞内へのカルシウムイオンの流入が挙げられる．標的以外の経路の途中の道標（例えば底板や脊索など）から放出される拡散性のシグナルもニューロンの生存に関係する．ニューロンの軸索の周囲にあるアストログリアや，オリゴデンドログリアなどからも，ニューロンの生存に関係するシグナルが分泌されるという．
- 生存シグナルが乏しいと，死のシグナル（デス・シグナル）が誘導されて，アポトーシスが起こる．すなわち Fas リガンドが細胞膜上の Fas 抗原に結合するとカスパーゼと総称されるプロテアーゼが下流のカスパーゼを順次，活性化し，アポトーシスを実行する．またミトコンドリアの膜透過性が亢進してシトクローム C が漏出し，カスパーゼ 9 ついでカスパーゼ 3 を活性化してクロマチンなどの断片化が起こる（図2-25）．

5 プログラム細胞死の意義

- シナプス形成時のニューロンのプログラム細胞死は，ニューロン間で標的とのシナプス結合を競合することにより，標的とそれを支配するニューロン・プール間のサイズ・マッチングのために起こるとする神

経栄養因子仮説（サイズ・マッチング仮説）が有力である．その他，プログラム細胞死には，発生過程で誤った標的に投射するニューロンを整理したり，細胞移動に失敗して目的地に達しなかった異所性ニューロンを排除する意味もある．
- 神経回路形成以外にもプログラム細胞死は神経系の発生に関係している．例えば神経系を誘導する脊索は，プログラム細胞死によりそのサイズが厳密に決められている．もし脊索の細胞死が抑制されると，神経管の背腹軸方向のニューロン分化が障害される．

E 変性 degeneration

- ニューロンや軸索に障害が与えられると，ニューロンの細胞体や軸索に変化が起こることがある．これを変性 degeneration という．変性には以下のものがある（図2-26）：
  ❶ 一次ワーラー変性 primary Wallerian degeneration（順行性変性 anterograde degeneration）：神経細胞体や軸索に損傷を与えた場合，損傷部位より始まり，軸索の遠位側すなわち軸索終末側に向かって変性が起こる．これを（一次）ワーラー変性あるいは順行性変性という．軸索や髄鞘が断裂し，やがて消失する（図2-27）．

  ❷ 逆行性変性 retrograde degeneration：軸索に損傷を与えると，損傷部分より近位側（細胞体側）に変性が起こる．これを逆行性変性という．
   a）神経細胞体の逆行性変性：軸索に損傷を与えると，ニューロンのRNA量が増大してタンパク質合成が盛んになる．また細胞間質より水が細胞体に入る．その結果，神経細胞体が膨隆して，細胞核が周辺に偏位し，細胞体にあるニッスル物質 Nissl substance が細分する．これをニッスル融解（クロマトライシス chromatolysis）あるいは虎斑融解 tigrolysis という．細胞障害の程度が強い場合はニューロンは細胞死を起こすが，弱い場合は回復する．
   b）二次ワーラー変性 secondary Wallerian degeneration：強い逆行性変性のため細胞体が崩壊し，その結果，細胞体より遠位側（軸索終末側）に向かって軸索と髄鞘が崩壊することを二次ワーラー変性という．

> **Memo 2-7** ワーラー変性の方向
> 一次および二次ワーラー変性における変性の方向は，いずれの場合においても，細胞体（中枢）側より軸索終末（末梢）側に向かう．軸索に損傷を与えた場合，損傷部位より中枢側に向かう軸索の変性は，仮に生じたとしても数ミリの範囲しか起こらない．

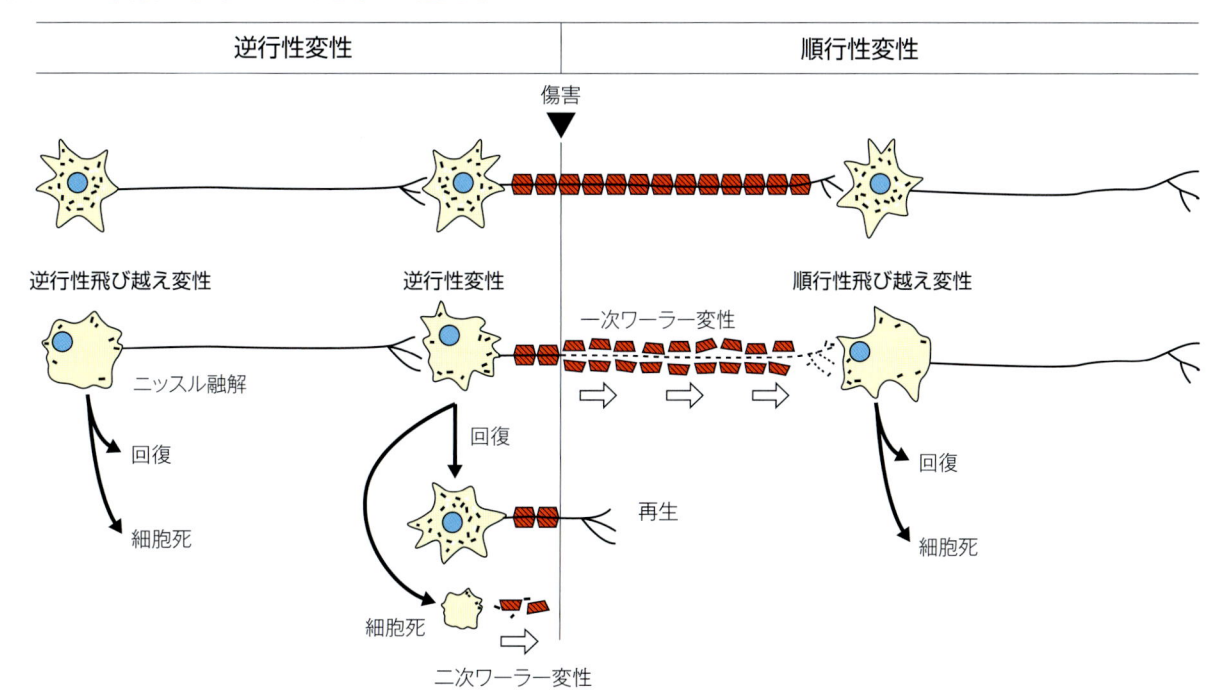

図 2-26 順行性変性（ワーラー変性）と逆行性変性

図 2-27　順行性変性（ワーラー変性）
A：ラットの左側運動野を損傷すると（赤矢印），錐体路路線維が順行性（ワーラー）変性を起こす（点線）．
B：脊髄後索の光顕写真．
C：図Bの四角の部分の電顕像．障害部の反対側（つまり右側）の錐体路線維は変性しているが，障害部と同一側（つまり左側）の錐体路線維は変性していない．
注）ラットでは錐体路は脊髄後索を下行する．

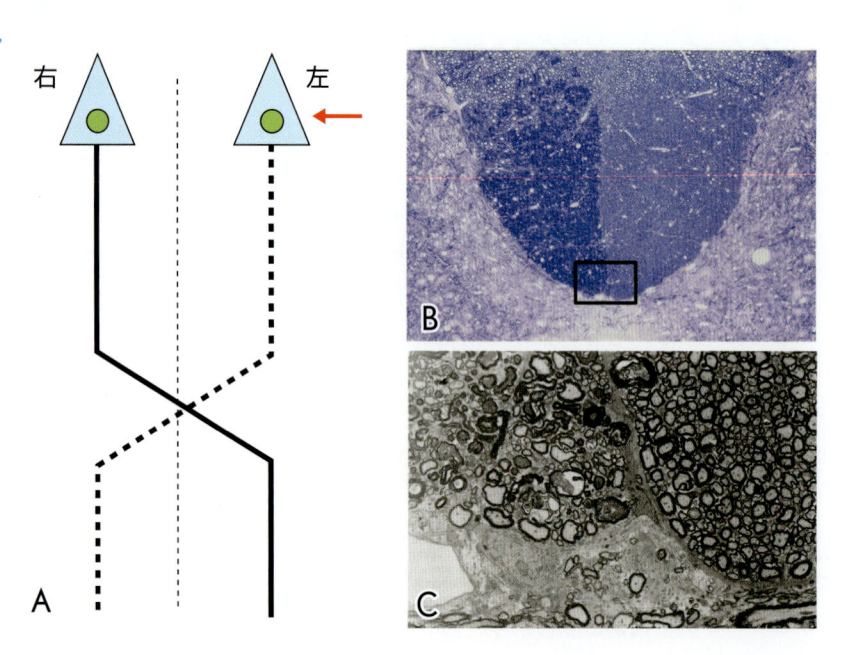

❸ **飛び越え変性 transneuronal degeneration**：神経系の変性は，順行性にしろ逆行性にしろ障害されたニューロン内に限られるが，ときにはシナプスを越えて隣接するニューロンに変性が起こることがある．これを飛び越え変性という．飛び越え変性は，視覚系のように非常に選択性の高い神経回路にのみ起こる．

　a）**順行性飛び越え変性 anterograde transneuronal degeneration**：ニューロンAがニューロンBにシナプス接続しているとしよう（A→B）．障害によりニューロンAが変性し，その軸索終末がワーラー変性を起こし，さらにシナプスを越えてニューロンBが変性を起こす現象を順行性飛び越え変性という．

　b）**逆行性飛び越え変性 retrograde transneuronal degeneration**：ニューロンAがニューロンBにシナプス接続しているとしよう（A→B）．ニューロンBに損傷を与えて変性させる．その場合，シナプスを越えてニューロンAに起こる変性を逆行性飛び越え変性という．

F　再生　regeneration

- 軸索に損傷を与えると損傷部位より遠位側の軸索は変性する（順行性変性；一次ワーラー変性）（図2-28A）．障害の程度が大きければ，障害ニューロンは逆行性細胞死 retrograde cell death を起こし，細胞体から障害部位に向かって軸索が変性する（二次ワーラー変性）．しかし末梢神経系では，障害の程度が弱ければ，損傷部位の近位側の軸索末端より多数の再生線維 regenerating fibers が発芽 sprouting し，標的に向かって伸長を始める．このうちの1本が正しい標的にシナプス結合すると，残りの線維は消滅する．こうして末梢神経系では障害前と全く同じ神経結合ができる（図2-28B）．この現象を再生 regeneration という．この再生という現象は，長い間，中枢神経系では起きないとされてきた．しかし最近では中枢神経系においても再生が起こることが明らかとなった．

- 中枢神経系では再生が起こりにくいことを指摘したのはラモニ・カハール S. Ramón y Cajal である．カハールは中枢神経系に損傷を与えた場合，軸索の断端部分より盛んに再生線維が生じるが，いずれもごく短い伸長にとどまり，標的には到達しないと指摘した．これを無効再生 abortive regeneration という．神経研究者として令名が高いカハールの指摘だけに中枢神経系の再生の可能性は長い間否定的に

みなされた．このために再生の研究が始まる1960年代まで神経再生の研究は行われず，優に半世紀近くも研究が遅れたといわれている．しかし最近では，脊髄損傷患者の機能回復や視覚障害者の治療を目的として中枢神経系の再生の研究は非常に盛んである．

Question
なぜ末梢神経系と異なり中枢神経系の再生は起こりにくいか？

Answer
①中枢神経系では障害部位にアストログリアの増殖が起こり，これを越えて再生軸索が伸長できない．
②オリゴデンドログリアから軸索の伸長を抑制する因子が分泌される．
③末梢神経系の髄鞘には基底膜があり，再生軸索はこの基底膜によるトンネル構造によりその伸長をガイドされる．しかし中枢神経系の髄鞘には基底膜がなく，そのために再生軸索をガイドする構造がない．

Question
どうすれば中枢神経系の再生を促進できるか？

Answer
①障害部位におけるアストログリアの増殖を防ぐ．
②オリゴデンドログリアより分泌される再生阻害因子を中和する．
③再生軸索をガイドするトンネル構造として末梢神経系の坐骨神経などを障害部位に移植する．

再構成 reorganization
- 上記のように中枢神経系では損傷を受けたニューロンの軸索は再生を起こしにくい．しかし周囲の損傷を受けなかった健全な軸索から側枝発芽 collateral sprouting が起こり，これが脱入力された標的ニューロンにシナプス結合する（図2-29）．こうして新しい神経回路ができることを再構成 reorganization といい，再生 regeneration とは区別する．しかし両者を区別することは実際上は困難であるから，再構成を含めて神経系の再生ということが多い．

Memo 2-8 神経の再生
神経系の再生にしろ再構成にしろ，神経系の再生はカハール以来，「軸索の再生」という観点でのみ論じられてきた．しかし，最近，神経幹細胞を脳の障害部位に移植することにより，失われた神経回路をニューロン丸ごと再生させる試みが盛んである．このように神経再生の概念は，テクノロジーの進歩により変わってきたことに注意しよう（岡野栄之：実験医学 23 : 227-233, 2005）．

図 2-28　逆行性細胞死（A）と再生（B）

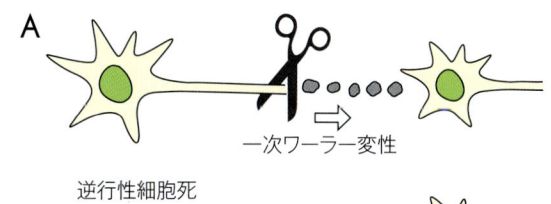

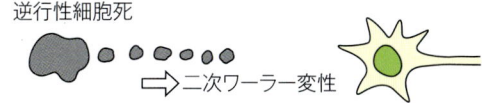

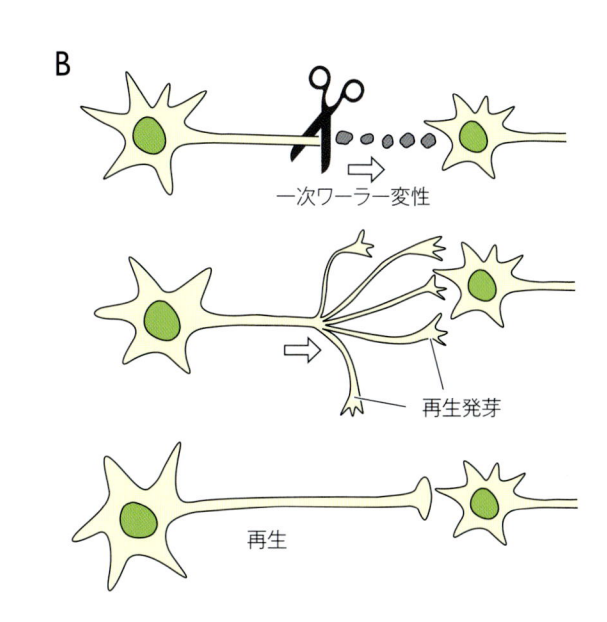

図 2-29　再構成

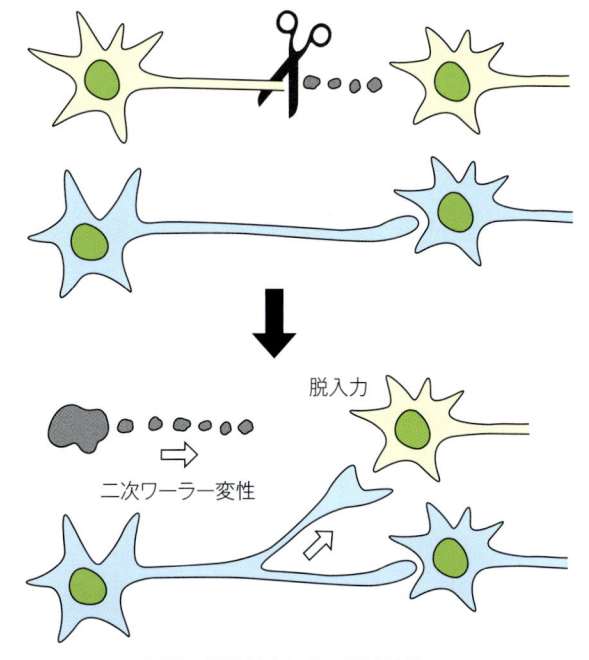

周囲の健常軸索からの側枝発芽

神経系の可塑性 plasticity

- 神経結合は必ずしも全て遺伝的に決定されているものではなく，さまざまな条件下で変わり得るものであり，これを神経系の可塑性 plasticity という．

G 軸索輸送 axonal transport

- 軸索の中には，物質を細胞体から遠位側（軸索終末側）に向かって輸送する系と，物質を軸索終末側より細胞体に向かって輸送する系がある．前者を順行性軸索輸送，後者を逆行性軸索輸送という（図2-30）．
  1. **順行性軸索輸送 anterograde axonal transport**：ニューロンはその形態が著しく特殊な細胞で，軸索の表面積や体積は細胞体に比較して数百倍に及ぶ．しかし軸索はリボソームを欠くため，軸索で必要なタンパク質は全て細胞体で合成され，細胞体から軸索終末側に向かって輸送される必要がある．
  2. **逆行性軸索輸送 retrograde axonal transport**：軸索の終末で不要になった物質や，軸索終末から取り込まれる神経栄養因子 neurotrophic factor（例えば神経成長因子 NGF；図2-31）は軸索内を逆行性に運ばれ細胞体で処理される．

軸索輸送のメカニズム（図2-32）

- 軸索内には直径 25 nm の微小管 microtubules（神経細管 neurotubules）が軸索の長軸方向に走っている．この微小管上をモータータンパクのキネシン kinesin とダイニン dynein がそれぞれ微小管のプラス端（軸索終末側）とマイナス端（細胞体側）に向かって滑走する．すなわちキネシンが順行性輸送の，ダイニンが逆行性輸送の動力となる．

図 2-30　軸索輸送　A：順行性，B：逆行性

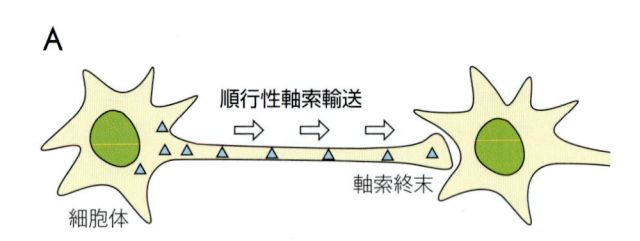

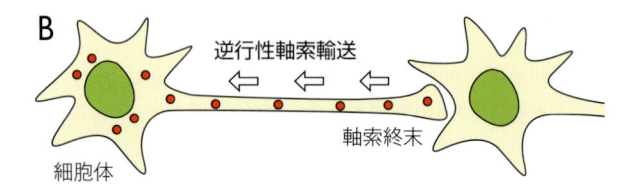

図 2-31　神経成長因子の発見者 Rita Levi-Montalcini
レビ・モンタルチニ(A)とハンブルガーは，ニワトリ胚後根神経節にマウス肉腫抽出液を加えると神経突起が伸張することを発見した(B)．後にマウス肉腫中より神経成長因子が同定された．
図 B は Purves と Lichtman による有名なテキスト(Principles of Neural Development. Sinauer Associate, inc.)の表紙．

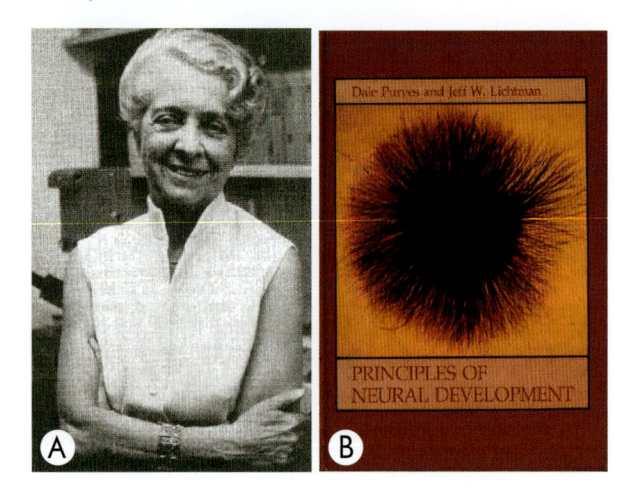

図 2-32　ニューロンの軸索輸送(A)とモータータンパク(B)

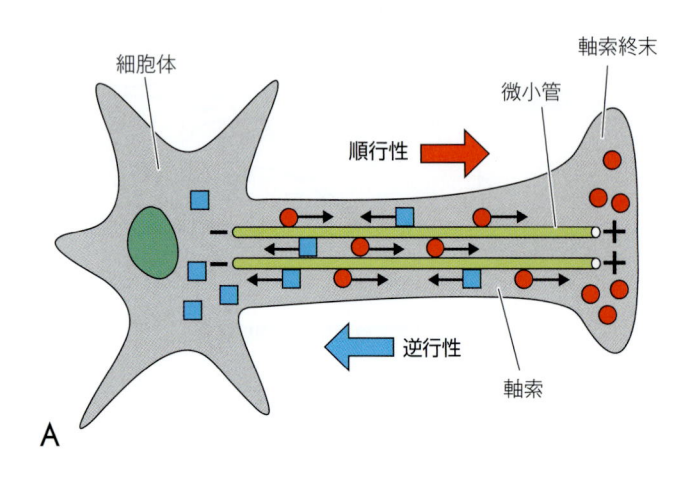

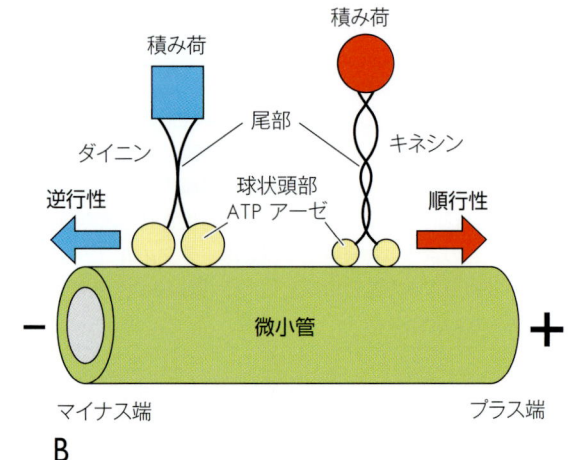

練習問題

下記の文が正しければ○，誤っていれば×をつけなさい．

- ☐ 問1　接合子は1倍体（ハプロイド）である．
- ☐ 問2　受精は卵管峡部で起こる．
- ☐ 問3　脊索は胚盤葉下層よりできる．
- ☐ 問4　1次卵黄嚢は胚盤葉下層よりできる．
- ☐ 問5　脊索突起は脊索前板を越えて頭方に伸長する．
- ☐ 問6　脊索は胚盤葉下層から神経板を誘導する．
- ☐ 問7　脊索から分泌されるソニック・ヘッジホッグタンパク質は神経管の背方の分化を促す．
- ☐ 問8　羊膜腔と卵黄嚢は連絡することはない．
- ☐ 問9　神経管は閉じられた空間で，発生過程で一度も羊膜腔とは連絡をもたない．
- ☐ 問10　一次脳胞の中で中脳胞が最も劇的にその形態を変える．
- ☐ 問11　一次脳胞は前方より前，中，後脳胞の順である．
- ☐ 問12　峡は前脳胞と中脳胞の間の狭い部分を指す．
- ☐ 問13　峡から分泌されるFGF8は菱脳胞の前端から橋を誘導する．
- ☐ 問14　頭部の骨や筋の一部は神経堤由来である．
- ☐ 問15　神経芽細胞 neuroblast はその名前のとおり神経系の幹細胞で分裂能がある．
- ☐ 問16　マトリックス細胞は最終的にはオリゴデンドログリアになる．
- ☐ 問17　脊髄前根を切断した場合，前角運動ニューロンの細胞体における変性をワーラー変性という．
- ☐ 問18　中枢神経系は末梢神経系に比較して再生は起こりにくい．
- ☐ 問19　副腎皮質は神経堤由来である．
- ☐ 問20　順行性軸索輸送とは神経終末から細胞体の方向に向かう軸索流のことである．

解答 p.233

3

脊髄
Spinal Cord

● 脊髄 spinal cord は脊柱管の中にあり，神経管の原型を残し，中枢神経系の中で最も原始的な構造物である．脊髄は延髄に続いて錐体交叉 pyramidal decussation の下端より始まり（図3-1），脊髄円錐 conus medullaris にて終わる．脊髄の下端は第1腰椎あるいは第2腰椎の高さに相当する．

1 脊髄の外景　　　　　　　（図3-2）

❶ **頚膨大 cervical enlargement と腰膨大 lumbar enlargement**：脊髄は円筒形ではなく，2カ所で膨らむ．これを頚膨大と腰膨大という．前者は第4頚髄より第1胸髄，後者は第12胸髄より第2仙髄に相当する．これらの膨大部は，四肢の運動支配と知覚支配に多くのニューロンを必要とするために生じた（図3-3）．故にヘビのように四肢がない動物では脊髄はゴボウのような形態で膨大部はない．

> 頚膨大と腰膨大の径は連続的に変化するから，その範囲はテキストにより異なる．例えば頚膨大の上端を第5頚髄，腰膨大の下端を第3仙髄とするテキストもある．

❷ **脊髄円錐 conus medullaris と脊髄終糸 filum terminale**（図3-4）：脊髄の下端（第3仙髄以下）は円錐形となって終わる．これを脊髄円錐という．脊髄円錐の下端より脊髄終糸が伸び，尾骨に終わる．脊髄終糸にはニューロン成分はなくグリア組織のみからなる．

図 3-1　錐体交叉（脊髄の上限）

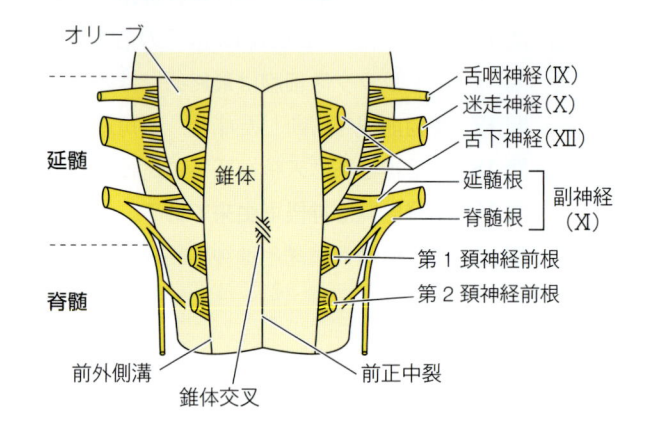

オリーブ　　　　　　　　　　　舌咽神経（Ⅸ）
延髄　　　　　　　　　　　　　迷走神経（Ⅹ）
　　　　　　　　　　　　　　　舌下神経（Ⅻ）
　　　　　　　　錐体　　　　　延髄根　┐副神経
　　　　　　　　　　　　　　　脊髄根　┘（Ⅺ）
　　　　　　　　　　　　　　　第1頚神経前根
脊髄　　　　　　　　　　　　　第2頚神経前根
前外側溝　　　　　前正中裂
　　　　錐体交叉

> **Memo 3-1** 脊髄円錐症候群 conus syndrome
> 脊髄の下端の圧迫による神経症状を伴う疾患．肛門周囲の感覚障害と排尿・排便障害を伴うが下肢の運動障害はない（☞ p.42, Case Study 参照）．

❸ **脊髄にある溝と裂溝**（図3-5）
　a) 前正中裂 anterior median fissure：脊髄の正中面で前方にある深い裂溝．
　b) 後正中溝 posterior median sulcus：脊髄の正中面で後方にある浅い溝．この溝より脊髄内部に後正中中隔 posterior median septum が進入する．
　c) 前外側溝 anterolateral sulcus：脊髄の前外側にある浅い溝．前根が出る．
　d) 後外側溝 posterolateral sulcus：脊髄の後外側にある浅い溝．後根が出る．
　e) 後中間溝 posterior intermediate sulcus：後外側溝と後正中溝の間にある浅い溝．この溝より後索内部に後中間中隔 posterior intermediate sep-

1 脊髄の外景　41

図 3-2　脊髄　A：後面，B：側面

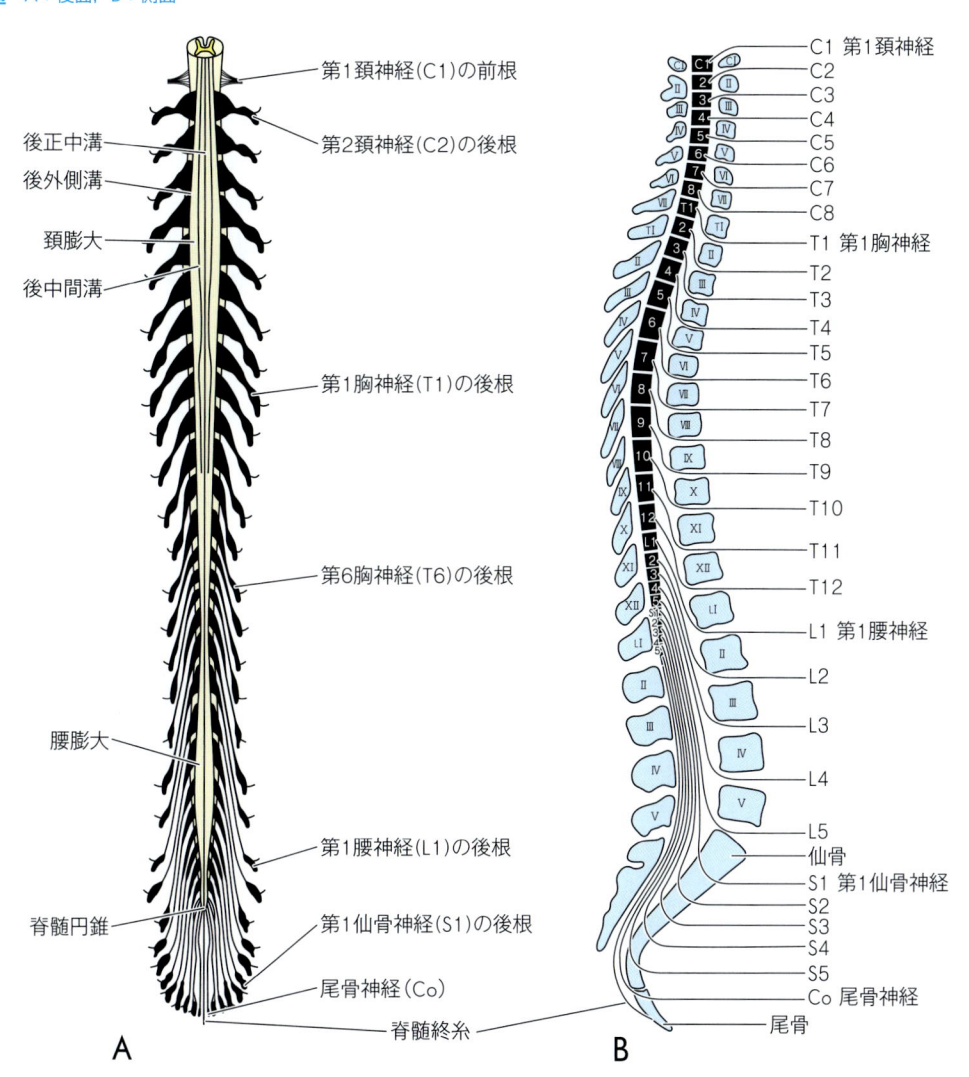

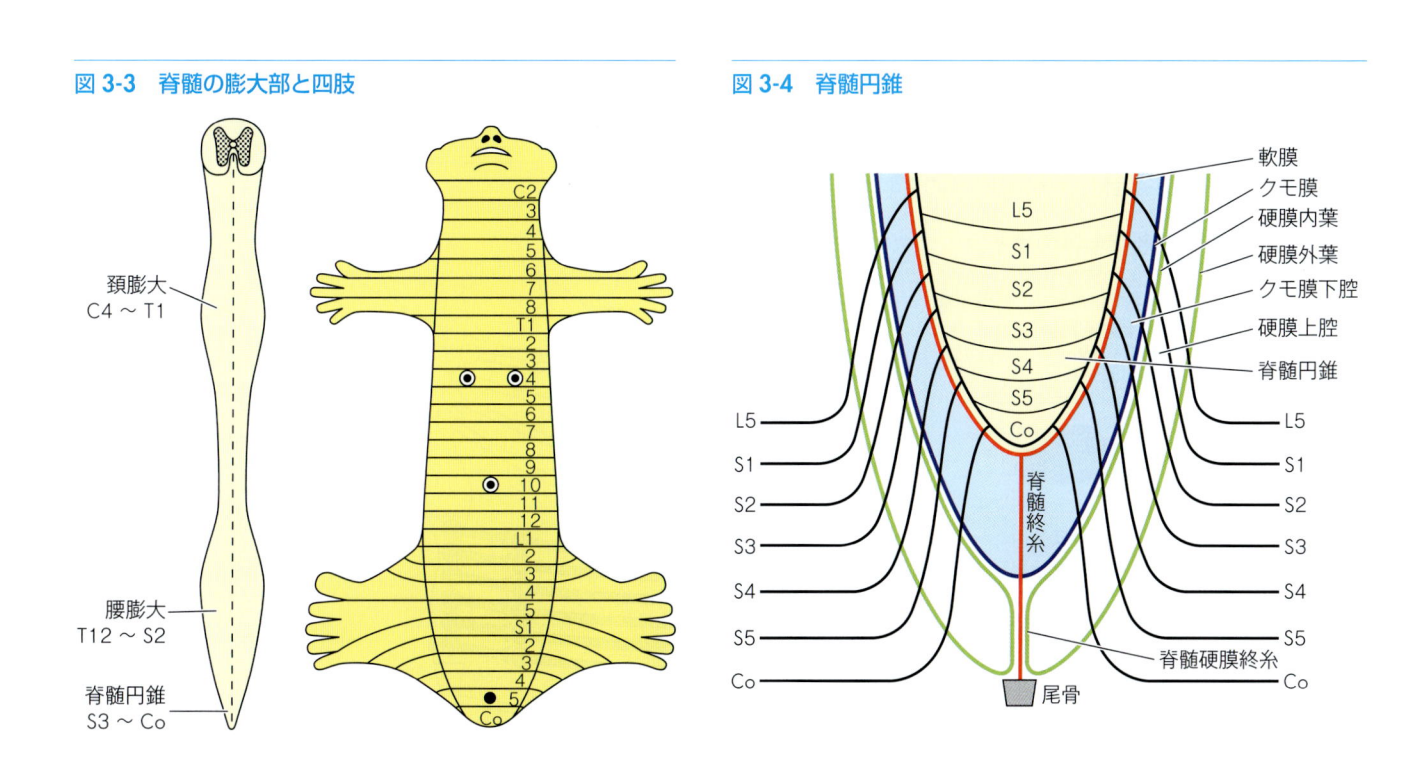

- 第1頚神経(C1)の前根
- 後正中溝
- 第2頚神経(C2)の後根
- 後外側溝
- 頚膨大
- 後中間溝
- 第1胸神経(T1)の後根
- 第6胸神経(T6)の後根
- 腰膨大
- 第1腰神経(L1)の後根
- 脊髄円錐
- 第1仙骨神経(S1)の後根
- 尾骨神経(Co)
- 脊髄終糸

A

- C1　第1頚神経
- C2
- C3
- C4
- C5
- C6
- C7
- C8
- T1　第1胸神経
- T2
- T3
- T4
- T5
- T6
- T7
- T8
- T9
- T10
- T11
- T12
- L1　第1腰神経
- L2
- L3
- L4
- L5
- 仙骨
- S1　第1仙骨神経
- S2
- S3
- S4
- S5
- Co　尾骨神経
- 尾骨

B

図 3-3　脊髄の膨大部と四肢

- 頚膨大　C4〜T1
- 腰膨大　T12〜S2
- 脊髄円錐　S3〜Co

図 3-4　脊髄円錐

- 軟膜
- クモ膜
- 硬膜内葉
- 硬膜外葉
- クモ膜下腔
- 硬膜上腔
- 脊髄円錐
- 脊髄終糸
- 脊髄硬膜終糸
- 尾骨

図3-5　脊髄の外景

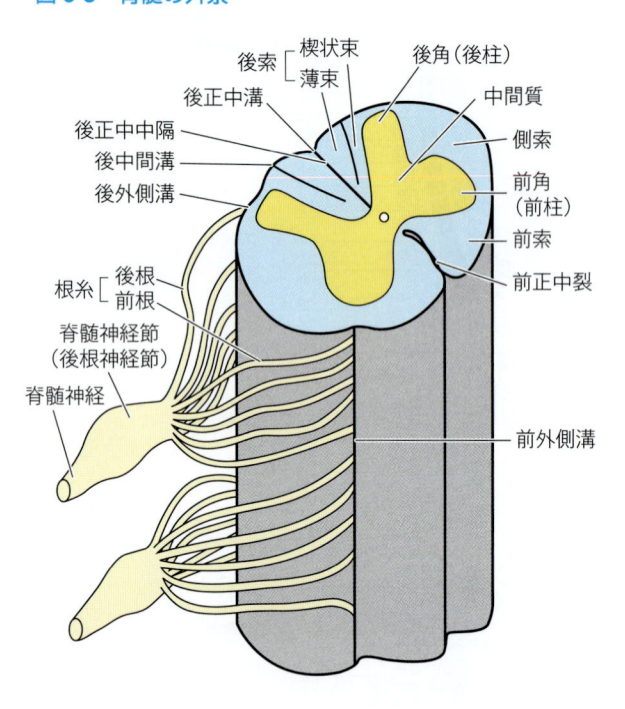

tum が進入し，後索を外側の楔状束と内側の薄束に分ける．

❹ **脊髄神経** spinal nerves：脊髄の前外側溝より出る神経線維を前根 ventral roots といい，後外側溝より出る神経線維を後根 dorsal roots という．前根と後根は椎間孔で合して脊髄神経となる．後根は前根と合する直前に脊髄神経節 spinal ganglion（後根神経節 dorsal root ganglion）をもつ（図3-7）．脊髄神経には次の31対がある（図3-2B）：

 a) 頚神経 cervical nerves　　8対（C1〜C8）
 b) 胸神経 thoracic nerves　　12対（T1〜T12）
 c) 腰神経 lumbar nerves　　5対（L1〜L5）
 d) 仙骨神経 sacral nerves　　5対（S1〜S5）
 e) 尾骨神経 coccygeal nerve　1対（Co）

脊髄は，これらの出入りする脊髄神経により，頚髄，胸髄，腰髄，仙髄，尾髄の31の分節 segments に分けれられる．

❺ **馬尾** cauda equina：発生の初期には，脊髄と脊柱

Case Study

T.K.（男性，45歳）さんは，最近 ₁排尿，排便がうまくできない．さらに ₂肛門の周囲の皮膚感覚が低下しているため来診した．診察室の中に入るときの歩行は正常であることより，₃下肢の運動障害はないようである．MRI検査をした結果，この患者さんの診断名は脊髄円錐症候群であることが確定した．図3-6 を参考にして下記の設問に答えなさい．

問1　下線部1を説明しなさい．
問2　下線部2を説明しなさい．
問3　下線部3を説明しなさい．

Answer

問1　脊髄円錐すなわち脊髄下端のS3以下の障害により，副交感性節前ニューロン（図3-6B）からなる仙髄自律神経核が障害される結果，副交感性支配を受ける膀胱の排尿筋や直腸の平滑筋がマヒするため排尿・排便ができない．

問2　肛門の周囲の皮膚知覚は（図3-6A）のように，肛門より外方に向かって順にS5，S4，S3に支配されるため，脊髄下端の障害で肛門周囲の知覚が消失する．

問3　下肢筋は腰神経叢T12〜L4の枝（大腿神経，閉鎖神経など）や仙骨神経叢L4〜S3の枝（坐骨神経など）に支配されるが，脊髄下端の障害でこれらの神経叢に由来する神経の大半は損傷を免れる．

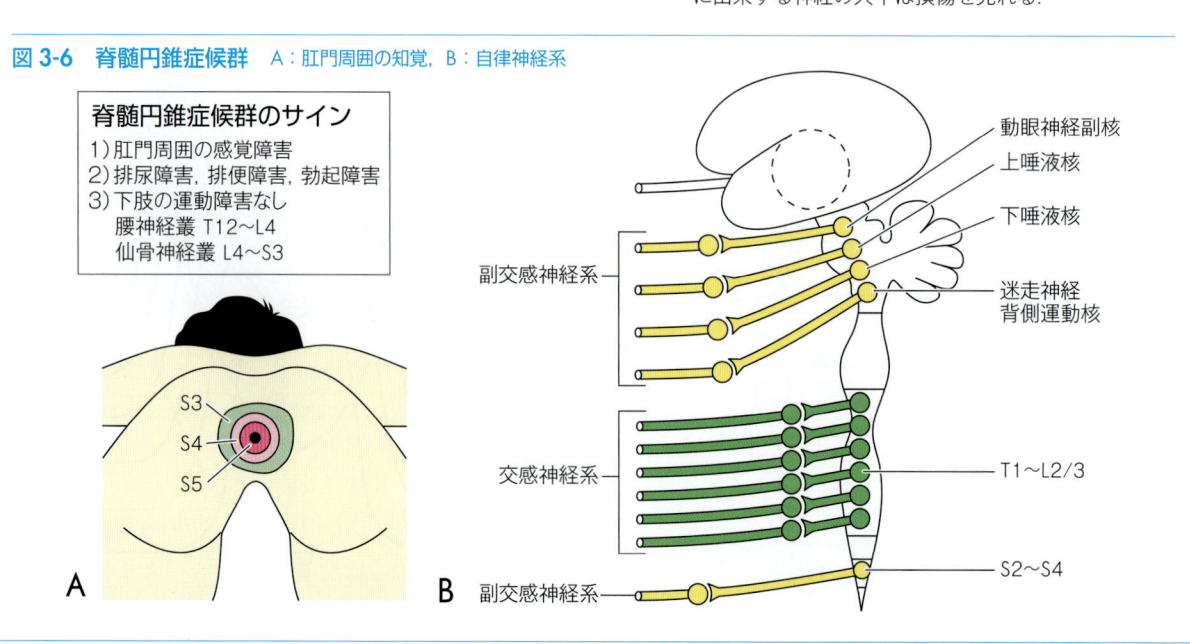

図3-6　脊髄円錐症候群　A：肛門周囲の知覚，B：自律神経系

脊髄円錐症候群のサイン
1) 肛門周囲の感覚障害
2) 排尿障害，排便障害，勃起障害
3) 下肢の運動障害なし
　　腰神経叢 T12〜L4
　　仙骨神経叢 L4〜S3

管の長さが等しく，各脊髄神経は同じ高さの椎間孔から出る．発生が進むと，脊髄よりも脊柱管が長くなるので，脊髄の下端が相対的に上昇する．しかし脊髄神経の根と椎間孔との関係は変わらないので，上方の脊髄神経の根は比較的水平に走るが，下方の脊髄神経は脊柱管内を斜めに下行したのち，椎間孔から出ていく．このため脊髄終糸を中心にして脊髄神経の根が「馬のしっぽ」あるいは「ほうき」のように配列する．これを馬尾という（図3-2）．

図 3-7 脊髄横断面

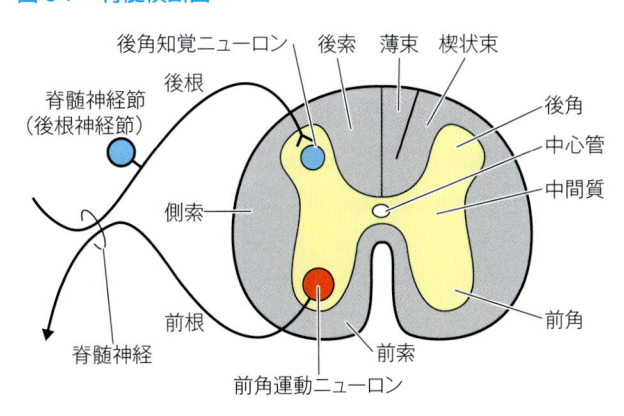

2 脊髄の内景 （図3-7, 8）

- 脊髄は表層の白質と深部の灰白質からなる．白質は主に軸索からなり，灰白質はニューロンの細胞体とその樹状突起，およびニューロンにシナプス接続する軸索終末からなる複雑な網工からなる．
  ❶ 白質 white matter：脊髄の辺縁部を占める．脊髄を上・下行する軸索からなる．
    a）前索 anterior funiculus：前正中裂と前外側溝の間．
    b）側索 lateral funiculus：前外側溝と後外側溝の間．
    c）後索 posterior funiculus：後外側溝と後正中溝の間．後索は，外側の楔状束（ブルダッハ束）cuneate fasciculus（Burdach）と内側の薄束（ゴル束）gracile fasciculus（Goll）に分かれる．楔状束は上半身の，薄束は下半身の知覚を伝える線維が上行する．
  ❷ 灰白質 gray matter：脊髄の中心部を占め，H字形をしている．ニューロンの細胞体がある．前角，後角，中間質の3部に分ける．
    a）前角 anterior horn：骨格筋を支配する大型の前角運動ニューロン anterior horn motor neuron（α運動ニューロン α motor neuron, α motoneuron）がある．前角運動ニューロンには身体的局在 somatotopical arrangement がある（図3-9）．すなわち前角の内側を占める運動ニューロンは体幹の筋を支配し，外側を占める運動ニューロンは四肢の筋を支配する．また伸筋を支配する前角運動ニューロンは前角の表層を占め，

図 3-8 前根と後根の成分　A：体性運動性線維と知覚性線維，B：交感神経節前線維

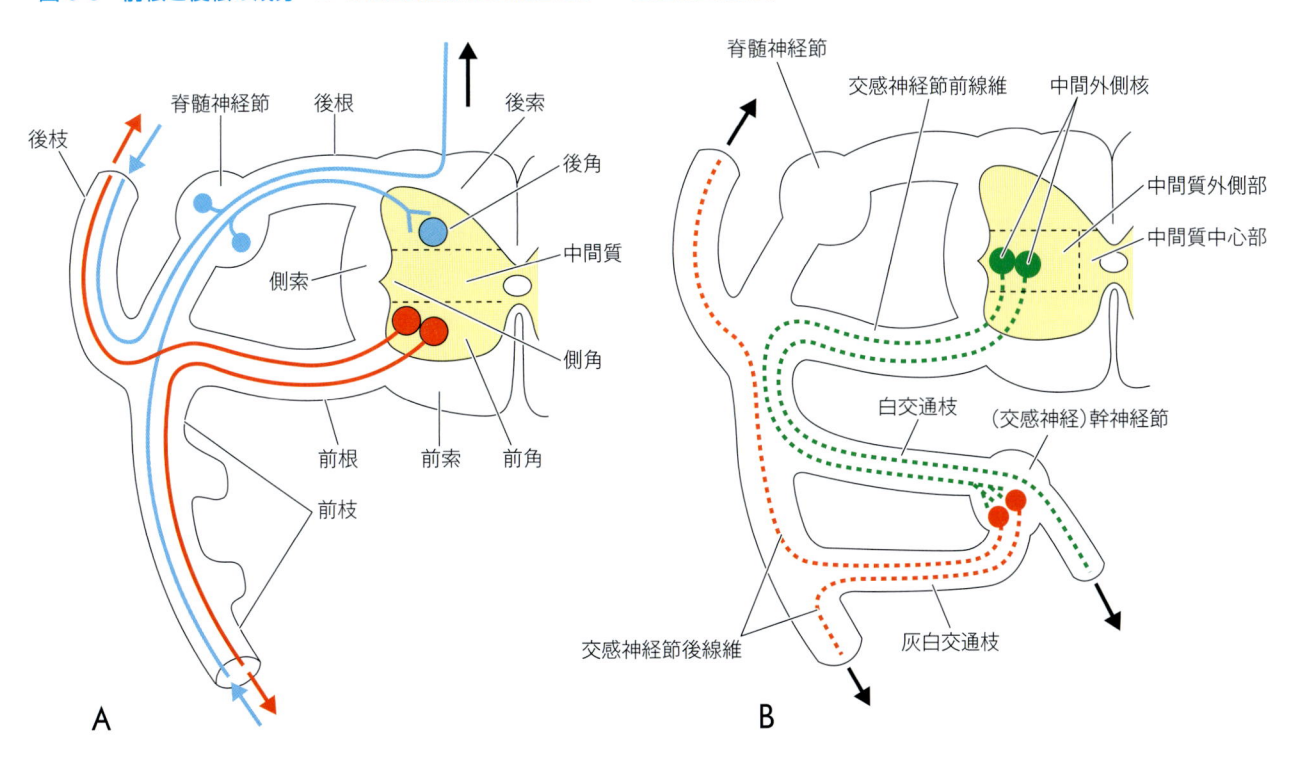

屈筋のそれは深層を占める．前角運動ニューロンの軸索は前根を通る．

α運動ニューロンの間に小型のγ運動ニューロンが散在する（図3-10）．γ運動ニューロンは筋紡錘 muscle spindle の中の筋（錘内筋 intrafusal muscle fibers）に終末して，これを収縮させる．なお筋紡錘の外部にある通常の骨格筋を錘内筋と区別する場合，これを錘外筋という．

b) 後角 posterior horn：背側より後角尖 apex，後角頭 head，後角頚 neck，後角底 base からなる（図3-11）．後角尖はさらに背側の海綿質 substantia spongiosa（または縁帯 marginal zone，辺縁核 marginal nucleus ともいう）と腹側の膠様質 substantia gelatinosa に分かれる．後角尖をさらにその背側から包む終帯 zona terminalis があるが，これは通過線維からなり後索に含めるべきものである．後角は受容器からの感覚情報を受ける部位である．また後角頭には前脊髄視床路 anterior spinothalamic tract（粗大な触覚を視床に伝える神経回路）と外側脊髄視床路 lateral spinothalamic tract（温痛覚を視床に伝える神経回路）の起始ニューロンからなる後角固有核 nucleus proprius がある．さらに後角の基部には下半身の深部感覚を小脳に伝える後脊髄小脳路 posterior spinocerebellar tract を出すクラーク氏背核 dorsal nucleus of Clarke（胸髄核 thoracic nucleus）がある．クラーク氏背核は，第8頚髄から第2腰髄（C8～L2）まで存在する．

Memo 3-2　深部感覚 deep sensation

固有感覚 proprioception ともいう．私たちは暗闇の中で歩いているときでも，膝や足首の関節がどの程度曲がっているかわかるし，体幹や四肢の空間的な位置や運動の方向がわかる．これは筋紡錘，ゴルジ腱器官，関節包などの深部受容器（固有受容器）が，それぞれ筋，腱，関節包の伸展状態を受容して深部感覚情報を中枢に伝えるからである．深部感覚は，以下のものからなる：

① 運動感覚 sense of movement：運動により引き起こされる身体の動きの感覚．具体的には運動の際に生じる関節の角度の変化や速度の感覚．
② 位置覚 sense of position：身体の空間的位置の感覚．
③ 力の感覚 sense of force：筋に加えられた負荷や収縮による張力の感覚．

c) 中間質 substantia intermedia：前角と後角の間の領域を中間質という．中間質は基板と翼板に由来する．中間質の外側半を中間質外側部 substantia intermedia lateralis といい，その内側半

図3-9　脊髄前角における体位部局在

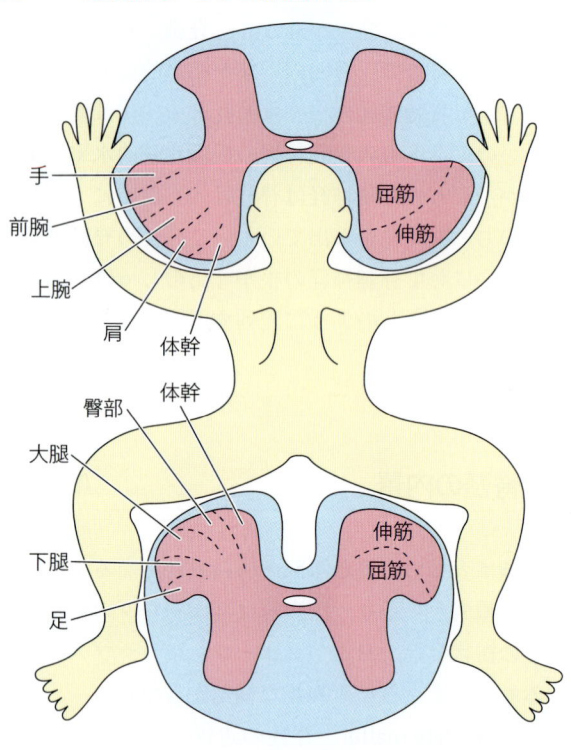

図3-10　α運動ニューロンとγ運動ニューロン

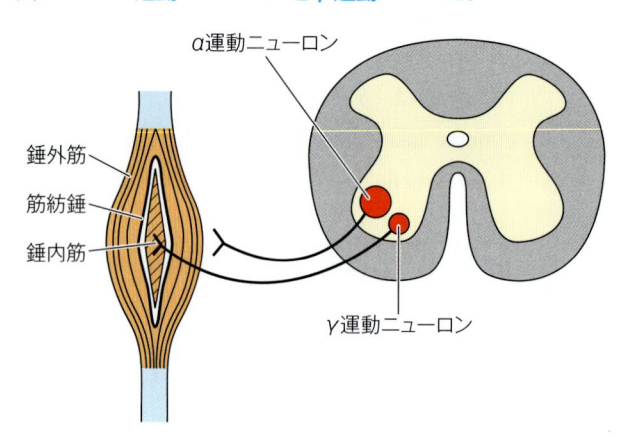

を中間質中心部 substantia intermedia centralis という（図3-8B）．中間質外側部はさらに中間外側核 intermediolateral nucleus と中間内側核 intermediomedial nucleus に分けられる．中間外側核は第1胸髄から第2/3腰髄にかけて側方に突出する．これを側角 lateral horn という．側角には交感神経節前ニューロンが存在する．一方，第2，3，4仙髄の中間外側核には副交感神経節前ニューロンが存在し，これを仙髄自律神経核 sacral autonomic nucleus というが，これは側角のように外方に突出しない．

d) 中心管 central canal：神経管の遺残．上衣細胞により覆われる．

図 3-11　脊髄の内景とレキシード(Rexed)の層区分

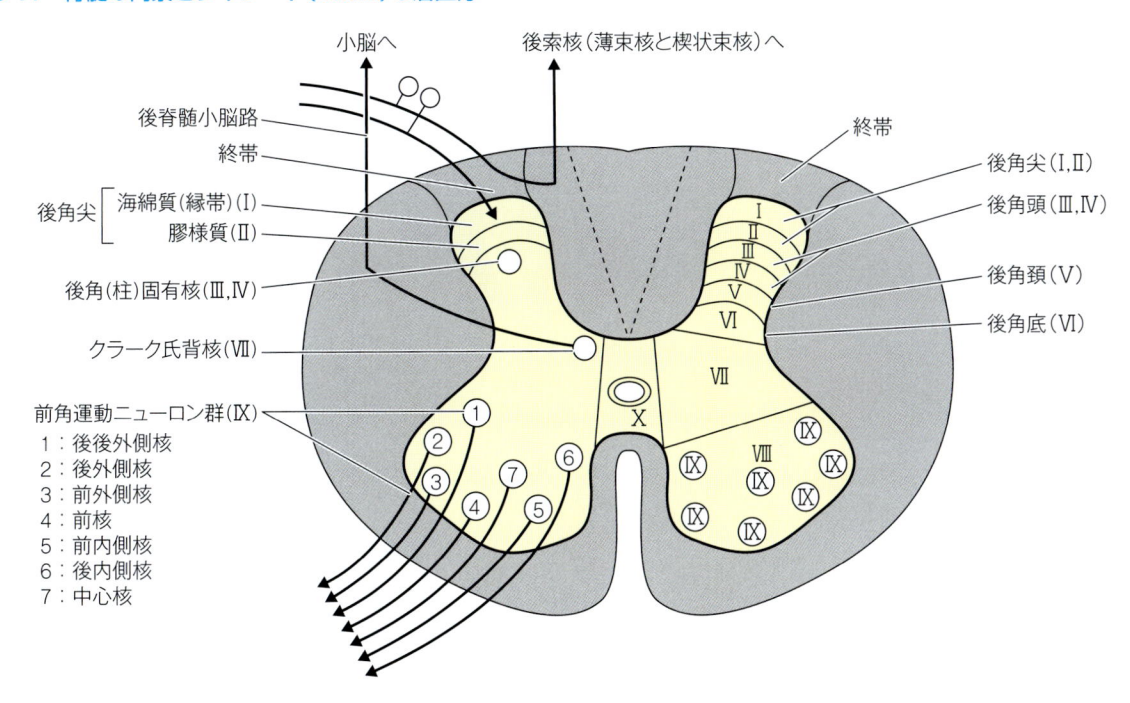

小脳へ
後索核(薄束核と楔状束核)へ
後脊髄小脳路
終帯
終帯
後角尖
　海綿質(縁帯)(I)
　膠様質(II)
後角(柱)固有核(III,IV)
クラーク氏背核(VII)
前角運動ニューロン群(IX)
　1：後後外側核
　2：後外側核
　3：前外側核
　4：前核
　5：前内側核
　6：後内側核
　7：中心核
後角尖(I,II)
後角頭(III,IV)
後角頸(V)
後角底(VI)

3　レキシード氏の細胞構築による層区分
cytoarchitectonic lamination of Rexed　（図3-11）

- 脊髄灰白質の細胞構築 cytoarchitecture は地層のように層構造 lamination, laminar structure を示す．特に後角の層構造は著明である．レキシード B. Rexed（1914～2002）は脊髄の灰白質をI～X層の10層に区分した．この分類は神経科学の分野で現在広く使われている（表3-1）．

表 3-1　レキシード氏の細胞構築による層区分

I層	lamina I	後角尖の背側半の海綿質(縁帯)に一致する．
II層	lamina II	後角尖の腹側半．膠様質に一致する．
III層とIV層	lamina III/IV	後角(柱)固有核の大部分に一致する．
V層	lamina V	後角頸．網様体に一致する．
VI層	lamina VI	後角底に一致する．
VII層	lamina VII	中間質外側部(中間外側核，中間内側核)に一致する．
VIII層	lamina VIII	前核の運動ニューロン群の間の部分．
IX層	lamina IX	前角運動ニューロン群．
X層	lamina X	神経管の周囲．中間質中心部．

4　脊髄を上・下行する伝導路(神経回路)
ascending or descending spinal tracts

- 中枢神経系のある領域から起こり，ある特定の領域に終わる線維群が集団を作って走行する場合，これを伝導路 tract あるいは神経回路 neural circuit という．

> **Memo 3-3**　伝導路（神経回路）と学名
> 脳の中のA部からB部に軸索投射がある場合，このような伝導路（神経回路）をAB路という（From A to B）．例えば大脳皮質より脊髄に投射する伝導路を（大脳）皮質脊髄路という．また赤核よりオリーブ核に投射する伝導路を赤核オリーブ路という．

- 後索，側索，前索を上・下行する伝導路（図3-12，図3-13）を表3-2にまとめた．ここで脊髄下行路 descending spinal tracts は運動路であり，表ではM（＝motor）で示した．脊髄上行路 ascending spinal tracts は感覚路であり，表ではS（＝sensory）で示した．各伝導路の性質については，それぞれの章で詳述する．

3 脊髄

図3-12 脊髄を上・下行する伝導路

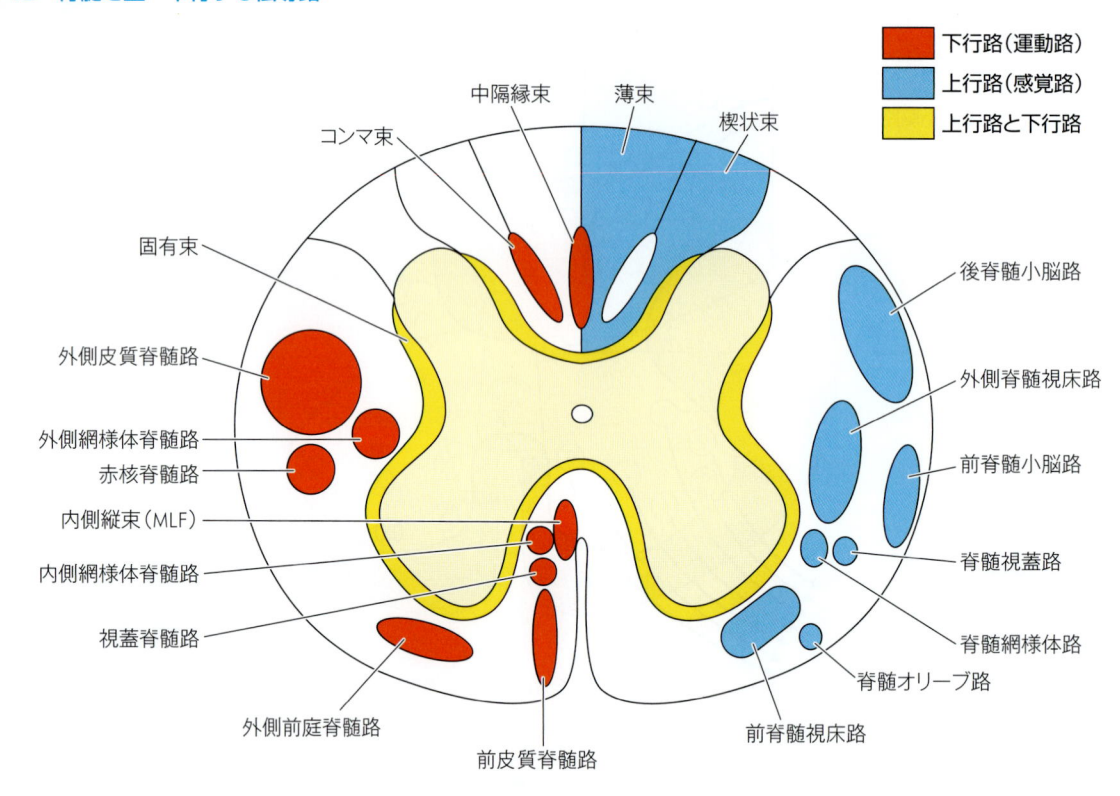

図3-13 主要な脊髄上行路(感覚路、A)と脊髄下行路(運動路、B)

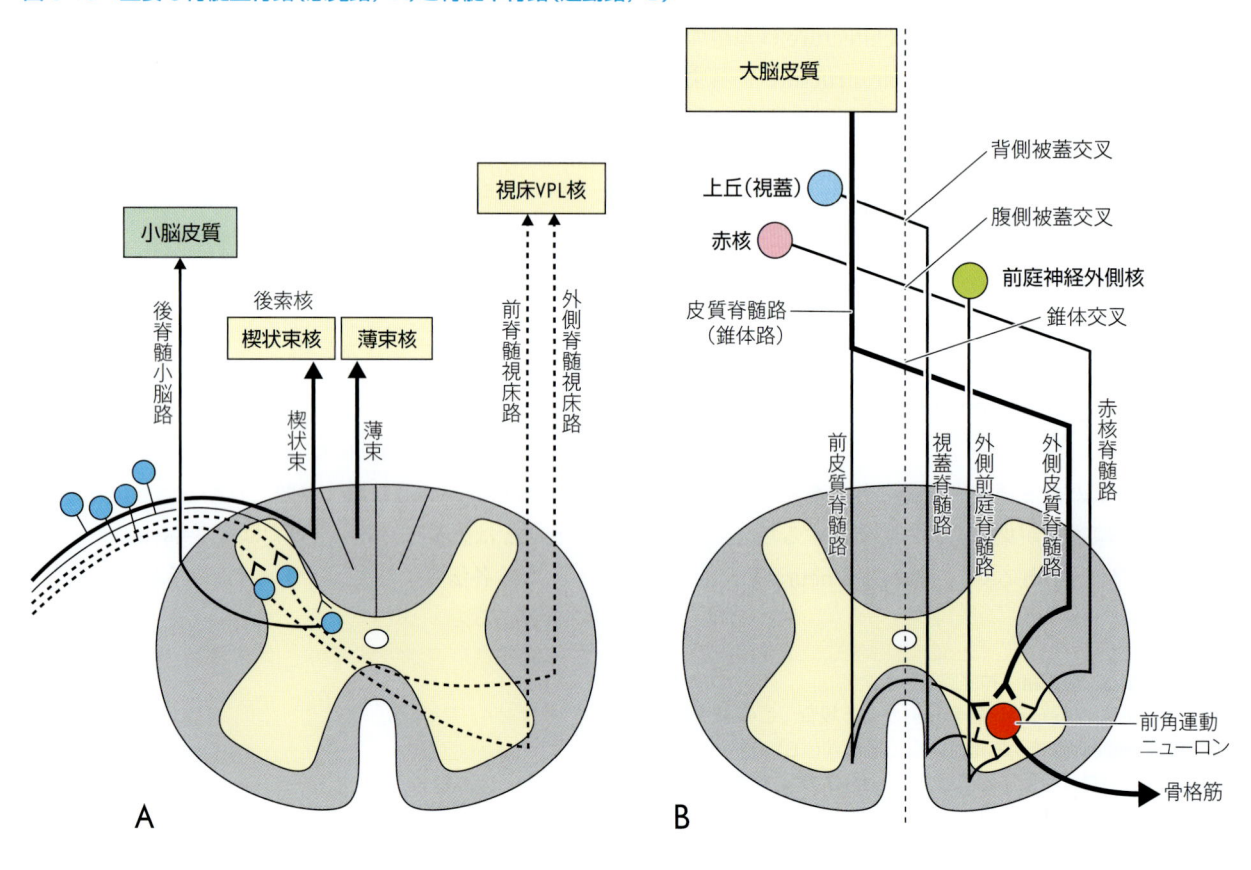

表3-2 脊髄の伝導路(図3-12, 13) まとめ

A 後索	主に感覚路(脊髄上行路)からなる. ①薄束(ゴル束)gracile fasciculus(Goll)(S) ②楔状束(ブルダッハ束)cuneate fasciculus(Burdach)(S)
B 側索	感覚路(脊髄上行路)と運動路(脊髄下行路)が混在する. ①後脊髄小脳路 posterior(dorsal)spinocerebellar tract(S) ②前脊髄小脳路 anterior(ventral)spinocerebellar tract(S) ③外側皮質脊髄路 lateral corticospinal tract(M) ④赤核脊髄路 rubrospinal tract(M) ⑤外側脊髄視床路 lateral spinothalamic tract(S) ⑥脊髄視蓋路 spinotectal tract(S) ⑦脊髄網様体路 spinoreticular tract(S) ⑧外側網様体脊髄路 lateral reticulospinal tract(M)
C 前索	感覚路(脊髄上行路)と運動路(脊髄下行路)が混在する. ①前皮質脊髄路 anterior corticospinal tract(M) ②外側前庭脊髄路(注)lateral vestibulospinal tract(M) ③脊髄オリーブ路 spino-olivary tract(S) ④前脊髄視床路 anterior spinothalamic tract(S) ⑤内側縦束 medial longitudinal fasciculus(MLF)(M) 　a)内側前庭脊髄路 medial vestibulospinal tract(M) 　b)内側網様体脊髄路(橋網様体脊髄路) 　　medial(or pontine)reticulospinal tract(M) 　c)視蓋脊髄路 tectospinal tract(M) 　d)間質核脊髄路 interstitiospinal tract(M)

注) 外側前庭脊髄路はテキストによっては側索の前部を下行すると記述してある. この伝導路は, 頸髄では側索の前部, 腰髄では前索を下行するからである.

5　脊髄の動脈

5-1　脊髄を栄養する動脈　　　　（図3-14）

- 脊髄は椎骨動脈の枝の前脊髄動脈と後脊髄動脈, および分節動脈の脊髄枝により栄養される.
- 椎骨動脈 vertebral artery は鎖骨下動脈より出て, 第6頸椎の横突孔 foramen transversarium に入り, これより上位の横突孔を順次上行する. 第1頸椎横突孔を出た後に, 第1頸椎の外側塊の上にある椎骨動脈溝を外方より内方に向かって走り, 大（後頭）孔 foramen magnum より頭蓋腔に入る. 頭蓋腔内で左右の椎骨動脈は合して脳底動脈 basilar artery になる. この椎骨動脈が脳底動脈となる前に, 前脊髄動脈と後脊髄動脈を出す.
  - ❶前脊髄動脈 anterior spinal artery：最初は左右2本であるが合して1本になり脊髄の前正中裂に沿って下行する.
  - ❷後脊髄動脈 posterior spinal artery：2本. 後外側溝（後根の出るところ）に沿って下行する.

分節動脈の脊髄枝
spinal branches of segmental arteries

- 分節動脈とは, 体幹の分節的構造 segmental structure を支配する動脈のことである. 分節動脈の脊髄枝 spinal branches は脊髄神経とともに各椎間孔から脊柱管に入る. 具体的には下記の分節動脈より脊髄枝が出る:
  - ❶上行頸動脈 ascending cervical artery：甲状頸動脈 thyrocervical trunk の枝
  - ❷深頸動脈 deep cervical artery：肋頸動脈 costocervical trunk の枝
  - ❸肋間動脈 posterior intercostal arteries：胸大動脈 thoracic aorta の枝
  - ❹腰動脈 lumbar arteries：腹大動脈 abdominal aorta の枝
  - ❺腸腰動脈 iliolumbar artery：内腸骨動脈 internal iliac artery の枝
  - ❻外側仙骨動脈 lateral sacral arteries：内腸骨動脈の枝
  - ❼正中仙骨動脈 median sacral artery：腹大動脈の終枝
- これらの分節動脈から出る脊髄枝は31対62本あるが, このうち約1/3のみが前根および後根動脈 anterior and posterior radicular arteries を出す（平均24本）. したがって全ての脊髄枝が脊髄に至るわけではない.

5-2　脊髄枝の分枝の仕方　　　　（図3-15）

- 脊髄枝は各椎間孔から入り, 脊柱管の内面や脊髄硬膜に分布する枝（脊柱管枝や硬膜枝）を出した後に前根動脈 anterior radicular arteries と後根動脈 posterior radicular arteries の2枝に分かれ, それぞれ前根と後根に沿って脊髄に至る.
- 左右の前根動脈は前正中裂 anterior median fissure にて上下に連なり, 前脊髄動脈 anterior spinal artery となる. 左右の後根動脈は, それぞれ後外側溝にて上下に連なり, 後脊髄動脈 posterior spinal arteries となる. 前脊髄動脈は正中にあり1本（不対）であるが, 後脊髄動脈は左右1対ある. 前・後脊髄動脈はその上端で椎骨動脈の同名動脈と交通する.

大前根動脈　　　　（図3-14）
great anterior segmental medullary artery

- 特に発達した前根動脈が, 第9胸髄から第3腰髄のレベル, 特に左方で出る. これを大前根動脈（アダムキービックの動脈 artery of Adamkiewicz）といい, 臨床医学的に重要である. すなわち腹部手術などで大前根動脈を出す分節動脈を損なうと, 術後に

3 脊髄

図 3-14 脊髄に分布する分節動脈　A：前面，B：右側面

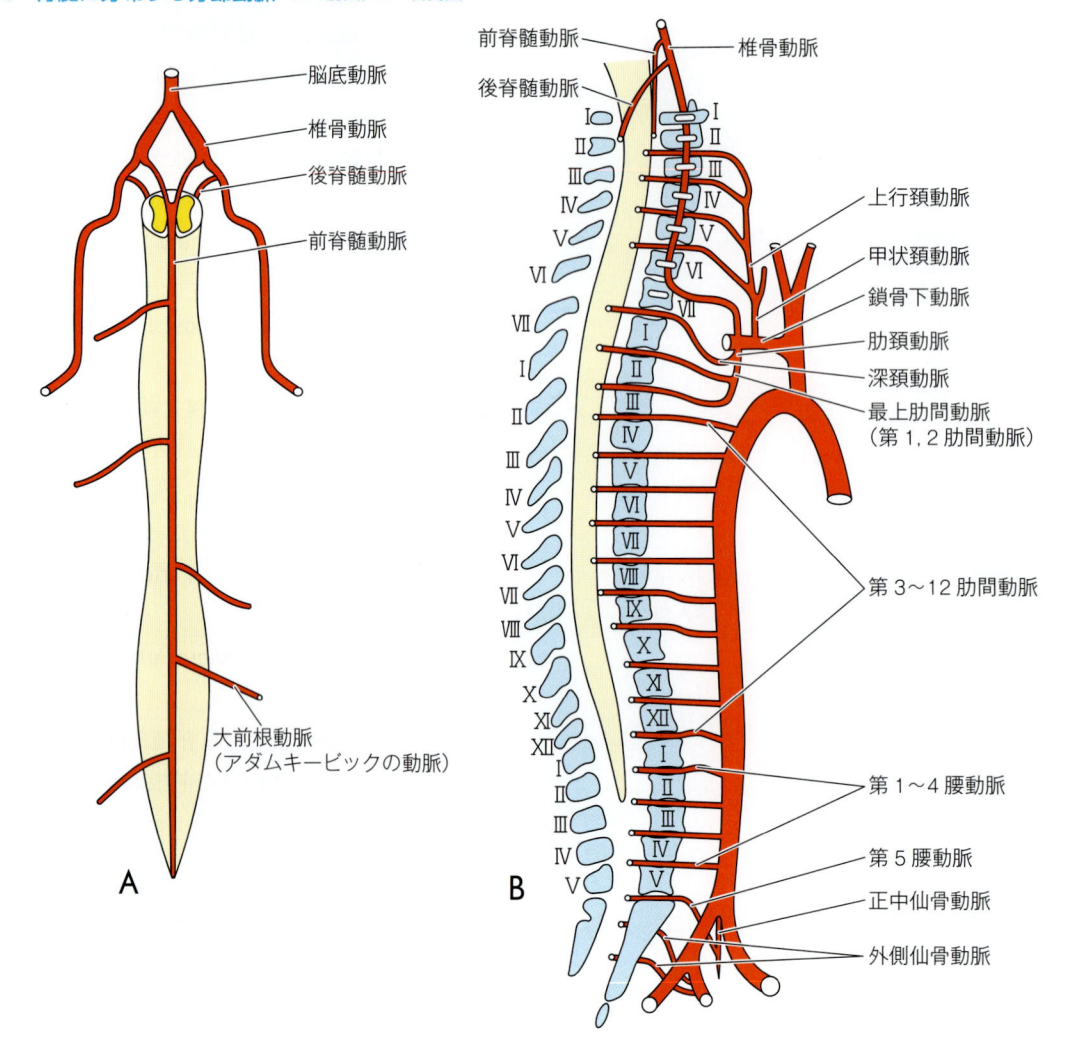

図 3-15 脊髄に分布する動脈　A：上方より見る，B：左上方より見る

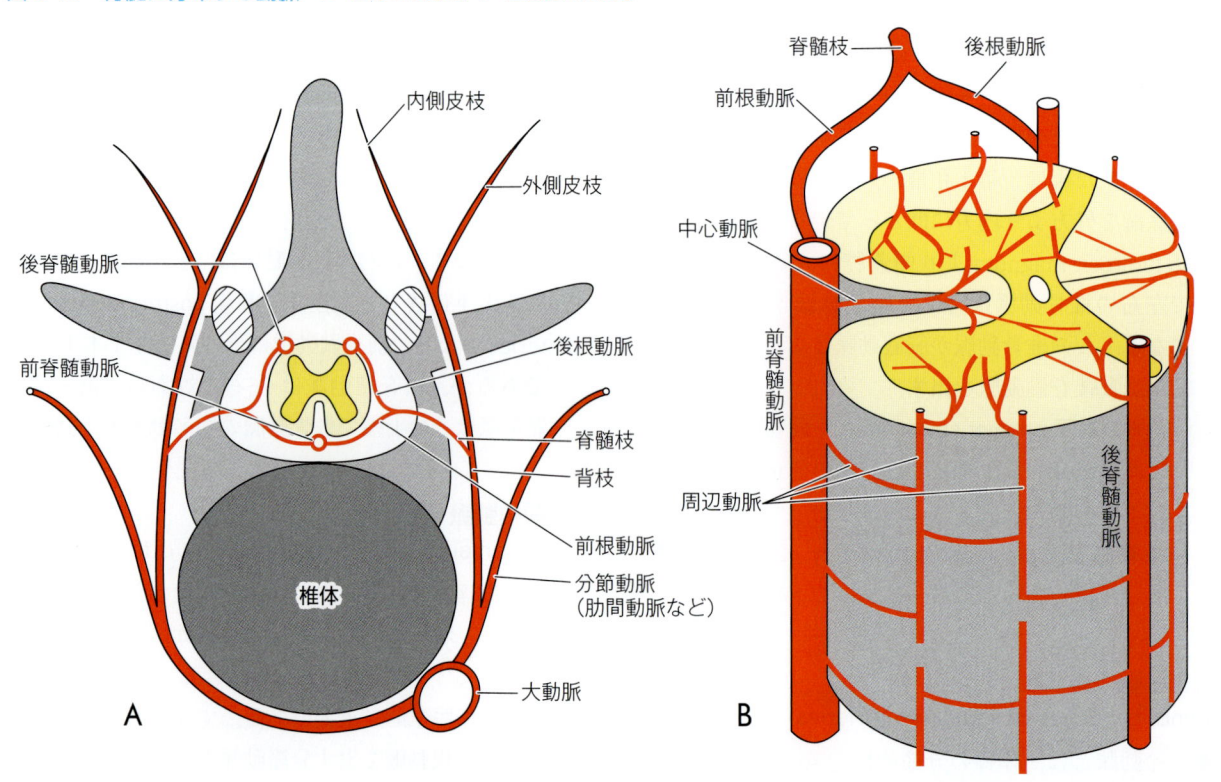

両側の下肢の運動マヒ（対マヒ）などの脊髄損傷の後遺症が残ることがあるからである．

> **Question**
> アダムキービックの動脈を傷つけると，なぜ両下肢の運動マヒが生じるのか？　またどうして上肢のマヒは生じないのか？
>
> **Answer**
> 前脊髄動脈は両側の前索と側索を栄養しているので，これが障害されると両側の皮質脊髄路線維が損傷を受ける．アダムキービックの動脈は下部胸髄〜上部腰髄のレベルで脊髄に入ることより，下肢筋支配運動ニューロンに至る皮質脊髄路線維はマヒするが，上肢筋支配運動ニューロンに至る皮質脊髄路線維は障害を免れるので，上肢のマヒは生じない（☞ p.168, 前脊髄動脈症候群）．

5-3 脊髄内の動脈分布

- 前脊髄動脈が脊髄の前2/3を，後脊髄動脈が脊髄の後1/3を支配する．枝として中心動脈と周辺動脈がある．
  1. **中心動脈 central artery**：前脊髄動脈の枝が，前正中裂より脊髄内に進入し，その中心部を支配する（1髄節あたり平均6.3本）．
  2. **周辺動脈 peripheral arteries**：前脊髄動脈と後脊髄動脈の枝が脊髄を取り巻くように交通する．この吻合より脊髄内へ進入し，その辺縁を支配する．

6 脊髄と脊柱の静脈　（図3-16）

- 下記の静脈が脊髄と脊柱管に分布する．
  1. **脊髄に沿う静脈**
     a) 前脊髄静脈 anterior spinal vein：前正中裂に沿う．1本（不対）．
     b) 後外側脊髄静脈 posterolateral spinal vein：後外側溝に沿う．2本（対）．
     c) 後脊髄静脈 posterior spinal vein：後正中溝に沿う．1本．
  2. **神経根に沿う静脈**
     a) 前根静脈 anterior radicular vein
     b) 後根静脈 posterior radicular vein
  3. **内椎骨静脈叢 internal vertebral venous plexus**：硬膜内葉と外葉の間の空間（硬膜上腔）に存在する．大（後頭）孔を通過して脳底静脈叢 basilar venous plexus に連絡する．この静脈叢は仙骨から頭蓋腔まで脊柱管の全長にわたり連なっているので，下大静脈の側副路になりうる．また骨盤内の静脈叢と連絡するから，骨盤腔内の腫瘍（例えば前立腺癌）が内椎骨静脈叢を上行して脊柱管を介して頭蓋腔内に転移する経路としても重要である．
  4. **椎間静脈 intervertebral veins**
  5. **椎体静脈 basivertebral vein**
  6. **外椎骨静脈叢 external vertebral venous plexus**

図3-16　脊髄の静脈

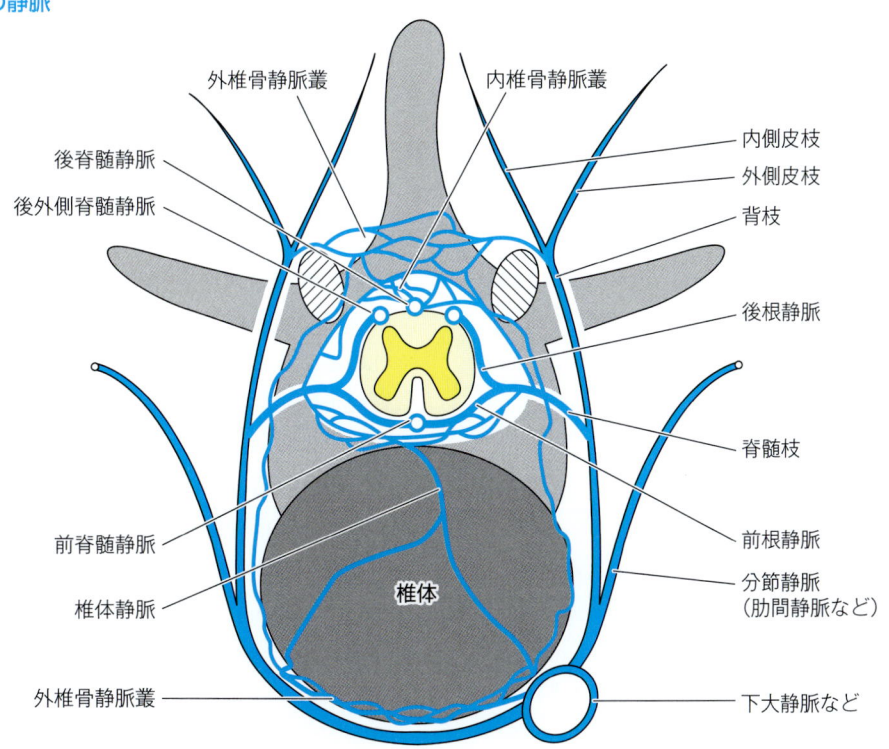

図 3-17　脊髄(A)と脳(B)の髄膜の違い（硬膜上腔に注意）

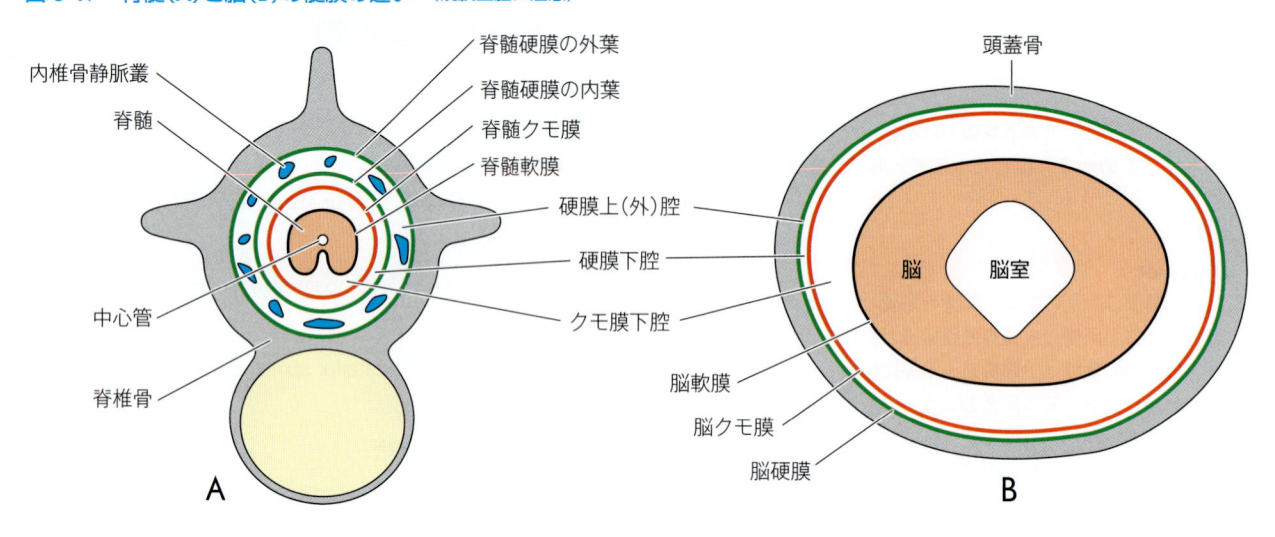

図 3-18　歯状靱帯

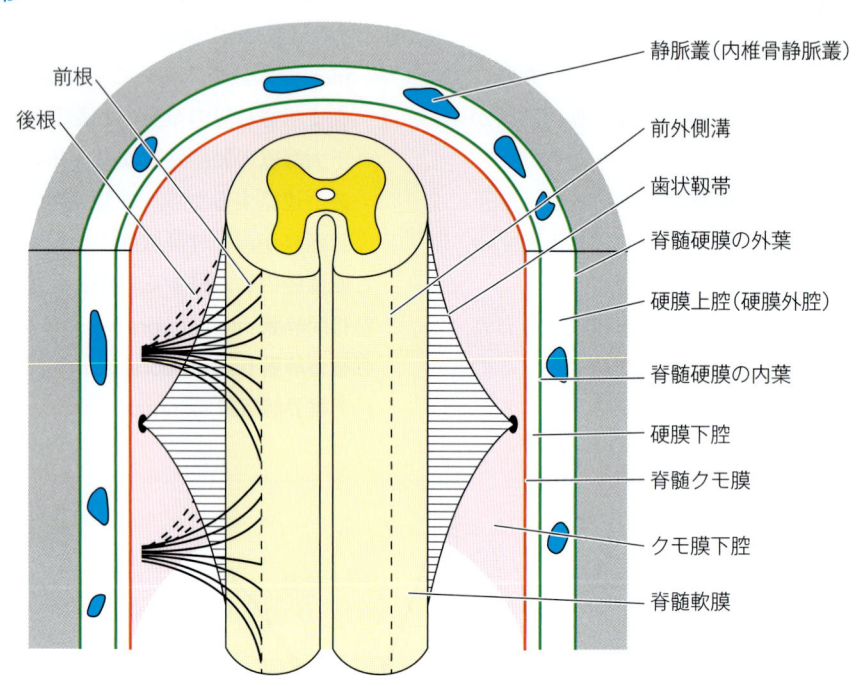

- 最終的に分節静脈 intersegmental veins（上行頚静脈, 深頚静脈, 肋間静脈, 腰静脈, 腸腰静脈, 外側仙骨静脈, 正中仙骨静脈など）に注ぐ.

7　脊髄膜　　　　　　　　　　　　（図3-17）

- 脊髄も脳と同様に髄膜 meniges に覆われる. これを脊髄膜 meninges spinalis といい, 脊髄硬膜 spinal dura mater, 脊髄クモ膜 spinal arachnoid mater, 脊髄軟膜 spinal pia mater からなる. それぞれ脳硬膜, 脳クモ膜, 脳軟膜の延長である.

- 脊髄硬膜は2葉からなる（外葉と内葉）. 外葉は脊柱管の内面を覆い, 骨膜に相当する. 内葉は大後頭孔のところで脳硬膜に移行する. 内葉と外葉の間の硬膜上腔 epidural space は脳ではほとんどないが, 脊髄では広い空間となっており, 脂肪組織や静脈叢で充たされる. ここが脳と脊髄で大きく違う.
- 脊髄クモ膜は脊髄硬膜を裏打ちする. したがって脊髄硬膜（の内葉）とクモ膜の間の硬膜下腔 subdural space は狭い.
- 脊髄軟膜は脊髄を直接覆う. 軟膜とクモ膜の間は広い空間で, ここをクモ膜下腔という. ここに脳脊髄液が貯留する.

- 脊髄硬膜内葉と脊髄クモ膜は第2仙椎の高さで終わる．また脊髄の下端は第1腰椎の高さである．したがって第1腰椎から第2仙椎の間は広いクモ膜下腔と馬尾神経からなり，脊髄がないことより，安全に腰椎穿刺が行える（図3-4）．

> **Memo 3-4** 腰椎穿刺 lumbar puncture
> クモ膜下腔に注射針を穿刺すること．特に麻酔薬を入れて脊髄神経をマヒさせることを腰椎麻酔あるいは脊椎麻酔という．

歯状靭帯 denticulate ligaments
- 軟膜は前根と後根の間で側方に伸びてクモ膜を貫き，硬膜に付着する．これを歯状靭帯という（図3-18）．歯状靭帯は全体として三角形の形をしていて，一側当たりおよそ20個ほどある．

脊髄終糸 filum terminale, terminal filum
- 軟膜は脊髄の下端の脊髄円錐よりヒモ状となって脊柱管内を下がり，尾骨の尖端に付着する．これを脊髄終糸という（図3-4）．

練習問題

下記の文が正しければ○，誤っていれば×をつけなさい．

- □ 問1　脊髄の前方から後方に向かい前正中裂，前外側溝，後外側溝，後中間溝，後正中溝が並ぶ．
- □ 問2　全脊髄に薄束が存在する．
- □ 問3　後角は層構造をもつ．
- □ 問4　脊髄円錐の下端の高さは第4あるいは第5腰椎椎体の高さである．
- □ 問5　側角には副交感神経節前ニューロンが存在する．
- □ 問6　α運動ニューロンは錘外筋を支配する．
- □ 問7　第8胸髄の前角の外側部は発達しない．
- □ 問8　尾骨神経のことを脊髄終糸ともいう．
- □ 問9　後脊髄小脳路は下半身の意識にのぼる深部感覚を小脳へ伝える．
- □ 問10　前脊髄動脈のことを別名アダムキービックの動脈という．

解答 p.233

4

延髄
Medulla Oblongata

- 延髄 medulla oblongata は下方で脊髄に，上方で橋に連なる（図4-1）．延髄の下半部の構造は脊髄に似るが（closed medulla；閉じた延髄），延髄の上半部では第四脳室が発達するため，背方にある構造物が外側に開くことになる（open medulla；開いた延髄，図4-4）．

1　錐体 pyramid　　　　　　　　　　　（図4-1）

- 延髄の腹側に錐体という1対の隆起がある（図4-1A）．錐体の中には，大脳皮質から起こり脊髄の前角運動ニューロンに至る皮質脊髄路（錐体路）corticospinal or pyramidal tract が通過する（図4-2）．大部分の皮質脊髄路線維は，延髄の下端で交叉（錐体交叉 pyramidal decussation または運動交叉 motor decussation）した後，反対側の脊髄側索を下行する．

2　後索核 posterior column nuclei

- 後索核は，延髄の背側にある神経核で，頭部を除く体の識別性触圧覚，（意識にのぼる）深部感覚，振動覚の中継核である（図4-3）．これには内側の薄束核と外側の楔状束核がある（図4-4）．薄束核，楔状束核は延髄の背側面にそれぞれ薄束結節 gracile tubercle，楔状束結節 cuneate tubercle という隆起を与える（図4-1B）．なお深部感覚とは筋や腱の張力，関節の角度などを受容する感覚で，固有知覚ともいう．位置覚や運動覚などからなる．

  ① 薄束核 gracile nucleus：第7胸神経以下の脊髄神経節にあるニューロンの軸索の一部は後根を通り，（後角に入らずに）後索に入った後，薄束を上行し，薄束核に終止する（図4-3）．下半身の識別性触圧覚，（意識にのぼる）深部感覚，振動覚を伝える中継核．

  ② 楔状束核 cuneate nucleus：第6胸神経以上の脊髄神経節にあるニューロンの軸索の一部は，後根を通り，（脊髄後角に入らずに）後索に入った後，楔状束を上行し，楔状束核に終止する（図4-3）．上半身の識別性触圧覚，（意識にのぼる）深部感覚，振動覚を伝える中継核．

> **Question**
> 薄束は全脊髄の後索に存在するが，楔状束は第6胸髄以上の脊髄しかないことを説明しなさい．
>
> **Answer**
> 薄束は第7胸神経〜尾骨神経に由来する脊髄上行性線維からなるので全脊髄に存在する．一方，楔状束は第2頚神経〜第6胸神経に由来する脊髄上行性線維からなるので，第7胸髄以下にはない．

- 後索核から起こる線維を内弓状線維 internal arcuate fibers といい，毛帯交叉 decussation of medial lemniscus（知覚交叉 sensory decussation）にて交叉後，内側毛帯 medial lemniscus として反対側の脳幹を上行し，視床の後外側腹側核 ventral posterolateral nucleus（VPL核）に終止する．

2 後索核　53

図 4-1　脳幹の脳神経　A：腹側面，B：背側面(小脳を取り除き菱形窩を背側より見る)

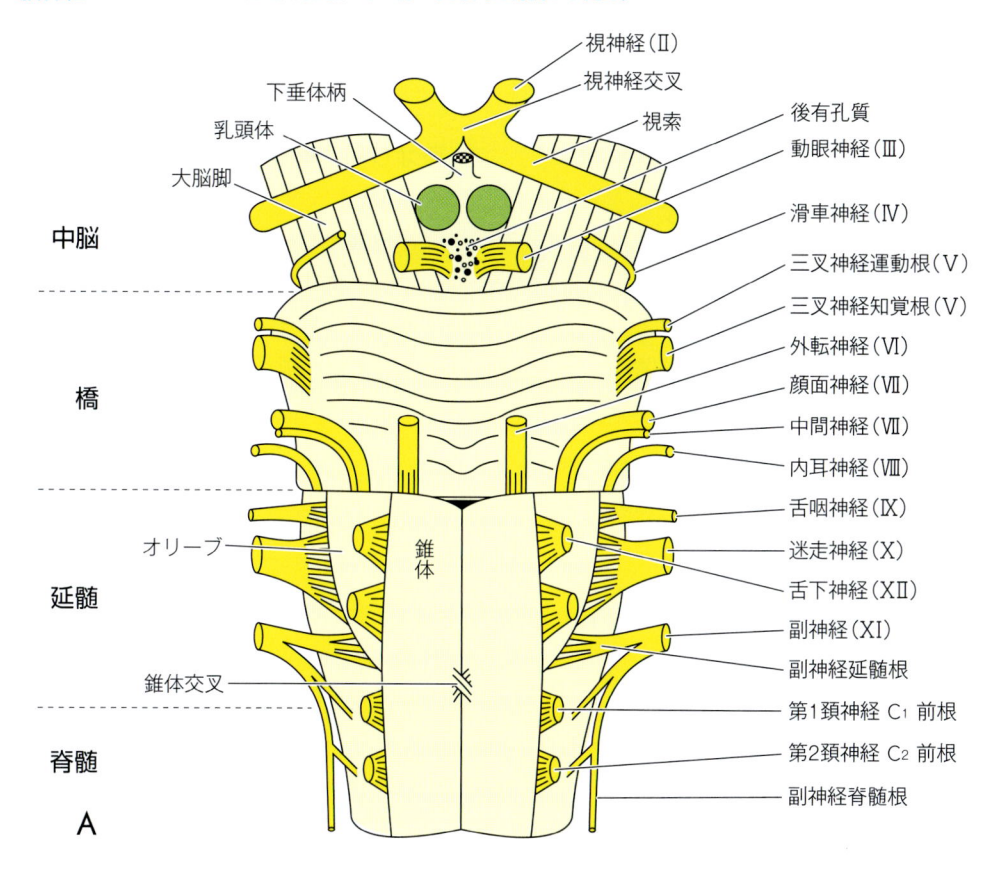

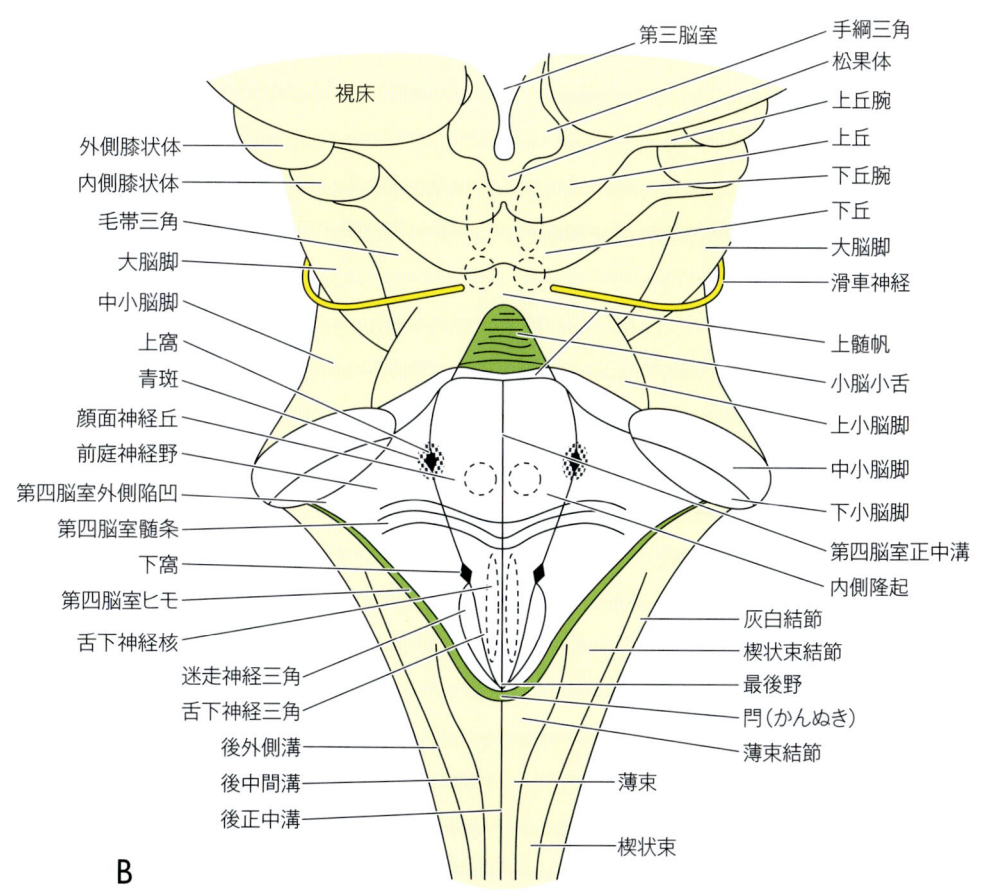

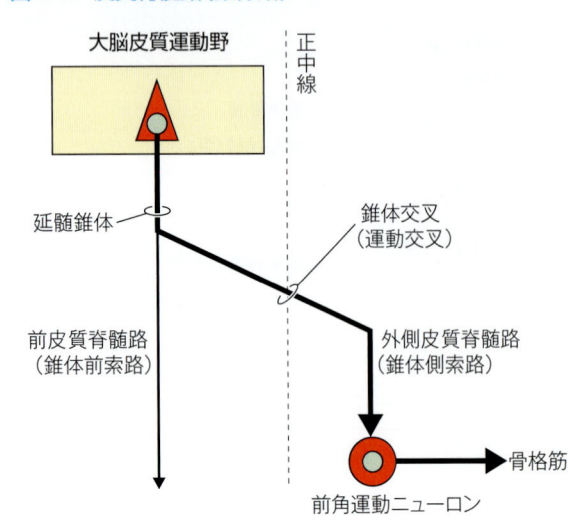

図4-2 皮質脊髄路(錐体路)

Memo 4-1 上オリーブ核と下オリーブ核
橋に上オリーブ核という小さな神経核があるが，これは聴覚の中継核で，下オリーブ核とは全く関係がない．単に「オリーブ核」といえば間違いなく下オリーブ核を意味する．

下オリーブ核の入出力関係 （図4-6〜8）

1) 入力線維

❶ **皮質オリーブ路** cortico-olivary tract：大脳皮質から下オリーブ核への投射．

❷ **赤核オリーブ路** rubro-olivary tract：赤核より起こり，中心被蓋路中を下行し，同側の下オリーブ核に終わる．赤核，下オリーブ核，反対側小脳の間には赤核→下オリーブ核→小脳皮質→小脳核→赤核というループがある（小三角形）（図4-7）．このループには2つ交叉があるから，結局，同側の赤核に戻ることになる．このループは小脳を介した運動の調節系として重要である．

2) 出力線維

❶ **オリーブ小脳路** olivocerebellar tract：下オリーブ核のニューロンの軸索は，交叉して反対側の下小脳脚を通り，小脳皮質に至る．この線維系をオリーブ小脳路線維 olivocerebellar tract fibers という．この線維の終末は登上線維 climbing fibers として小脳プルキンエ細胞の樹状突起に終わり，プルキンエ細胞を強力に興奮させる（図4-9）．

3 下オリーブ核(群) inferior olivary nuclei (inferior olivary complex)

- 延髄の前外側にオリーブ olive という隆起がある（図4-1A）．オリーブの内部に下オリーブ核（群）inferior olivary nuclei（inferior olivary complex）という神経核がある．下オリーブ核は（主）オリーブ核，背側副オリーブ核，内側副オリーブ核からなる（図4-4〜6）．

❶ **(主)オリーブ核** (principal) olivary nucleus：袋状の灰白質で内側に向かって開く（オリーブ核門）．

❷ **背側副オリーブ核** dorsal accessory olivary nucleus：主オリーブ核の背側にある小灰白質．

❸ **内側副オリーブ核** medial accessory olivary nucleus：オリーブ核門の内側にある小灰白質．

Memo 4-2 下オリーブ核と小脳間の部位対応
下オリーブ核と反対側小脳皮質の間には，部位対応関係がある（図4-6）．すなわち副オリーブ核は発生的に古く，片葉小節葉（原小脳）と小脳虫部（古小脳）に投射する．主オリーブ核の内側部は次に発生的に古く，小脳半球虫部傍部（中間部）に投射する．主オリーブ核の外側部は発生的に新しく，小脳半球外側部（新小脳）に投射する．

図4-3 後索内側毛帯系　A：一般型，B：上半身と下半身に分けて

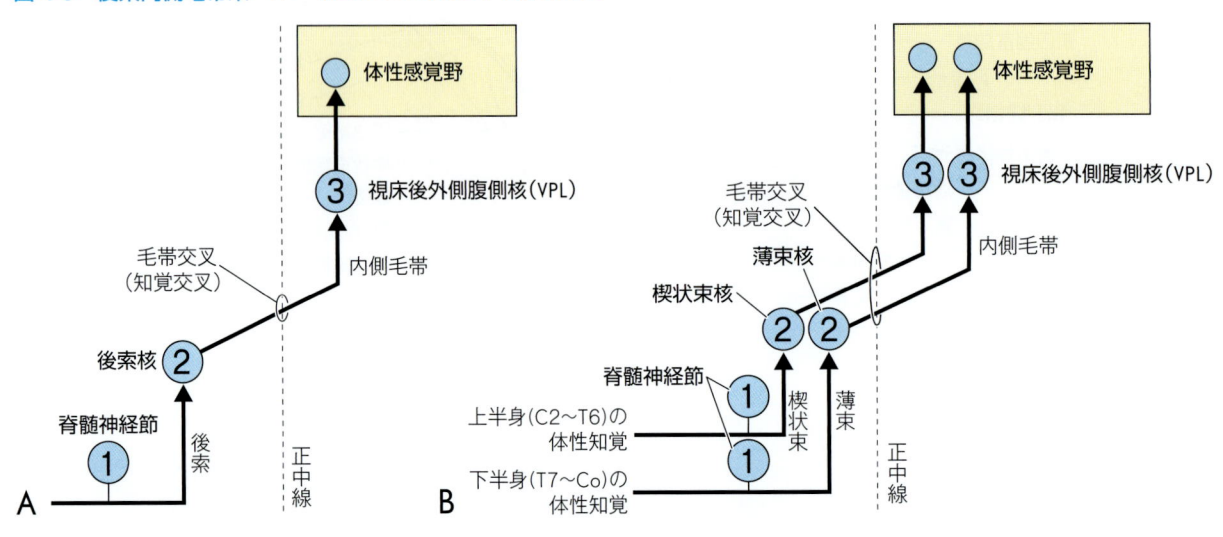

3 下オリーブ核（群）

図 4-4 延髄下部（閉じた延髄 closed medulla）を通る断面

略号
1：中心管
2：内弓状線維
3：毛帯交叉
4：正中傍網様核
5：内側毛帯
MLF：内側縦束

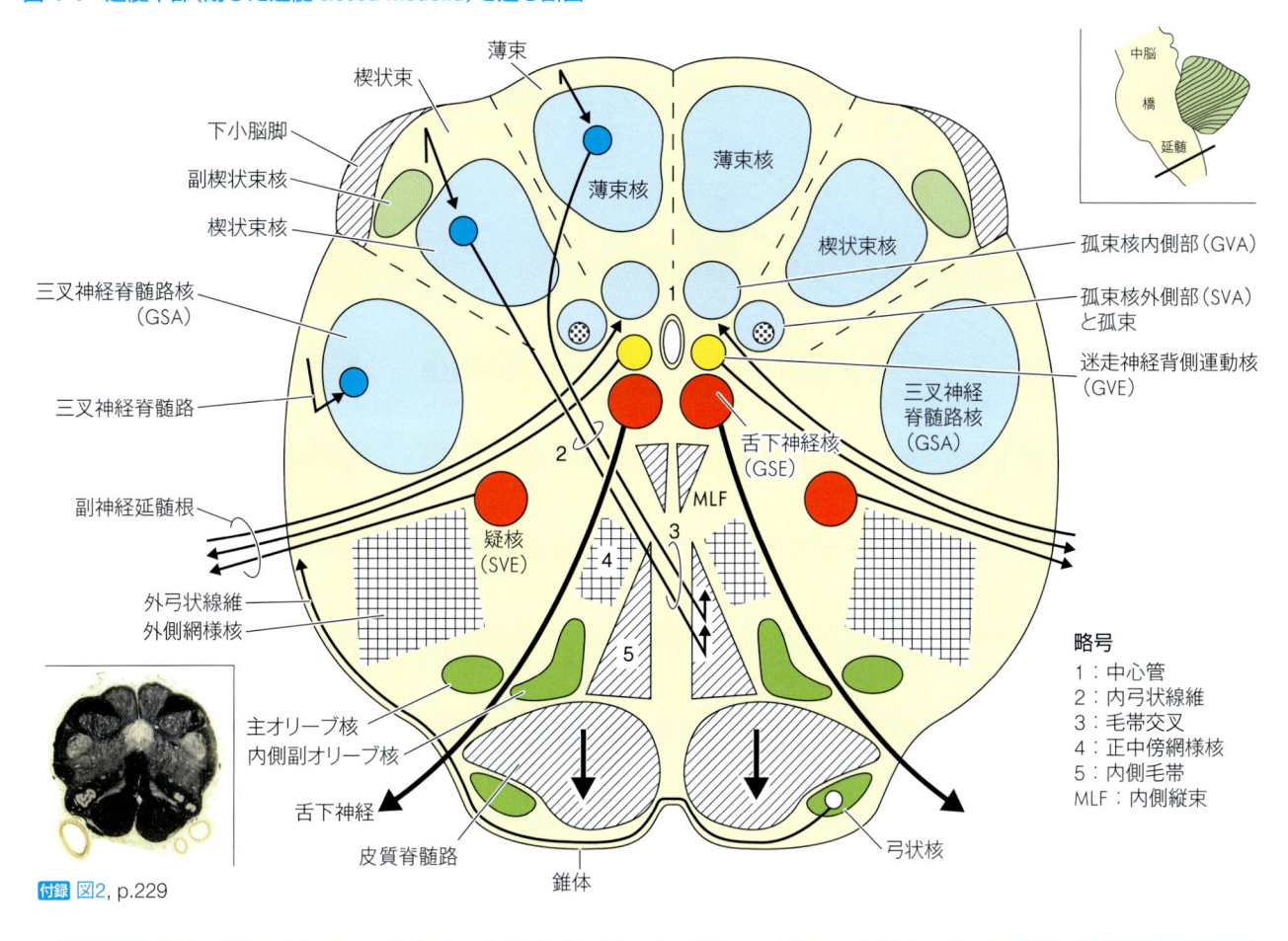

付録 図2, p.229

図 4-5 延髄上部（開いた延髄 open medulla）を通る断面

略号
1：背側副オリーブ核
2：内側副オリーブ核

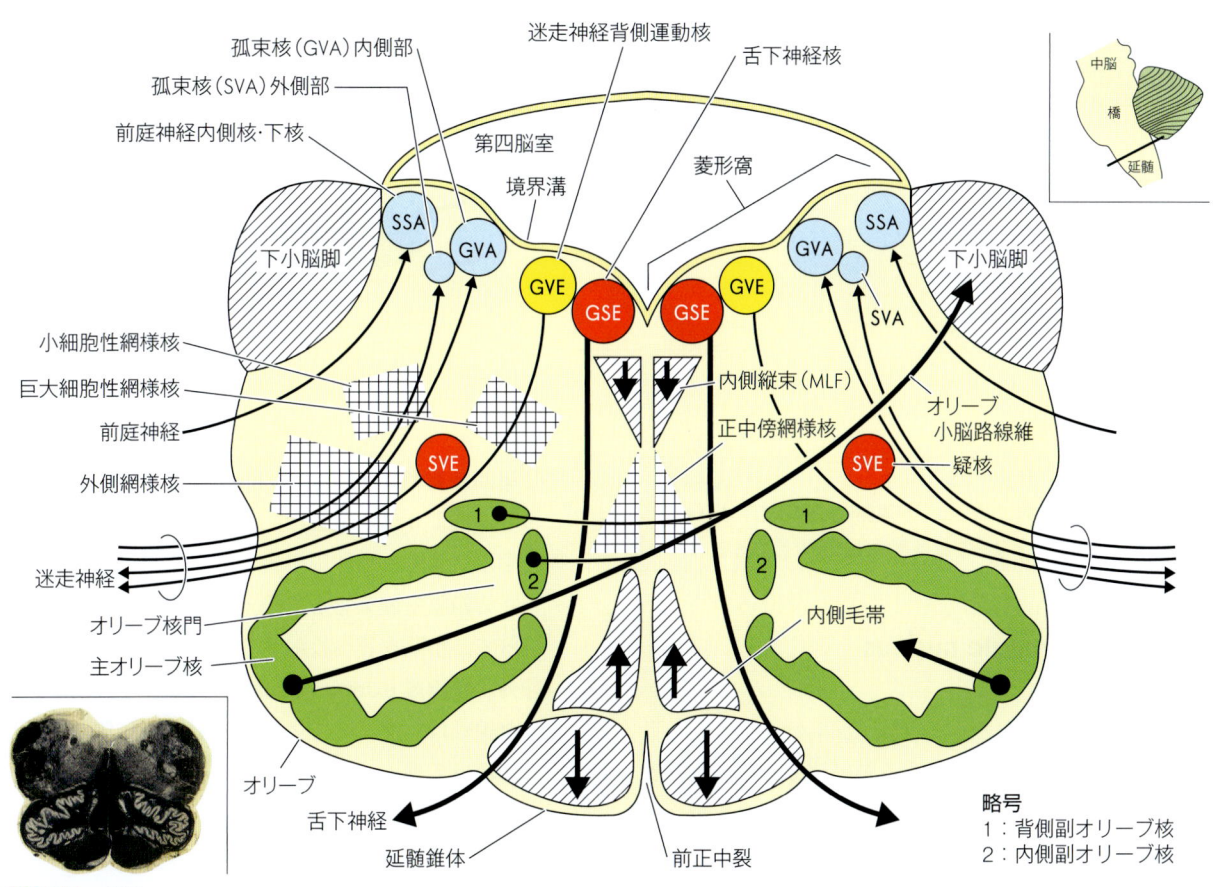

付録 図3, p.230

4 延髄

図 4-6 オリーブ核は小脳へ投射する　A：一般型，B：部位対応

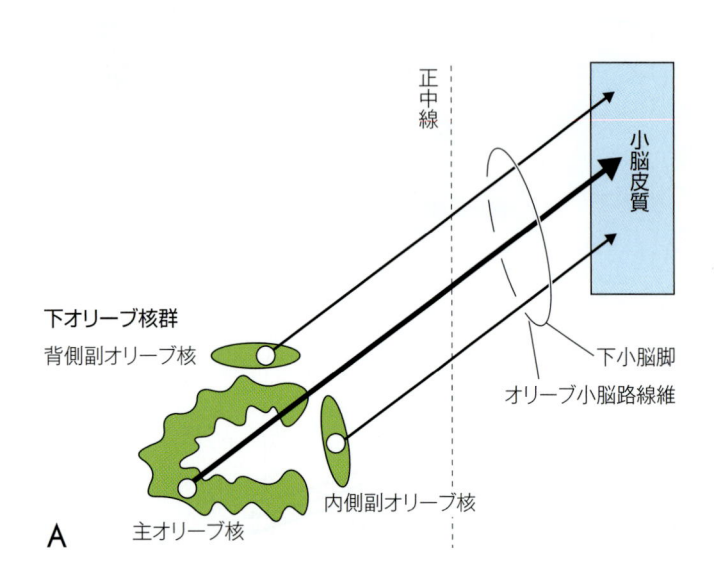

図 4-7 赤核・オリーブ・小脳路系

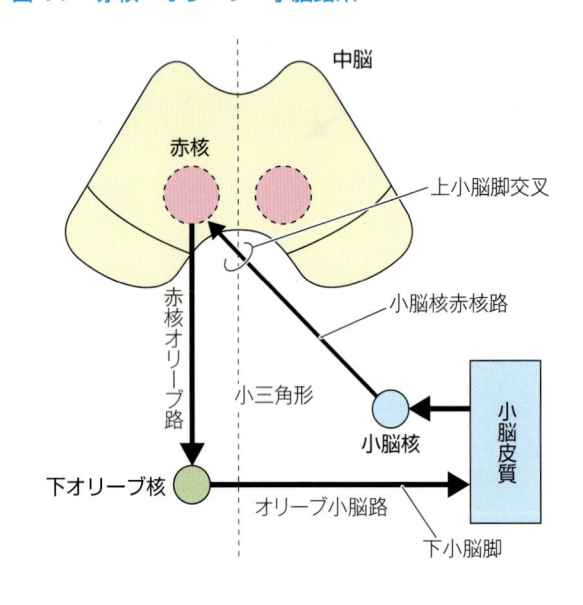

図 4-8 オリーブ核を中心とする伝導路

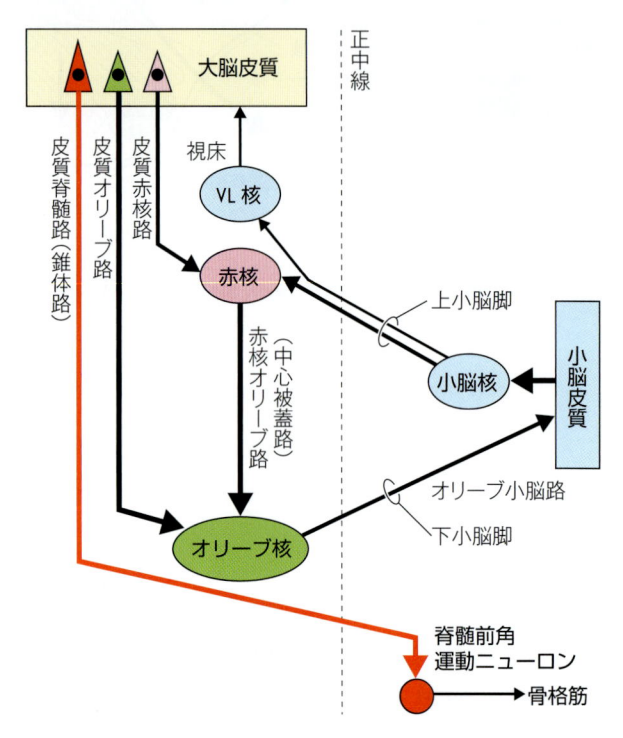

> **Memo 4-3** 下オリーブ核の発生　（図 4-10）
> オリーブ核は翼板のニューロンが腹側に移動して下オリーブ核となる．故に下オリーブ核は基本的に知覚性である．

4 弓状核 arcuate nucleus

- 錐体の中に埋没した小神経核（図4-4）．発生上，下オリーブ核や橋核に類似する神経核である．大脳皮質より投射を受け，反対側の小脳へ投射するが，その経路は2通り：

❶ 第四脳室髄条 medullary striae of fourth ventricle：弓状核より出た線維は，交叉して，正中部を上行する．さらに第四脳室底の表面に沿って外方に走り第四脳室髄条を形成後，反対側の下小脳脚を通って，小脳皮質へ投射する．

❷ 外弓状線維 external arcuate fibers：弓状核から出た線維は，交叉して，延髄の表面を腹側から背側に沿って進み，反対側の下小脳脚を通って，小脳皮質に終わる．

図 4-9 登上線維(オリーブ小脳路)　Gr：顆粒細胞層，Mo：分子層，PC：プルキンエ細胞層

オリーブ核にLacZ組換えアデノウイルスを注入すると，オリーブ小脳路の線維終末(登上線維)が順行性にラベルされる．
- A：小脳の矢状断切片．低倍像．
- B：図Aの四角の部分を拡大．2本の登上線維(矢印)が青く標識されている．
- C：図Bの強拡大．

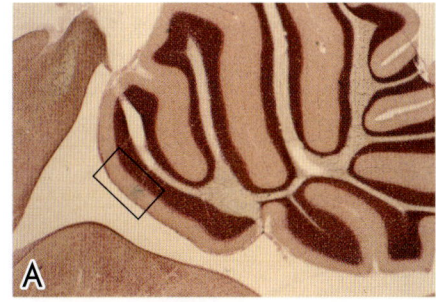

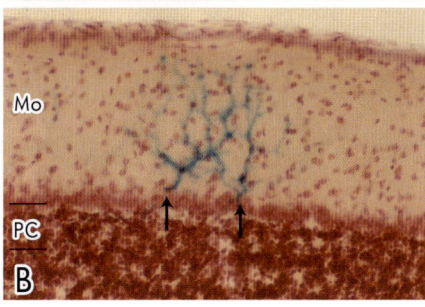

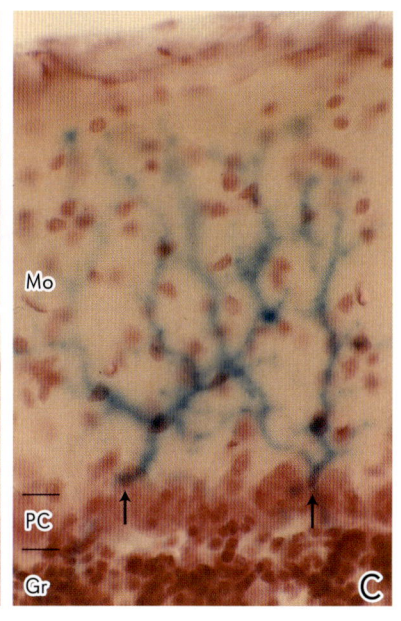

図 4-10 下オリーブ核の発生

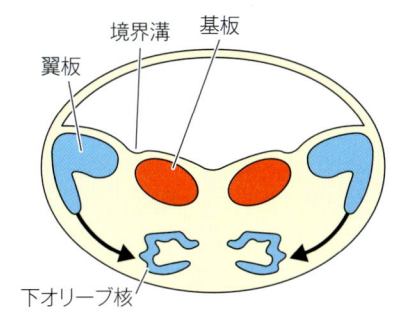

図 4-11 (意識にのぼらない)深部感覚を伝える神経回路　A：上半身，B：下半身

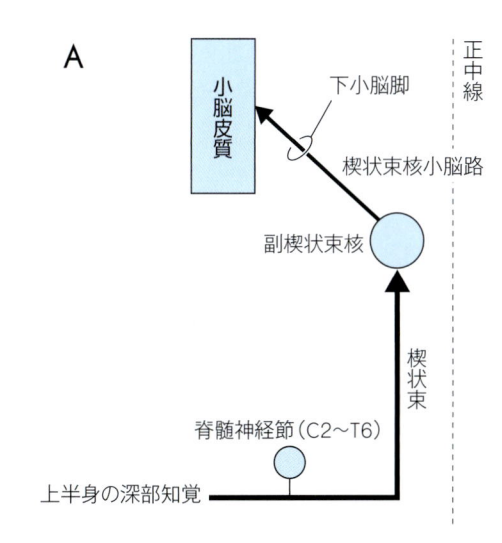

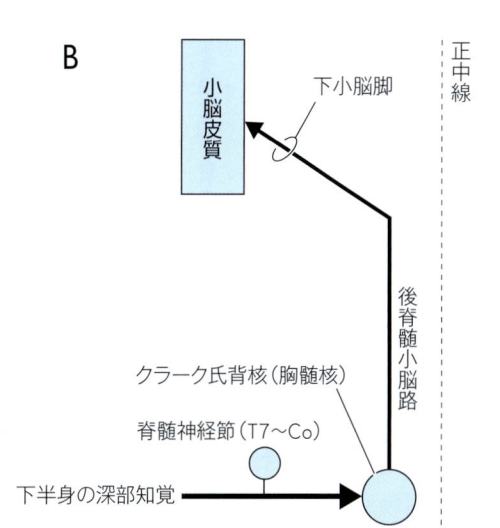

副楔状束核から小脳への投射は，本来ならば副楔状束核小脳路というべきだが，慣習的に楔状束核小脳路という．

5 副楔状束核 accessory cuneate nucleus

- 楔状束核の背側にある神経核で，機能的には脊髄のクラーク氏背核(胸髄核)と相同の神経核である(図4-4, 11)．上半身の(意識にのぼらない)深部感覚を伝える神経線維は，第6胸神経以上(C2～T6)の後根を通過し，脊髄後索の楔状束を上行して，同側の副楔状束核 accessory cuneate nucleus に終止する．副楔状束核からの二次線維は，同側の小脳へ投射する(楔状束核小脳路 cuneocerebellar tract)．クラーク氏背核に由来する後脊髄小脳路が，下半身の(意識にのぼらない)深部感覚を小脳に伝えるのに対し，楔状束核小脳路は上半身の(意識にのぼらない)深部感覚を小脳に伝える．

6 延髄網様体 medurally reticular formation

- 延髄の中心部は，網様体 reticular formation によってできている(図4-4, 12)．網様体とは，中脳，橋，延髄など脳幹に存在し，さまざまな形態をしたニューロンが，複雑な神経ネットワークの中に散在する構造物のことをいう．したがって網様体は神経核のように周囲から画然と区分することができない．逆にいうと，周囲から明瞭に区別できない灰白質は全て網様体という概念に放り込まれてしまう危険性が

図4-12 網様体の概念図

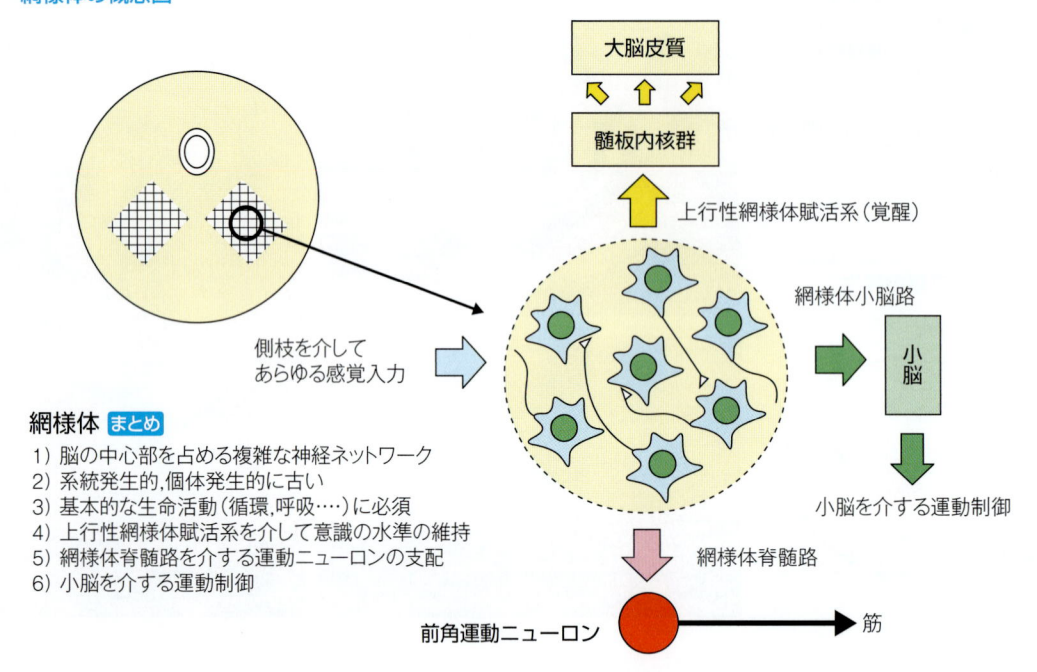

網様体 まとめ
1) 脳の中心部を占める複雑な神経ネットワーク
2) 系統発生的,個体発生的に古い
3) 基本的な生命活動(循環,呼吸⋯)に必須
4) 上行性網様体賦活系を介して意識の水準の維持
5) 網様体脊髄路を介する運動ニューロンの支配
6) 小脳を介する運動制御

ある.実際,私たちが網様体と呼んでいる構造物のいくつかは,網様体から除外すべきものもある.

- 網様体は,大脳皮質から起こり脊髄に投射する系の中継核として働いたり(大脳皮質・網様体・脊髄路),脊髄から小脳への感覚情報の中継核として働いて運動を調節したり(脊髄・網様体・小脳路),あらゆる感覚路の軸索側枝からの感覚入力を受け,上行性に視床の髄板内核さらに大脳皮質に投射して上位中枢を興奮させて意識のレベルを制御する(上行性網様体賦活系).また呼吸や循環等の植物機能に関する自律神経中枢も網様体の中にある.このように,網様体は運動,睡眠,覚醒,呼吸,循環などの生命の基本現象に重要な意味をもつ構造物である.系統発生的にみれば網様体は古い構造体であり,下等動物ほど脳幹における網様体の占める部分が多くなり,相対的に重要な意味をもっている.
- 一般に網様体の内側 2/3 は,上行路・下行路を出し,外側 1/3 は外部より感覚入力を受け,これを小脳へ中継する.

延髄網様体の構成   (図4-4, 5)

❶ **外側網様核 lateral reticular nucleus** 重要:脊髄からの強い入力(脊髄網様体路,前および外側脊髄視床路の側枝)を受け,両側の小脳に投射する(網様体小脳路 reticulocerebellar tract)(図4-13).

❷ **小細胞性網様核 parvocellular reticular nucleus**:脳幹の内側にあり,感覚路からの側枝を受ける.

❸ **巨大細胞性網様核 gigantocellular reticular nucleus** 重要:大脳皮質より両側性に投射を受ける(皮質網様体路 corticoreticular tract)(図4-14).また脊髄からも投射を受ける(脊髄網様体路 spinoreticular tract).そして上行路と下行路を出す.上行路は,大部分は非交叉性で,中心被蓋路内を上行し,視床髄板内核群に終わる(網様体視床路 reticulothalamic tract).髄板内核群は大脳皮質へ広く投射して(汎性視床皮質投射),皮質の活動性を全体的に高めて意識の水準を上げて覚醒を促す(図4-14, 15).上行路を全体として上行性網様体賦活系という(脳幹の網様体→視床髄板内核群→大脳皮質).一方,下行路は延髄網様体脊髄路 medullary reticulospinal tract(=外側網様体脊髄路 lateral reticulospinal tract)を出す.

❹ **正中傍網様核 paramedian reticular nucleus**:小脳と相反性 reciprocal な結合がある.

❺ **縫線核 raphe nuclei**:網様体の最内側部.次項参照.

7 縫線核 raphe nuclei

- 延髄,橋,中脳の正中線部に存在するセロトニンを含有するニューロン群.
- 縫線核より出るセロトニン作動性神経線維には,下行する経路と上行する経路がある.

❶ **下行路**:脊髄の後角に投射する(延髄脊髄セロトニン作動性神投射 bulbospinal serotonergic pro-

図 4-13 外側網様核を中心とする線維連絡

図 4-14 巨大細胞性網様核を中心とする線維連絡

皮質網様体脊髄路＝皮質網様体路 ＋ 網様体脊髄路
上行性網様体賦活系＝網様体視床路 ＋ 汎性視床皮質投射

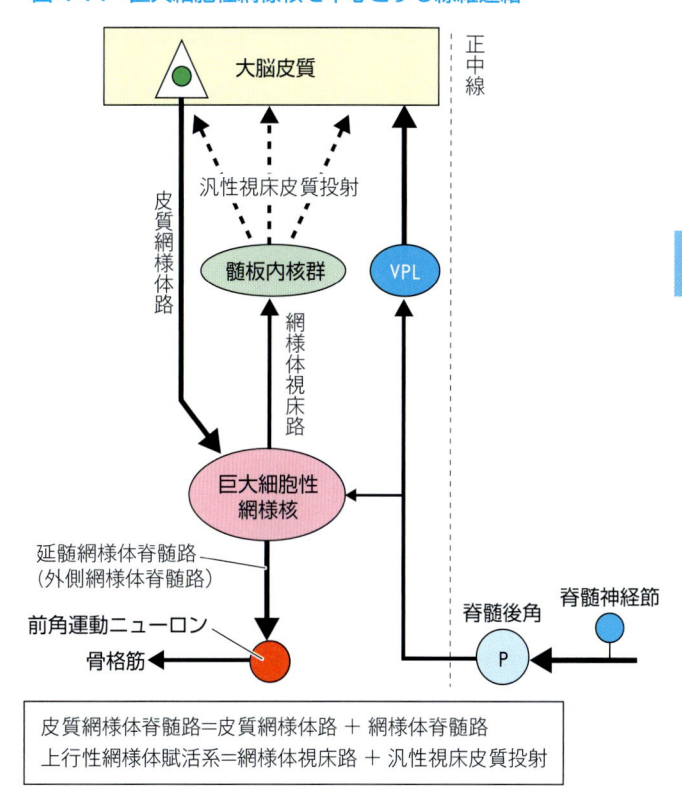

図 4-15 上行性網様体賦活系（A）と皮質網様体脊髄路（B）

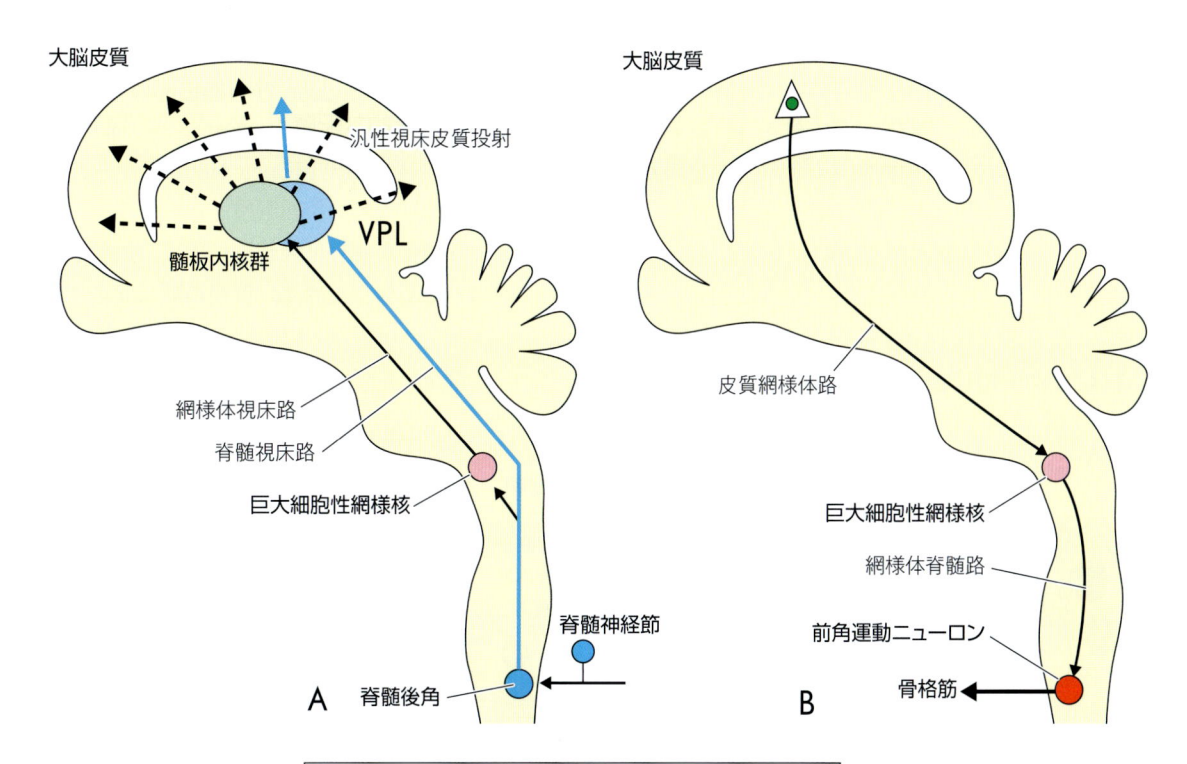

皮質網様体脊髄路＝皮質網様体路 ＋ 網様体脊髄路
上行性網様体賦活系＝網様体視床路 ＋ 汎性視床皮質投射

jection). 脊髄後角の痛覚の一次線維の神経伝達を抑制して，痛みを和らげる作用がある．

❷ 上行路：大脳皮質，大脳辺縁系，中脳中心灰白質などに広く投射する．この系は睡眠に関係するらしい．抗セロトニン薬により不眠が生じるからである．また大脳辺縁系に投射することより，感情や行動の調節にも影響している．

8　脳幹における脳神経核のカラム構造
（図4-16, 17, 20）

脊髄におけるカラム構造
- 脳幹の脳神経核のカラム構造を理解するためには，脊髄のカラム構造の理解が必須である．脊髄は神経管から発生する．神経管の背側壁を蓋板 roof plate，腹側壁を底板 floor plate という．神経管の外側壁の中央には境界溝 sulcus limitans があり，これより背側を翼板 alar plate，腹側を基板 basal plate という．蓋板と底板の発達は悪いが，翼板と基板は大いに発達する．翼板は知覚に関与し，基板は運動に関与する．基板の腹側半が，体節 somites に由来する骨格筋を支配する一般体性遠心性ニューロンが集まるカラムになり，背側半が内臓の平滑筋，心筋や腺を支配する一般臓性遠心性ニューロン（自律神経系節前ニューロン）が集まるカラムになる．翼板の腹側半が内臓知覚を司る一般臓性求心性ニューロンが集まるカラムになり，その背側半が体性知覚を司る一般体性求心性ニューロンが集まるカラムになる．すなわち，腹側から背側に4つのカラムを並べると：

基板（遠心性／運動性）
① 腹側半（前角）：一般体性遠心性 general somatic efferent（GSE）
② 背側半（中間質）：一般臓性遠心性 general visceral efferent（GVE）
.... 境界溝 ....
翼板（求心性／知覚性）
① 腹側半（中間質）：一般臓性求心性 general visceral afferent（GVA）
② 背側半（後角）：一般体性求心性 general somatic afferent（GSA）

閉じた延髄 closed medulla における脳神経核カラムの配列
（図4-16A）
- 延髄下半の閉じた延髄 closed medulla における脳神経核カラムの配列は，基本的に脊髄と同じである．すなわち中心管の腹側から背側に向かって：

基板（遠心性／運動性）
① 一般体性遠心性（GSE）：舌下神経核
② 一般臓性遠心性（GVE）：迷走神経背側運動核
.... 境界溝 ....
翼板（求心性／知覚性）
③ 一般臓性求心性（GVA）：孤束核の内側部
④ 一般体性求心性（GSA）：三叉神経脊髄路核

開いた延髄 open medulla から橋における脳神経核の一般的な配置
（図4-16B, 17）
- 延髄上半の開いた延髄 open medulla から橋にかけて中心管は拡大して第四脳室を形成する．しかも中心管の外側壁が側方に倒れる．故に，内側から外側に向かって基板，境界溝，翼板の順に配列する．蓋

図 4-16　脊髄(A)と脳幹(B)における神経核のカラムの配置

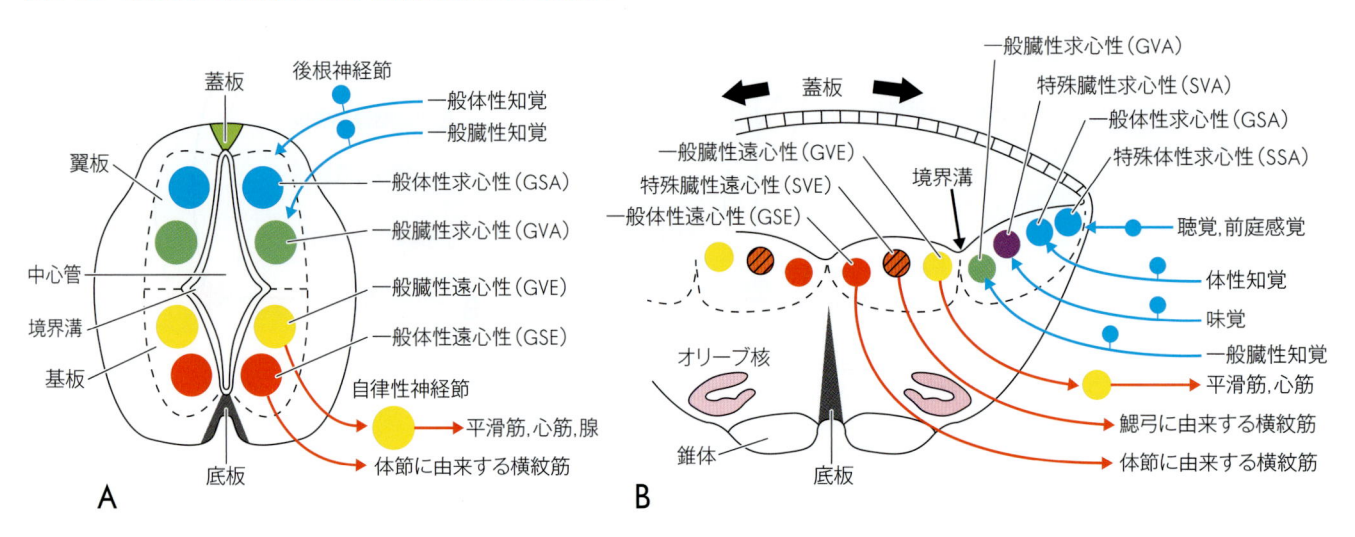

図4-17 延髄上半部の背側正中部をメスで切開する

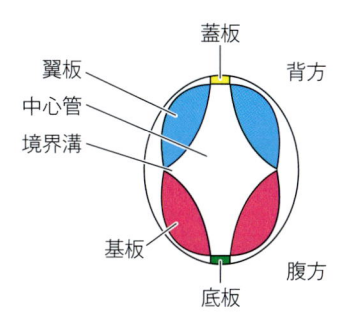

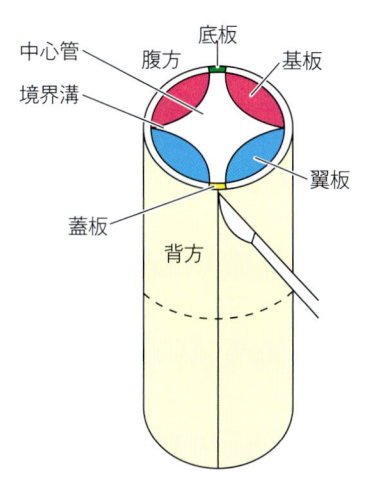

A 閉じた延髄
B 開いた延髄
C 延髄上半部の背側正中線を切る
D 第四脳室底が見える

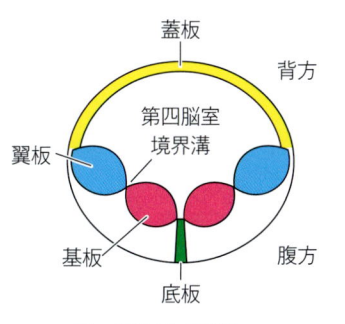

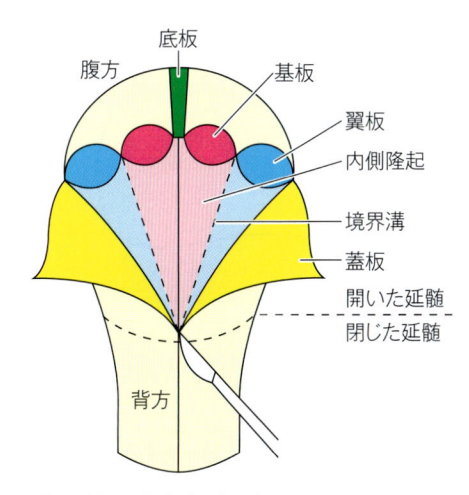

板は，薄く引き伸ばされて第四脳室の天井を構成する（第四脳室脈絡板）．さらに上記4つのカラムに加えて，頭部のみに存在する感覚器（味覚，聴覚，前庭感覚）に関連したカラムが出現する．すなわち，孤束核の外側部は味覚の入力を受け入れるようになり，この部を孤束核内側部の一般臓性求心性（GVA）カラムと区別して特殊臓性求心性カラム special visceral afferent（SVA）column という．さらに聴覚や前庭感覚が入力する神経核を特殊体性求心性カラム special somatic afferent（SSA）column という．また頭部には鰓弓（咽頭弓）という特殊な構造ができるが，この鰓弓（咽頭弓）に由来する横紋筋を支配する特殊臓性遠心性カラム special visceral efferent（SVE）column が加わる（図4-18）．延髄上半（開いた延髄 open medulla）より中脳までの脳幹において内側より外側に向かってこれらの神経核カラムを並べると：

基板（遠心性／運動性）
①一般体性遠心性（GSE）：舌下神経核，外転神経核，滑車神経核，動眼神経核
②特殊臓性遠心性（SVE）：疑核，顔面神経核，三叉神経運動核
③一般臓性遠心性（GVE）：迷走神経背側運動核，下唾液核，上唾液核

……………… 境界溝 ………………

翼板（求心性／知覚性）
①一般臓性求心性（GVA）：孤束核の内側部
②特殊臓性求心性（SVA）：孤束核の外側部
③一般体性求心性（GSA）：三叉神経脊髄路核，三叉神経主知覚核
④特殊体性求心性（SSA）：前庭神経核，蝸牛神経核

以上が脳神経核の7つのカラム構造の基本配置であるが，SVEカラムは発生過程でさらに外腹方に移動するので，実際はもっと複雑な構造になる．

9 延髄における脳神経核 （図4-20）

運動性（遠心性）脳神経核

❶**舌下神経核** nucleus of hypoglossal nerve（GSE）：舌下神経の起始核で，舌筋（横紋筋）を支配する．舌筋は後頭筋板 occipital myotome に由来する横紋筋である．

❷**疑核** ambiguus nucleus（SVE）：疑核の上部ニュー

図4-18 一般体性遠心性神経核(GSE)と特殊臓性遠心性神経核(SVE)

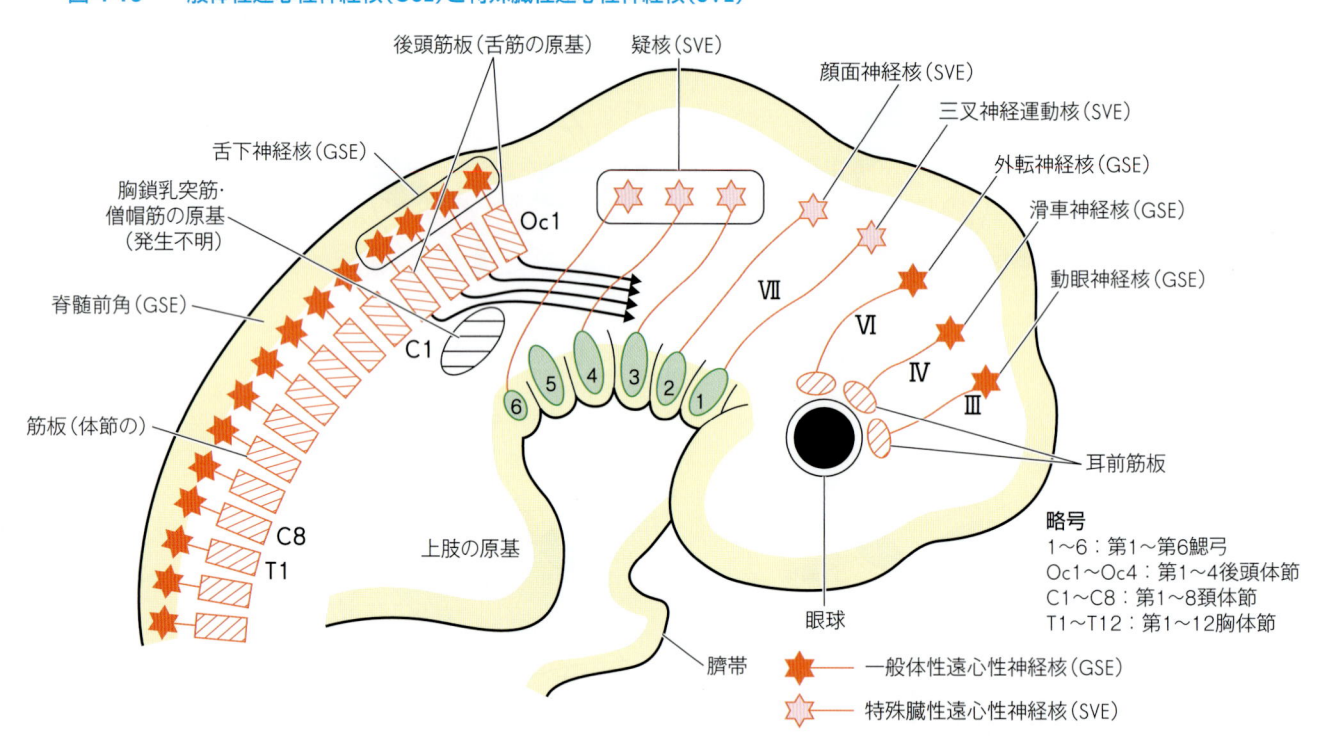

ロンより起こる線維は舌咽神経に入り，第3鰓弓に由来する横紋筋（茎突咽頭筋と上部咽頭筋）を支配する．疑核の中部ニューロンより起こる線維は迷走神経に入り，第4鰓弓に由来する横紋筋（輪状甲状筋と下部咽頭筋）を支配する．疑核の下部ニューロンより起こる線維は，副神経の延髄根に入り，さらに迷走神経に合流して反回神経となり，第6鰓弓に由来する喉頭の筋（輪状甲状筋を除く）を支配する（図4-19）．

- ❸ **迷走神経背側運動核** dorsal motor nucleus of vagus nerve（GVE）：副交感性節前ニューロンからなる自律性神経核である．節前線維は舌咽神経と迷走神経に入り，胸部臓器や腹部臓器の近傍にある副交感性の自律神経節にて節後ニューロンに接続する．節後線維は，心臓，気管・気管支，消化管に至り，これらの標的器官を副交感性支配する．具体的には心臓の抑制，気管・気管支の平滑筋の収縮，気管・気管支腺の分泌，消化管の平滑筋の運動，消化腺の分泌を促進する．

- ❹ **下唾液核** inferior salivatory nucleus（GVE）：副交感性の節前ニューロンからなる自律性神経核である．節前線維は舌咽神経に入り，耳神経節に至り，ここで節後ニューロンに接続する．節後線維は，耳下腺に至り，耳下腺の分泌を促進する．

図4-19 食道横紋筋を支配する疑核ニューロン（マウス）

ワサビ過酸化酵素を食道の横紋筋に注入すると疑核ニューロンが逆行性に標識される．

A：延髄の横断切片（弱拡大），B：図A中の四角で囲んだ領域の強拡大

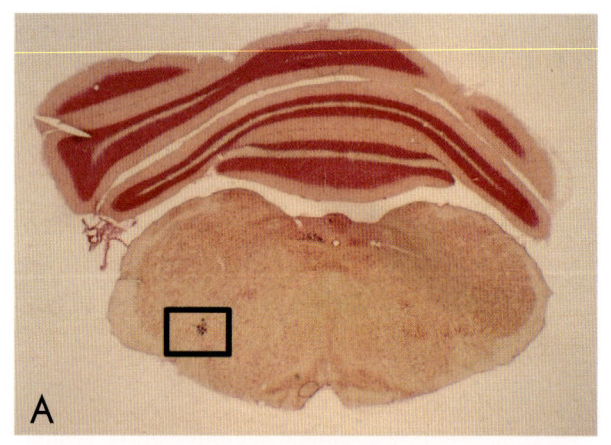

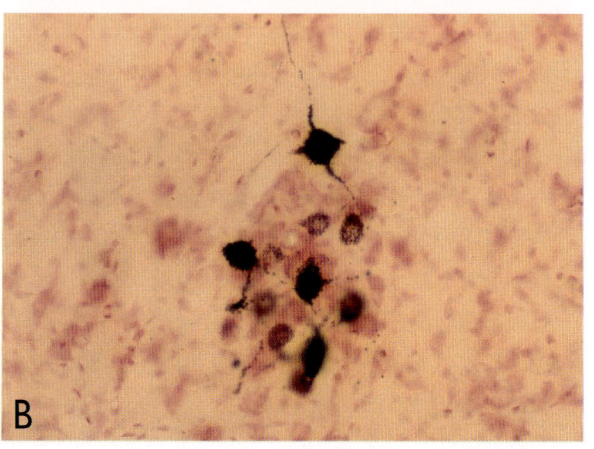

9 延髄における脳神経核　63

図 4-20　脳神経と脳神経核　重要

A：脳幹の背側面に深部の脳神経核の位置を示す．小脳を取り除いているため第四脳室底が見える．
B：背側正中線に沿って脳幹を切り開いた模式図．

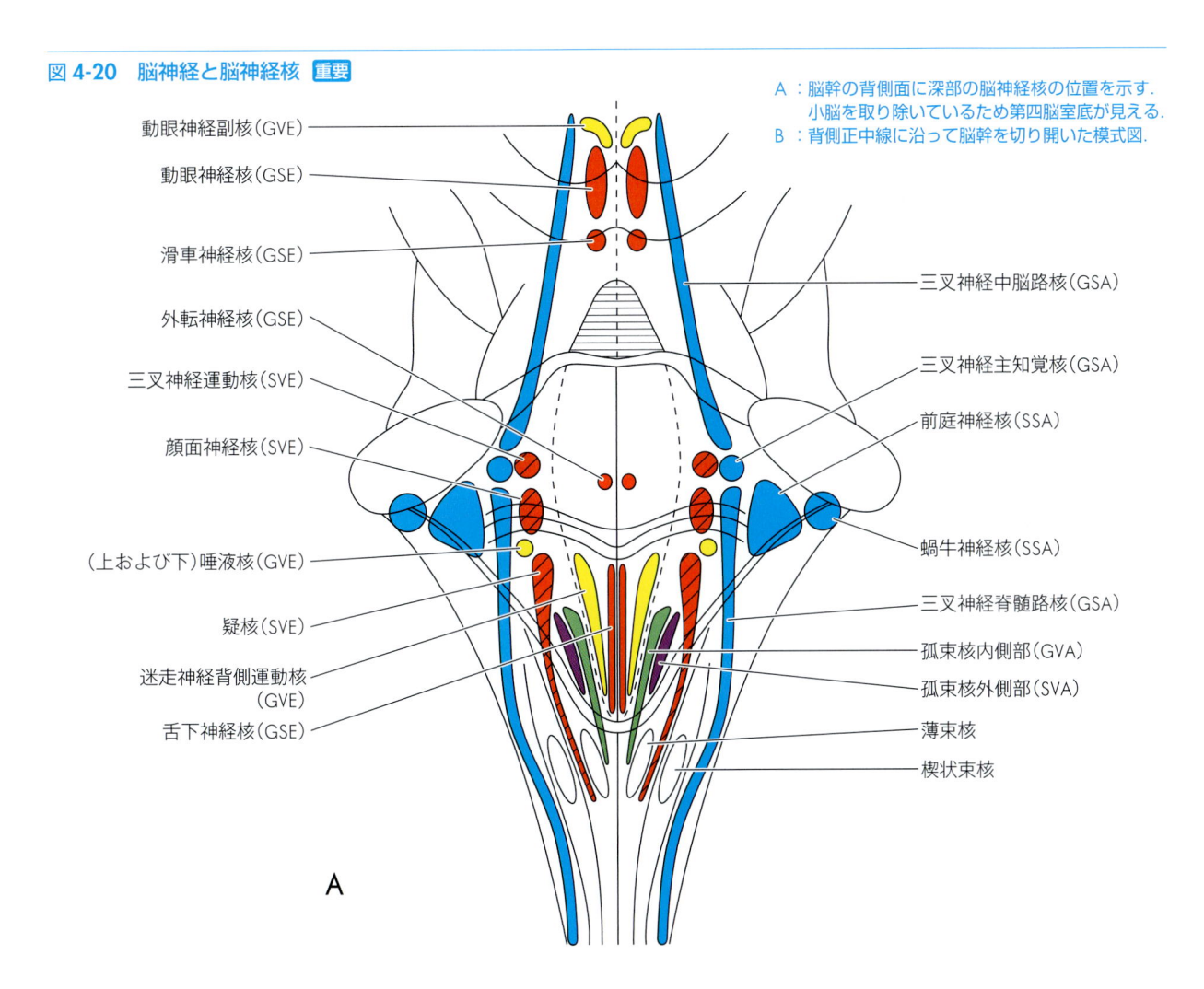

動眼神経副核（GVE）
動眼神経核（GSE）
滑車神経核（GSE）
外転神経核（GSE）
三叉神経運動核（SVE）
顔面神経核（SVE）
（上および下）唾液核（GVE）
疑核（SVE）
迷走神経背側運動核（GVE）
舌下神経核（GSE）

三叉神経中脳路核（GSA）
三叉神経主知覚核（GSA）
前庭神経核（SSA）
蝸牛神経核（SSA）
三叉神経脊髄路核（GSA）
孤束核内側部（GVA）
孤束核外側部（SVA）
薄束核
楔状束核

A

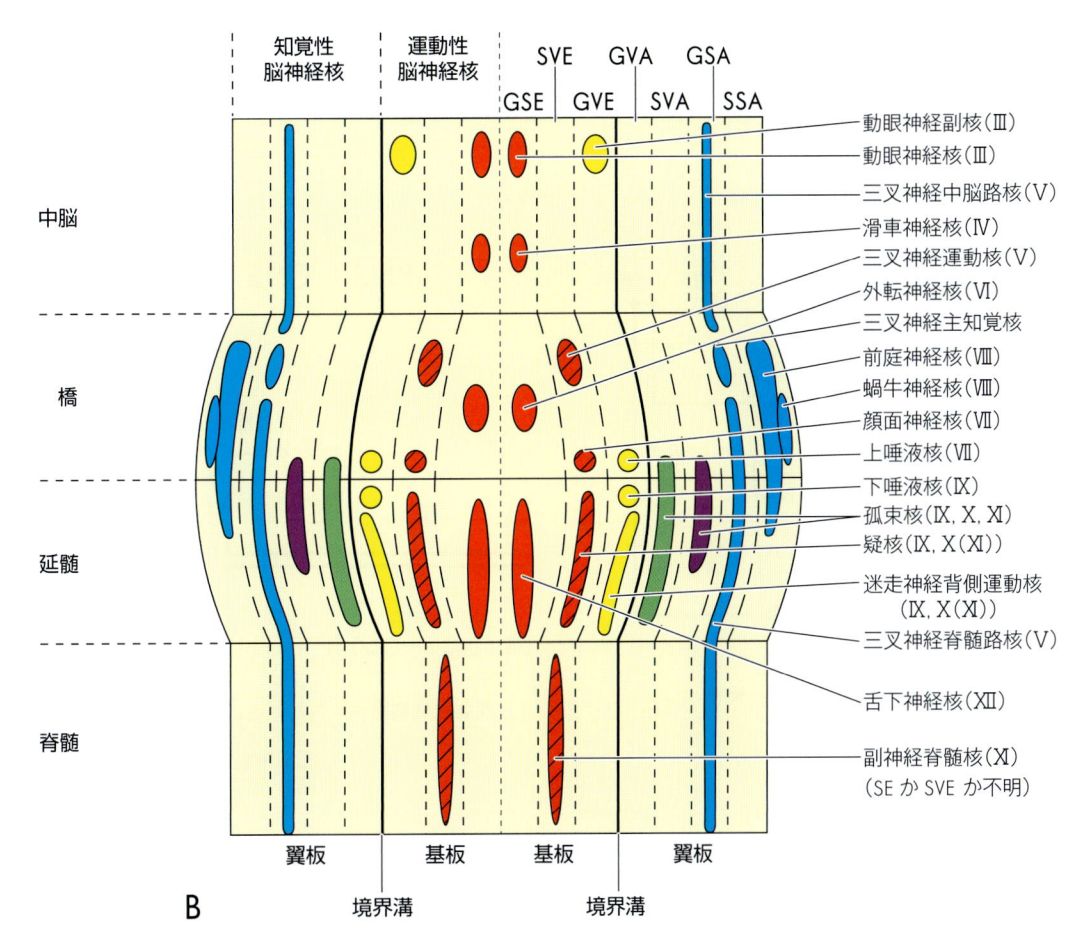

知覚性脳神経核　運動性脳神経核
SVE　GVA　GSA
GSE　GVE　SVA　SSA

中脳
橋
延髄
脊髄

動眼神経副核（Ⅲ）
動眼神経核（Ⅲ）
三叉神経中脳路核（Ⅴ）
滑車神経核（Ⅳ）
三叉神経運動核（Ⅴ）
外転神経核（Ⅵ）
三叉神経主知覚核
前庭神経核（Ⅷ）
蝸牛神経核（Ⅷ）
顔面神経核（Ⅶ）
上唾液核（Ⅶ）
下唾液核（Ⅸ）
孤束核（Ⅸ, Ⅹ, Ⅺ）
疑核（Ⅸ, Ⅹ（Ⅺ））
迷走神経背側運動核（Ⅸ, Ⅹ（Ⅺ））
三叉神経脊髄路核（Ⅴ）
舌下神経核（Ⅻ）
副神経脊髄核（Ⅺ）
（SE か SVE か不明）

翼板　基板　基板　翼板
境界溝　　境界溝

B

知覚性（求心性）脳神経核

❶ **三叉神経脊髄路核 spinal nucleus of trigeminal nerve（GSA）**：橋から第1・2頚髄まで存在する神経核で，頭部の体性知覚（温痛覚と粗大な触圧覚）を中継する．三叉神経知覚根の線維は，橋に入ると上行枝と下行枝に二分岐する（図4-21, 22）．下行枝は三叉神経脊髄路 trigeminospinal tract 内を下行し，その内側を占める三叉神経脊髄路核に漸次終わる．同神経核からの二次線維は，反対側の視床後内側腹側核 ventral posteromedial thalamic nucleus（VPM）に投射する（三叉神経毛帯外側路）．この系は頭部の温痛覚と粗大な触圧覚を中継する．なお三叉神経知覚根の上行枝は三叉神経主知覚核に終わる（☞ p.75，三叉神経主知覚（感覚）核）．

> **Memo 4-4　三叉神経毛帯 trigeminal lemniscus**
> 三叉神経脊髄路核や三叉神経主知覚核から起こる線維は一緒になって三叉神経毛帯（または三叉神経核視床路 trigeminothalamic tract）を形成し視床VPM核に至る．

> **Memo 4-5　三叉神経脊髄路内の体部位局在**
> 三叉神経の各枝は，三叉神経脊髄路内で体部位局在を示す（臨床的に重要）．すなわち：
> ①下顎神経 V_3：三叉神経脊髄路の背側部を下行する．
> ②上顎神経 V_2：三叉神経脊髄路の中間部を下行する．
> ③眼神経 V_1：三叉神経脊髄路の腹側部を下行する．

❷ **孤束核 solitary tract nucleus（GVA；SVA）**：内側部と外側部に分かれる．孤束核内側部のニューロンは一般臓性知覚（GVA）を司り，舌咽・迷走神経支配領域からの臓性知覚情報を受け，周囲の運動性脳神経核や網様体に投射して嚥下，咳嗽（せき），循環に関わる反射活動を営む．一方，孤束核の外側部は味覚（SVA）に関与する．

 a）**孤束核の内側部（GVA）**：迷走神経支配領域（喉頭蓋，喉頭，咽頭，胸・腹部臓器）および舌咽神経支配領域（鼓室，耳管，咽頭，舌後方1/3）からの一般臓性知覚は，それぞれ舌咽・迷走神経の下神経節にある偽単極性ニューロンの末梢枝より中枢枝を介して脳に入り孤束核の内側部に伝えられる．

 b）**孤束核の外側部（SVA）**：顔面神経からの味覚線維（舌前2/3の味覚），舌咽神経からの味覚線維（舌後方1/3の味覚），迷走神経からの味覚線維（喉頭蓋の味覚）は，下行して孤束 solitary tract を形成し，孤束核の外側部に終止する．孤束核外側部からの二次線維は，同側の視床後内側腹側核（VPM）に投射する．

10　内臓反射 visceral reflex の神経回路

● 舌咽神経や迷走神経を経由してくる一般臓性知覚（GVA）は，孤束核内側部から周辺の脳神経核や網様体に投射する二次線維により，さまざまな反射弓を形成する．

図4-21　三叉神経主知覚核と脊髄路核

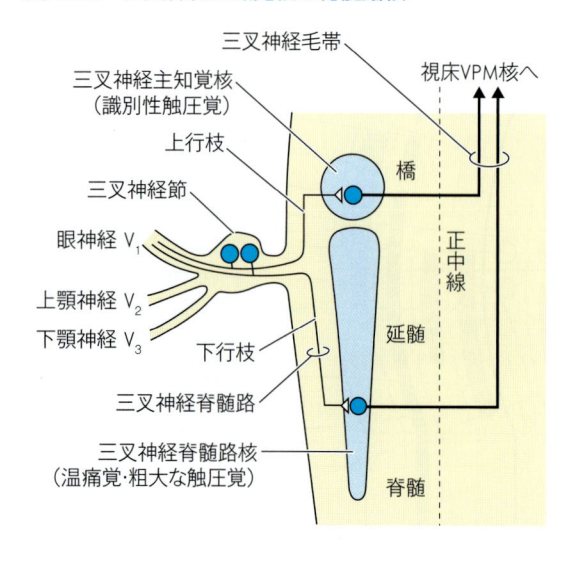

図4-22　頭部の知覚の伝導路（三叉神経毛帯系）

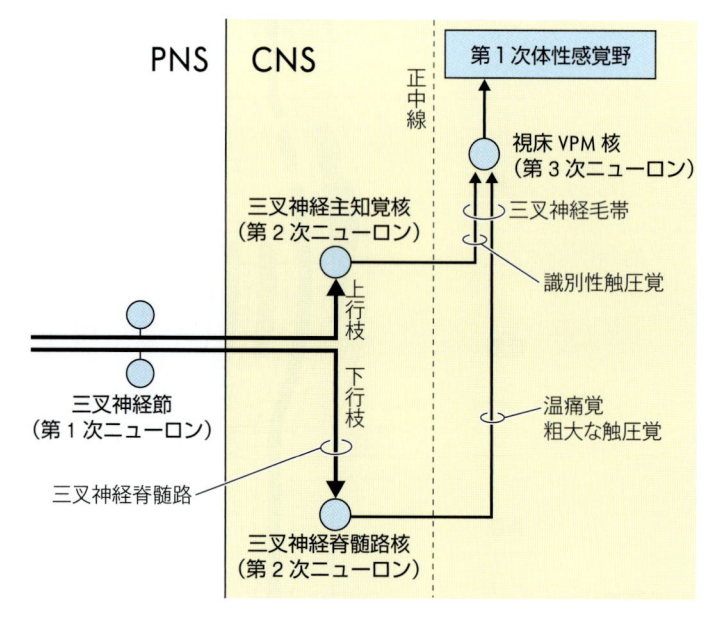

図 4-23 嚥下反射

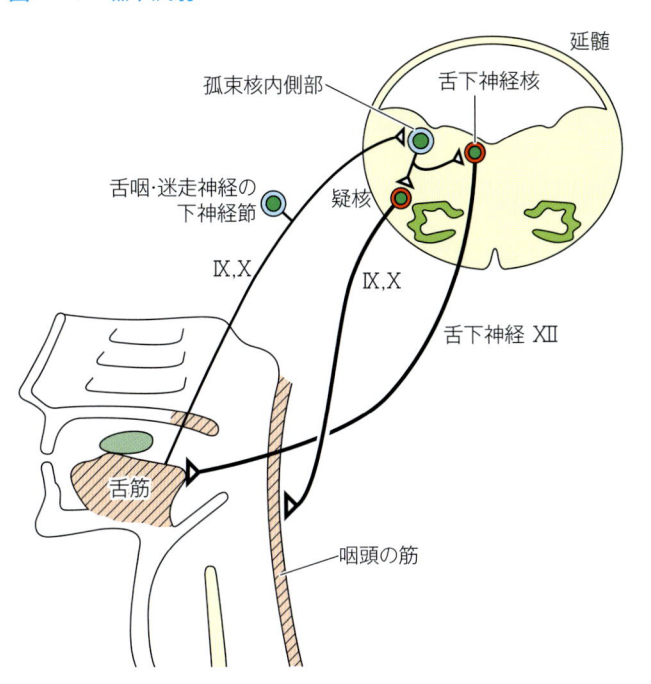

図 4-24 唾液分泌反射

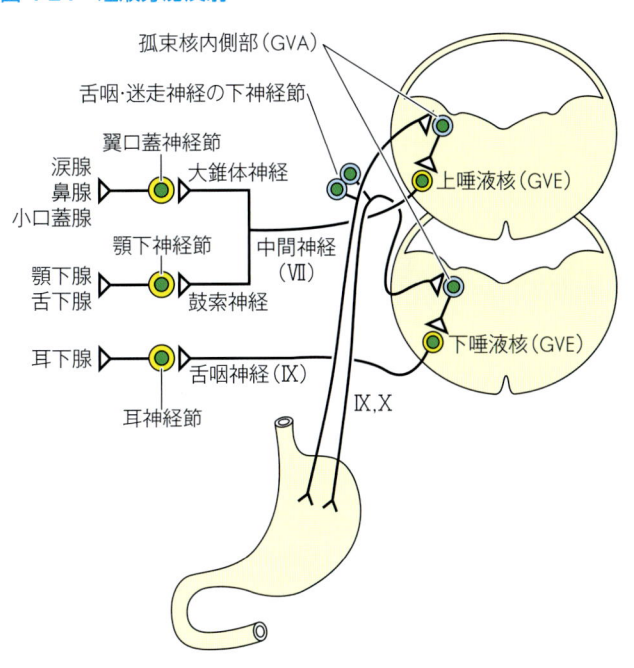

図 4-25 咽頭絞扼反射

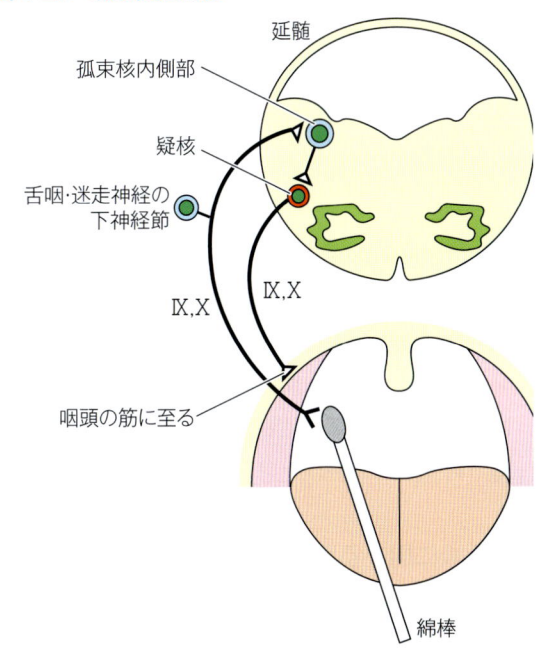

10-1 消化に関する反射

❶ **嚥下反射** swallowing reflex, deglutition reflex（図4-23）：食塊などが舌の後部や咽頭の後壁を刺激すると舌，口腔，咽頭，食道の横紋筋が反射的に収縮し，嚥下運動が起こる．この反射の神経回路は，舌筋の収縮に関しては，咽頭の刺激→舌咽・迷走神経→孤束核内側部→舌下神経核→舌筋であり，咽頭・喉頭・食道の横紋筋の収縮に関しては，咽頭の刺激→舌咽・迷走神経→舌咽・迷走神経の下神経節→孤束核内側部→疑核→咽頭・食道の横紋筋である．

❷ **唾液分泌反射** salivation reflex（図4-24）：内臓器官からの求心性情報により，唾液の分泌が反射的に起こる．この反射の神経回路は，胃腸の刺激→迷走神経→孤束核内側部→上唾液核（副交感神経節前ニューロン）→中間神経→鼓索神経→舌神経→顎下神経節（副交感神経節後ニューロン）→顎下腺・舌下腺．あるいは胃腸の刺激→迷走神経→孤束核内側部→下唾液核（副交感神経節前ニューロン）→舌咽神経→鼓室神経→小錐体神経→耳神経節（副交感神経節後ニューロン）→耳介側頭神経→耳下腺である．

❸ **咽頭絞扼反射** gag reflex（図4-25）：喉の奥を綿球で擦ると咽頭の筋が収縮してゲーッとなる反射．この反射回路は，咽頭や喉頭の刺激→舌咽・迷走神経→孤束核内側部→疑核→咽頭の横紋筋である．

❹ **嘔吐反射** vomitting reflex（図4-26）：咽頭を刺激すると胃腸の平滑筋が収縮して嘔吐する反射．嘔吐反射の経路は，咽頭の刺激→舌咽・迷走神経→舌咽・迷走神経の下神経節（第1次ニューロン）→孤束核内側部→迷走神経背側運動核（副交感神経節前ニューロン）→腸管神経叢（副交感神経節後ニューロン）→胃や腸の平滑筋．なお嘔吐反射の際には，消化管の収縮以外にも横隔膜や肋間筋・腹筋も痙攣する．横隔膜が収縮する経路は咽頭の刺激→舌咽・迷走神経→孤束核内側部→延髄網様

図 4-26　嘔吐反射

図 4-27　せき反射（咳嗽反射）

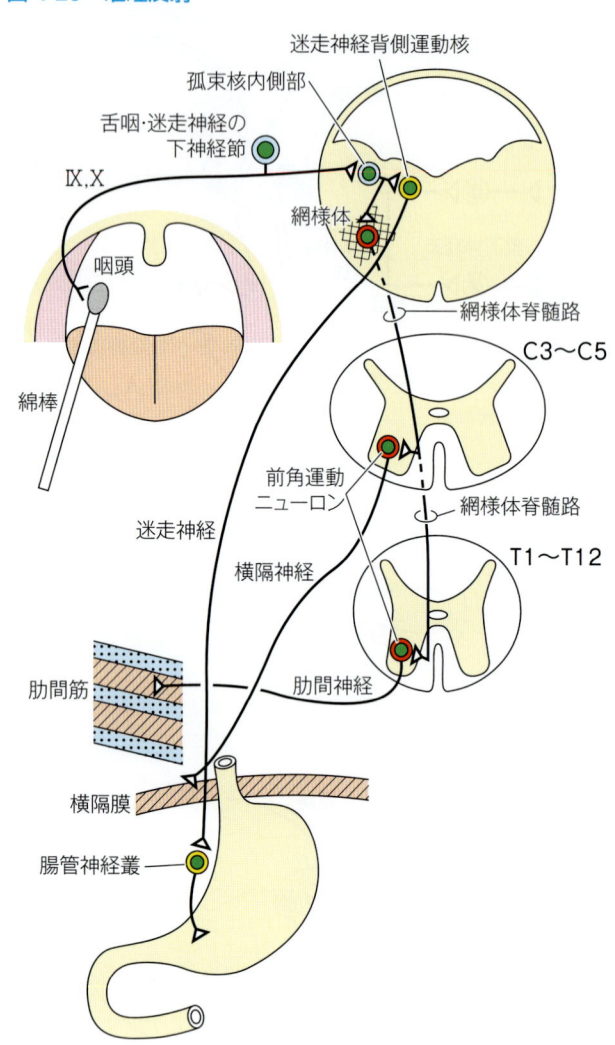

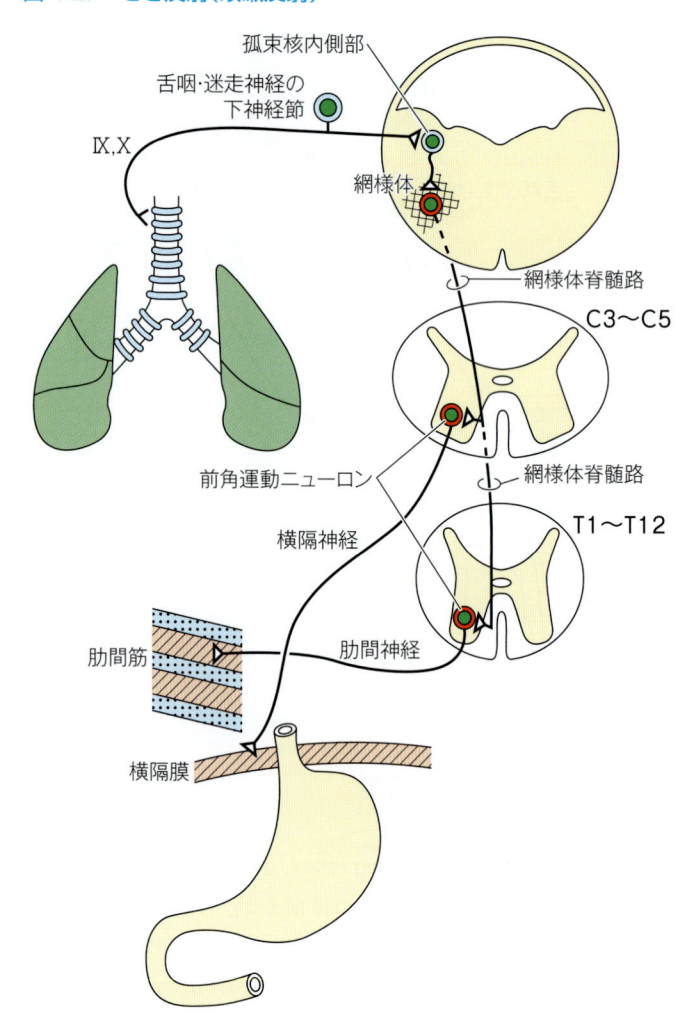

体→延髄網様体脊髄路→頸髄の前角運動ニューロン→横隔膜であり，肋間筋・腹筋が収縮する経路は，孤束核内側部→延髄網様体→延髄網様体脊髄路→胸髄の運動ニューロン→肋間筋である．

10-2　呼吸に関する反射

❶ せき反射（咳嗽反射）cough reflex（図4-27）：気道の粘膜を触れると呼吸筋が収縮して咳が起こる（せき反射）．この反射回路は，気道の刺激→迷走神経→孤束核内側部→延髄網様体→延髄網様体脊髄路→頸髄・胸髄の前角運動ニューロン→横隔神経・肋間神経→横隔膜・肋間筋である．

❷ 化学受容器反射 chemoreceptor reflex（図4-28, 30）：血液中の酸素分圧が低下すると，頸動脈の分岐部にある化学受容器（頸動脈小体 carotid body）が興奮して，呼吸数と1回換気量を増大し，換気量を増やす．その結果，酸素の摂取が増え，血液中の酸素分圧が上昇する．この反射回路は，酸素分圧低下→頸動脈小体中の化学受容器刺激→舌咽神経→孤束核内側部→網様体→網様体脊髄路→頸髄・胸髄の前角運動ニューロン→横隔神経・肋間神経→横隔膜・肋間筋である．

10-3　循環に関する反射

頸動脈洞反射 carotid sinus reflex（頸動脈洞圧受容器反射 carotid sinus baroreceptor reflex）（図4-29, 30）：血圧が上昇すると，頸動脈洞や大動脈弓の圧受容器が機械的に伸展して圧受容器が興奮し，心臓を抑制して反射的に血圧が下がる．この回路は，血圧の上昇→頸動脈洞の圧受容器刺激→舌咽神経洞枝（減圧神経）→舌咽神経→孤束核内側部→迷走神経背側運動核（副交感神経節前ニューロン）→迷走神経→心臓神経叢（副交感神経節後ニューロン）→洞房結節や房室結節に至り，これらを抑制して徐脈となり，また心筋の収縮を抑制して結果的に血圧が反射的に下降する．

図4-28 化学受容器反射の経路

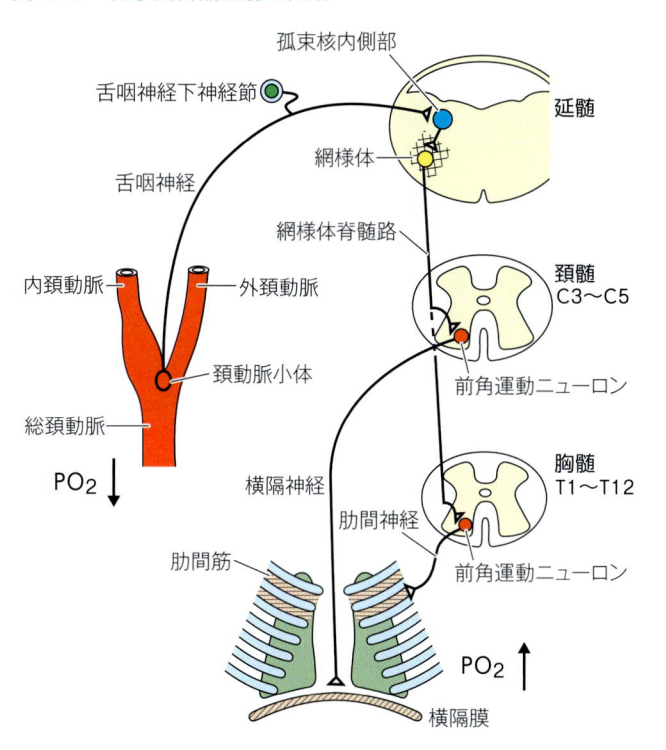

図4-29 頚動脈洞反射の経路

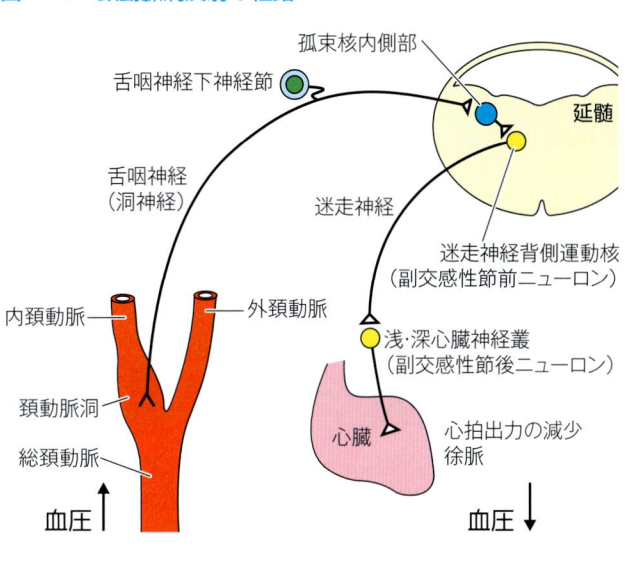

図4-30 化学受容器反射(A)と頚動脈洞反射(B)

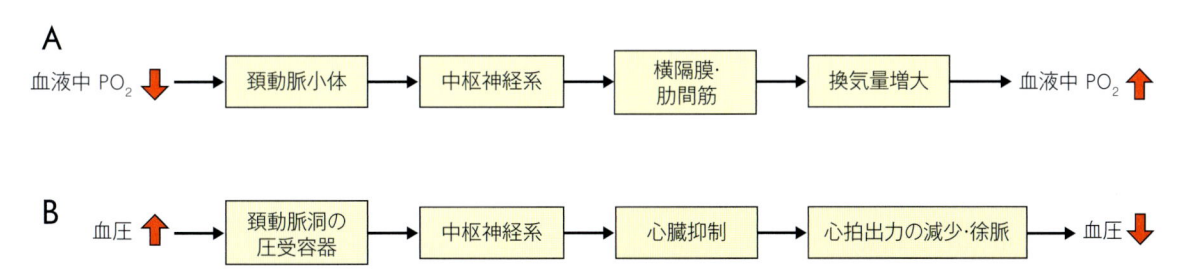

A 血液中 PO_2 ↓ → 頚動脈小体 → 中枢神経系 → 横隔膜・肋間筋 → 換気量増大 → 血液中 PO_2 ↑

B 血圧 ↑ → 頚動脈洞の圧受容器 → 中枢神経系 → 心臓抑制 → 心拍出力の減少・徐脈 → 血圧 ↓

練習問題

下記の文が正しければ○，誤っていれば×をつけなさい．

- □ 問1　右の錐体の損傷で，左の大脳皮質運動野に逆行性細胞変化が起こる．
- □ 問2　右の下オリーブ核の損傷で，右の下小脳脚にワーラー変性が起こる．
- □ 問3　副オリーブ核は反対側の新小脳に投射する．
- □ 問4　大脳皮質・オリーブ・小脳路の中に交叉部位は2カ所ある．
- □ 問5　赤核・オリーブ・小脳路の中に交叉部位は2カ所ある．
- □ 問6　副楔状束核は上半身の深部感覚を小脳へ伝える．
- □ 問7　上行性網様体賦活系の活動が高まると意識のレベルが下がる．
- □ 問8　open medulla では境界溝の外側が basal plate 由来，内側が alar plate 由来である．
- □ 問9　孤束核の内側部は一般臓性知覚を司る．
- □ 問10　迷走神経背側運動核は交感性節前ニューロンである．

解答 p.233

5

橋
Pons

- 橋は上方で中脳に続き，下方で延髄に接続する．また橋の背側に小脳がおおいかぶさる．橋と延髄上部および小脳の間で脳室は拡大して第四脳室 fourth ventricle を形成する．橋は内側毛帯 medial lemniscus を境界にして，それより腹側の橋腹側部 ventral portion（橋底部）と背側の橋背部 dorsal portion（橋被蓋 pontine tegmentum）に分かれる（図5-1）．

図 5-1　橋腹側部と橋背部

A 橋腹側部

1　縦橋線維 longitudinal pontine fibers

- 橋腹側部を下行する線維群で，錐体路 pyramidal tract（皮質脊髄路 corticospinal tract）と皮質橋核路 corticopontine tract からなる（図5-2～4）．

2　橋核 pontine nuclei

- 橋腹側部には散在するニューロンからなる橋核 pontine nuclei がある（図5-3, 4）．

橋核の線維連絡

- 大脳皮質は同側の橋核に投射する（皮質橋核路）．橋核ニューロンの軸索は橋腹側部を横橋線維 transverse pontine fibers として横走し，大部分は交叉し，反対側の中小脳脚を通って小脳皮質に終止する

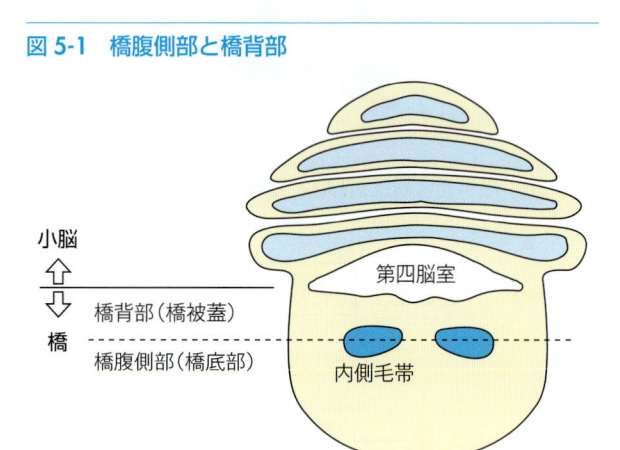

図 5-2　橋腹側部の線維

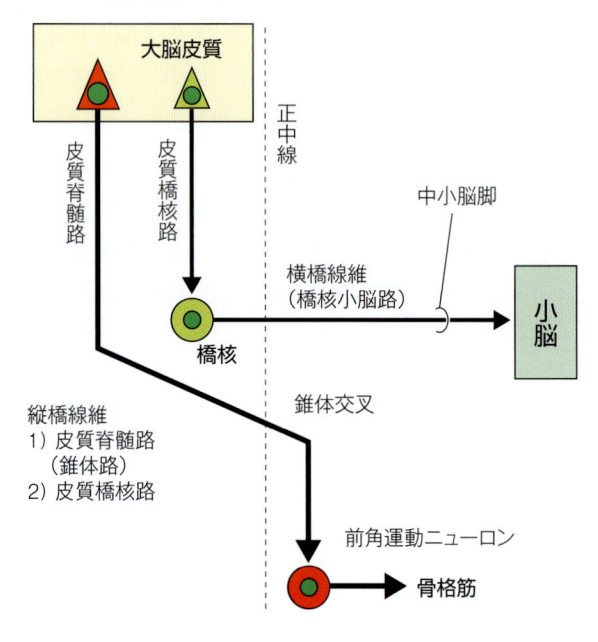

A 橋腹側部 | 2 橋核

図 5-3 橋の横断面（外転神経核を通る高さの断面）

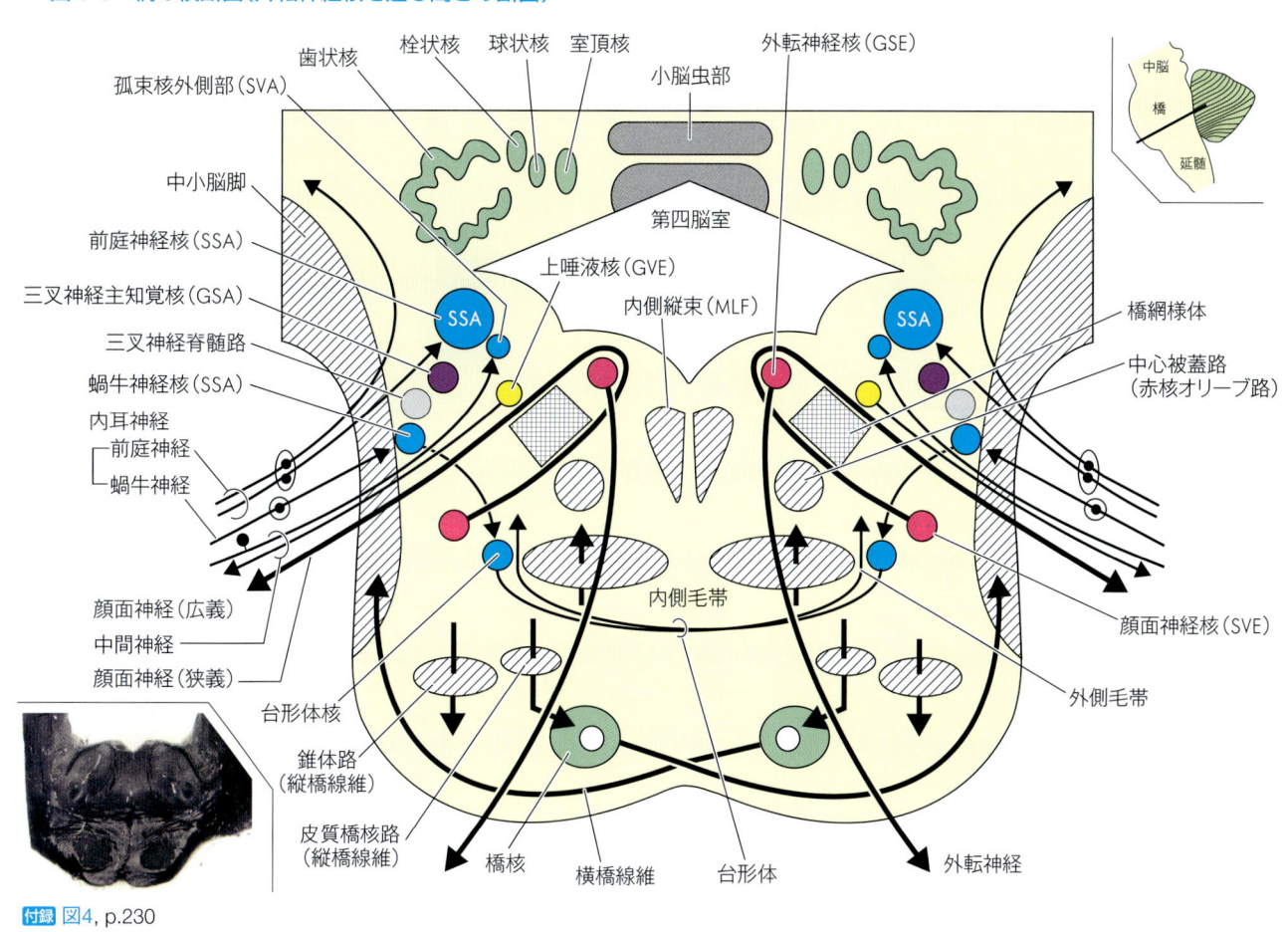

主要ラベル：
- 孤束核外側部（SVA）
- 中小脳脚
- 前庭神経核（SSA）
- 三叉神経主知覚核（GSA）
- 三叉神経脊髄路
- 蝸牛神経核（SSA）
- 内耳神経
  - 前庭神経
  - 蝸牛神経
- 顔面神経（広義）
- 中間神経
- 顔面神経（狭義）
- 歯状核
- 栓状核
- 球状核
- 室頂核
- 小脳虫部
- 第四脳室
- 上唾液核（GVE）
- 内側縦束（MLF）
- 台形体核
- 錐体路（縦橋線維）
- 皮質橋核路（縦橋線維）
- 橋核
- 横橋線維
- 台形体
- 内側毛帯
- 外側毛帯
- 外転神経核（GSE）
- 橋網様体
- 中心被蓋路（赤核オリーブ路）
- 顔面神経核（SVE）
- 外転神経

付録 図4, p.230

図 5-4 橋の横断面（上髄帆（滑車神経交叉）を通る高さの断面）

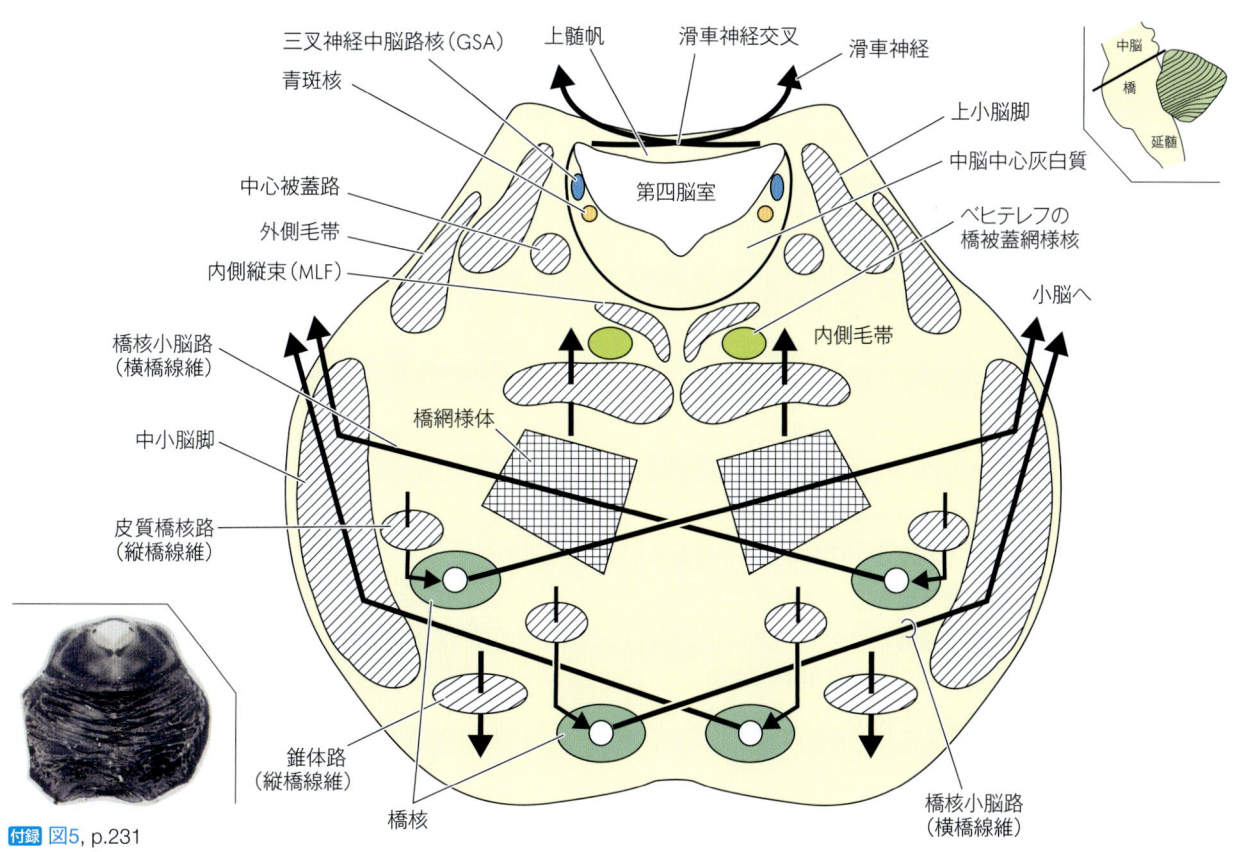

主要ラベル：
- 三叉神経中脳路核（GSA）
- 青斑核
- 中心被蓋路
- 外側毛帯
- 内側縦束（MLF）
- 橋核小脳路（横橋線維）
- 中小脳脚
- 皮質橋核路（縦橋線維）
- 上髄帆
- 滑車神経交叉
- 滑車神経
- 上小脳脚
- 中脳中心灰白質
- ベヒテレフの橋被蓋網様核
- 第四脳室
- 内側毛帯
- 橋網様体
- 小脳へ
- 錐体路（縦橋線維）
- 橋核
- 橋核小脳路（横橋線維）

付録 図5, p.231

図5-5 大脳小脳連関

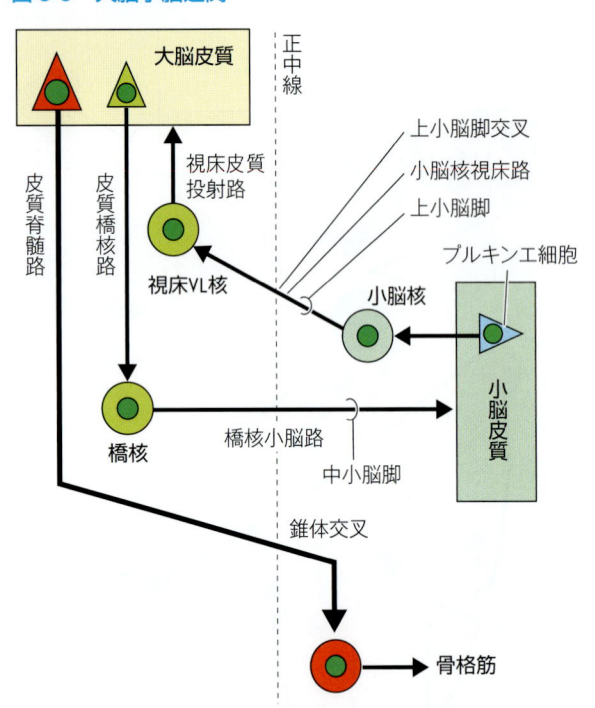

図5-6 橋核ニューロンは小脳へ投射する（橋核小脳路）
小脳皮質にLacZ組換えアデノウイルスを注入すると，反対側優位に橋核ニューロン（Pn）が逆行性に標識される（青色）．橋の矢状断切片．

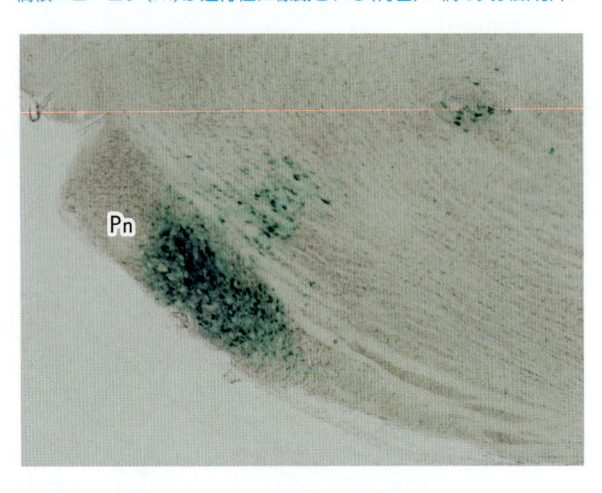

図5-7 大三角形

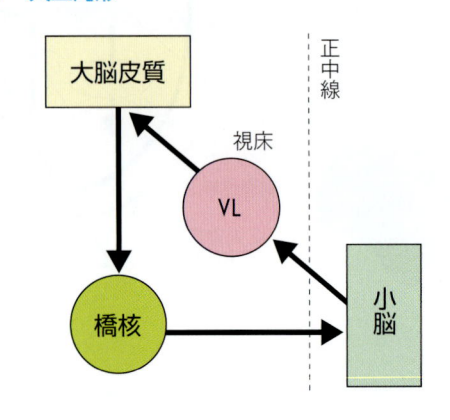

図5-8 橋核の発生
A：橋核のニューロンは菱脳唇に由来する．
B：後脳の翼板の背側部を占める領域を菱脳唇といいAtoh1を発現する．この領域に由来するニューロンは，後脳の外周に沿って腹方に移動し，橋核となる．一部の細胞はさらに正中線を越えて反対側に至る．

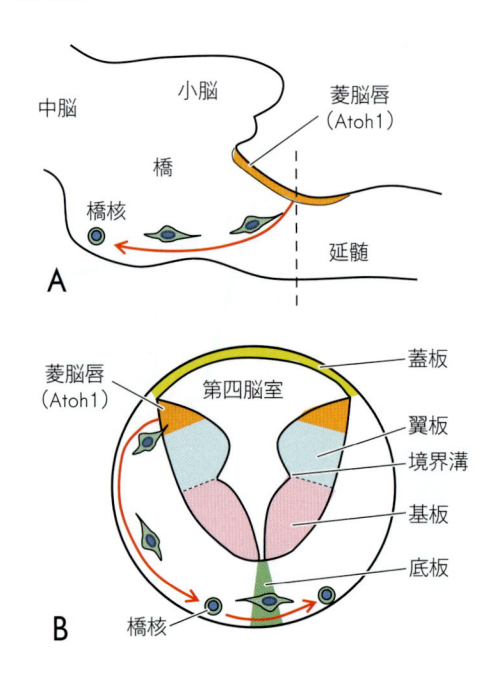

（橋核小脳路 pontocerebellar tract）（図5-2, 6）．このように大脳皮質，橋核，反対側小脳の間には全体として皮質・橋核・小脳路 cortico-ponto-cerebellar tract という神経回路が形成されるため，大脳皮質は間接的に小脳と連絡することになる．

- 大脳皮質の全ての領域は橋核に投射するが，特に大脳皮質運動野に絞って考えてみよう．運動野は皮質橋核小脳路により反対側の小脳皮質外側部に橋核を介して間接的に投射する．さらに小脳皮質外側部は同側の小脳外側核（歯状核）に投射する．そして小脳核ニューロンの軸索は上小脳脚を通過後，中脳の下丘レベルで交叉して視床外側腹側核 ventral lateral thalamic nucleus（VL核）に終わる．さらにVL核ニューロンは同側の大脳皮質運動野に投射する（視床皮質投射，図5-5）．以上をまとめると大脳皮質運動野→橋核→（交叉）→小脳半球外側部→小脳外側核（歯状核）→（交叉）→視床外側腹側核（VL核）→大脳皮質運動野という閉鎖回路ができる．この閉鎖回路は交叉部位が2回あるので，同側の運動野に情報は帰還することになる（図5-7：大三角形）．この神経回路は皮質脊髄路を介して運動野より脊髄に伝えられる運動指令（運動コマンド）のコピーを計算機としての小脳に送り，計算結果を再び運動野に戻すことにより随意運動を円滑に行う機能があると考えられる．

- 従来，小脳は運動の制御系であり，随意運動の中枢は大脳皮質運動野にあると考えられていた．しかし，

最近のfunctional MRI（機能的核磁気共鳴画像）の研究によれば，小脳半球の外側部に運動に先行して興奮が起こることがわかってきた．この事実は運動野と小脳半球外側部の結合関係から納得できる．

> **Memo 5-1** 橋核は翼板に由来する （図5-8）
> 後脳の翼板の背側部を特に菱脳唇といい，小脳や橋核の原基となる．菱脳唇は第四脳室の蓋板（将来，第四脳室脈絡板となる）と翼板の移行部の領域で，Atoh1（Math1ともいう）を発現する．菱脳唇に由来するニューロンは，後脳の外周に沿って腹側に移動し，橋核を形成する．一部のニューロンは正中線を越えて反対側の橋核ニューロンとなる．

B 橋背部

- 橋背部には多くの脳神経核と橋網様体がある（図4-20, 5-3, 4）．

1 脳神経核 nuclei of cranial nerves

1-1 運動性脳神経核 motor nuclei of cranial nerves

❶**外転神経核** abducens nucleus（GSE）：第四脳室底を形成する菱形窩の顔面神経丘 facial colliculus の直下にある（図5-10）．この神経核より起こる線維は，外転神経根を形成し，橋と延髄の境界より脳外に出て，外側直筋を支配する．外転神経核の最大の特徴は，この神経核が外側直筋を支配する運動ニューロンの他に，反対側の動眼神経核（内側直筋を支配）に投射する核間ニューロン internuclear neuron を含んでいることである．核間ニューロンの軸索は，直ちに交叉して，内側縦束（MLF）中を上行し，動眼神経核に投射する（図5-9, 25）．核間ニューロンは側方（外方）注視に関係する．また内側縦束の障害により側方注視マヒ lateral gaze paralysis や眼振 nystagmus が起こる．これを内側縦束（MLF）症候群という（図5-9）．

> **Memo 5-2** 正中傍橋網様体 paramedian pontine reticular formation（PPRF）
> 橋にある側方注視の中枢（図5-9）．反対側の前頭葉の前頭眼野（随意眼球運動の中枢）より投射を受け，同側の外転神経核に出力する．

❷**顔面神経核** facial nucleus（SVE）：この神経核より起こる線維は，顔面神経（狭義）を形成して，表情筋を支配する．顔面神経核ニューロンの軸索はまず背内側に向かった後に，第四脳室底で腹外側

図5-9 右方への側方注視（外方注視）の神経機構とその障害（1～5）

図は側方注視の神経回路を示している．右方への側方注視の際に図中の赤く塗りつぶしたニューロンが興奮する．側方注視の神経回路中の1～5の部位で傷害を受けた場合，右方への側方注視は下の表のように障害される．

略号
MLF：内側縦束
PPRF：正中傍橋網様体

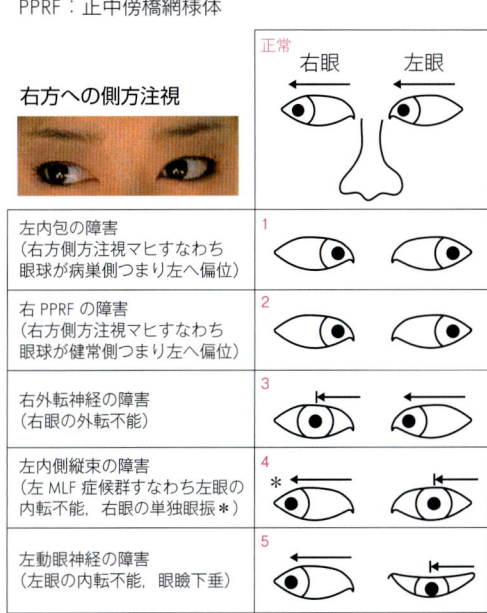

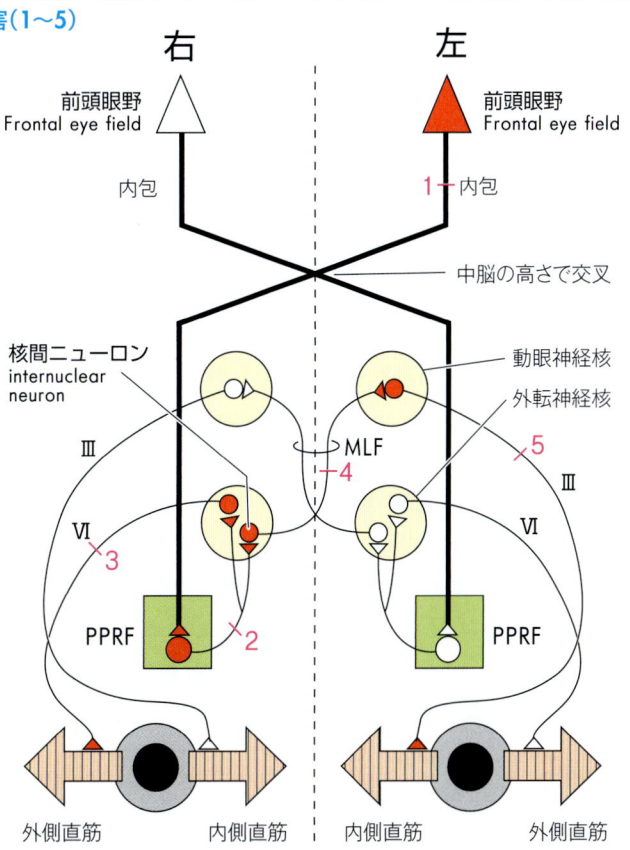

右方への側方注視	正常 右眼 左眼
左内包の障害（右方側方注視マヒすなわち眼球が病巣側つまり左へ偏位）	1
右PPRFの障害（右方側方注視マヒすなわち眼球が健常側つまり左へ偏位）	2
右外転神経の障害（右眼の外転不能）	3
左内側縦束の障害（左MLF症候群すなわち左眼の内転不能，右眼の単独眼振*）	4
左動眼神経の障害（左眼の内転不能，眼瞼下垂）	5

図 5-10　顔面神経核と外転神経核の位置関係

（顔面神経丘／第四脳室／顔面神経（内）膝／外転神経核（GSE）／正中線／顔面神経核（SVE）／外転神経根／顔面神経根）

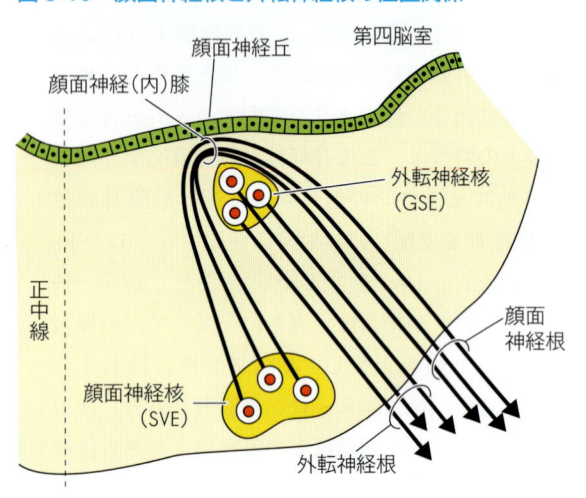

図 5-11　顔面筋（表情筋）を支配する顔面神経核

A：ラットの顔面筋にワサビ過酸化酵素を注入すると，顔面神経核ニューロン（7）が逆行性に標識される．
B：同一切片を暗視野観察．背内方に向かう顔面神経根（7n）が観察できる．

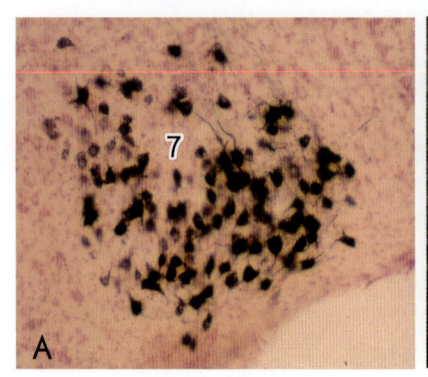

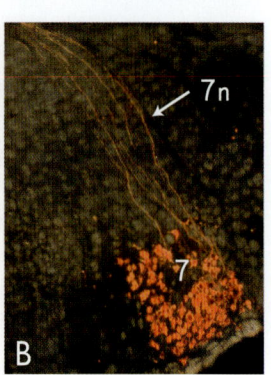

に向かう（図5-10, 11）．この顔面神経根が方向を転じる部位を顔面神経（内）膝という．顔面神経（内）膝の位置は，第四脳室底の顔面神経丘の直下である．なお，顔面神経は，この膝のところで外転神経核を内方から外方へ迂回する．

> **Memo 5-3　顔面神経核ニューロンは移動する**
> SVEカラムに属する神経核（三叉神経運動核，顔面神経核，疑核）は発生過程において第四脳室底より腹外方へ大きく移動する（図5-12）．顔面神経核ニューロンは移動前に既に側方に軸索を出しているので，移動後の顔面神経核ニューロンの軸索はヘアピン状あるいはUループを描く．この屈曲点を顔面神経膝といい，上記のように外転神経核を巻き込むように曲がる．なお，顔面神経は，側頭骨の顔面神経管内を通過中に直角に曲がり，やはり顔面神経膝を形成する．脳内の顔面神経膝を内膝 internal genu といい，側頭骨内におけるそれを外膝 external genu といって区別することがある．

顔面神経核への入力線維　　　　　　　　　（図5-13, 14）

a) 大脳皮質からの投射（皮質核路）（図5-13）：顔面上半の表情筋を支配する顔面神経核は，両側の大脳皮質からの投射を受けるが，顔面下半の表情筋を支配する顔面神経核は，反対側の大脳皮質のみからの投射を受ける．したがって一側大脳皮質の障害により健常側の顔面下半の表情筋はマヒするが，顔面上半の表情筋はマヒしない（口笛は吹けないが，額にシワを寄せることができる）．

b) 三叉神経脊髄路核からの二次線維：下記の三叉顔面神経反射 trigeminofacial reflex があることより，三叉神経脊髄路核と顔面神経核の間に結合があることが推測される．

　i) 角膜反射 corneal reflex（図5-15）：角膜を柔らかい綿で軽く擦ると反射的に閉眼する．これを角膜反射という．角膜反射の経路は，角膜にさわる→三叉神経第1枝（眼神経）→三叉神経節→三叉神経脊髄路核→顔面神経核→顔面神経→眼輪筋（閉眼）．この経路の中で三叉神経脊髄路核より起こる線維は両側性に顔面神経核に投射するから一側の角膜に触ると角膜反射は両眼に起こる．

　ii) 吸引反射 sucking reflex：指で口唇を擦ると指に吸い付いてくる反射．母親の乳首を求めて赤ちゃんが示す反射で，大人で出現すれば異常（病的反射：ただし大人でも甘えてこういうことをするヒトもいるが，それは反射ではなく大脳皮質を介しているので意図的である）．口唇→三叉神経→三叉神経節→三叉神経脊髄路核→顔面神経核→顔面神経→口輪筋（閉口）．

c) 聴覚路の二次あるいは三次線維：お友だちの耳元でワッと大声をあげて驚かしてみよう（本当のお友だちにはできない）．反射的に目を閉じたり，顔をしかめたりするだろう（聴覚顔面反射 acousticofacial reflex：図5-16）．またアブミ骨筋が収縮して，アブミ骨底が大きく振動することを防ぐ．聴覚顔面反射の経路は，コルチ器→ラセン神経節→蝸牛神経→蝸牛神経核→顔面神経核→顔面神経→表情筋・アブミ骨筋の収縮．

d) 赤核，視床下部，淡蒼球からの線維：赤核，視床下部，淡蒼球の障害で表情が仮面様になることよりこの経路が推測されている（図5-14）．

❸ **三叉神経運動核 motor nucleus of trigeminal nerve（SVE）**：この神経核より起こる線維は，三叉神経運動根を作った後，三叉神経第3枝（下顎神経）に入り，咀嚼筋を支配する（図5-17, 18）．

図 5-12　顔面神経核の発生（マウス）

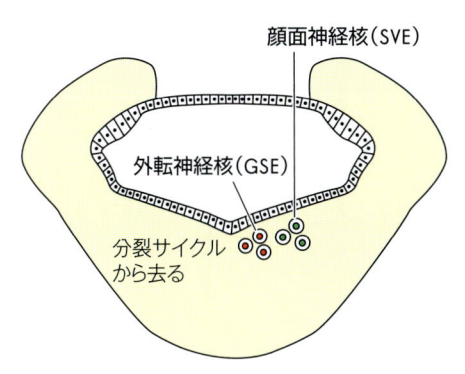

顔面神経核（SVE）
外転神経核（GSE）
分裂サイクルから去る

A　胎生10日

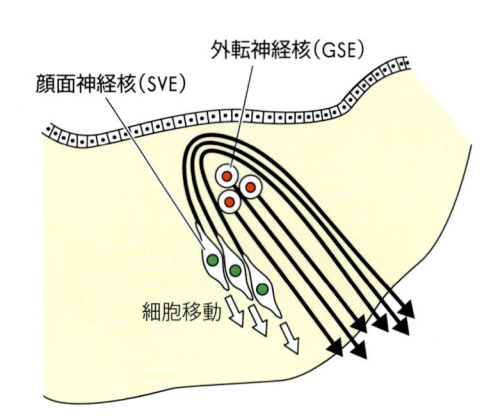

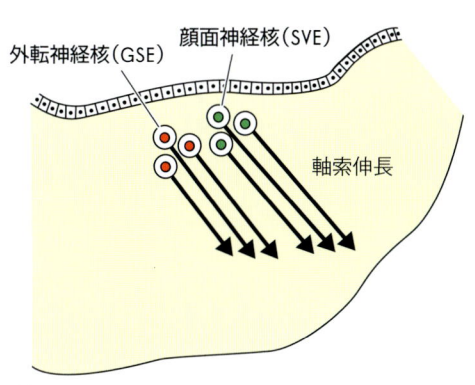

外転神経核（GSE）
顔面神経核（SVE）
軸索伸長

B　胎生11日

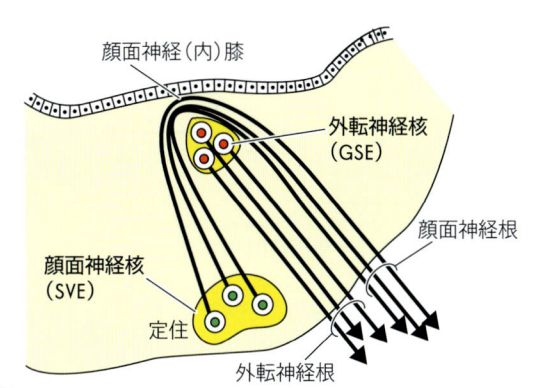

外転神経核（GSE）
顔面神経核（SVE）
細胞移動

C　胎生12日

顔面神経（内）膝
外転神経核（GSE）
顔面神経核（SVE）
定住
顔面神経根
外転神経根

D　胎生14日

図 5-13　表情筋の支配

右の内包レベルで顔面神経核に至る皮質核路線維が傷害を受けると（傷害①），左側の下半分の表情筋はマヒするが，上半分の表情筋はマヒしない．
左の顔面神経が傷害を受けると（傷害②），左側の全表情筋がマヒする．

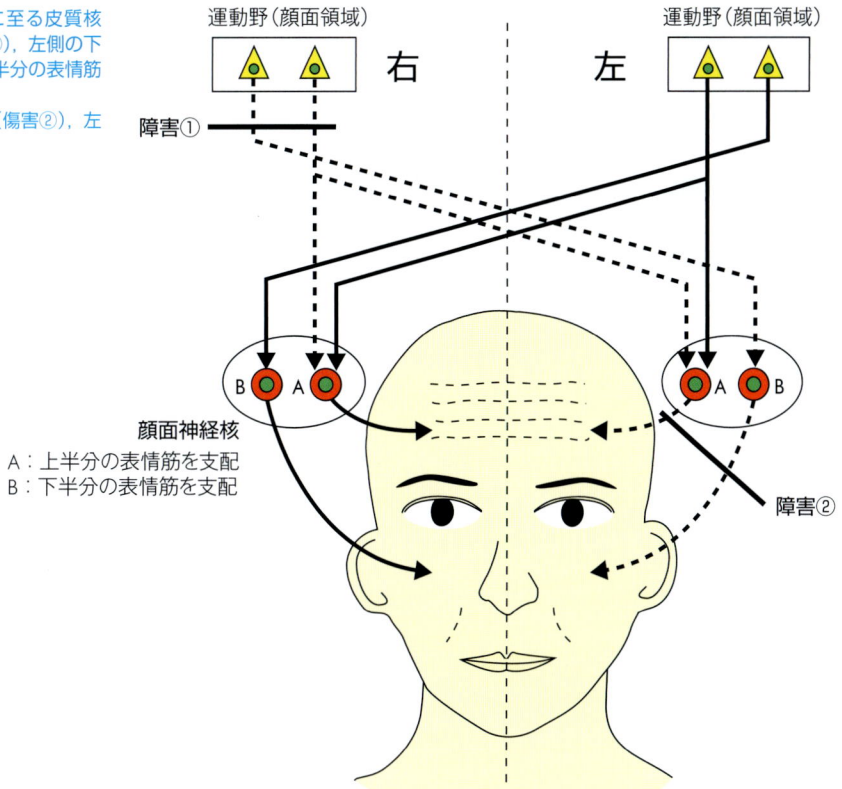

運動野（顔面領域）
右　左
運動野（顔面領域）
障害①
顔面神経核
A：上半分の表情筋を支配
B：下半分の表情筋を支配
障害②

5 橋

図 5-14 顔面神経核への入力線維

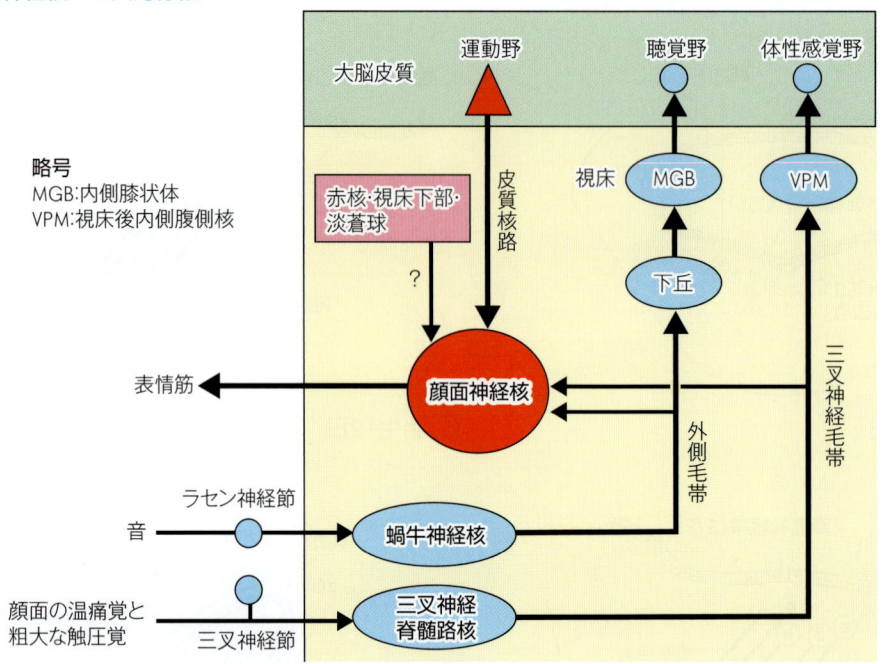

略号
MGB：内側膝状体
VPM：視床後内側腹側核

図 5-15 角膜反射(三叉・顔面反射)の経路

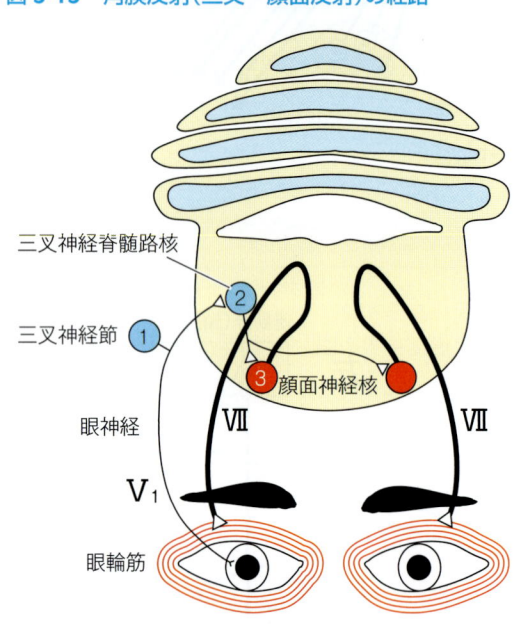

図 5-16 聴覚顔面反射の経路

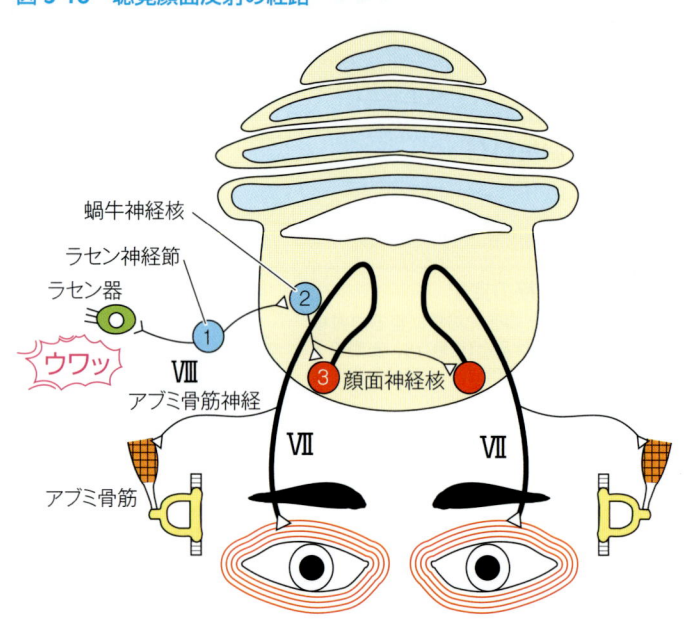

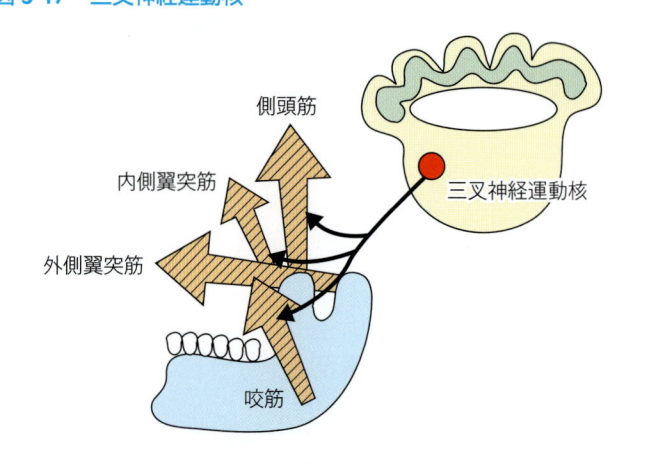

図 5-17 三叉神経運動核

図 5-18 三叉神経運動核

咀嚼筋を支配する三叉神経運動核ニューロンはコリン作動性である.
A：ラットの三叉神経運動核(5)ニューロンはコリン O-アセチルトランスフェラーゼ ChAT mRNA を発現する(in situ ハイブリダイゼーション法).
B：ラット顎二腹筋前腹に蛍光色素 Fast Blue を注入すると三叉神経運動核(5)の内側部分に逆行性に標識されたニューロンが証明される. A と B は同一切片.

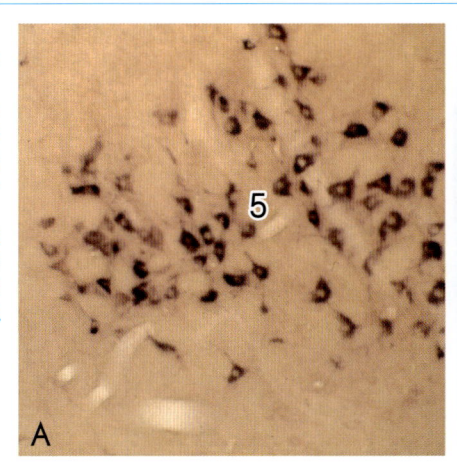

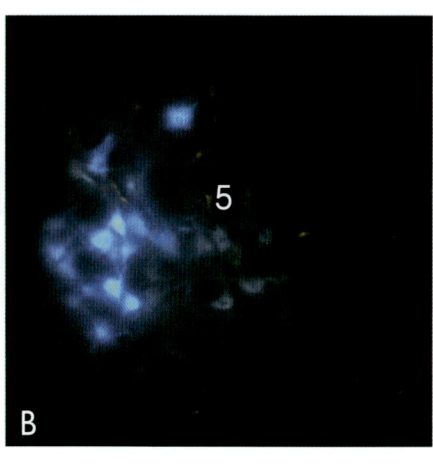

図 5-19 顔面神経

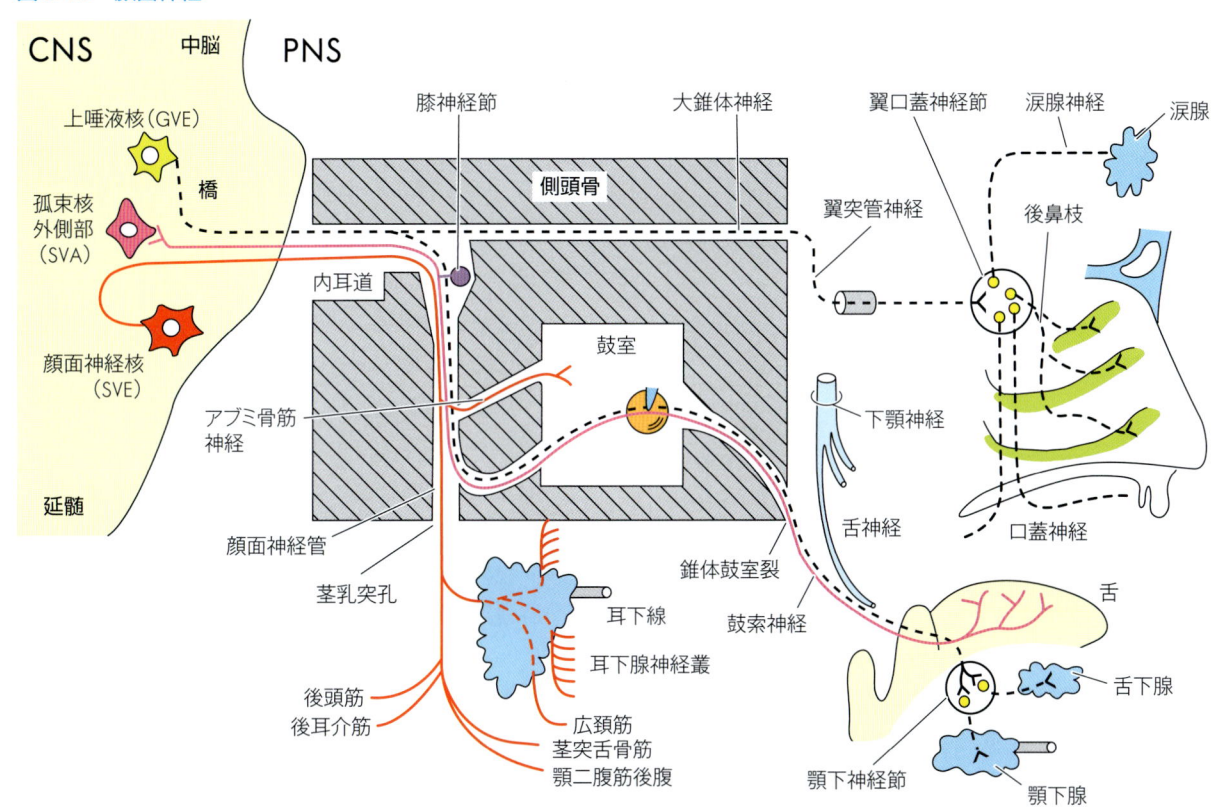

❹ **上唾液核** superior salivatory nucleus（GVE）（図 5-19）：涙腺，顎下腺，舌下腺などを副交感性支配する．この神経核より出る副交感性節前線維は翼口蓋神経節と顎下神経節にて節後ニューロンにシナプス接続する．

　a) 上唾液核（節前ニューロン）→中間神経→大錐体神経→翼口蓋神経節（節後ニューロン）→涙腺へ．作用：涙の分泌を促進する．

　b) 上唾液核（節前ニューロン）→中間神経→鼓索神経→顎下神経節（節後ニューロン）→顎下腺と舌下腺へ．作用：顎下腺と舌下腺の分泌を促進する．

1-2 知覚性脳神経核
sensory nuclei of cranial nerves

❶ **三叉神経主知覚（感覚）核** principal sensory nucleus of the trigeminal nerve（GSA）：顔面の識別性触圧覚を中継する一般体性求心性（GSA）の脳神経核である（図5-20, 21）．三叉神経節ニューロンの軸索中枢枝は，三叉神経知覚根を通り，橋に入る．ここで上行枝と下行枝に分かれ，上行枝は直ちに三叉神経主知覚（感覚）核に終わる．下行枝は三叉神経脊髄路中を下行し，三叉神経脊髄路核に終止する．三叉神経主知覚核と脊髄路核からの二次線維は，交叉して反対側の脳幹を三叉神経毛帯

図 5-20 三叉神経主知覚核と脊髄路核

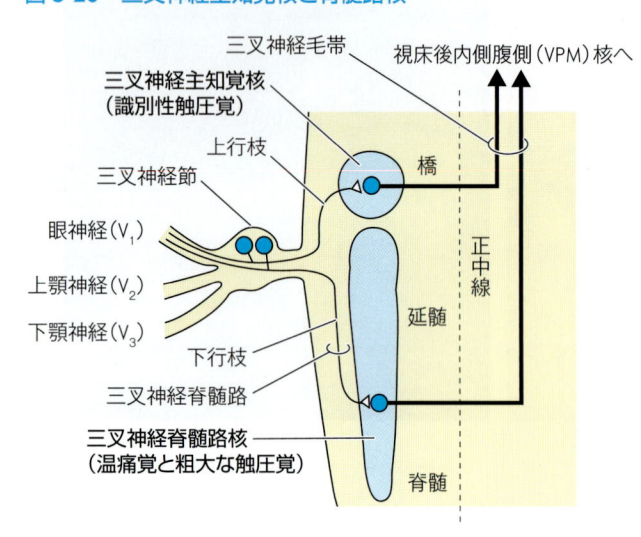

図 5-21 頭部の知覚の伝導路（三叉神経毛帯系）

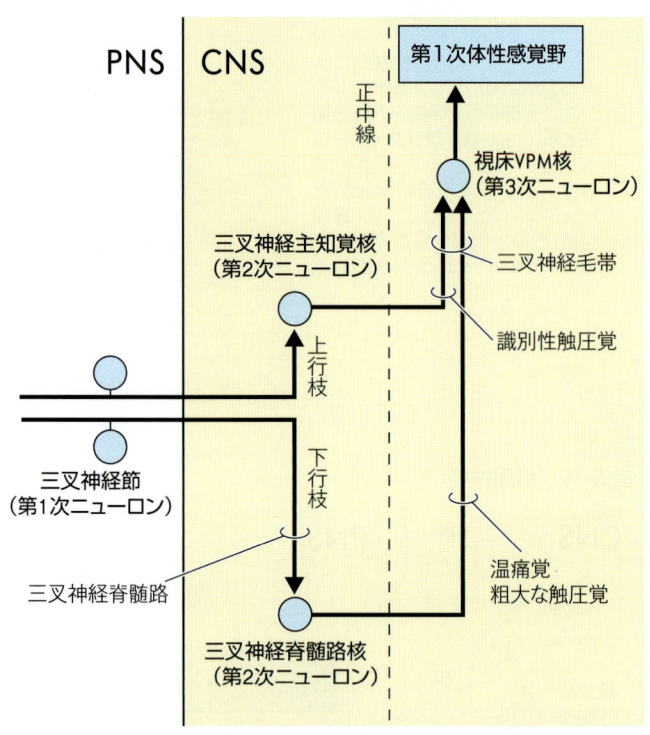

trigeminal lemniscus を形成して上行し，視床の後内側腹側核 ventral posteromedial thalamic nucleus（VPM）に終わる．三叉神経主知覚核は顔面の識別性触圧覚，三叉神経脊髄路核は顔面の温痛覚と粗大な触圧覚を視床へ中継する．したがって前者は後索・内側毛帯系に，後者は脊髄視床路（脊髄毛帯系）に相当する．

> **Memo 5-4 三叉神経主知覚核内の体部位局在**
> 三叉神経主知覚核への三叉神経の終末様式にも三叉神経脊髄路核と同様に体部位局在 somatotopic arrangement がある．すなわち下顎神経（背側部），上顎神経（中間部），眼神経（腹側部）である．

❷ **前庭神経核 vestibular nuclei（SSA）**：側頭骨内の三半規管や球形嚢・卵形嚢で受容された前庭感覚（頭部の空間的位置，回転，直線加速度）を伝える前庭神経節ニューロンの中枢枝は前庭神経核に終わる（図5-22）．前庭神経核は前庭感覚情報を小脳や，脊髄運動ニューロン，外眼筋支配脳神経核（動眼・滑車・外転神経核）中の運動ニューロンに送る．前庭神経核は，上核（ベヒテレフ氏核）superior nucleus（Bechterew），内側核（シュワルベ氏核）medial nucleus（Schwalbe），外側核（ダイテルス氏核）lateral nucleus（Deiters），下核（ローラー氏核）inferior nucleus（Roller）の4亜核からなる．

1) 前庭神経核への入力線維（図5-22, 23, 24）

a) 一次前庭線維 primary vestibular fibers：三半規管と卵形嚢・球形嚢で受容された前庭感覚は，前庭神経節ニューロンの中枢枝である前庭神経を通り，橋と延髄の境界部より脳に入り，前庭神経核に終わる（一次前庭線維）．なお三半規管は角加速度（回転運動）を受容し，卵形嚢・球形嚢は直線加速度と頭部の（静的）空間的位置を受容する．

b) 直接小脳前庭線維 direct cerebellovestibular fibers：小脳前葉虫部および片葉小節葉のプルキンエ細胞の軸索は前庭神経外側核へ直接投射する．

c) 室頂核前庭線維 fastigio-vestibular fibers：室頂核ニューロンは前庭神経核に投射する（室頂核前庭線維）．交叉性線維と非交叉性線維があるが，交叉性室頂核前庭線維を鈎状束 uncinate fascicle という．

d) カハール間質核 interstitial nucleus of Cajal からの線維：垂直方向の眼球運動を支配するカハール間質核から同側前庭神経核へ至る．

e) 交連線維 commissure fibers：左右の前庭神経核は相互に交連線維により結合する．

f) 脊髄前庭路 spino-vestibular tract：脊髄より前庭神経核へ投射する．

2) 前庭神経核からの出力線維（図5-23, 24）

a) 二次前庭小脳線維：前庭神経核より起こり同側の小脳へ投射する．三半規管，卵形嚢，球形嚢で得た前庭情報を小脳へ伝える．

b) 外側前庭脊髄路 lateral vestibulospinal tract：前庭神経外側核より起こり脊髄を下行し伸筋支配運動ニューロンへ投射する（伸筋の促通）．

B 橋背部 | 1 脳神経核

図 5-22 前庭神経核
注意：本図では各前庭器官が投射する前庭神経核との厳密な対応関係は考慮していない．

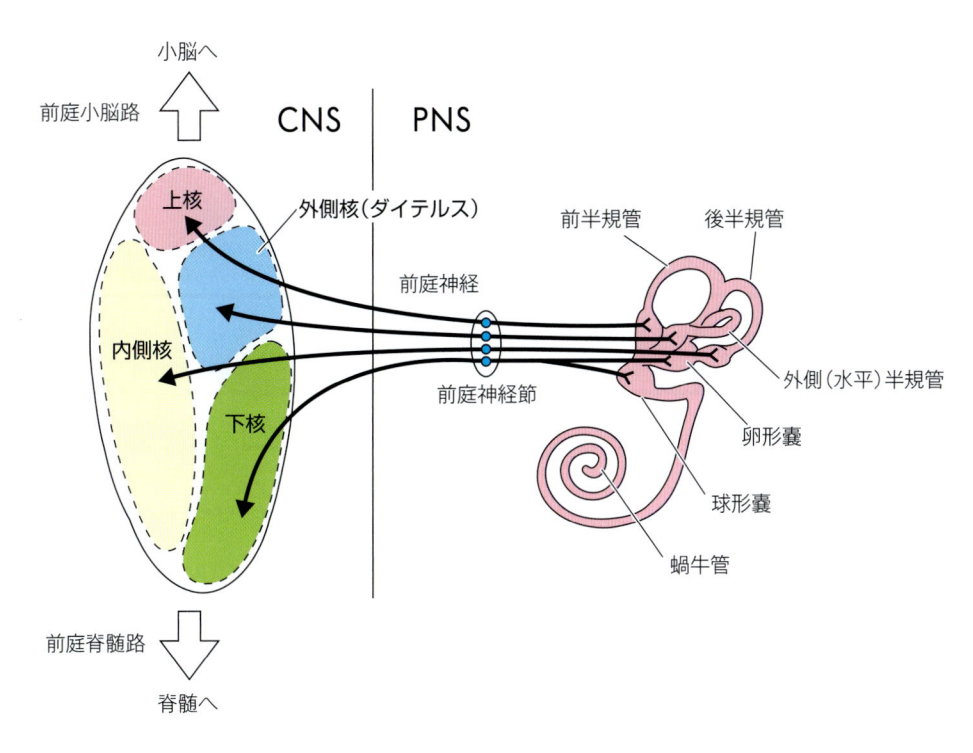

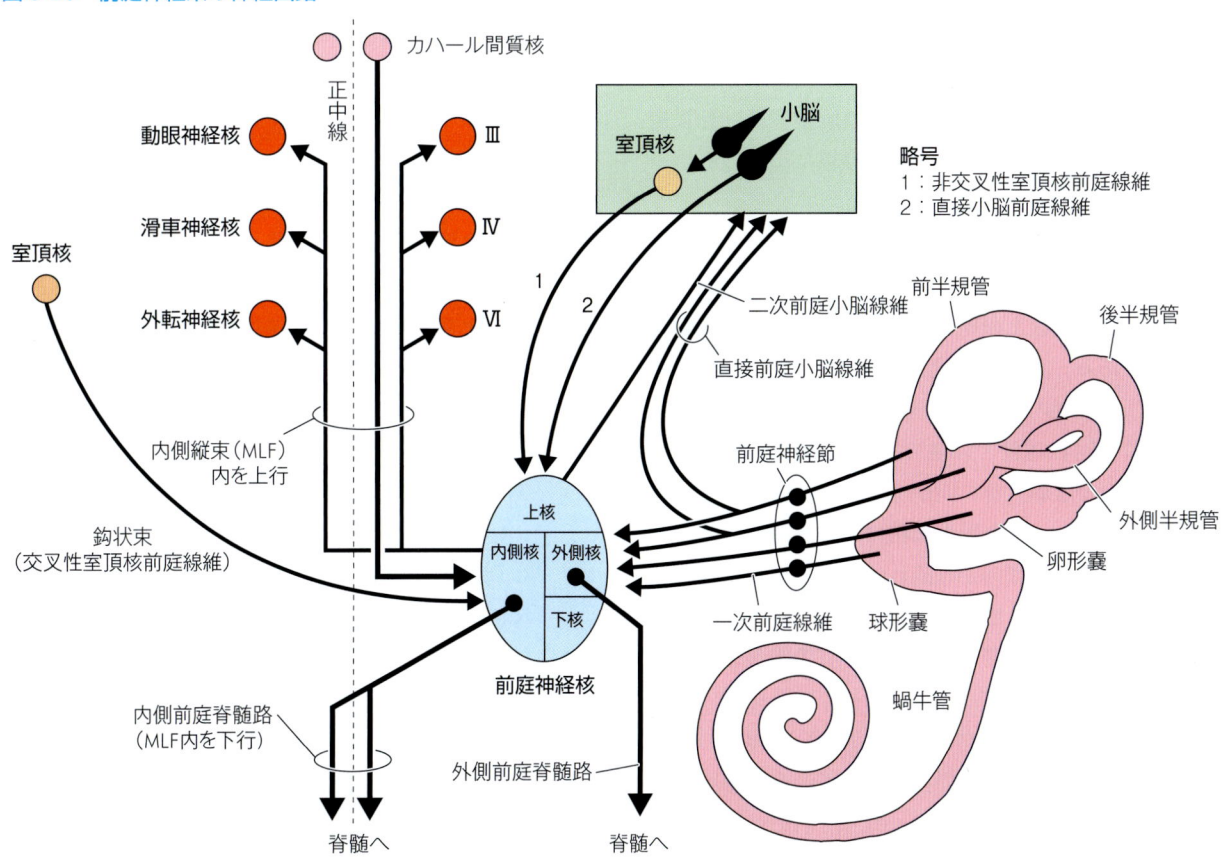

図 5-23 前庭神経系の神経回路

略号
1：非交叉性室頂核前庭線維
2：直接小脳前庭線維

図 5-24 前庭神経系の神経回路（模式的）

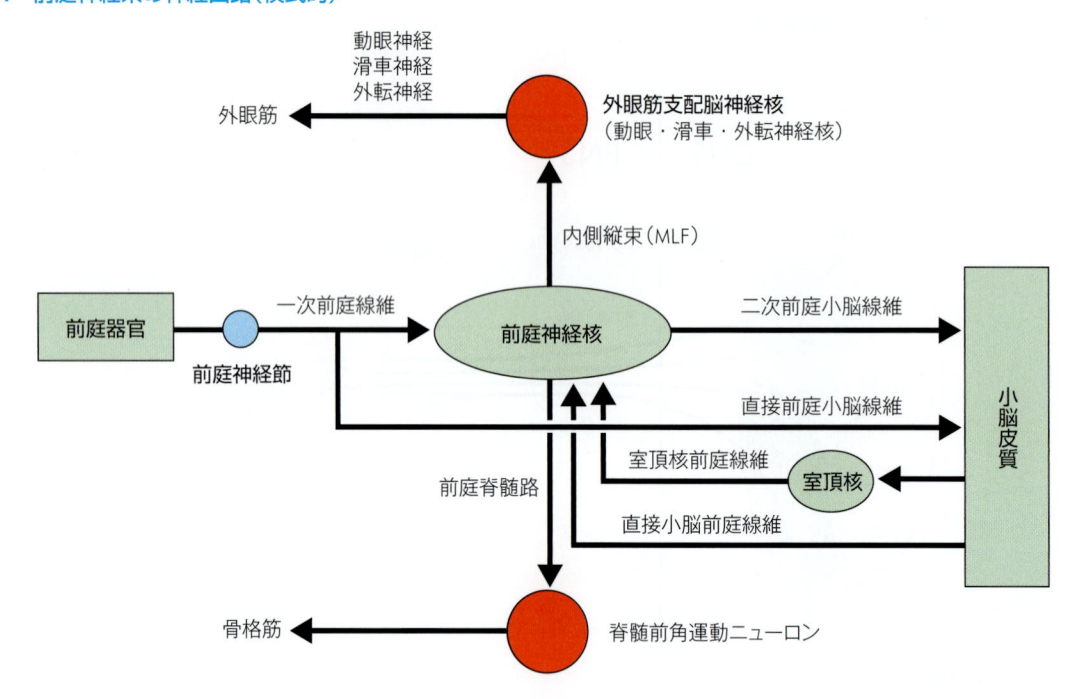

c) **内側前庭脊髄路 medial vestibulospinal tract**：前庭神経内側核より起こり，内側縦束を下行して同側あるいは反対側の脊髄前角運動ニューロンに終わる．

d) **内側縦束 medial longitudinal fasciculus（MLF）**：前庭神経核から起こる線維は，内側縦束を上行して，外眼筋を支配する運動性脳神経核（動眼神経核，滑車神経核，外転神経核）に終わる．

3）前庭動眼反射の機構

頭を回転しながら同一の物体を見続けるためには，頭の運動をキャンセルする方向に眼球を動かして網膜上の同一の点に物体を結像する必要がある．これを前庭動眼反射という（図5-25）．三半規管内の内リンパの流れは慣性の法則より頭の回転運動とは逆の方向になる（図5-26）．このとき膨大部に向かう内リンパの流れ（向膨大部流）つまり膨大部稜にある有毛細胞の不動毛から動毛に向かう流れは，有毛細胞を興奮させる．一方，膨大部より遠ざかる向きの内リンパの流れ（遠膨大部流）は，有毛細胞を抑制する．したがって，頭頂より見て時計回りに頭を回転した場合，右の水平（外側）半規管の有毛細胞は興奮し，左の水平半規管の有毛細胞は抑制される（図5-26）．その結果，右の前庭神経核ニューロンが興奮し，左の前庭神経核ニューロンが抑制される．図5-25 で示した神経回路により，右眼が内転し，左眼が外転することによ

り，左→右方向の頭の回転をキャンセルする方向（右→左）に眼球を動かす，このような機構を前庭動眼反射という．

❸ **蝸牛神経核（SSA）**（図5-27）：聴覚を中継する特殊体性求心性神経核（SSA）．蝸牛神経背側核（背側蝸牛神経核）dorsal cochlear nucleus と蝸牛神経腹側核（腹側蝸牛神経核）ventral cochlear nucleus からなる．

1）蝸牛神経核への入力線維

蝸牛管にあるラセン器（コルチ器）の有毛細胞で受容された聴覚刺激は，電気信号に変換され，ラセン神経節ニューロンの末梢枝に伝えられる．同ニューロンの中枢枝（＝蝸牛神経）は橋と延髄の境界より橋に入り，蝸牛神経背側核と腹側核に終わる．

2）蝸牛神経からの出力線維

蝸牛神経核より起こる二次線維は3つの聴条（腹側，中間，背側聴条 ventral/intermediate/dorsal acoustic striae）を形成する．3つの聴条は台形体 trapezoid body となり，交叉して（台形体交叉），外側毛帯 lateral lemniscus となって脳幹を上行し下丘に至る．聴条はその経路中にある台形体核 nucleus of trapezoid body，上オリーブ核 superior olivary nucleus，外側毛帯核 nucleus of lateral lemniscus などの聴覚伝導路の中継核にシナプス結合する．なお聴条は上記の台形体交叉で交叉せず，同側を上行する線

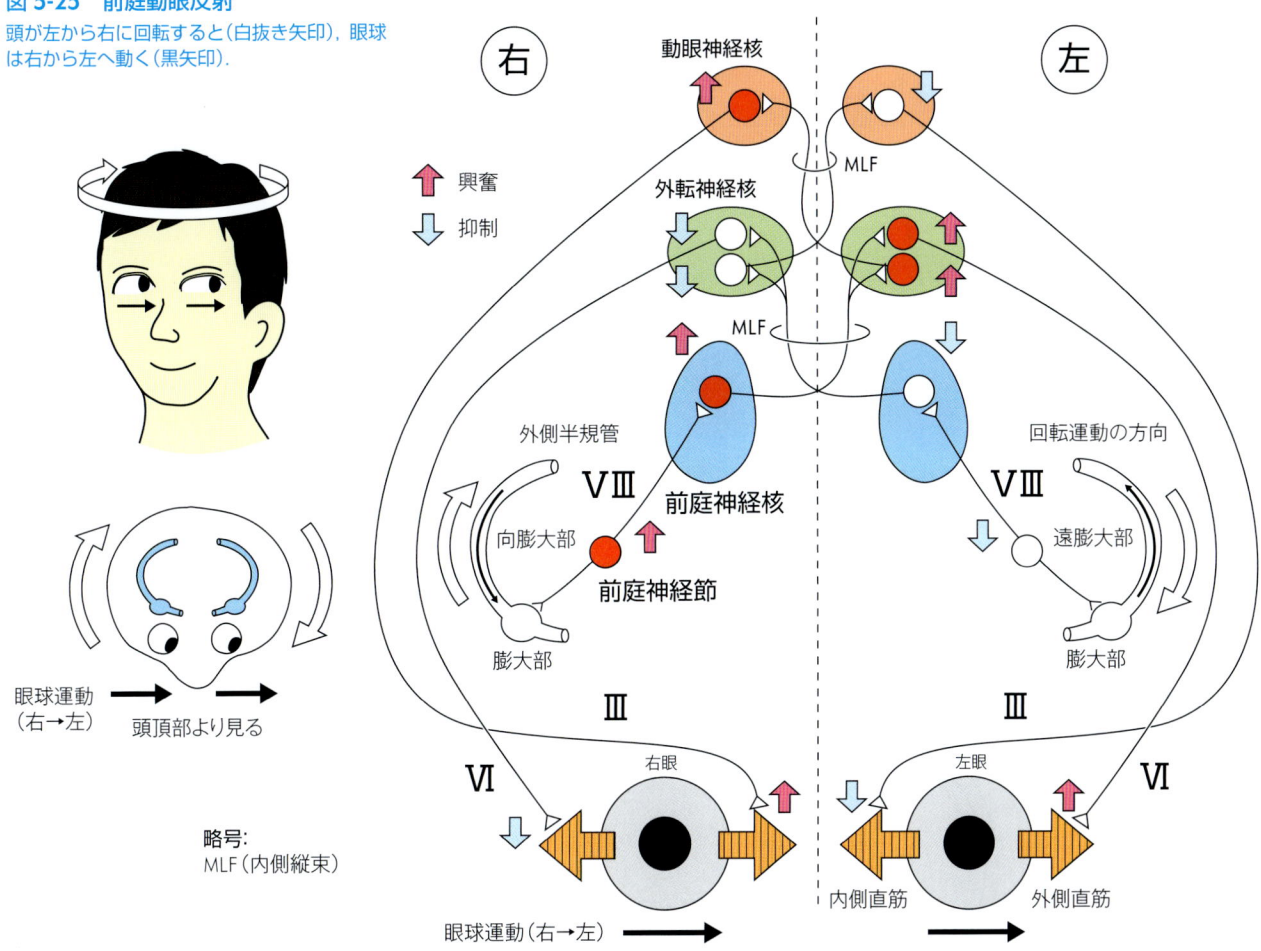

図 5-25　前庭動眼反射
頭が左から右に回転すると(白抜き矢印)，眼球は右から左へ動く(黒矢印)．

略号：
MLF(内側縦束)

維も多い．また聴覚伝導路はあらゆるレベル(上オリーブ核，外側毛帯核，下丘)で交叉する．このように聴覚伝導路は交叉性線維と非交叉性線維からなる複雑な伝導路であることが特徴であるが，左右の音源の同定に必要なのであろう．

2　橋網様体 pontine reticular formation

- 橋網様体は下橋網様体と上橋網様体からなる．橋網様体脊髄路 pontine reticulospinal tract (内側網様体脊髄路 medial reticulospinal tract) を出す．橋網様体脊髄路は内側縦束 (MLF) 内を下行する．

3　青斑核 nucleus c(o)eruleus

- 第四脳室底の境界溝の上窩に一致して青く見える領域がある．これを青斑 locus c(o)eruleus という．その深部に青斑核 nucleus c(o)eruleus がある．ニューロンの細胞体がメラニンを含むために青く見える．
- 青斑核にはノルアドレナリンを神経伝達物質とするノルアドレナリン作動性ニューロン noradrenergic neurons がある．青斑核より起こるノルアドレナリン作動性線維終末は脳の広い範囲に終止し，意識，知覚，運動などを調節している．また脳の血管に終止し，脳の血管の循環調節を行っている．
- 青斑核より起こるノルアドレナリン作動線維の経路は以下のとおり：

❶ **背側ノルアドレナリン作動性神経束 dorsal noradrenergic bundle**：上行路．青斑核より起こり中脳，間脳，大脳皮質等に広く分布する．
❷ **青斑核脊髄路 c(o)eruleospinal pathway**：下行路．青斑核より起こり脊髄の運動ニューロン，感覚ニューロン，自律神経節前ニューロンに投射する．

> **Memo 5-5**　青斑核のスペル
> 青斑核のスペルは難しい．nucleus caeruleus が正しいが，一般的には現代的な綴りである nucleus coeruleus が用いられる．米国英語では二重母音が詰まって nucleus ceruleus となる．青斑核の英語表記 caerulean nucleus はあまり使われない．

図 5-26 頭部の回転運動と前庭神経の発火頻度（図 5-25 も参照）

頭頂部より見て時計回りに頭部が回転すると，右の水平半規管内の内リンパ流は膨大部に向かう（向膨大部流，図A）．このとき有毛細胞は脱分極し，前庭神経の発火頻度が上昇する．一方，左の水平半規管内の内リンパ流は膨大部から遠ざかる方向に向かう（遠膨大部流，図B）．このとき有毛細胞は過分極し，前庭神経の発火頻度が減少する．

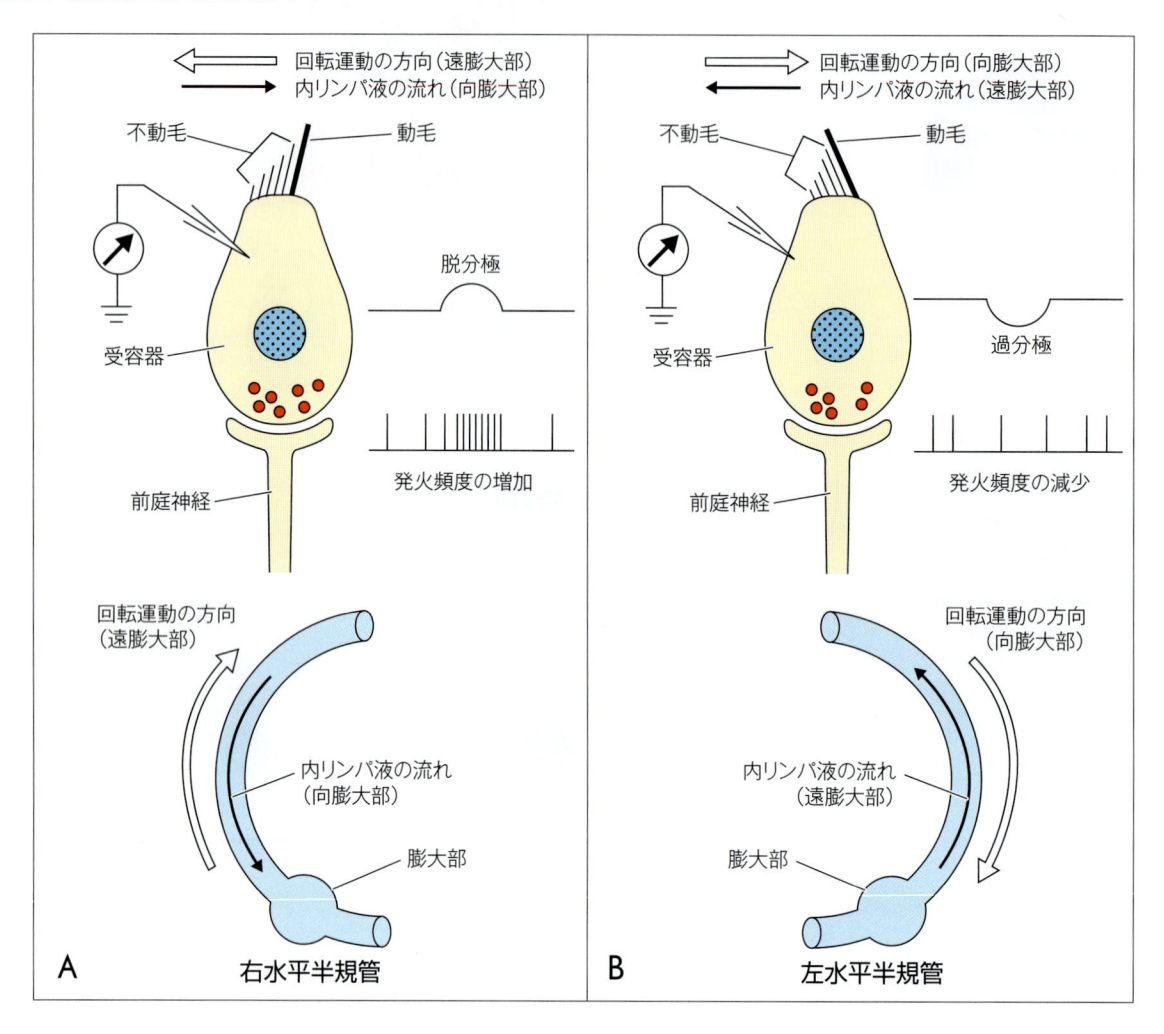

4 橋背部を通る主な線維系

- 橋背部を下記の神経回路が通過する．

  ❶ **内側毛帯 medial lemniscus**：延髄の後索核 posterior column nuclei より起こる線維系で，毛帯交叉 decussation of medial lemniscus で交叉して，反対側の脳幹を内側毛帯となって上行し，視床後外側腹側核 ventral posterolateral thalamic nucleus（VPL）に終止する．（頭部を除く）体の識別性触圧覚と意識にのぼる深部感覚（固有知覚）を伝える伝導路である．深部感覚とは筋・腱・関節包・骨膜等の感覚で，具体的には運動覚（運動の方向，大きさ，速度），位置覚（頭・体幹・四肢の空間的位置），振動覚などからなる．

  ❷ **脊髄毛帯 spinal lemniscus**：前脊髄視床路 anterior spinothalamic tract（粗大な触圧覚）と外側脊髄視床路 lateral spinothalamic tract（温痛覚）のこと．前脊髄視床路は内側毛帯の外側部を，外側脊髄視床路は外側毛帯の外側を通るといわれているが，明確に同定できない．両者とも視床後外側腹側核（VPL）に終止する．

  ❸ **三叉神経毛帯 trigeminal lemniscus**：三叉神経の二次線維（三叉神経視床路）をまとめて三叉神経毛帯という．頭部の識別性触圧覚と温痛覚を視床後内側腹側核（VPM）に中継する伝導路である．

  ❹ **内側縦束 medial longitudinal fasciculus（MLF）**：上行枝と下行枝からなる．上行枝は前庭神経より起こり，外眼筋を支配する運動性脳神経核（動眼神経核，滑車神経核，外転神経核）に終わる線維からなる．下行枝は，橋網様体脊髄路（内側網様体脊髄路），内側前庭脊髄路，視蓋脊髄路，間質核脊髄路などからなる．

  ❺ **中心被蓋路 central tegmental tract**：赤核オリーブ路が下行する．

  ❻ **背側縦束（シュッツ氏束）dorsal longitudinal fas-

図 5-27 蝸牛神経核・聴条・台形体

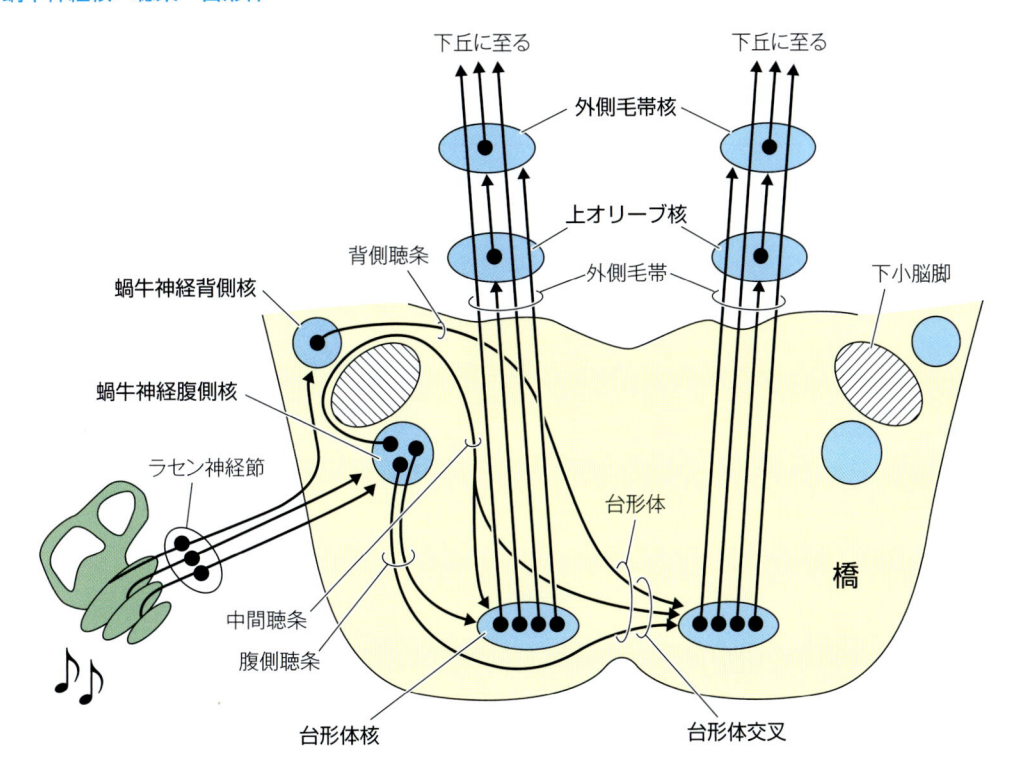

cicle (of Schütz)：視床下部より起こり迷走神経背側運動核に至る下行路．情動，不安，ストレスと内臓反射を関連づける経路．精神的な重圧，ストレス，不安などの精神的な影響でさまざまな内臓反射が起こることがよくある．例えば，試験の前に腹痛が起こることなどは皆さんもよく経験するだろう．これらの経路はよくわからないが，精神的なストレス→視床下部→背側縦束→迷走神経背側運動核→腸管神経叢→腸管の平滑筋や腺に至り，平滑筋が収縮しておなかがグルグル鳴ったり，分泌液が出るのだろう．

練習問題

下記の文が正しければ○，誤っていれば×をつけなさい．

- □ 問1　縦橋線維＝赤核オリーブ路線維＋皮質橋核路線維の関係がある．
- □ 問2　大脳皮質橋核小脳路の中に交叉部位は2カ所ある．
- □ 問3　顔面神経丘直下に顔面神経核がある．
- □ 問4　角膜反射に関与する神経核は三叉神経脊髄路核と三叉神経運動核である．
- □ 問5　半規管で受容した前庭感覚は蝸牛神経核に伝えられる．
- □ 問6　三叉神経毛帯は顔面の知覚を視床VPL核に伝える．
- □ 問7　中心被蓋路中を下行する赤核オリーブ路は交叉性である．
- □ 問8　頭部の回転運動と三半規管の内リンパの流れの方向は同一である．
- □ 問9　不動毛から動毛に向く内リンパの流れは有毛細胞の膜電位を過分極方向にシフトする．
- □ 問10　ダイテルス氏核より脊髄に下行する伝導路を外側前庭脊髄路という．

解答 p.233

6 中脳
Midbrain

- 中脳は頭方は間脳に続き，尾方は橋に続く．小脳とは上小脳脚 superior cerebellar peduncle により連絡する．中脳は発生過程で大きな変化を示さないので，神経管は中脳水道 cerebral aqueduct として原型をとどめる（図6-1）．中脳水道より背側を中脳蓋 mesencephalic tectum といい，お碗を伏せた形をした左右1対の上丘と下丘からなる．上丘と下丘を合わせて四丘体 quadrigeminal body という．中脳水道より腹側を大脳脚（広義）cerebral peduncle といい，中脳被蓋 mesencephalic tegmentum と大脳脚（狭義）cerebral crus からなる．

図 6-1 中脳の区分

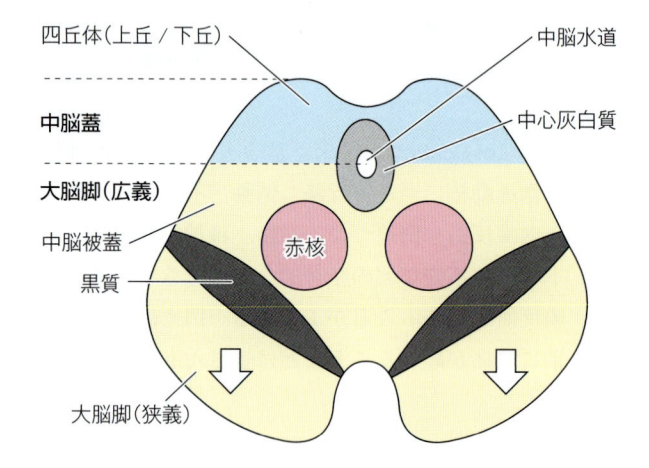

四丘体（上丘／下丘）／中脳水道／中脳蓋／中心灰白質／大脳脚（広義）／中脳被蓋／赤核／黒質／大脳脚（狭義）

1　下丘 inferior colliculus

- 下丘は大きな灰白質からなる（図6-2）．これを下丘核 nuclei of inferior colliculus という．下丘核は腹外側より外側毛帯 lateral lemniscus という有髄線維により包まれる（髄包）．下丘は上丘のようなはっきりした層構造を示さないが，下丘核の中心部（中心核 central nucleus）のニューロンは，層状に配列している．これらのタマネギ状に配列した各層は，それぞれある特定の周波数域の音を受容する（周波数局在 tonotopic organization）．下丘は聴覚の中継核である（図6-4）．

下丘の神経結合
1. 入力線維：蝸牛神経核，台形体核，上オリーブ核，外側毛帯核などより起こる外側毛帯 lateral lemniscus は，下丘に終わる．外側毛帯は聴覚を中継する．
2. 出力線維：下丘からの出力は下丘腕 brachium of inferior colliculus を形成し，視床の内側膝状体 medial geniculate body（MGB）に終わる．

2　上丘 superior colliculus

- 上丘には，視覚，聴覚，体性感覚などさまざまな感覚入力が入る（図6-3）．これらの感覚刺激に反応して，刺激の方向に眼や頭や体を向ける反応を定位反応 orienting responses という．上丘は定位反応の中枢である．最も有名な定位反応は，動く物体を常に網膜の中心窩に結像するように眼球を動かして追跡する動作である（中心視 foveation）．注意する物体に顔や眼を向けて，網膜の中心窩にその像を結像

2 上丘

図6-2 下丘の高さの断面

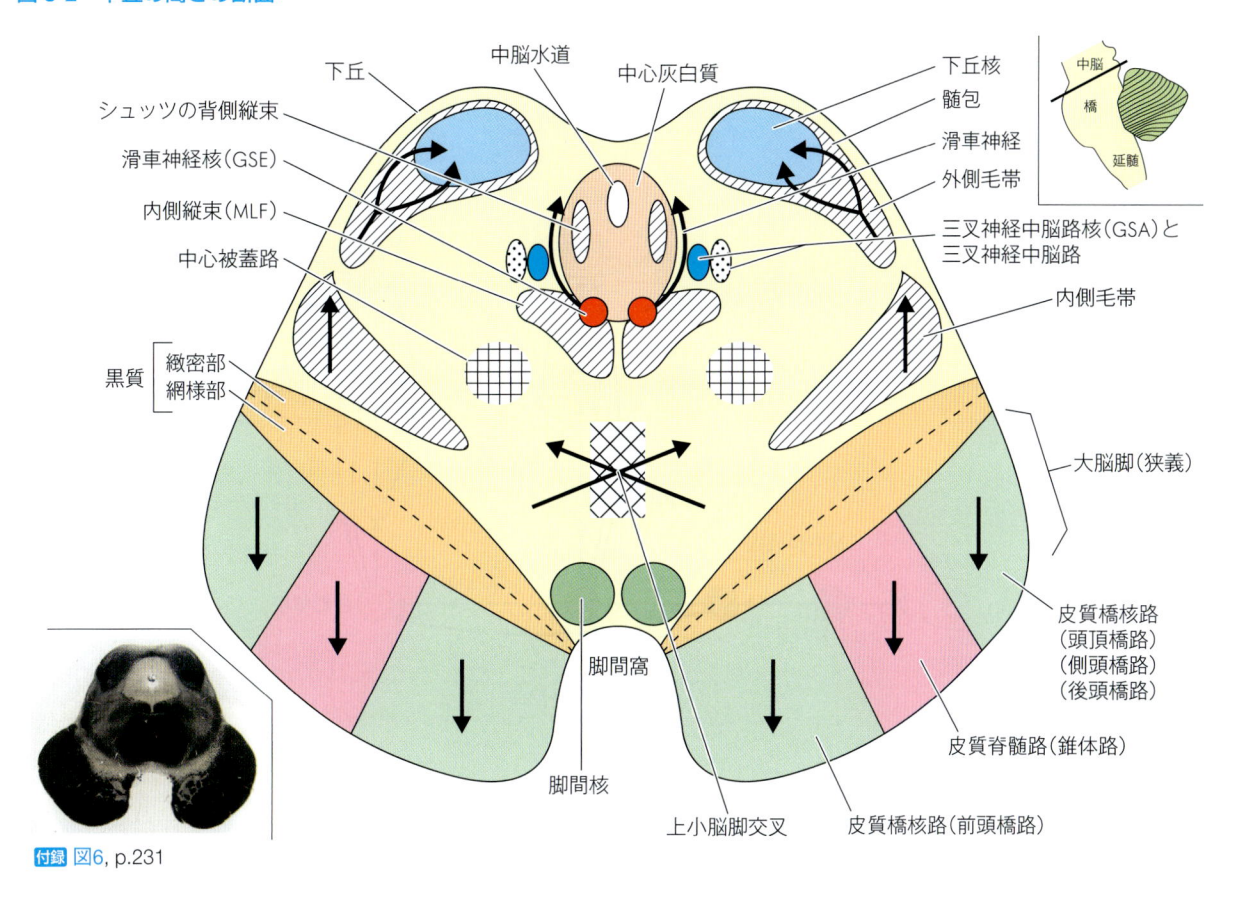

図6-3 上丘の高さの断面

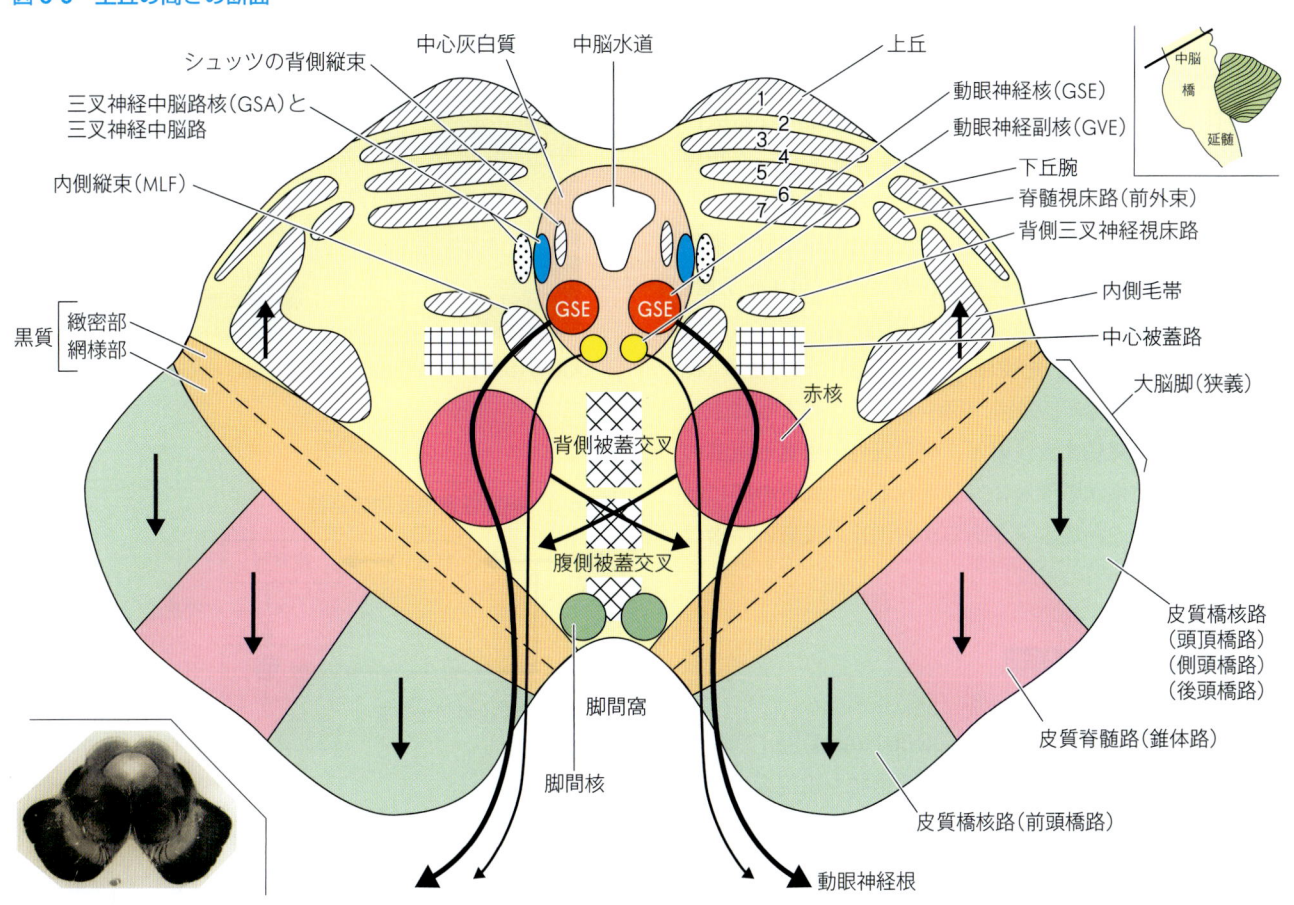

図6-4 聴覚の神経回路

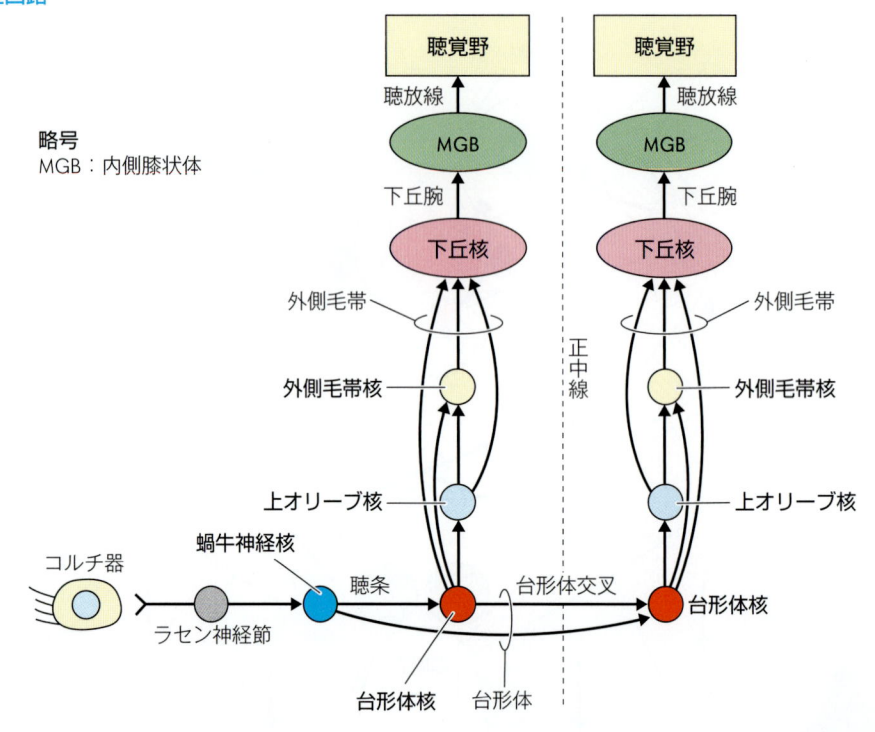

略号
MGB：内側膝状体

させる注視反応 foveation response が，上丘の主要な機能である．
● 上丘は視覚入力を受けるので視蓋 optic tectum ともいう．

上丘の組織構築
● 神経線維からなる白質層と神経細胞体からなる灰白質層が交互に積み重なった7層構造をもつ．奇数層が白質層で偶数層が灰白質層である（図6-3, 5）．
● 上丘の表層（第1～3層）は大脳皮質視覚野や網膜からの視覚情報を受ける．一方，深層（第4～7層）は視覚以外のあらゆる感覚（体性感覚，聴覚，前庭感覚など）の入力を受け，脊髄や延髄に出力する（視蓋脊髄路，視蓋延髄路）（図6-6, 8）．このように上丘は視覚に関係する浅層と，視覚以外の感覚と頭部の運動に関係する深層に二分されるが，両者の間には密な上丘内線維結合があるから上丘の浅層と深層は独立しているわけではない．

上丘の線維連絡 まとめ
1）入力線維（図6-6～8）
❶網膜視蓋（上丘）路 retinotectal tract 重要：網膜より視神経を通って上丘に至る線維．視神経は視交叉にて半交叉するので一側の視神経は両側の上丘あるいは視蓋前域に投射して視覚情報を上丘に伝える（図6-7, 8）．視神経線維の大半は視床の外側

図6-5 ヒトの上丘の高さの中脳断面

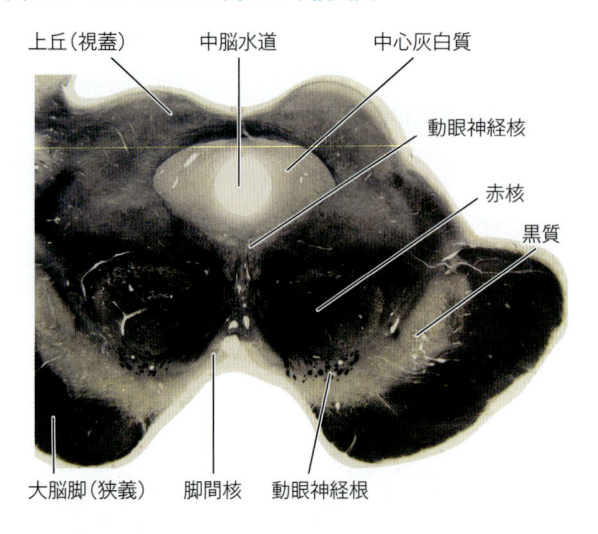

図6-6 視覚性運動反射の回路

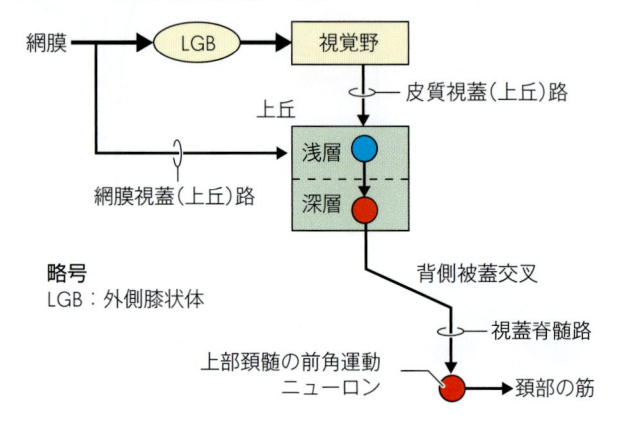

略号
LGB：外側膝状体

図 6-7 マウスの網膜視蓋路（網膜上丘路）

小麦胚凝集素を結合したワサビ過酸化酵素 WGA-HRP をマウスの左の眼球に注入すると，網膜より視蓋（上丘）に投射する網膜視蓋路を順行性に標識できる．マウスの網膜視蓋路は，大部分が交叉性であるため右側の上丘の浅層に標識終末が認められるが，左側の上丘にもごく少数の標識終末が認められる（矢印）．
SC：上丘，PAG：中心灰白質，Aq：中脳水道

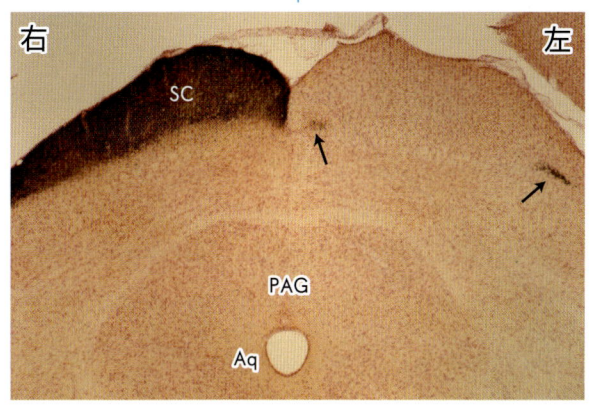

図 6-8 嗅覚を除くあらゆる感覚が上丘に至る

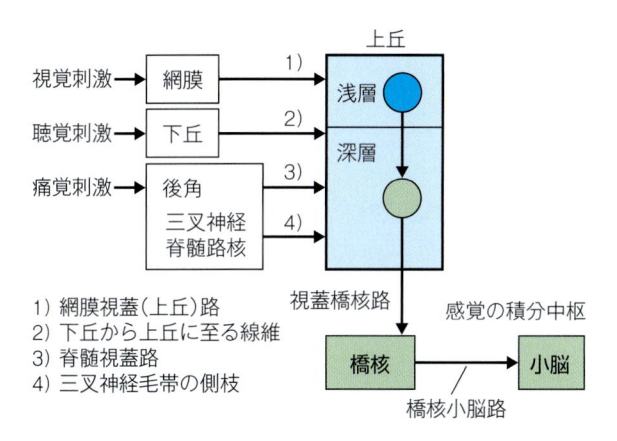

1) 網膜視蓋（上丘）路
2) 下丘から上丘に至る線維
3) 脊髄視蓋路
4) 三叉神経毛帯の側枝

膝状体（LGB）に終わるが，一部の線維は，外側膝状体をバイパスしてその後方に至り，上丘や視蓋前域に終わる．このように網膜からの視覚情報は，外側膝状体を経て視覚野に向かう系（膝状体系 geniculate system）と外側膝状体を経過せず上丘あるいは視蓋前域に至る系（膝状体外系 extrageniculate system）がある．前者は物体の形，色，奥行きなどの視覚認識に関与し，後者は視覚性運動反射や注視などに関与する．

❷ 皮質視蓋路 corticotectal tract **重要**：大脳皮質視覚野より起こり同側の上丘あるいは視蓋前域に至る．

❸ 下丘より上丘に至る線維：聴覚情報を上丘へ伝える．

❹ 脊髄視蓋路 spinotectal tract：脊髄より上丘に至る．顔面を除く体部の体性感覚（特に痛覚）を上丘へ伝える．

❺ 三叉神経毛帯 trigeminal lemniscus からの線維：三叉神経脊髄路核からの二次線維（三叉神経毛帯）の側枝が上丘に至る．顔面領域の体性感覚を上丘へ伝える．

● このように嗅覚を除くあらゆる感覚情報（視覚，聴覚，体性感覚など）が上丘に至る（図6-8）．

2）出力線維

❶ 視蓋脊髄路 tectospinal tract：上丘深層より出て，背側被蓋交叉で交叉して反対側の内側縦束（MLF）を下行し，上部頚髄の前角運動ニューロンに至る（図6-6）．視覚を介する頭部の運動反射（視覚性運動反射）を司る．

❷ 視蓋橋核路 tectopontine tract：上丘から同側の橋核へ至る伝導路（図6-8）．さらに橋核より反対側小脳へ至るので（橋核小脳路 pontocerebellar tract），全体としては，上丘から反対側小脳へ視覚情報が伝達される．

● いかなる動物においても上丘（視蓋）は発達している．特に下等動物では視蓋はあらゆる感覚入力を統合し，延髄や脊髄に出力する重要な統合中枢である．しかし哺乳類になると，視覚の最高中枢は大脳皮質視覚野に移動し，上丘は視覚の面で言えば，眼球運動（サッケード）の調節や頭の位置の制御を分担することになる．このように進化の過程で，下位脳の機能が大脳に代替されていくことを，「脳機能の頭端移動の法則」という．

3 視蓋前域（視蓋前部）pretectal area

● 上丘の前方の狭い領域を視蓋前域（視蓋前部）という．またこの領域にある神経核を視蓋前域核 pretectal nuclei という．視蓋前域はまことにちっぽけな領域であるが，瞳孔に関する反射と眼球運動の調節等に関係が深いので，臨床医学的に極めて重要である．

> **Memo 6-1** 視蓋前域の発生
> 視蓋前域は，普通は中脳に分類されるが，間脳に分類されることもある．視蓋前域は，発生的にみると，間脳に由来する部分と中脳に由来する部分の混合（アマルガム）からなるからである．

瞳孔に関する反射

❶ 対光反射 pupillary light reflex（図6-9）：一側眼球に光を照射すると，両側の瞳孔が縮瞳する．これを対光反射といい，脳死の判定等で重要な反射であ

図6-9 対光反射の経路

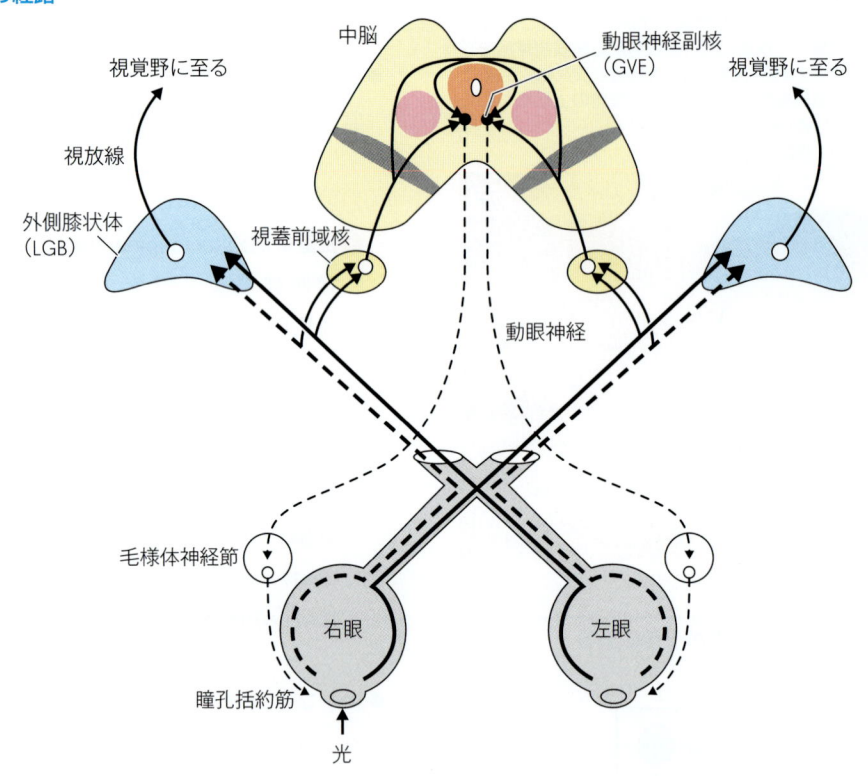

る．この対光反射の経路は，光→網膜→視蓋前域→動眼神経副核→動眼神経→毛様体神経節→瞳孔括約筋である．入光した側の眼球が縮瞳することを直接対光反射 direct pupillary light reflex といい，反対側の瞳孔が縮瞳することを間接対光反射 indirect pupillary light reflex（共感対光反射 consensual pupillary light reflex）という．直接反射と間接反射は同程度に起こる．その理由は，①視神経は視交叉にて半数が交叉すること，②視蓋前域からの出力線維は，半数が同側の動眼神経副核に至り，半数が後交連を通過して反対側の動眼神経副核に至るからである．

❷ 輻輳・調節反射 convergence-accomodation reflex（近見反射 near reflex）（図6-10）：遠方の物体から近くの物体を見るためには，両眼の内側直筋を収縮させて視軸を寄せて寄り眼にする必要がある（輻輳反射 convergence reflex）．また毛様体筋を収縮させて水晶体を厚くして屈折力を増す必要がある（調節反射 accomodatin reflex）．輻輳反射と調節反射は分離することができないので輻輳・調節反射という．輻輳・調節反射の神経回路は大脳皮質を介して複雑なのに，対光反射の神経回路は大脳皮質を介さず単純である（図6-11）．参考までに回路を記載すると：

1) 輻輳・調節反射

視覚情報→網膜神経節細胞→外側膝状体（LGB）→大脳皮質視覚野→視蓋前域の輻輳・調節反射中枢．以後の経路は輻輳反射については視蓋前域の輻輳・調節反射中枢→動眼神経核→内側直筋（輻輳）であり，調節反射については視蓋前域の輻輳・調節反射中枢→動眼神経副核（E-W氏核）→毛様体神経節→毛様体筋（調節）である．

2) 対光反射

視覚情報→網膜神経節細胞→視蓋前域の対光反射中枢→動眼神経副核（E-W氏核）→毛様体神経節→瞳孔括約筋．

> **Memo 6-2　アーガイル・ロバートソン瞳孔**
> Argyll-Robertson pupil
>
> スコットランドの眼科医 Argyll Robertson（1837〜1909）は梅毒の際に対光反射は消失するが，輻輳・調節反射は正常であることを示した．つまり対光反射と輻輳・調節反射の神経回路は異なることを示唆している（図6-9, 11）．おそらく神経梅毒にともなう対光反射の消失は対光反射の経路中の視蓋前域（核）から動眼神経副核に至る部分に障害があるのだろう．なお今日ではアーガイル・ロバートソン瞳孔の原因疾患としては梅毒よりもアルコール中毒が一般的である．アーガイル・ロバートソンは2名の研究者の連名ではなく，ダグラス・モレイ・クーパー・ラム・アーガイル・ロバートソン Douglas Moray Cooper Lamb Argyll Robertson というとてつもなく長い名前の省略である．

図 6-10 輻輳・調節反射　A：遠方視，B：近方視
遠方から近くの物体を視るとき，眼球が内転し（輻輳反射），水晶体が厚くなり屈折力が増す（調節反射）．

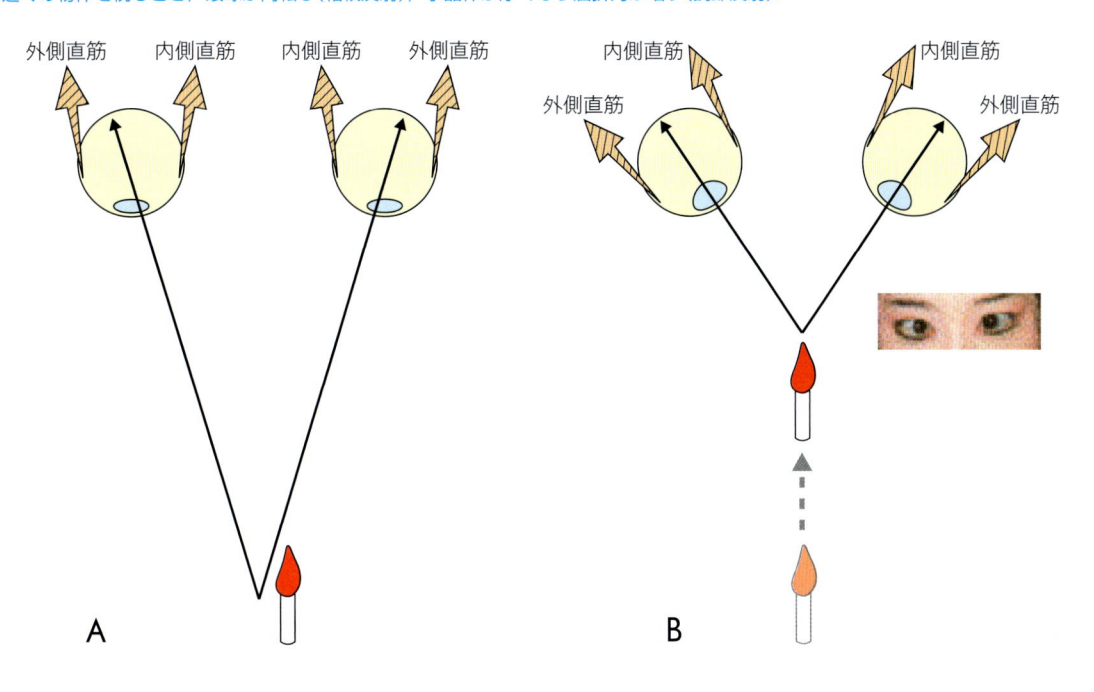

図 6-11 対光反射（青線）と輻輳調節反射（赤線）の神経回路と神経梅毒の病巣（X）

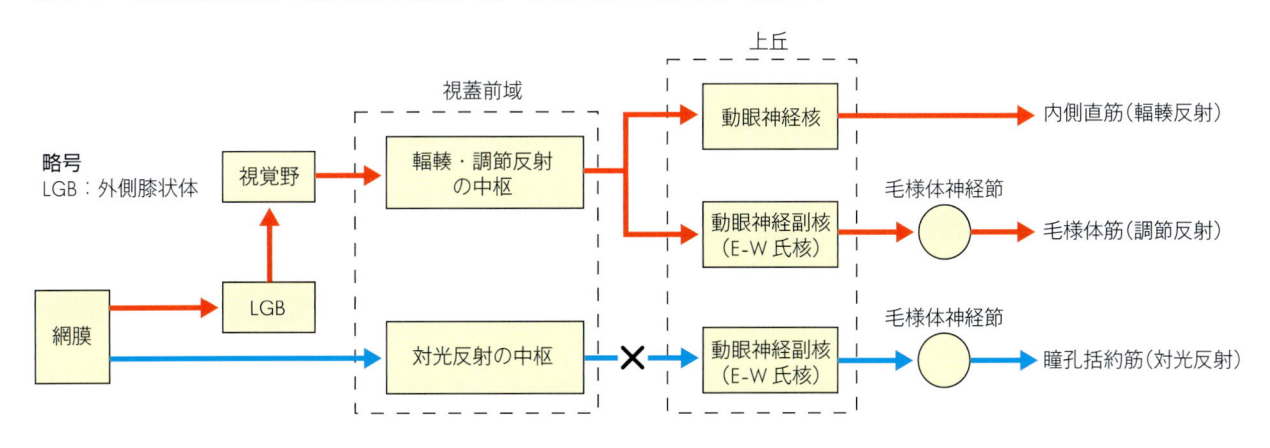

> **Memo 6-3　垂直眼球運動 vertical eye movement の中枢**
> 間脳と中脳の移行領域である視蓋前域には両眼の垂直眼球運動に関与する神経核がある．視蓋前域の後部を占める後交連核 nucleus of posterior commissure, 中脳前端にあるカハール間質核 interstitial nucleus of Cajal, ダークシュビッツ氏核 nucleus of Darkschwits や内側縦束吻側介在核 rostral interstitial nucleus of medial longitudinal fasciculus（riMLF）などが垂直眼球運動の中枢とみなされてきたが，最近では riMLF が特に注目を浴びている．これらの神経核は大脳皮質（視覚野，前頭眼野）や上丘より視覚入力を受け，動眼神経核に投射する．松果体腫瘍や中脳背側の血管障害により視蓋前域の垂直眼球運動中枢（おそらく riMLF）が障害されると，上方注視マヒ upward gaze paralysis が生じる．これをパリノー症候群 Parinaud syndrome という．

4　大脳脚（狭義）cerebral crus

- 大脳皮質より起こる錐体路（皮質脊髄路）と皮質橋（核）路が通過する（図6-12）．大脳脚の内側 1/3 に前頭橋（核）路，中 1/3 に錐体路，外側 1/3 に頭頂橋（核）路，後頭橋（核）路，側頭橋（核）路が下行する．前頭橋（核）路，頭頂橋（核）路，後頭橋（核）路，側頭橋（核）路は，それぞれ前頭葉，頭頂葉，後頭葉，側頭葉より橋核に至る．このように全ての大脳新皮質は橋核に投射する．

図6-12 大脳脚(狭義)を通過する線維群　A：正面図，B：側面図

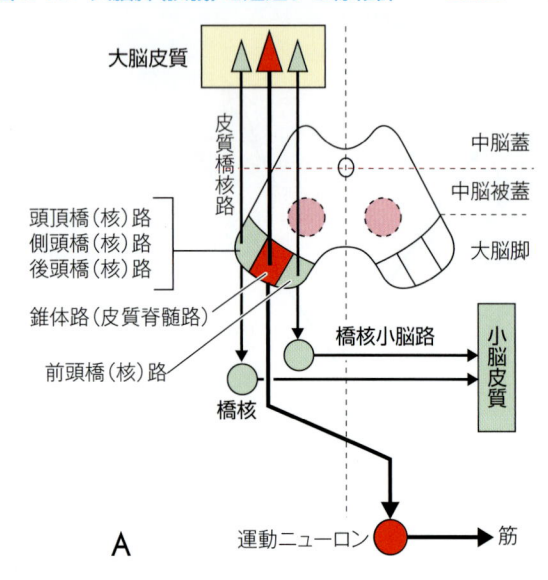

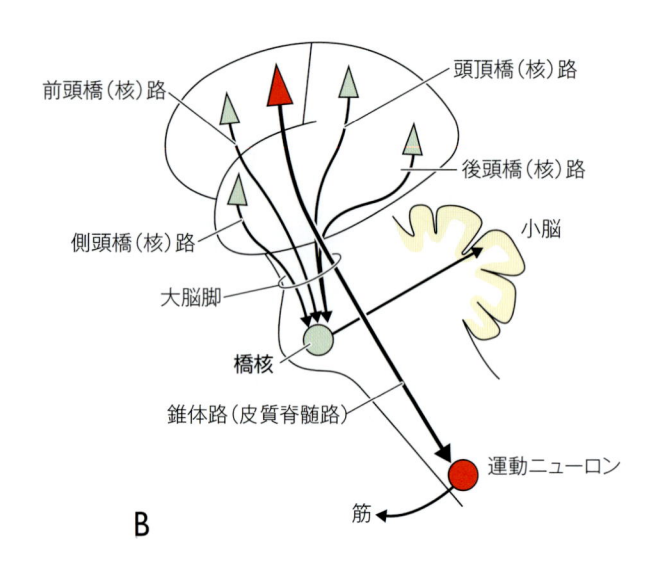

5 黒質 substantia nigra

- 黒質は，メラニン色素を含むニューロンからなるので肉眼的に黒く見える．背側の緻密部 compact part と腹側の網様部 reticular part に分けられる（図6-2, 3）．緻密部はニューロンが豊富で，網様部はニューロンが乏しい．

黒質の線維連絡 重要　　　　　　　　　　（図6-13, 14）

- 黒質は線条体（被殻＋尾状核）より入力を受け（線条体黒質路 strionigral tract），線条体へ出力する（黒質線条体路 nigrostriatal tract）．黒質線条体路線維はドーパミンを神経伝達物質とする（図6-15）．この系の障害で，線条体におけるドーパミンの含有量が減り，パーキンソン病が発症する（図6-16）．

黒質の機能

- 黒質は線条体と相反性（双方向性）の線維結合 reciprocal connection をもつことより，機能的には大脳基底核の一部とみなすべき構造である．黒質の障害によりパーキンソン病が起こることからわかるように，黒質は大脳基底核と共同して，運動の調節を行なっていると考えられる．
- パーキンソン病の治療薬 L-DOPA の劇的な作用は，映画 AWAKENINGS（邦題：レナードの朝）に描かれている（主演：Robert De Niro，監督：Penny Marshall）．L-DOPA の作用は極めて劇的であるが，長続きしない．原作者の医師 Oliver Sacks は，1969年，嗜眠性脳炎（エコノモ脳炎）のために半昏睡状態の患者20名にパーキンソン病の新薬 L-DOPA を投与し，その劇的な効果を記録した．

図6-13 黒質の入出力

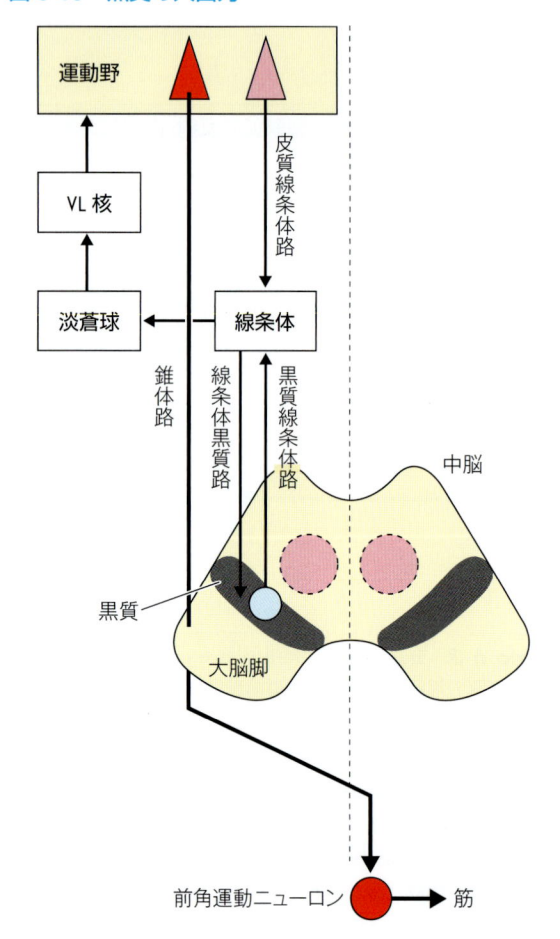

図 6-14　黒質線条体路と線条体黒質路
コムギ胚凝集素を結合したワサビ過酸化酵素 WGA-HRP をマウス線条体に注入すると，黒質緻密質（SNC）のニューロンが逆行性に標識される（黒質線条体路）．同時に黒質網様部（SNR）に順行性に輸送された標識終末が観察される（線条体黒質路）．矢状断切片．
cp：大脳脚，ml：内側毛帯，VTA：腹側被蓋野

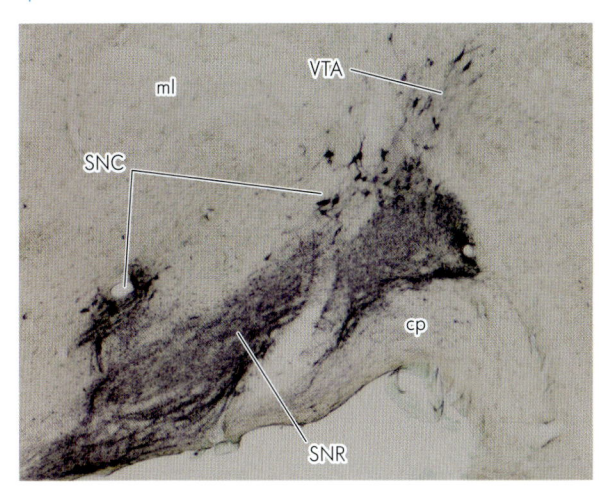

図 6-15　黒質線条体路はドーパミン作動性
tyrosine hydroxylase（TH）に対する抗体を用いた免疫組織化学．
A：線条体を通る前額断切片，B：中脳黒質を通る前額断切片

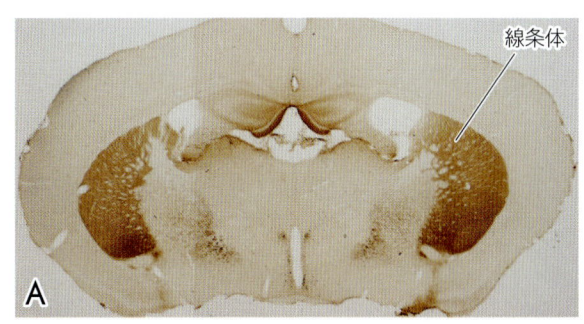

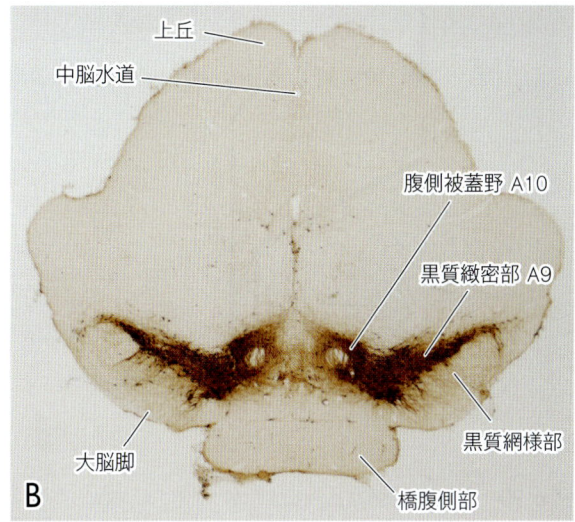

図 6-16　パーキンソン病

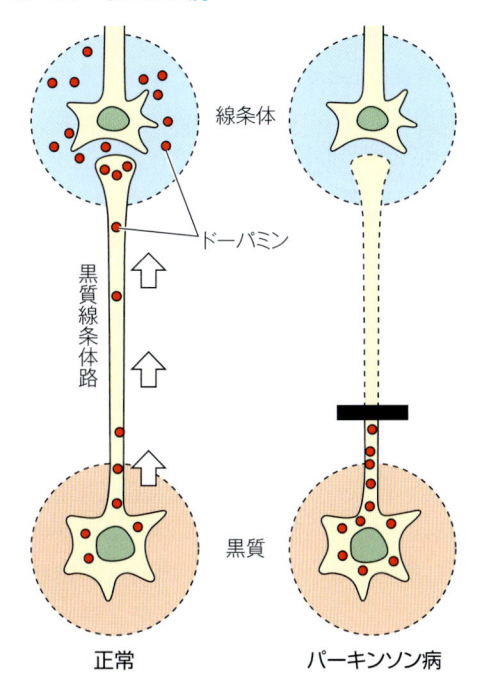

図 6-17　動眼神経根は赤核を通過する

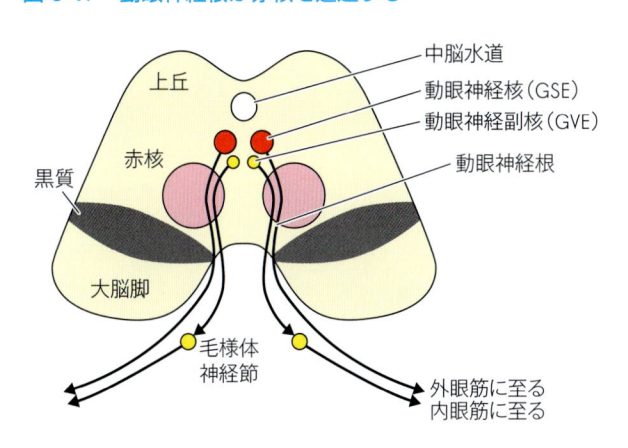

6　赤核 nucleus ruber^{（ラ）}，red nucleus^{（英）}

- 上丘の高さにある卵円形の赤みを帯びた神経核（図6-3, 5）．本来，網様体に属する構造物であるが，周囲を線維で明瞭に区切られること，また血管の分布が豊富なため赤色を呈することより独立した神経核として扱われる．また動眼神経が赤核の内側縁を通過することが臨床的に重要である（☞ p.92, ベネディクト症候群）（図6-17）．

赤核の線維連絡　　　　　　　　　　（図6-18, 19）

1）入力線維

❶ 皮質赤核路 corticorubral tract：大脳皮質運動野より起こり主に同側の赤核に終わる．

❷ 小脳核赤核路 cerebellorubral tract：小脳外側核（歯状核），小脳中位核（栓状核，球状核）より起こり，上小脳脚を通過後，下丘のレベルで上小脳脚交叉にて交叉し，反対側の赤核に終わる．

図6-18 皮質・赤核・脊髄路系

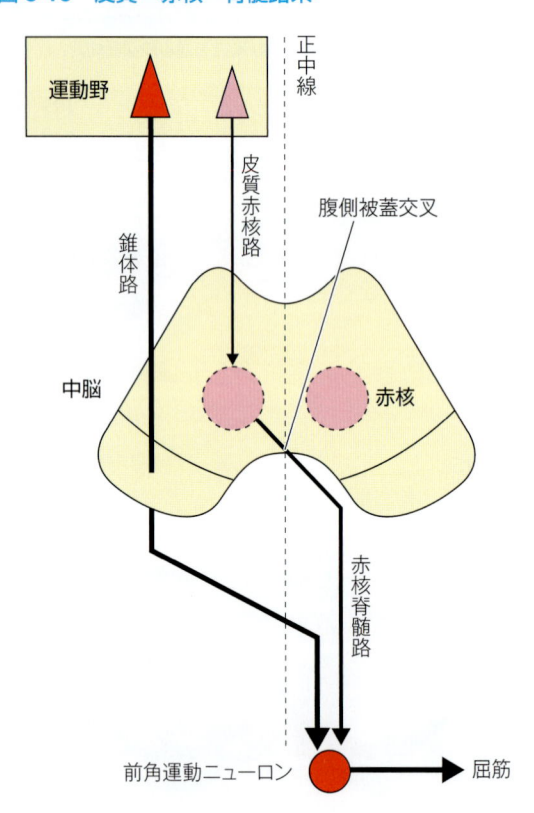

図6-19 赤核・オリーブ・小脳路系

図6-20 赤核脊髄路ニューロン　A：低倍，B：高倍
脊髄にワサビ過酸化酵素 HRP を注入すると，注入側と反対側の赤核(RN)のニューロンが逆行性に標識される．矢状断切片．
IC：下丘，Pn：橋核，SC：上丘．

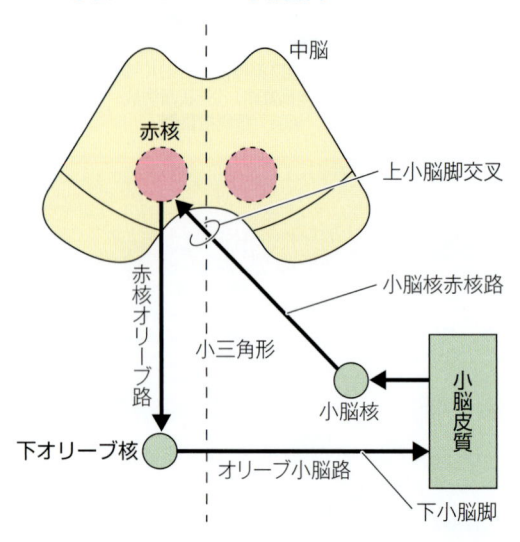

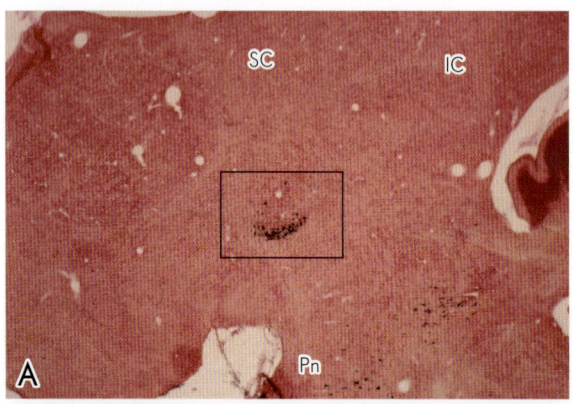

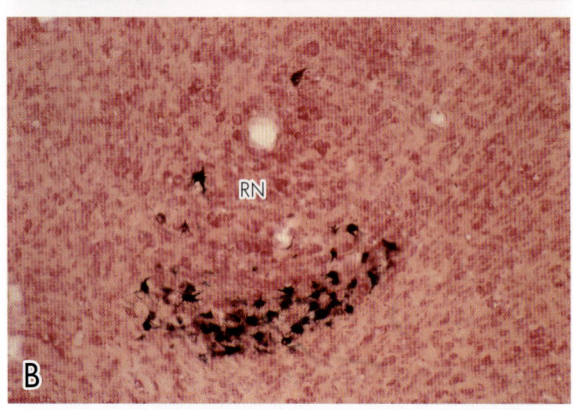

2）出力線維

❶ **赤核オリーブ路** rubro-olivary tract：赤核より起こり，同側の脳幹を中心被蓋路を形成しながら下行し，下オリーブ核に終わる．

❷ **赤核脊髄路** rubrospinal tract：赤核より起こり，腹側被蓋交叉 ventral tegmental decussation で交叉後，反対側の脳幹を下行して脊髄に至り，屈筋を支配する運動ニューロンに接続する（図6-18, 20）．反対側の四肢の屈筋を緊張させ，伸筋を弛緩させる．

- 赤核の神経結合を図6-21にまとめた．

赤核の機能

- その神経結合からみて，赤核は大脳皮質運動野と脊髄の間に介在し，運動野から脊髄への情報の中継核として機能する（大脳皮質・赤核・脊髄路系；図6-18）．また小脳と連絡して，小脳と共同して運動の調節を行う（赤核・オリーブ・小脳路系；図6-19）．

7　脳神経核 nuclei of the cranial nerves

- 運動性脳神経核と知覚性脳神経核がある（図4-20）．

7-1　運動性（遠心性）脳神経核

（1）滑車神経核 nucleus of trochlear nerve

- 上斜筋を支配する一般体性遠心性神経核（GSE）である．

図 6-21 小脳と赤核，橋核を中心とする神経回路

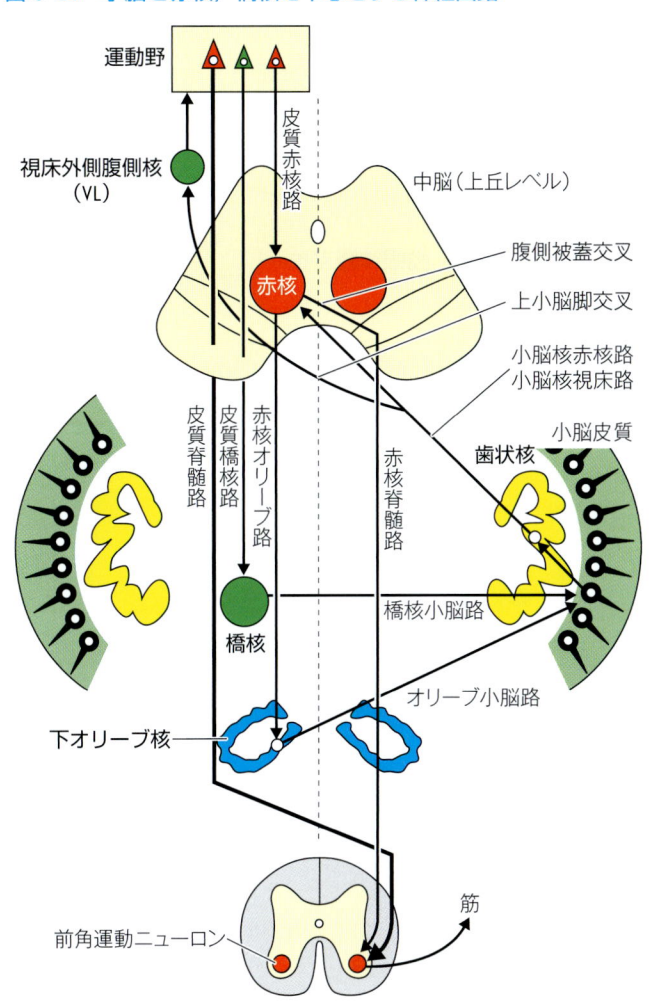

図 6-22 滑車神経交叉

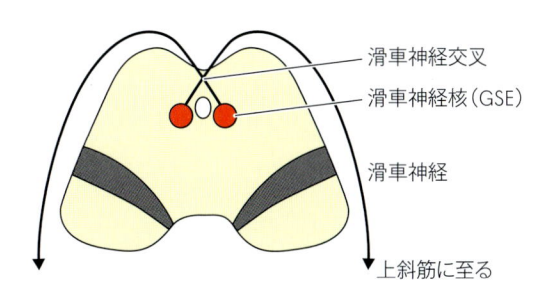

図 6-23 右眼の外眼筋(A)とその作用(B，極めて模式的)

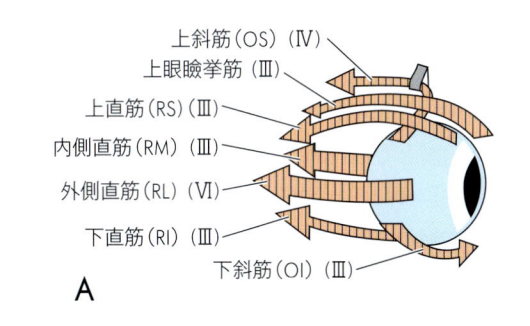

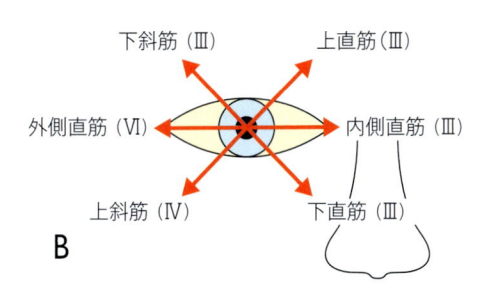

- この神経核より起こる線維は背方に向かい，脳内で完全交叉し（滑車神経交叉 decussation of trochlear nerve），下丘のレベルにて脳外に出て，滑車神経（第IV脳神経）となる．滑車神経は下丘の後方より中脳大脳脚の外側を回って前方に進み，上斜筋を支配する（図6-22）．
- 右の滑車神経核は左の上斜筋を支配する（図6-23）．このように反対側の筋を支配する運動性ニューロンは滑車神経核のみである．したがって右の滑車神経核が障害されると左の上斜筋がマヒし，右の滑車神経が障害されると右の上斜筋がマヒする．このように神経核レベルの障害と，その軸索の障害で，マヒ側が変わるのが滑車神経核の特徴である（図6-24）．

　正確にいうならば，上直筋も反対側の動眼神経核により支配される．また上眼瞼挙筋は，両側の動眼神経核に支配される．

滑車神経マヒ　　　　　　　　　　　　（図6-24B）
- 滑車神経がマヒすると，上斜筋がマヒし，眼球を外下方に向けることができなくなる．無理に下方に眼球を向けようとすると患眼は内転し，複視 diplopia, double vision が起こる．水平面より上方を見るときは両眼視は可能であるが，水平面より下方を見るときは複視が生じるので，下方視を避けるために患者は独特の頭位を保つ．すなわち額を突き出し，顎を引き，上目使いをする．階段を下るのに困難を覚え，後ろ向きになって階段を降りていく．

> **Memo 6-4　上斜筋の作用**
> 外眼筋の作用は眼球の位置によって複雑に変わる．上斜筋は眼球を外下方に向ける作用をもつが，眼球を内転させると，その作用は純粋に下転のみになるので，滑車神経マヒの検出の際には，患眼を内転させて下方視をさせる．

(2) 動眼神経核 oculomotor nucleus　　（図6-17）
- 上斜筋（滑車神経支配）と外側直筋（外転神経支配）を除く外眼筋（内側直筋，上直筋，下直筋，下斜筋，上眼瞼挙筋，図6-23）を支配する一般体性遠心性神経核（GSE）．

図6-24 外眼筋の作用とマヒ

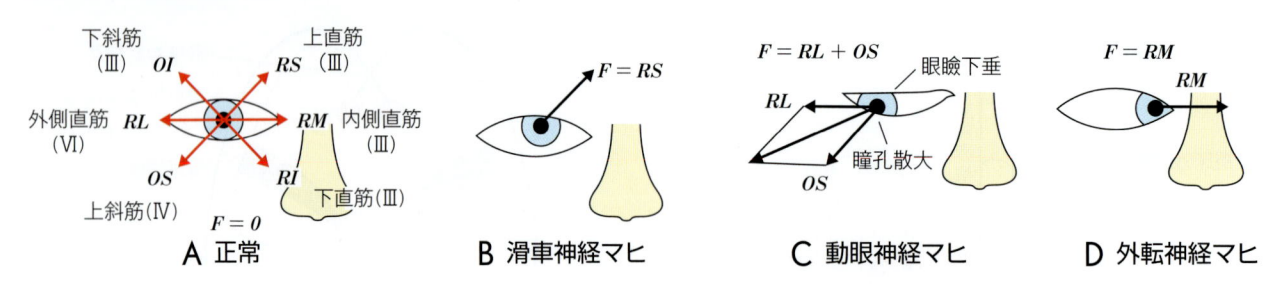

A 正常　B 滑車神経マヒ　C 動眼神経マヒ　D 外転神経マヒ

(3) 動眼神経副核 accessory oculomotor nucleus (Edinger-Westphal nucleus) （図6-17）

- 動眼神経副核というよりもエディンガー・ウエストファール氏核 Edinger-Westphal nucleus（E-W氏核）という名称の方が，臨床的には用いられる．瞳孔括約筋と毛様体筋を支配する一般臓性遠心性（副交感性）神経核（GVE）．
- 経路：動眼神経核より起こる一般体性遠心性線維（GSE）と動眼神経副核より起こる副交感性節前線維（GVE）は，赤核を通過し，大脳脚の内側部より動眼神経根として脳外に出る（図6-17）．副交感性節前線維は，動眼神経より分かれ，毛様体神経節にて節後ニューロンに接続する．毛様体神経節より起こる節後線維は，瞳孔括約筋と毛様体筋を副交感性支配する．

  赤核を動眼神経根が通過するという事実は臨床的に非常に重要である（☞後述，ベネディクト症候群）．

Memo 6-5　内眼筋の作用と神経支配
眼球内部には，瞳孔括約筋，瞳孔散大筋，毛様体筋という3つの平滑筋がある．これらの平滑筋を総称して内眼筋という．それぞれの筋の作用と神経支配は：
①瞳孔括約筋：瞳孔を小さくする（縮瞳 miosis）．副交感性支配．
②瞳孔散大筋：瞳孔を大きくする（散瞳 mydriasis）．交感性支配．
③毛様体筋：水晶体を厚くして，屈折力を増大し，近くの物を見る．副交感性支配．

動眼神経マヒ occulomotor paralysis

- 下記の①〜④は動眼神経核に由来する一般体性遠心性成分（GSE）の障害による症状，⑤〜⑦は動眼神経副核に由来する一般臓性遠心性成分（副交感性線維）（GVE）による症状，⑧は両者混合の症状である（図6-24C）．
  ❶眼瞼下垂 ptosis：上眼瞼挙筋のマヒ
  ❷外斜視 exotropia：外側直筋（外転神経支配）と上斜筋（滑車神経支配）以外の外眼筋のマヒ
  ❸複視 diplopia：外斜視があるため物体が両眼の網膜の同一部位に結像しないため二重に見える．
  ❹眼球の突出 protrusion of eyeball：外眼筋の弛緩
  ❺瞳孔散大 mydriasis：瞳孔括約筋マヒにより瞳孔散大筋（交感神経支配）の作用が優位となる．
  ❻調節反射消失 loss of accomodation reflex：毛様体筋マヒ．毛様体筋が収縮すると毛様体小帯が弛緩するため，水晶体が厚くなり屈折力が増す．ここではその逆を考える．
  ❼対光反射消失 loss of light reflex：対光反射の神経回路の出力部分の障害．
  ❽輻輳・調節反射消失 loss of convergence-accomodation reflex：内側直筋マヒにより輻輳反射が消失する．また毛様体筋マヒにより調節反射が消失する．

図6-25 ベネディクト症候群

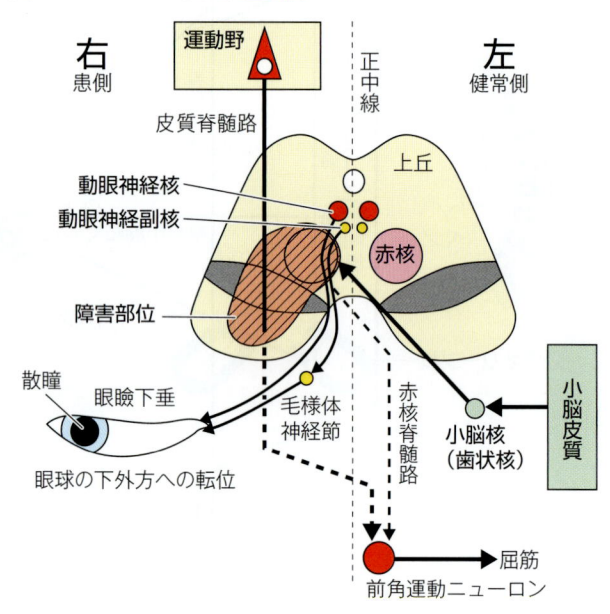

ベネディクト症候群 Benedikt syndrome （図6-25）

- 中脳上丘の高さで赤核を含む一側中脳被蓋が障害されると，患側では動眼神経マヒ，健常側では振戦，不随意運動，不全マヒ hemiplegia が生じる．これをベネディクト症候群という．患側の動眼神経マヒ

図6-26 三叉神経中脳路核と三叉神経運動核

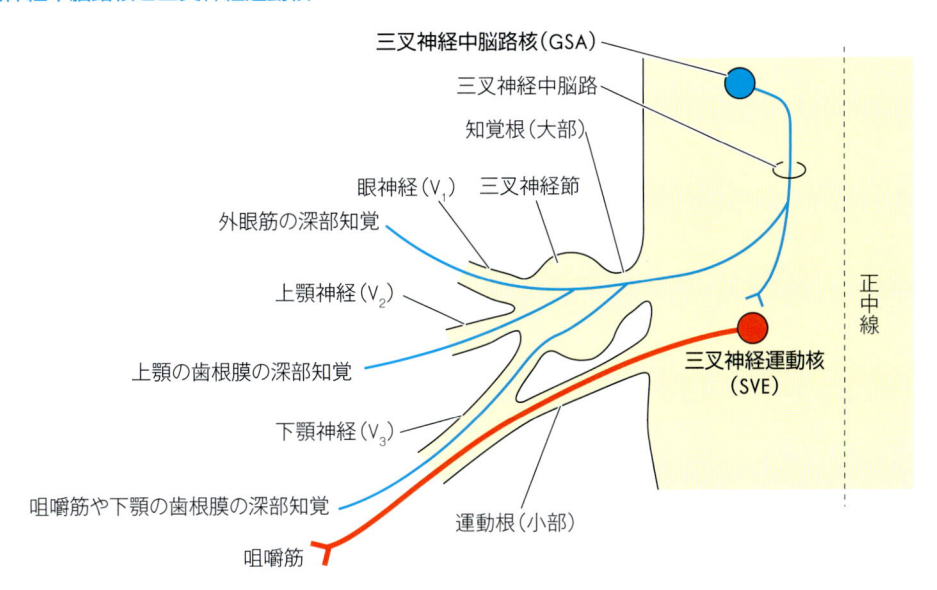

は患側の動眼神経の障害，健常側の振戦と不随意運動は患側赤核の障害（赤核は反対側の小脳核からの投射を受けるため健常側の小脳の障害とみなす），健常側の不全マヒは赤核脊髄路（交叉性）の障害と考える．ただし不全マヒは皮質脊髄路（交叉性）の障害とするテキストもある．赤核に限局した障害は稀で，皮質脊髄路が下行する大脳脚まで障害が及ぶことが多いからである．

7-2 知覚性（求心性）脳神経核

- 中脳にある知覚性神経核としては，三叉神経中脳路核のみである．

三叉神経中脳路核 mesencephalic nucleus of trigeminal nerve（GSA） （図6-26）

- 顔面領域の筋（咀嚼筋，外眼筋）や歯根膜の深部感覚を伝える一般求心性脳神経核（GSA）．
- 三叉神経中脳路核は，本来，末梢神経系に属する知覚性（脳脊髄）神経節に相当する神経核であるから，本来であれば三叉神経節内にニューロンの細胞体があるべきであるが，例外的に脳内にある．この神経核のニューロンは単極性ニューロンで，その軸索は1本であるが，細胞体より離れたところで中枢枝と末梢枝に分かれる．末梢枝は，三叉神経知覚根を経て，眼神経，上顎神経，下顎神経に入り，外眼筋，咀嚼筋，歯根膜などに分布する．中枢枝は，三叉神経運動核などに終わり，咀嚼に関する反射に関与する．

練習問題

下記の文が正しければ○，誤っていれば×をつけなさい．

- □ 問1　中脳水道より背側を中脳被蓋という．
- □ 問2　上丘の高さで横断した切片には，滑車神経核がある．
- □ 問3　下丘の高さで横断した切片には，上小脳脚交叉がある．
- □ 問4　下丘の出力線維はLGBに投射する．
- □ 問5　黒質は機能的には大脳基底核に含めるべきである．
- □ 問6　黒質線条体路の障害でバリスムスが起こる．
- □ 問7　視蓋脊髄路は非交叉性線維からなる．
- □ 問8　赤核脊髄路は背側被蓋交叉で交叉する．
- □ 問9　視蓋脊髄路線維はMLF中を下行する．
- □ 問10　外側毛帯は頭部の識別性触圧覚を伝える伝導路である．

解答 p.233

7

小脳
Cerebellum

- 小脳は脳幹（延髄・橋・中脳）の背側に位置する．また脳幹とは上小脳脚，中小脳脚，下小脳脚により結合する（図7-1）．

1　小脳の区分

- 小脳の表面には多数の横走する溝がある（図7-2）．これを小脳溝 cerebellar fissure という．小脳溝によって小脳回 cerebellar folia が区切られる．小脳の溝は大脳半球の溝と比較して圧倒的に細かいので，小脳回は大脳回に比べて小さい．小脳は正中の虫部 vermis と左右の小脳半球 cerebellar hemispheres に分けられる．

小脳の解剖学的区分　　　　　　　　　　　（図7-3）
- 特に深くまた一定に出現する小脳溝により小脳を3葉に分ける．まず後外側裂 posterolateral fissure により，後方の片葉小節葉 flocculonodular lobe（片葉 flocculus＋小節 nodulus）と前方の小脳体に分ける．さらに小脳体は，第一裂 primary fissure により前葉 anterior lobe と後葉 posterior lobe に分けられる（以上重要）．小脳は細かい小脳溝によりさらに形態的に詳しく分けられる．
- 小脳は小脳溝により10葉に分けられる（Lobule Ⅰ～Lobule Ⅹ）．各葉の虫部と小脳半球は1対1の対応関係があり，おのおの別の学名がつけられている．例えば Lobule Ⅹの虫部は（虫部）小節であり，半球部は片葉である．これらの学名は，解剖学用語の中でも特にユニークなものである．

図7-1　小脳脚

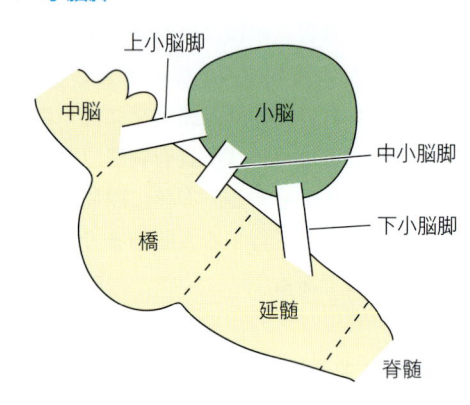

図7-2　小脳虫部と小脳半球

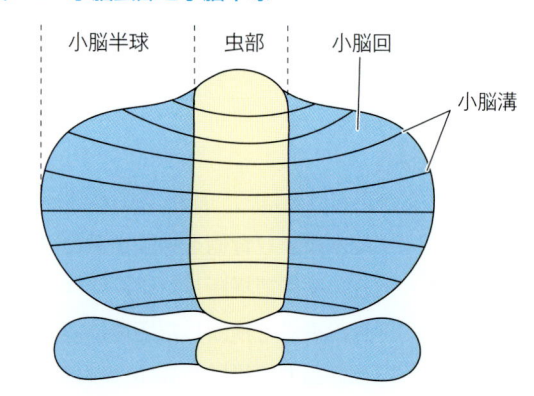

発生からみた小脳の区分　　　　　　　　（図7-3〜5）
- 発生的に古い順に小脳を3つに分ける．
  1. 原小脳 archicerebellum：片葉小節葉に一致する．
  2. 古小脳 paleocerebellum：前葉に一致する．
  3. 新小脳 neocerebellum：後葉に一致する．
- テキストによっては，古い順に，古小脳，旧小脳，新

図7-3 小脳の解剖学的区分

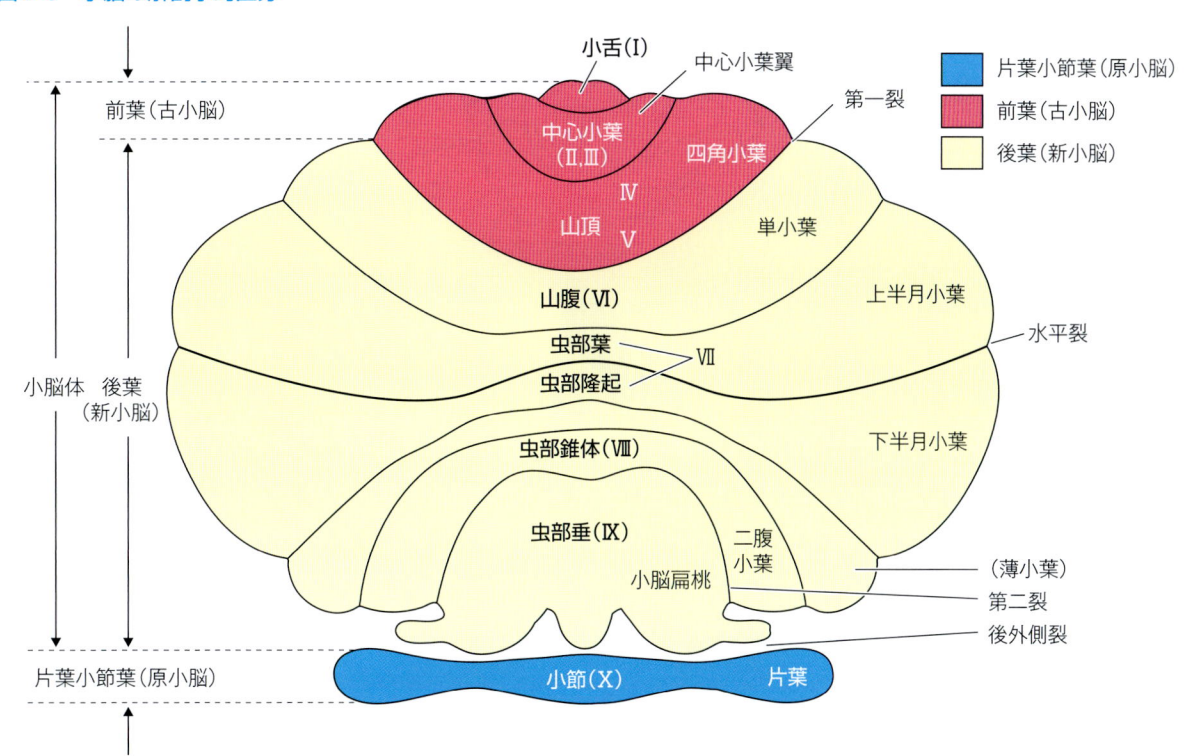

	虫部	小脳半球
Lobule I	小脳小舌 lingula cerebelli	該当するものなし
Lobule II, III	中心小葉 central lobule	中心小葉翼 ala of central lobule
Lobule IV, V	山頂 culmen	四角小葉 quadrangular lobule
	第一裂 primary fissure	
Lobule VI	山腹 declive	単小葉 simple lobule
Lobule VII	虫部葉 folium vermis	上半月小葉 superior semilunar lobule
	水平裂 horizontal fissure	
Lobule VII	虫部隆起 tuber vermis	下半月小葉 inferior semilunar lobule
Lobule VIII	虫部錐体 pyramis vermis	二腹小葉 biventer lobule
	第二裂 secondary fissure	
Lobule IX	虫部垂 uvula vermis	小脳扁桃 cerebellar tonsil
	後外側裂 posterolateral fissure	
Lobule X	(虫部)小節 nodule	片葉 flocculus

小脳といったり，原小脳，旧小脳，新小脳といったりするので，注意されたい．いずれにしても英語で覚えておけば間違いない．大脳皮質（原皮質，古皮質，新皮質）や大脳基底核（原線条体，古線条体，新線条体）でも同じ問題が生じるが，このテキストでは原（archi-），古（paleo-），新（neo-）で統一した．

出力からみた小脳の区分 (図7-6)

- 小脳皮質のプルキンエ細胞の出力先から以下の4つに分ける：

❶片葉小節葉 flocculonodular lobe：前庭神経核に投射する．

❷虫部 vermis：内側核（室頂核）に投射する．

❸虫部傍部（中間部）paravermal area（intermediate area）：中位核（球状核と栓状核）に投射する．

❹外側部 lateral area：外側核（歯状核）に投射する．

  小脳皮質のプルキンエ細胞は小脳核に投射するのが原則で，その軸索は小脳外には出ないのであるが，片葉小節葉のプルキンエ細胞の軸索のみ小脳外の前庭神経核に投射する．

入力からみた小脳の区分 (図7-7)

- 小脳への入力から3つに分ける：

❶前庭小脳 vestibulocerebellum：前庭系からの入力

図7-4　小脳の正中断面（虫部）

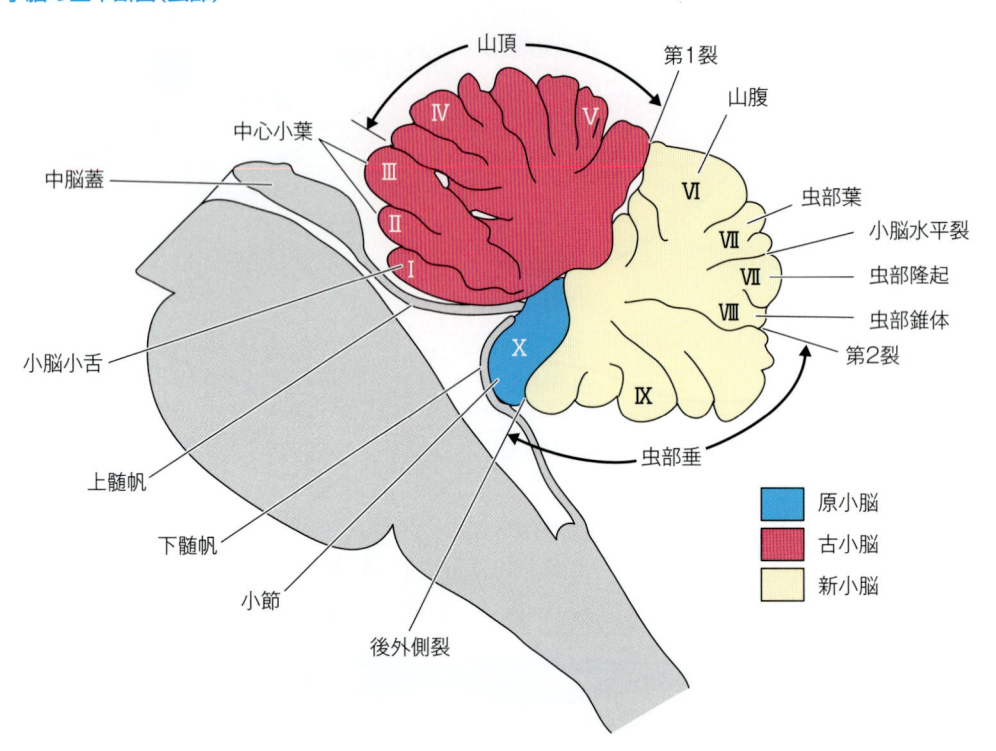

を受ける領域．ほぼ片葉小節葉に一致するが，他に扁桃，小脳小舌など．
② **脊髄小脳 spinocerebellum**：脊髄からの入力を受ける領域．前葉，虫部錐体，虫部垂などからなる．ほぼ（片葉小節葉を除く）虫部，虫部傍部に一致する．
③ **橋小脳 pontocerebellum（大脳小脳 cerebrocerebellum）**：橋核からの入力を受ける領域．橋小脳は橋核を介して大脳皮質と間接的に結合することより大脳小脳ともいう．小脳半球外側部に一致する．
- 前庭小脳，脊髄小脳，橋小脳は，それぞれ原小脳，古小脳，新小脳におおよそ一致する．
- 橋小脳（大脳小脳）は橋核を介して大脳皮質からの入力を間接的に受ける．霊長類では大脳皮質がことに発達するので，橋小脳が大きい．つまり小脳半球外側部と小脳外側核（歯状核）が発達する．一方，大脳皮質がない下等動物では小脳半球外側部の発達が乏しく，ほとんど小脳虫部だけからなる．

2　小脳の内景　　　　　　　　　（図7-8）

小脳皮質 cerebellar cortex
- 小脳の表面にある灰白質からなる層．

図7-5　発生からみた小脳の区分

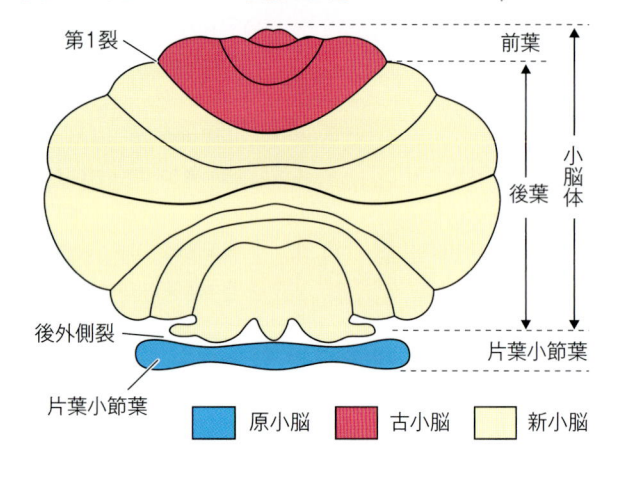

小脳髄質 cerebellar medulla
- 小脳の内部の白質．白質は矢状断面にて樹木の枝のように見えるので小脳活樹 arbor vitae cerebelli（英・ラ）という．小脳髄質の中心部を髄体 corpus medullare という．髄体より小脳の各小葉に入り込んでいる部分を白質板 white laminae という．小脳髄質は，小脳皮質に至る求心性線維（苔状線維，登上線維）や小脳皮質のプルキンエ細胞から小脳核に至る線維などからなる．

小脳核 cerebellar nuclei　　　　　　（図7-8, 9）
- 小脳深部核 deep cerebellar nuclei ともいう．小脳髄質（白質）の中に埋没している灰白質で4つある．

図 7-6 出力から見た小脳の区分

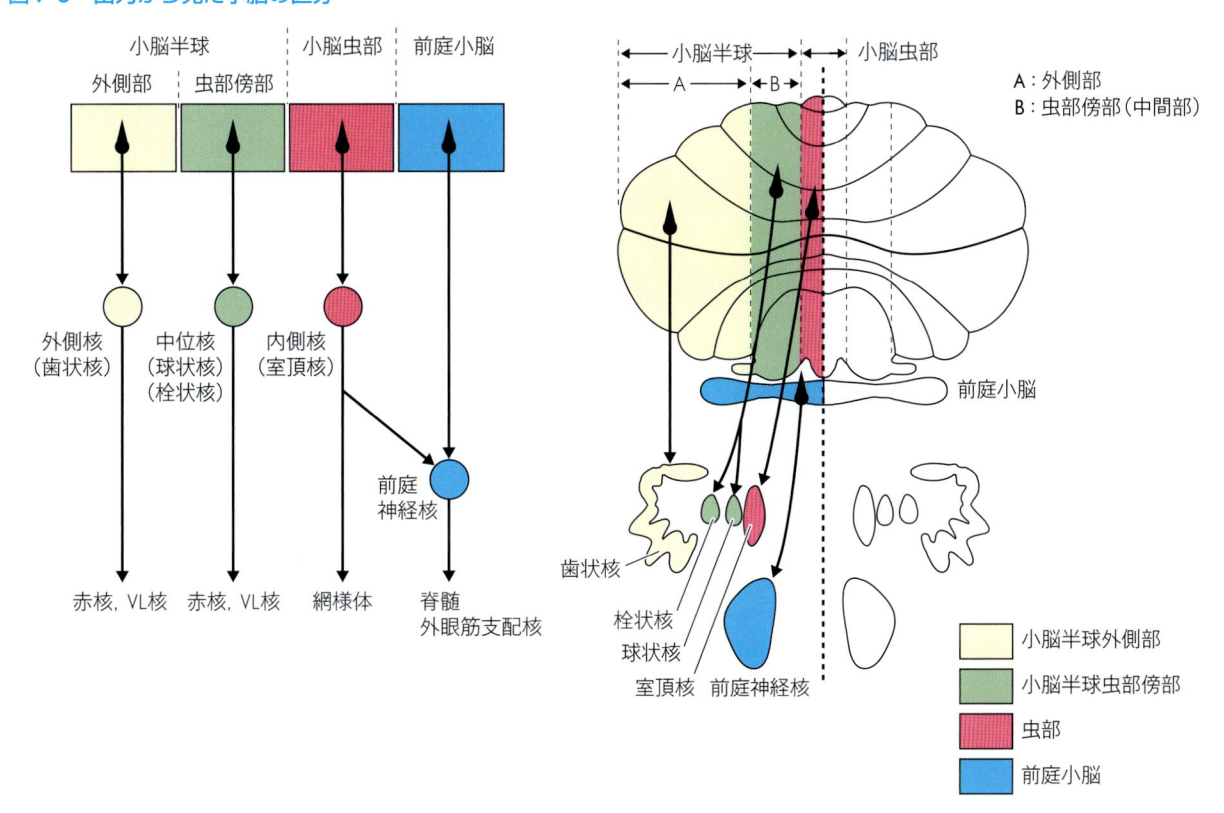

図 7-7 入力から見た小脳の区分

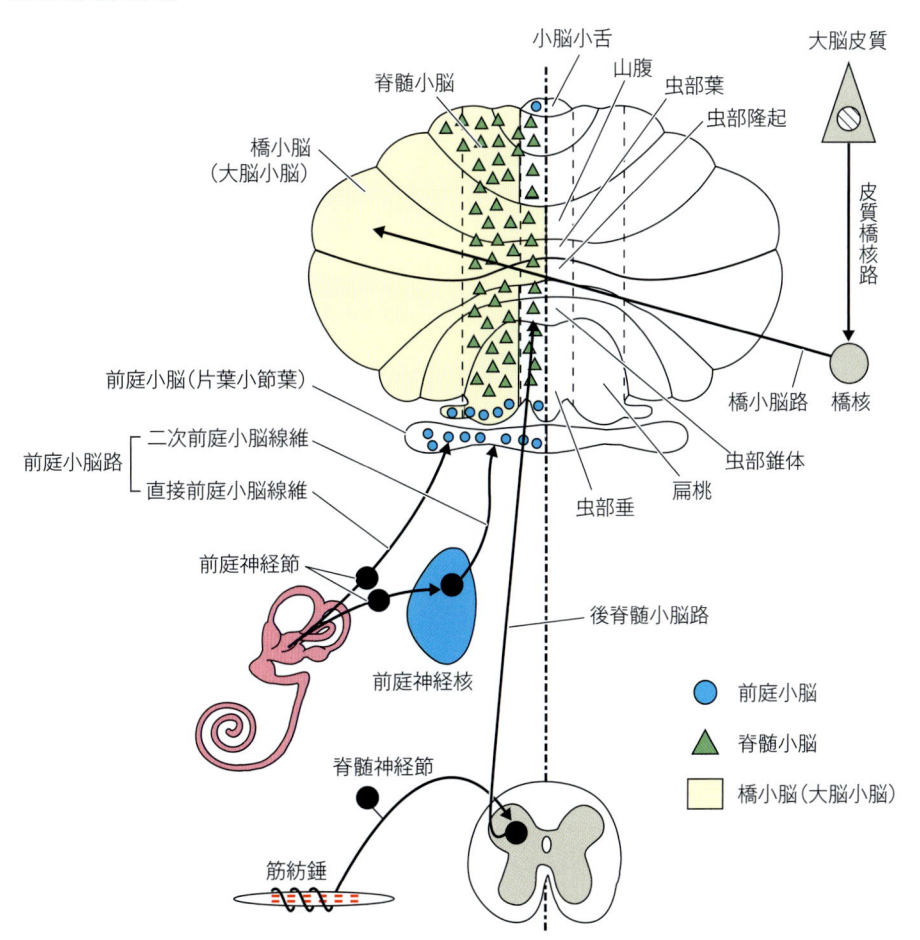

図 7-8 小脳の内景　A：模式図，B：マウスの正中断より少し内側の矢状断面

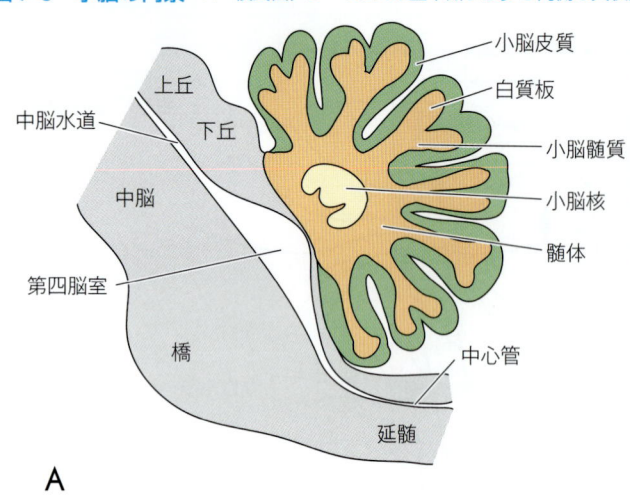

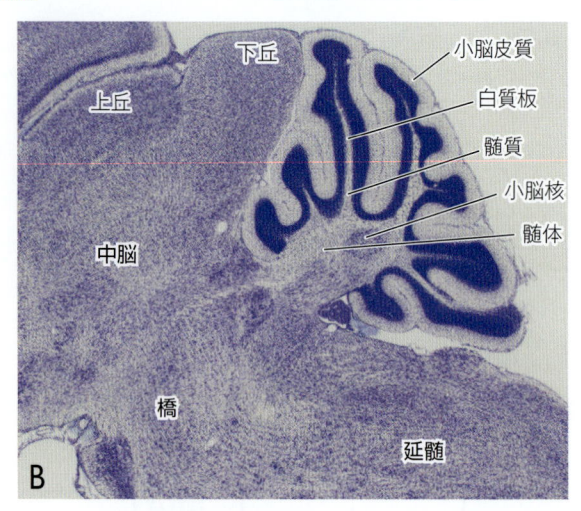

図 7-9 小脳核（水平断面）

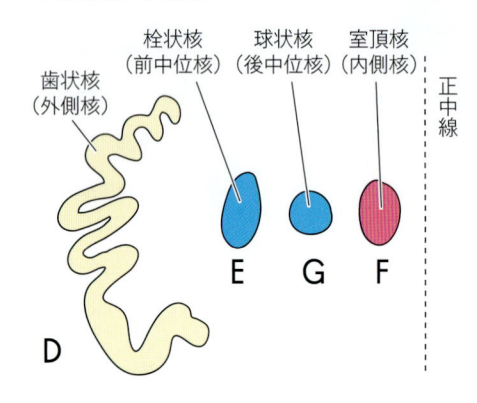

発生的に古いものから順に内側より外側に配列する．すなわち内側より外側に向かって：

1. **室頂核 fastigial nucleus**：発生的に一番古く，小脳虫部と結合する．
2. **球状核 globose nucleus と栓状核 emboliform nucleus**：室頂核についで古く，小脳半球の虫部傍部と結合する．
3. **歯状核 dentate nucleus**：一番新しく小脳半球の外側部と結合する．

> 室頂核を内側核 medial nucleus，球状核を後中位核 posterior interpositus nucleus，栓状核を前中位核 anterior interpositus nucleus，歯状核を外側核 lateral nucleus ともいう．

> **Memo 7-1　小脳核の配列の覚え方**
> アメリカの医学生はこの配列を内側から"Fat Girls Eat Doughnuts（太った少女はドーナッツを食べる）．"と覚えるようだ．

3　小脳皮質の細胞構築　　（図7-10, 11）

- 小脳皮質は次の3層からなる：
  1. **分子層 molecular layer**：顆粒細胞 granule cells の軸索である平行線維 parallel fibers とプルキンエ細胞 Purkinje cells の樹状突起からなる．
  2. **プルキンエ細胞層 Purkinje cell layer**：プルキンエ細胞の細胞体からなる．
  3. **顆粒層 granular layer**：顆粒細胞の細胞体からなる．

  > この他，分子層には星状細胞 stellate cells，バスケット細胞 basket cells，顆粒層にはゴルジ細胞 Golgi cells がある．結局，小脳にはわずかに5種のニューロンしかない．しかもこれらの細胞種がいずれも特徴的な形態を示し，またこれらのニューロンによる神経回路は小脳のいずれの部分でも同じなので，小脳皮質の形態学的，電気生理学的研究は大脳皮質と比較して著しく進んでいる．

> **Memo 7-2　プルキンエ細胞の樹状突起は矢状断面に広がる**
> プルキンエ細胞の樹状突起は，小脳の矢状面のみに広がる．つまり小脳回（あるいは小脳溝）に対して垂直な面に広がる．他方，平行線維は小脳回に平行に走行する．したがって，小脳の矢状面ではプルキンエ細胞の樹状突起の広がりが観察できるが，平行線維は断面としてしか観察できない．一方，小脳の前額断面ではプルキンエ細胞の樹状突起の広がりは全く観察できないが，平行線維の走行はよくわかる．つまりプルキンエ細胞の樹状突起は，その主要な入力である平行線維に対して垂直の面に樹状突起を広げることにより，最小の面積で最大の入力を受けることができる（自然は最も経済的な方法を選択する）．

- 小脳皮質の入力線維には登上線維と苔状線維の2種がある（図7-13〜17）．
  1. **登上線維 climbing fibers**：オリーブ小脳路 olivocerebellar tract の小脳皮質内における終末部のこと．下オリーブ核より起こるオリーブ小脳路は，

3 小脳皮質の細胞構築　99

図 7-10　小脳皮質

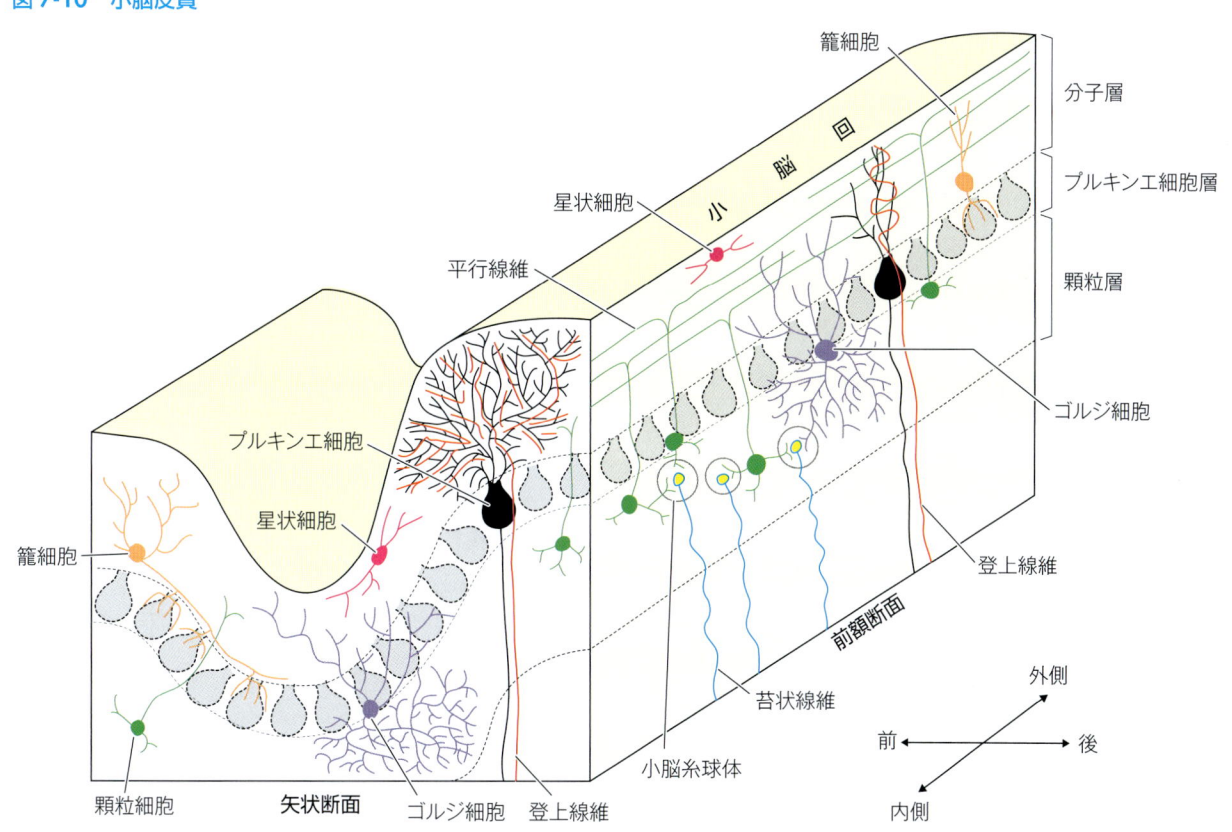

図 7-11　小脳皮質の構造　A：矢状断，B：前額断

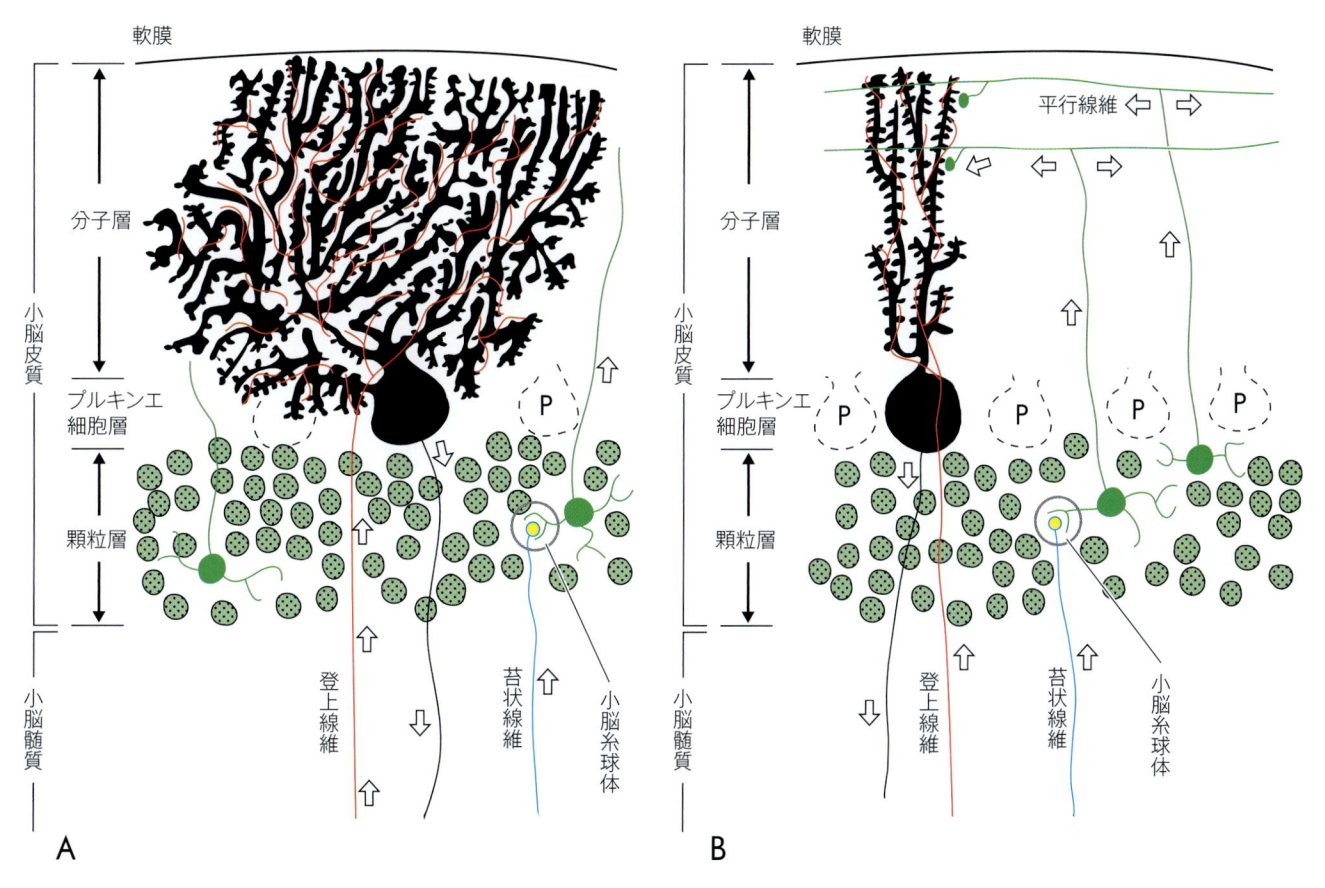

（藤田尚男・藤田恒夫：標準組織学 各論，第4版，p.553, 2010, 医学書院 より改変）

直ちに交叉して，下小脳脚を通過し，プルキンエ細胞の樹状突起に終わる（図7-13, 16）．登上線維はプルキンエ細胞を強く興奮させる．下オリーブ核と反対側小脳皮質の間には部位対応関係がある．すなわち主オリーブ核の外側部は小脳半球の外側部へ，主オリーブ核の内側部と副オリーブ核は小脳の虫部や虫部傍部へ投射する．つまり下オリーブ核のうち発生的に新しい部分は新小脳へ，発生的に古い部分は原小脳や古小脳へ投射する．

❷苔状線維 mossy fibers：顆粒細胞の樹状突起に終わる．苔状線維として下記の線維群がある：

a) 前庭小脳路 vestibulocerebellar tract：前庭器官（三半規管と球形嚢・卵形嚢）からの一次前庭線維 primary vestibular fibers は，前庭神経核を介して小脳皮質に投射するが（二次前庭小脳線維 secondary vestibulocerebellar fibers），一部は前庭神経核を介さずに直接小脳皮質に投射する（直接前庭小脳線維 direct vestibulocerebellar fibers）．同側性．

b) 後（背側）脊髄小脳路 posterior (dorsal) spinocerebellar tract：胸髄のクラーク氏背核 dorsal nucleus of Clarke（胸髄核ともいう）より起こり，同側の側索を上行して，下小脳脚を通って同側の小脳皮質に終わる．下半身の（意識にのぼらない）深部感覚を小脳に伝える．

c) 前（腹側）脊髄小脳路 anterior (or ventral) spinocerebellar tract：後脊髄小脳路の腹側を上行する伝導路．腰髄，仙髄，尾髄の前角の周辺および後角の基部のニューロンから起こり，同側の脊髄側索を上行し，上小脳脚を通って，大部分は同側の小脳皮質に終止する．後肢のゴルジ腱器官からの深部感覚を小脳に伝える．生理学的実験によれば，前脊髄小脳路は，脊髄で交叉した後に上行して，上小脳脚より小脳に入り，小脳内部で再度交叉する（結局，同側小脳に投射）といわれているが，よくわからない．

d) 楔状束核小脳路 cuneocerebellar tract：副楔状束核 accessory cuneate nucleus より起こり，同側の下小脳脚を通り，同側小脳皮質に投射する．上半身の（意識にのぼらない）深部感覚を小脳に伝える．

e) 橋（核）小脳路 pontocerebellar tract（図7-18）：橋核より起こり，大部分の線維は交叉して，中小脳脚を通って，反対側の小脳皮質に投射する．一部の橋核小脳路線維は交叉せず，同側の小脳皮質に投射する．

小脳皮質からの出力線維　　（図7-11, 13）

● 小脳皮質の唯一の出力細胞は，プルキンエ細胞である．プルキンエ細胞はGABAを神経伝達物質とする抑制性ニューロンである．

❶ 小脳皮質小脳核線維 cerebello-nuclear fibers：片葉小節葉以外の小脳皮質のプルキンエ細胞の軸索は小脳核に終わる（図7-6）．
  a) 虫部の小脳皮質→内側核（室頂核）
  b) 虫部傍部の小脳皮質→中位核（球状核・栓状核）
  c) 小脳半球外側部の小脳皮質→歯状核（外側核）

❷ 直接小脳前庭線維：片葉小節葉のプルキンエ細胞の軸索は，小脳核に終末せず，小脳外に出て前庭神経核に終わる（図7-6）．

> 前庭神経核は，本来，小脳核であって，これが小脳外に遊走したと考えれば，プルキンエ細胞は全て小脳核に投射することになる．

小脳皮質内の神経回路 neural circuit　　（図7-13, 14）

● 小脳皮質の唯一の出力であるプルキンエ細胞に対し2つの入力系がある．

❶ 苔状線維・平行線維系 mossy-parallel fiber system：前庭系，胸髄，副楔状束核，橋核などから起こる苔状線維の終末は顆粒細胞の樹状突起に興奮性シナプス結合する．顆粒細胞の軸索はT字形を示すが，このTの横棒の部分は小脳回に対して平行であり，これを平行線維という．平行線維はプルキンエ細胞の樹状突起に対して興奮性シナプスを形成する．

> **Memo 7-3**　小脳糸球体 cerebellar glomeruli　（図7-15）
> 上記のように苔状線維終末は顆粒細胞の樹状突起にシナプス接続するが，このシナプスにさらにゴルジ細胞の軸索終末が参加する．これらの複雑なシナプス結合を小脳糸球体という．

❷ 登上線維系 climbing fiber system：下オリーブ核に由来するオリーブ小脳路線維の終末である登上線維はプルキンエ細胞の樹状突起に興奮性シナプス結合する．

> **Memo 7-4**　小脳皮質の抑制性ニューロンと興奮性ニューロン
> バスケット細胞や星状細胞も平行線維から興奮性シナプス入力を受けて，プルキンエ細胞に抑制性シナプス結合する．結局，小脳皮質の5種の細胞のうち唯一顆粒細胞だけが興奮性で，それ以外の細胞（プルキンエ細胞，ゴルジ細胞，星状細胞，バスケット細胞）は抑制性ニューロンである．

図7-12　プルキンエ

プルキンエ J. E. Purkinje(1787～1869)はチェコ生まれの組織学および実験生理学の研究者．プルキンエは小脳のプルキンエ細胞や心臓の刺激伝導系のプルキンエ線維ばかりではなく，視覚生理学の分野にその名前を遺している．

例えば，ある条件下で自己自身の網膜の血管像が見えることがあるが，これをプルキンエの内視現象という．また暗いところでは赤色に比べて青色が見えやすくなるが，これをプルキンエ効果という．さらに光が眼球を通過する際に，角膜や水晶体の境界面で反射することにより得られる像をプルキンエ像という．(参考：岩間吉也：プルキンエの生涯と業績，生体の科学 26(6)：564-567, 1975)．

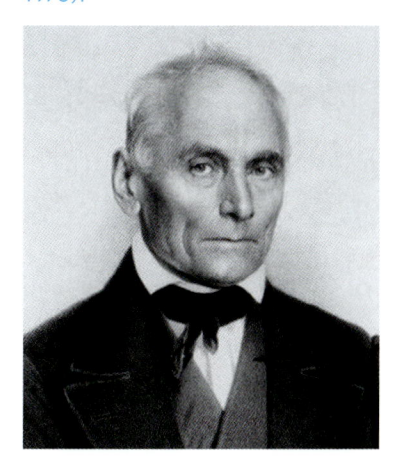

図7-13　小脳皮質の神経回路（前額断）

抑制性ニューロンは黒で示した．

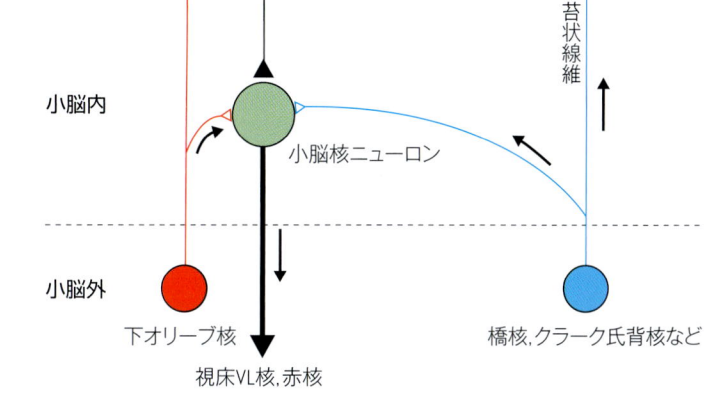

図7-14　小脳皮質の層構造と神経回路

Gr：顆粒細胞，P：プルキンエ細胞

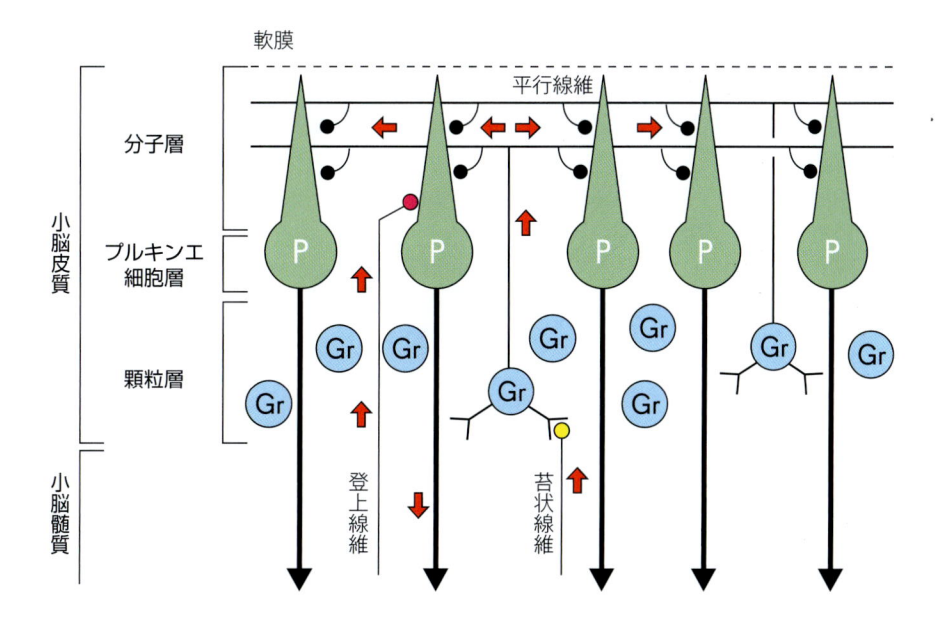

7 小脳

図 7-15 小脳糸球体
B：籠細胞, Go：ゴルジ細胞, Gr：顆粒細胞, P：プルキンエ細胞

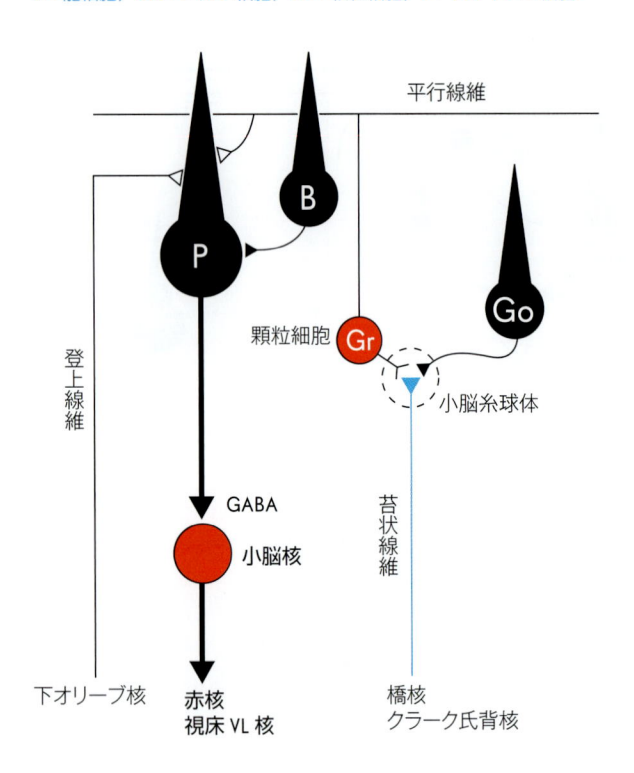

図 7-16 オリーブ核を中心とする伝導路

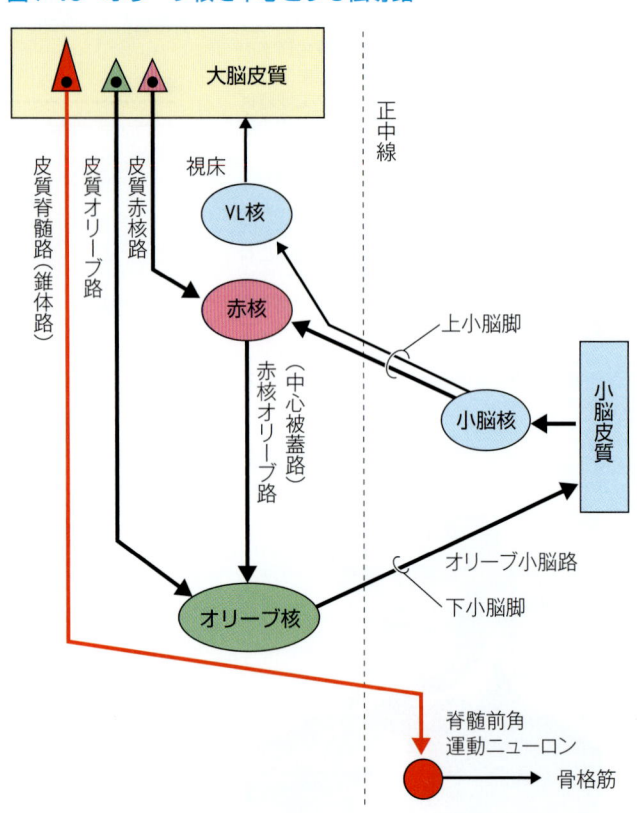

図 7-17 小脳入力系

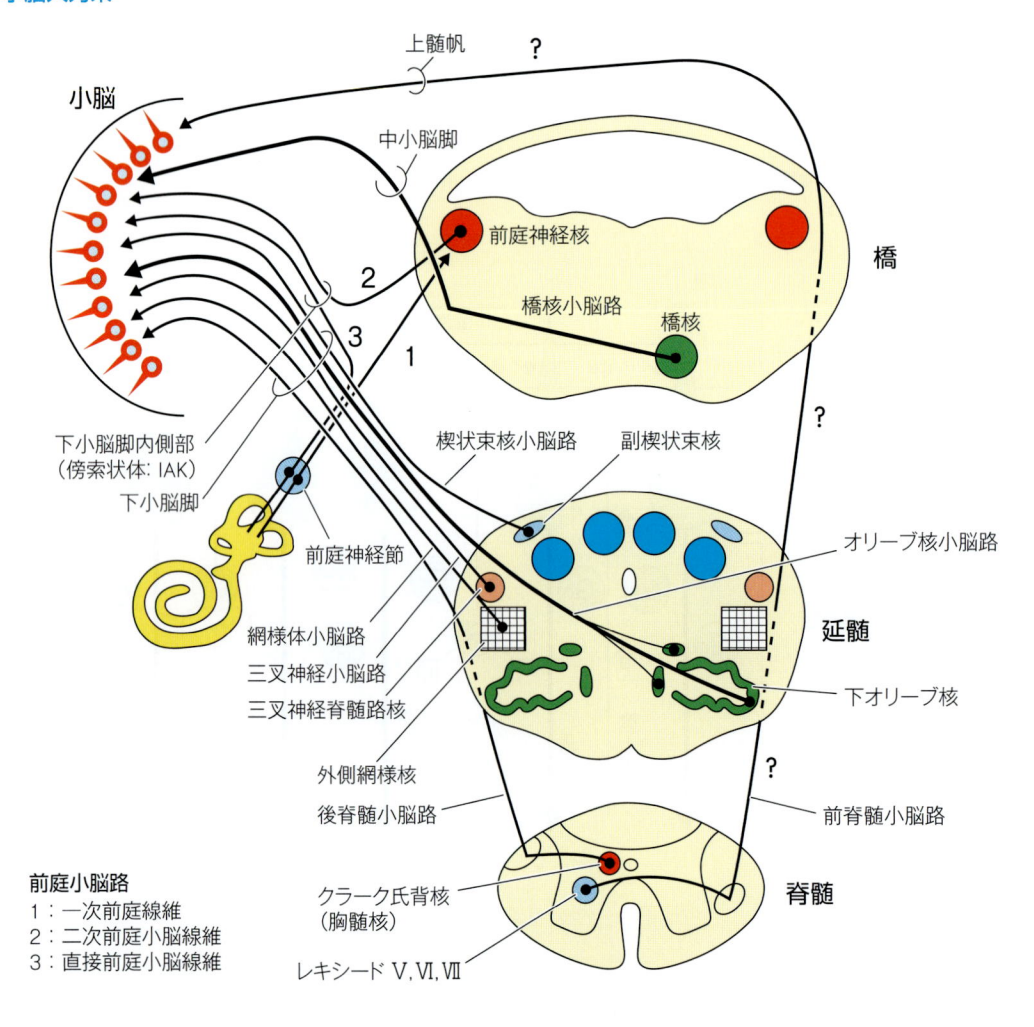

前庭小脳路
1：一次前庭線維
2：二次前庭小脳線維
3：直接前庭小脳線維

図7-18 橋核小脳路
A：橋腹側部の横断切片の弱拡大．マウスの右小脳皮質にLacZ組換えアデノウイルスを注入後，逆行性に標識された橋核(Pn)ニューロン．橋核小脳路投射は両側性であるが，反対側優位であるため，非注入側である左側に標識ニューロンが多い．
B：A中の四角で示した部分の強拡大．
lpf：縦橋線維，ml：内側毛帯，RtTg：橋被蓋網様核．

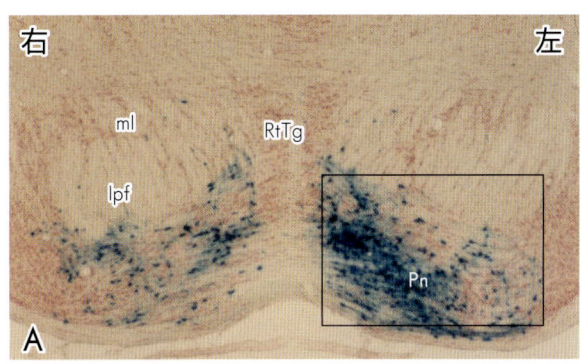

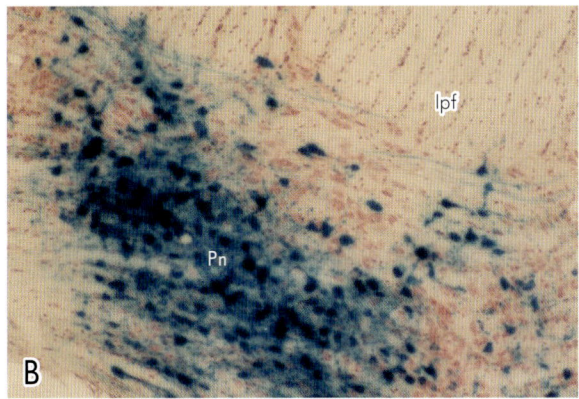

4 小脳核の出力線維　　（図7-19）

- 小脳核からの出力線維は，室頂核遠心性線維と上小脳脚に2大別される．
  1. 室頂核遠心性線維 fastigial efferent fibers：交叉性線維と非交叉性線維がある．なお室頂核遠心性線維は，上小脳脚を通過しないことが特徴である．
     a) 交叉性室頂核前庭線維 crossed fastigeovestibular fibers（鈎状束 uncinate fasciculus）：室頂核（内側核）より起こり，小脳内で交叉して反対側の前庭神経核と網様体に至る．
     b) 非交叉性室頂核前庭線維 uncrossed fastigeovestibular fibers：室頂核より起こり同側の前庭神経核に投射する．
  2. 上小脳脚 superior cerebellar peduncle：小脳核から赤核に投射する小脳核赤核路と，視床に投射する小脳核視床路がある．
     a) 小脳核赤核路 cerebellorubral tract：球状核（後中位核）と栓状核（前中位核）より起こる線維は，上小脳脚を通り，中脳の下丘の高さで交叉して（上小脳脚交叉），反対側の赤核に終わる．一部

の線維は側枝を介して反対側の視床 VL 核（視床外側腹側核 ventral lateral thalamic nucleus; VL）に終わる．
     b) 小脳核視床路 cerebellothalamic tract：歯状核（外側核）より起こる線維は上小脳脚を通り，上小脳脚交叉で交叉して，反対側の視床 VL 核に終わる．一部の線維は，側枝を介して赤核に終わる．

5 小脳脚　　（図7-20, 21）

- 小脳は上，中，下小脳脚により，それぞれ中脳，橋，延髄と結合する．
  1. 下小脳脚 inferior cerebellar peduncle：索状体ともいう．後脊髄小脳路，オリーブ小脳路，楔状束核小脳路など主に小脳求心性線維からなる．下小脳脚内側部を特にドイツ語でIAK（innere Abteilung des unten Kleinhirnstiels）といい，直接前庭小脳線維，二次前庭小脳線維，直接小脳前庭線維，非交叉性室頂核前庭線維などが通る．
  2. 中小脳脚 middle cerebellar peduncle：橋腕ともいう．橋核より起こる橋小脳路線維（主に交叉性）が通る．
  3. 上小脳脚 superior cerebellar peduncle：結合腕ともいう．歯状核より視床外側腹側核（VL核）に投射する小脳核視床路線維，および中位核（球状核と栓状核）より赤核に投射する小脳核赤核路線維が通る．いずれも下丘の高さにて上小脳脚交叉で交叉して反対側の視床と赤核に終わる．

6 小脳を中心とする神経回路　まとめ

  1. 片葉小節葉（前庭小脳）：前庭感覚は前庭小脳路（二次前庭小脳線維・直接前庭小脳線維）を介して小脳の片葉小節葉に伝えられる．片葉小節葉の出力線維は，同側の前庭神経核に投射する（直接小脳前庭線維）．前庭神経核からの線維は，内側縦束を上行して，外眼筋を支配する運動性脳神経核（動眼神経核，滑車神経核，外転神経核）に投射し，眼球運動を支配する．また前庭神経核は脊髄に投射して，四肢の筋の緊張を調節し，身体の平衡を司る．
  2. 虫部と虫部傍部（脊髄小脳）：筋や腱の深部感覚は後脊髄小脳路や楔状束核小脳路を介して同側の小

図7-19 小脳出力系

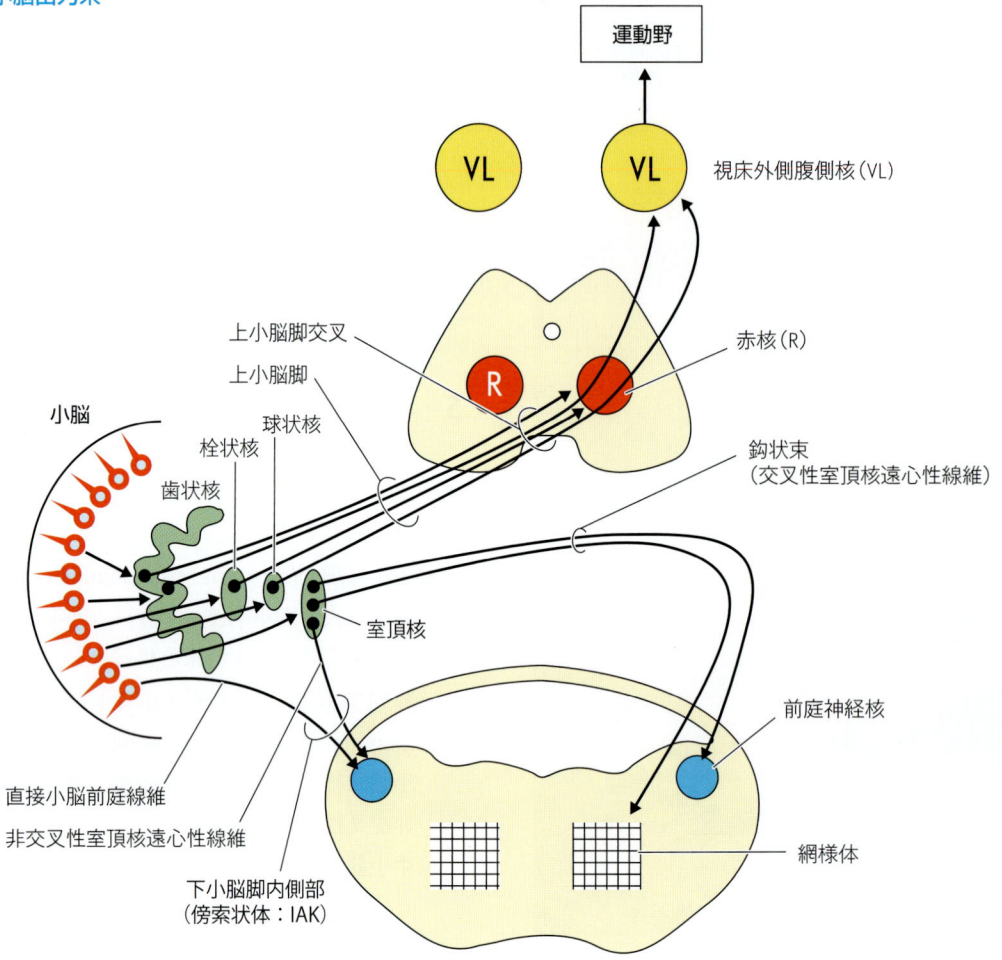

脳虫部や虫部傍部（中間部）に伝えられる．虫部や虫部傍部からの出力は以下のとおり：

1) 小脳虫部のプルキンエ細胞は室頂核に投射する．室頂核から出る交叉性室頂核前庭線維（鉤状束）は反対側の前庭神経核と網様体に投射し，また非交叉性室頂核前庭線維は同側の前庭神経核に終わる．前庭神経核から起こる前庭脊髄路（内側前庭脊髄路，外側前庭脊髄路），網様体から起こる網様体脊髄路（橋網様体脊髄路，延髄網様体脊髄路）は脊髄の運動ニューロンに接続し，四肢の筋の緊張を調節する．

2) 虫部傍部のプルキンエ細胞は中位核（球状核と栓状核）に投射する．中位核の出力線維は，主に反対側の赤核に投射する（小脳核赤核路）．赤核は反対側（小脳から見ると同側）の脊髄に投射し（赤核脊髄路），屈筋支配運動ニューロンに接続して屈筋の緊張を促進する．

❸ 小脳半球外側部（橋小脳または大脳小脳）：小脳半球の外側部は哺乳類，特に霊長類で著しく発達する．この部位の発達は，大脳皮質ひいては橋核の発達と深い関係がある．大脳皮質から同側の橋核に投射する（皮質橋核路）．橋核は主に反対側の小脳半球外側部に終わる（橋核小脳路）．この部位のプルキンエ細胞は歯状核に投射する．歯状核からの出力線維は反対側の視床運動性中継核（外側腹側核 VL）に投射し，さらに VL 核から運動野に投射する．そして運動野より起こる錐体路（皮質脊髄路）は反対側の脊髄運動ニューロンに投射し，反対側の上・下肢の随意運動を司る．

図7-20 小脳脚

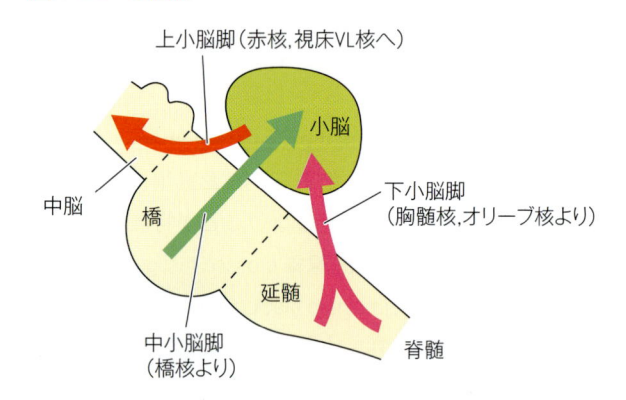

図 7-21 小脳脚の構成

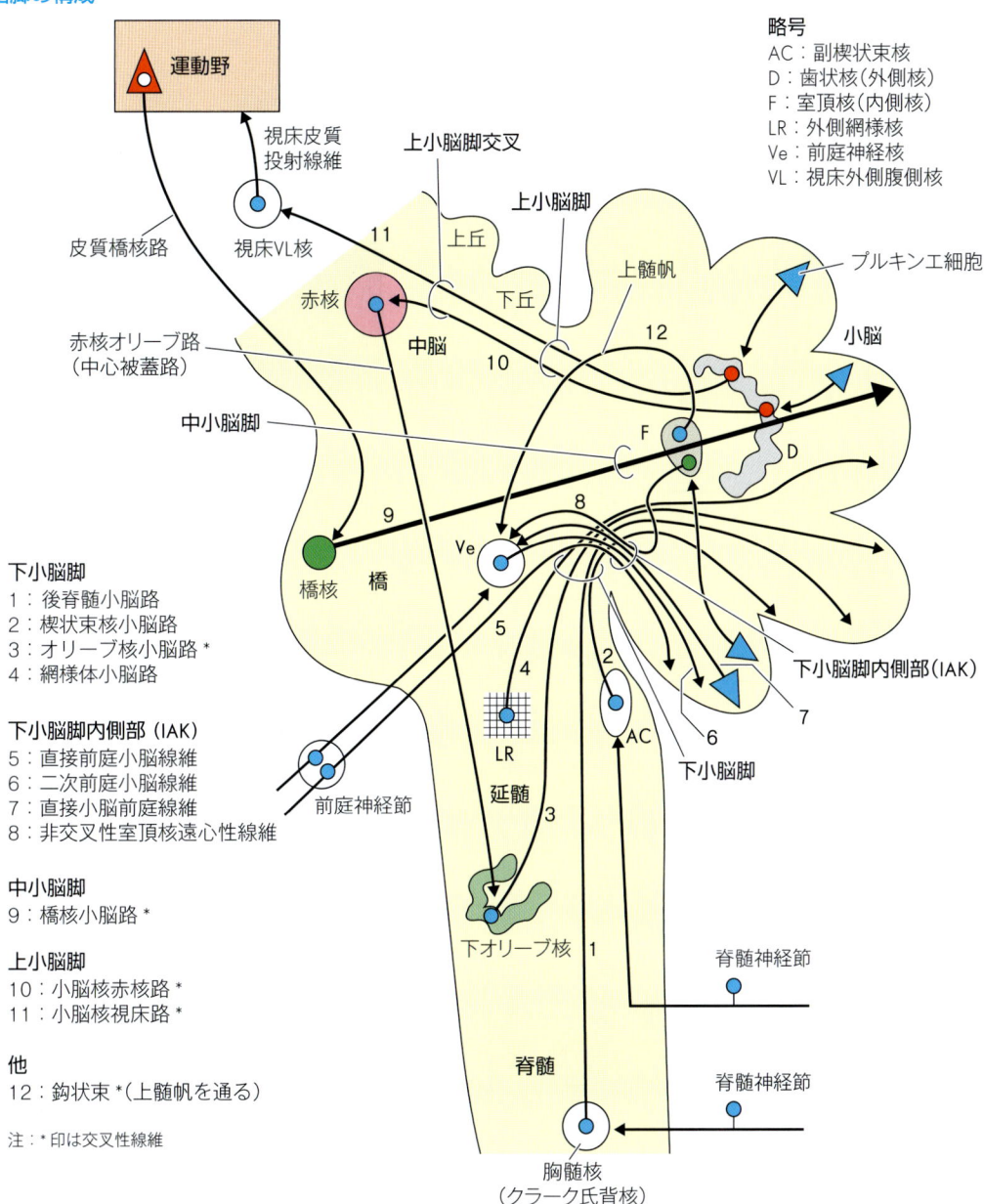

略号
AC：副楔状束核
D：歯状核（外側核）
F：室頂核（内側核）
LR：外側網様核
Ve：前庭神経核
VL：視床外側腹側核

下小脳脚
1：後脊髄小脳路
2：楔状束核小脳路
3：オリーブ核小脳路*
4：網様体小脳路

下小脳脚内側部（IAK）
5：直接前庭小脳線維
6：二次前庭小脳線維
7：直接小脳前庭線維
8：非交叉性室頂核遠心性線維

中小脳脚
9：橋核小脳路*

上小脳脚
10：小脳核赤核路*
11：小脳核視床路*

他
12：鈎状束*（上髄帆を通る）

注：*印は交叉性線維

7 小脳の機能とその障害 （図7-22, 23）

小脳の機能

- 小脳にはさまざまな感覚が集まるが，とりわけ前庭感覚や深部感覚が重要である．小脳はこれらの感覚を統合し，さらに脳幹の神経核（前庭神経核，赤核，網様体など）を介して，筋の緊張を調節し，姿勢を制御し，頭部の位置変化に対応して眼球の位置を制御する．こうして安静時や運動時の体の平衡や円滑な運動を無意識のうちに可能にする装置（計算器）が小脳である．
- 上記のように小脳の機能は運動制御であるというのがこれまでの常識であった．ところが最近のヒトの脳活動を非侵襲で計測する fMRI（functional magnetic resonance imaging 機能的核磁気共鳴画像）などの研究は，この考えを根底からくつがえした．運動を想像したり，言葉を連想したり，パズルの解法を考えたりすることなど，身体的な運動を行っていなくとも，小脳の活動性が高まることがわかってきたからである．小脳は大脳皮質と結合することにより，運動制御に限らず，言語や思考など高次脳機能においても大きな機能を果している．

小脳の障害

- 小脳皮質の一部を摘出すると，それに応じた小脳皮質の局所症状が出現する．しかし小脳の代償作用は非常に大きいので，必ずしも小脳障害による局所症状は明確ではない．

図7-22 小脳失調の検査

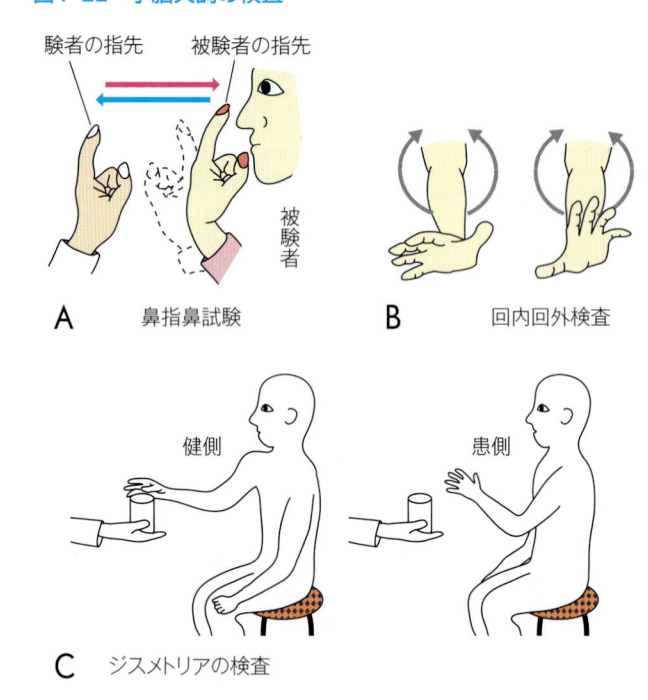

A 鼻指鼻試験
B 回内回外検査
C ジスメトリアの検査

図7-23 小脳性運動失調（ヨタリマウス）

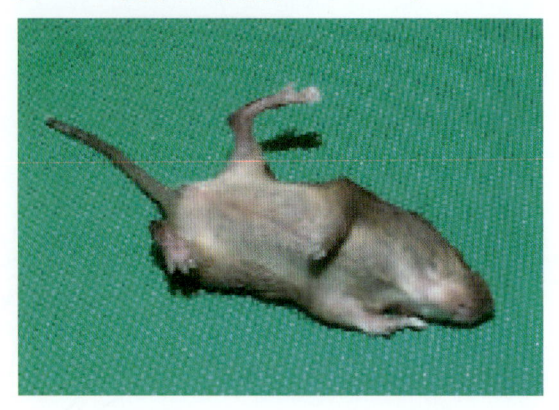

❶ **新小脳の障害**（新小脳症候群 neocerebellar syndrome）：小脳半球外側部（橋小脳あるいは大脳小脳）が障害されると，協調運動，距離感覚，時間感覚が損なわれ，さまざまな小脳性運動失調が出現する．さらに精緻な熟練した運動ができなくなる．例えば，ピアニストが演奏不能となったり，熟練した大工がかなづちで自分の指を打ってしまうことなどが起こる．下記の症状が，障害側と同側（つまり患側）に出現する．

a) 小脳性運動失調 cerebellar ataxia（図7-23）：患側の四肢の運動の速度，範囲，強さ，方向が不適当である．また患側の四肢の協調運動の異常が起こる．例えば：

  i) 失調性歩行 ataxic gate：酔っ払いのように歩く（酔歩，酩酊歩行）．

  ii) 拮抗性運動反復不能 dysdiadochokinesis, adiadochokinesis（図7-22B）：交互に反対方向の運動を迅速かつ円滑に繰り返すことのできなくなる状態．例えば回内運動と回外運動を素早く行うことなど，拮抗筋と協同筋の緊張と弛緩を交互に素早く変換できない（共同運動不能）．

  iii) 推尺異常 dysmetria（図7-22C）：距離を正確に計ることができない．目的物に手指を近づけるときに，目的物をオーバーしたり，足らなかったりする．

  iv) 企図振戦 intention tremor：意図的に物をとろうとするときに著しく起こる振戦（ふるえ）で，目的物に近づくにつれ著明になるが，静止時には起こらない．例えば，鼻指鼻試験などの際に目標物の近くで振戦が強くなる．鼻指鼻試験 nose-finger-nose test とは，患者の示指で自身の鼻→検者の指→自身の鼻の順にさわる検査のこと（図7-22A）．

b) 患側の上下肢の筋緊張の減退 hypotonia

c) 小脳性言語障害：話し方が単調で，遅く，ものうげであるが，ときに爆発的になることもある．

❷ **古小脳の障害**：小脳虫部や虫部傍部（脊髄小脳）の障害．主として患側の体幹の運動と平衡の障害．起立，歩行が困難となり，つまづきやすく，患側によろめく．

❸ **原小脳の障害**（片葉小節葉症候群 flocculonodular syndrome）：眼振 nystagmus など眼球運動の異常が生じる．眼振とは水平方向あるいは上下方向の律動的（リズミカル）な眼球の運動のことをいう．

> **Memo 7-5　小脳の症状は患側に出現する**
> 小脳の障害に基づく症状は患側（つまり障害側と同側）に出現する．これは小脳を介する神経回路が非交叉性のみからなるか，あるいは2回交叉しているからである．例えば，小脳半球外側部の障害の場合，患側に小脳性運動失調が生じる．その理由は小脳半球外側部→小脳外側核（歯状核）→小脳核視床路（交叉性）→視床VL核→視床皮質投射→運動野→皮質脊髄路（交叉性）→脊髄運動ニューロンであり，系全体に交叉部位が2カ所あるため，橋小脳による計算結果は最終的に同側の脊髄運動ニューロンに出力されるからである（図7-16参照）．

図 7-24 小脳の発生
小脳は菱脳唇（ピンク色）とそれに隣接する脳室帯（水色）から発生する．
菱脳唇は Atoh1 (Math1) を発現し，興奮性ニューロンを小脳に供給する．一方，菱脳唇に隣接する脳室帯は Ptf1a を発現し，小脳に抑制性ニューロンを供給する．

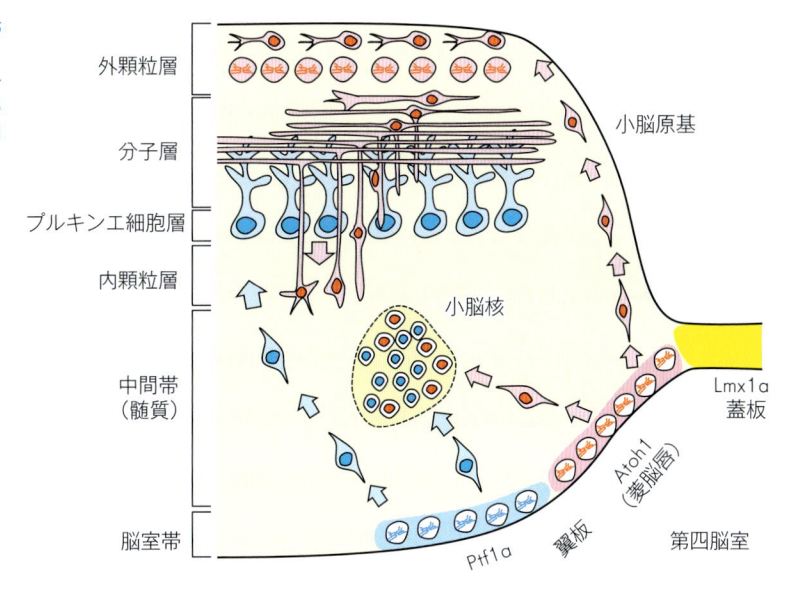

8 小脳の組織発生 （図7-24）

- 小脳は，翼板から発生することより，元来，感覚性の組織である．第四脳室を覆う蓋板と翼板との境界部を菱脳唇 rhombic lip という．小脳はこの菱脳唇とそれに隣接する脳室帯に由来する．菱脳唇は Atoh1 (Math1) を発現する領域とほぼ一致し，菱脳唇に隣接する翼板は Ptf1a を発現する．最近，この 2 つの領域から小脳が発生することが判明した（星野幹雄：蛋白質核酸酵素 53: 343-349, 2008）．

- 菱脳唇に由来する細胞は，軟膜に沿って移動し，小脳原基の表面に配列して，ここで分裂増殖する．この分裂層を外顆粒層あるいは外胚芽層という．こうして産生されたニューロンは，細胞質突起を前額断面に平行に伸ばして，双極型となる．そして細胞体から垂直方向に向かって細胞質突起を深層に伸ばし，その細胞質突起の中を細胞核が深層に向かって移動する．こうして T 字形の軸索をもつ顆粒細胞が形成される．一方，菱脳唇に隣接する Ptf1a 発現脳室帯に由来するニューロンは，軟膜側に向かって移動し，小脳皮質の全ての抑制性ニューロン（プルキンエ細胞，星状細胞，バスケット細胞，ゴルジ細胞）になる．

- 小脳（深部）核の大型ニューロンは Atoh1 を発現する菱脳唇に由来し，少数の小型ニューロンは Ptf1a を発現する脳室帯に由来する．つまり小脳においてグルタミン酸を神経伝達物質とする興奮性ニューロンは Atoh1 を発現する菱脳唇に由来し，GABA を神経伝達物質とする抑制性ニューロンは Ptf1a を発現する脳室帯に由来する．

練習問題

下記の文が正しければ○，誤っていれば×をつけなさい．

- □ 問1　小脳溝は矢状面に対して平行である．
- □ 問2　小脳虫部は発生的に古く archicerebellum という．
- □ 問3　小脳体と片葉小節葉の間にある溝を第 1 裂という．
- □ 問4　片葉小節葉は入力から見れば前庭小脳ともいう．
- □ 問5　プルキンエ細胞の樹状突起は前額面に広がる．
- □ 問6　プルキンエ細胞に対する強力な興奮性入力はオリーブ核からくる．
- □ 問7　平行線維は前額面に対して平行である．
- □ 問8　企図振戦は小脳性運動失調の一症状である．
- □ 問9　小脳半球外側部は大脳皮質と関係が深い．
- □ 問10　小脳の出力線維は上小脳脚を通過する．

解答 p.233

8 間脳
Diencephalon

- 間脳は，第三脳室の壁を形成し，中脳の前方にある．間脳は大脳半球におおわれるために外部からはほとんど見えない．

1　間脳の発生と区分　　　　　　　　　　（図8-1）

- 第三脳室の壁に，視床上溝 epithalamic sulcus と視床下溝 hypothalamic sulcus という2つの溝がある．この2つの溝により，間脳は，視床上部 epithalamus，視床 thalamus，視床下部 hypothalamus の3部に分けられる．
- 視床下溝が境界溝の延長であると仮定すれば，視床は翼板由来（知覚性）であり，腹側の視床下部は基板由来（運動性）ということになる．
- 蓋板は薄く，その前半部は陥入して第三脳室脈絡叢を形成する．後半部は後方に陥入して松果体 pineal body になる．松果体に隣接する手綱核 habenular nuclei も蓋板に由来する．

2　視床 thalamus

- 視床はさらに背側視床 dorsal thalamus と腹側視床 ventral thalamus に分けられる．

2-1　背側視床
dorsal thalamus

- 視床の大部分を占める領域で，視床といえば背側視床を指すことが多い．

背側視床の解剖学的分類　　　　　　　（図8-2, 3）

- 背側視床は薄い線維層からなる外髄板 external medullary lamina と内髄板 internal medullary lamina により，いくつかの神経核に分けられる．すなわち：

❶ 前核群 anterior nuclear group（A）：内髄板はその前方でY字状に二分岐する．この分岐部にはさまれた領域．
　1）前背側核 anterodorsal nucleus（AD）
　2）前腹側核 anteroventral nucleus（AV）
　3）前内側核 anteromedial nucleus（AM）

❷ 内側核群（広義）medial nulear group：内髄板の内側を占める．
　1）背内側核 dorsomedial nucleus（DM）：nucleus medialis dorsalis（MD）あるいは内側核 medial nucleus（M）ともいう．
　2）正中核群 midline nuclear group：ヒトでは退化的．

❸ 髄板内核群 intralaminar nuclear group：内髄板の中にある神経核．
　1）中心正中核 centromedian nucleus（CM）あるいは中心内側核 nucleus medialis centralis
　2）束傍核 parafascicular nucleus（PF）

❹ 外側核群（広義）lateral nuclear group：内髄板と外髄板の間を占める．
　1）外側核群（狭義）lateral nuclei
　　a）背外側核 lateral dorsal nucleus（LD）
　　b）後外側核 lateral posterior nucleus（LP）
　2）腹側核群 ventral nuclear group
　　a）前腹側核 ventral anterior nucleus（VA）
　　b）外側腹側核 ventral lateral nucleus（VL）

図8-1 間脳の発生と区分

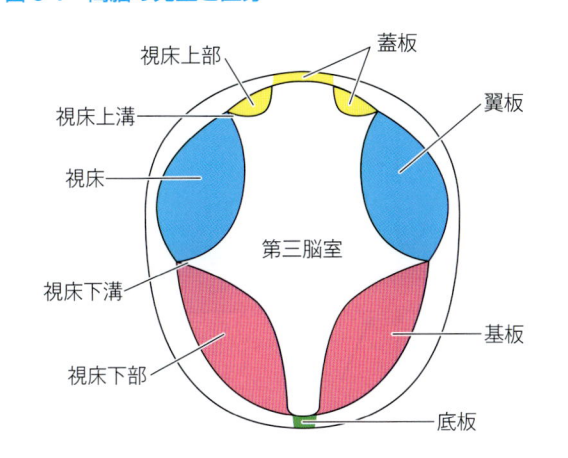

図8-2 視床の解剖学的区分（水平断面）

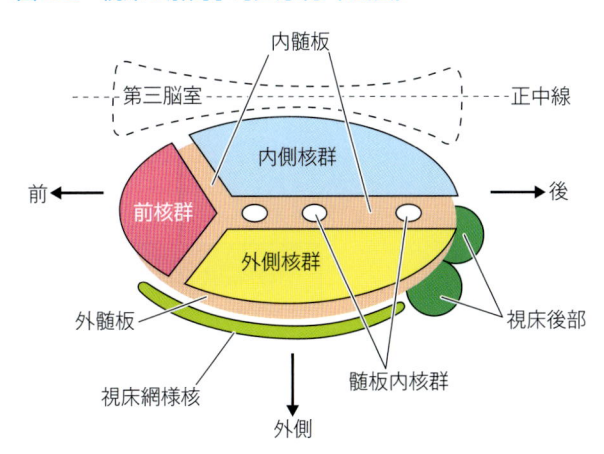

図8-3 視床の神経核と線維結合　左の視床を上外方より見る

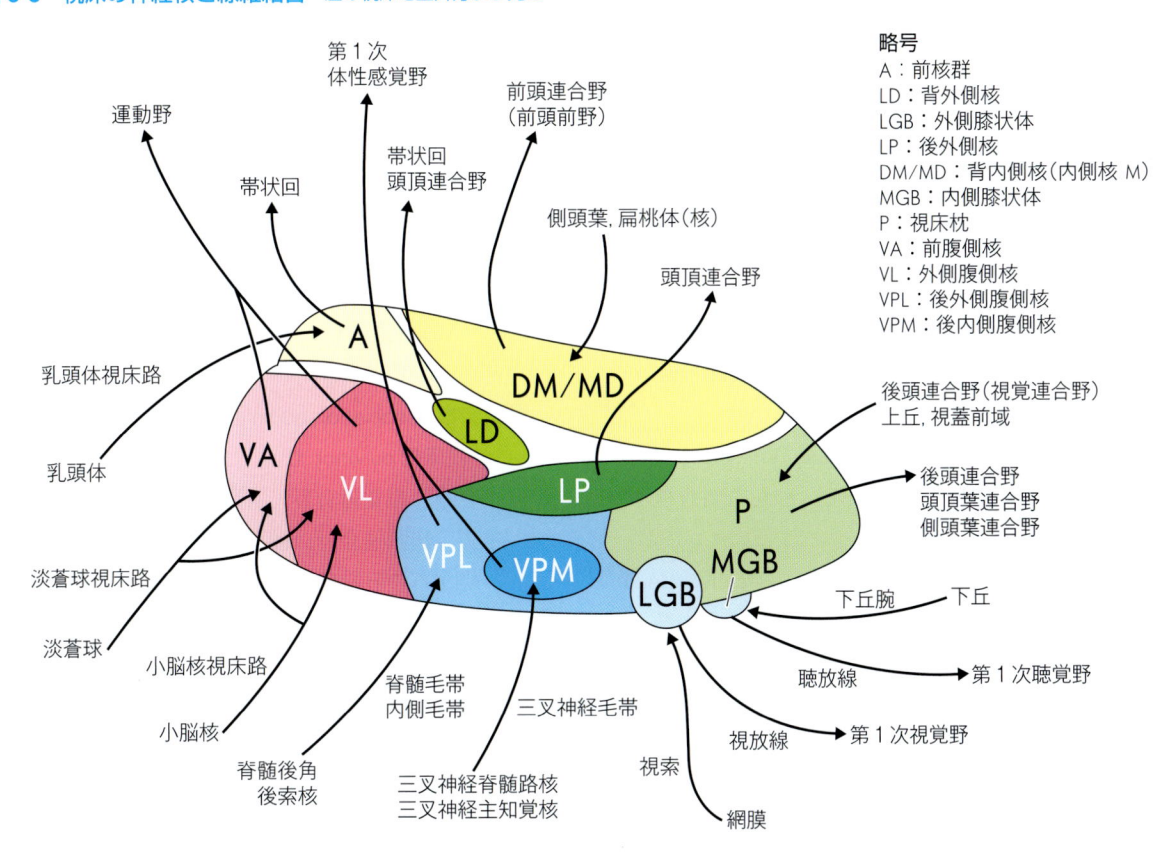

略号
A：前核群
LD：背外側核
LGB：外側膝状体
LP：後外側核
DM/MD：背内側核（内側核 M）
MGB：内側膝状体
P：視床枕
VA：前腹側核
VL：外側腹側核
VPL：後外側腹側核
VPM：後内側腹側核

c) 後腹側核 ventral posterior nucleus（VP）
　i) 後外側腹側核 ventral posterolateral nucleus（VPL）
　ii) 後内側腹側核 ventral posteromedial nucleus（VPM）
3) 視床枕 pulvinar（P）：後核群（枕核群）ともいう.
❺視床後部 metathalamus
　1) 内側膝状体 medial geniculate body（MGB）
　2) 外側膝状体 lateral geniculate body（LGB）
❻視床網様核 thalamic reticular nucleus（R）：外髄板のさらに外方を占める.

● 背側視床は線維結合あるいは生理機能からみて次のように分類される（図8-4）.
　❶特殊核（中継核）specific（or relay）nuclei：ある特定の神経核から強い入力を受け，特定の大脳皮質の領域に出力する．運動性中継核と感覚性中継核の2種がある.
　❷連合核 association nuclei：特定の神経核からの強い入力を受けず，広範な領域からの入力を受け,

図 8-4　視床の機能的分類

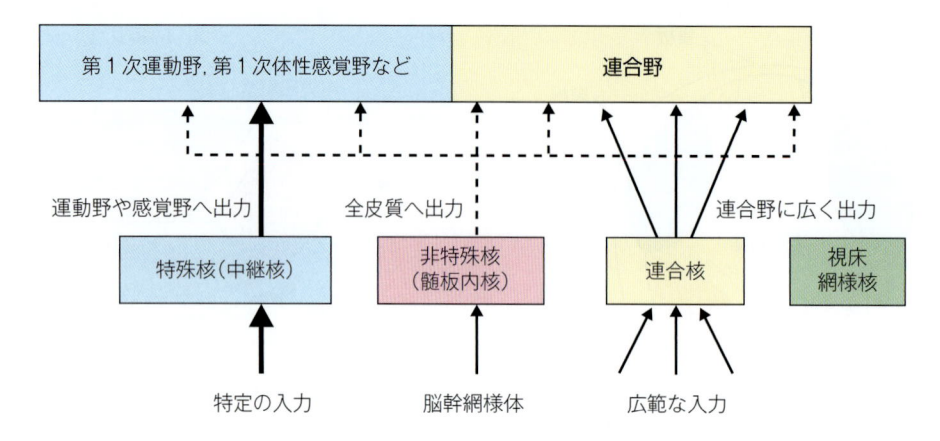

大脳皮質連合野に出力する．
❸ 非特殊核 non-specific nuclei：脳幹の網様体より入力を受け，大脳皮質の広い範囲に出力する．
❹ 視床網様核 thalamic reticular nucleus（R）：この核は大脳皮質に投射しないことより，上記①～③のいずれにも当てはまらない．視床網様核ニューロンの軸索は視床内部の神経核に終わる．

視床の神経核の機能的分類　　　　　　（図8-3～5）

❶ 特殊核（中継核）specific（or relay）nuclei
　1）感覚性中継核 sensory relay nuclei
　　a) 後腹側核 ventral posterior nucleus（VP）：この核はさらに後外側腹側核（VPL）と後内側腹側核（VPM）に分かれる：
　　　i) 後外側腹側核 ventral posterolateral nucleus（VPL）：内側毛帯と脊髄毛帯からの入力を受け，体性感覚野に出力する．頭部を除く体部の体性感覚を中継する．
　　　ii) 後内側腹側核 ventral posteromedial nucleus（VPM）：三叉神経毛帯からの体性感覚入力を受け，体性感覚野に出力する．頭部の体性感覚を中継する．
　　b) 外側膝状体 lateral geniculate body（LGB）：視神経からの入力を受け，視覚野に出力する．視覚を中継する．
　　c) 内側膝状体 medial geniculate body（MGB）：下丘からの入力を受け，聴覚野に出力する．聴覚を中継する．
　2）運動性中継核 motor relay nuclei
　　a) 前腹側核 ventral anterior nucleus（VA）：次項参照．
　　b) 外側腹側核 ventral lateral nucleus（VL）：この2つの神経核は大脳基底核（淡蒼球）と小脳核（歯状核，栓状核，球状核）からの入力を受け，運動野に出力する．この系は大脳皮質運動野へのフィードバック系であり，運動を調節する重要な閉鎖回路を形成する（図8-6）．すなわち：
　　　i) 大脳基底核を中心とする運動調節系：運動野→大脳基底核（線条体→淡蒼球）→視床VAとVL→運動野
　　　ii) 小脳を中心とする運動調節系：運動野→橋核→小脳（小脳皮質→小脳核）→視床VAとVL→運動野

❷ 連合核 association nuclei（図8-4, 5, 7）
　1）視床枕 pulvinar（P）：上丘，視蓋前域，後頭連合野（視覚連合野）より入力を受け，後頭連合野，側頭連合野，頭頂連合野に投射する．視神経からの直接的な視覚入力は受けないが，視覚の連合（形の意味，形の向き，形の空間的配置等の認識）に関与する．
　2）後外側核 lateral posterior nucleus（LP）：上丘より入力を受け頭頂連合野（上頭頂小葉；ブロードマン25野）に広く投射する．
　3）背外側核 lateral dorsal nucleus（LD）：視蓋前域や上丘より入力を受けて，頭頂連合野に広く投射する．
　4）背内側核 dorsomedial thalamic nucleus（DM）：内側核 nucleus medialis（M）ともいう．扁桃体，側頭葉から入力を受け，前頭葉眼窩面皮質などの前頭連合野に投射する．背内側核は，前頭葉眼窩面皮質などの前頭連合野に投射する．この系は情動，気分，体性感覚，臓性感覚を統合する心理行動的に重要な系で，精神病患者の行動を沈静化する目的で切除された時代がある．この手術をロボトミー lobotomy といい，かつて大きな社会問題となったことがある（映画：

2 視床　111

図 8-5　視床の線維連絡 まとめ　略号は図 8-3 を参照

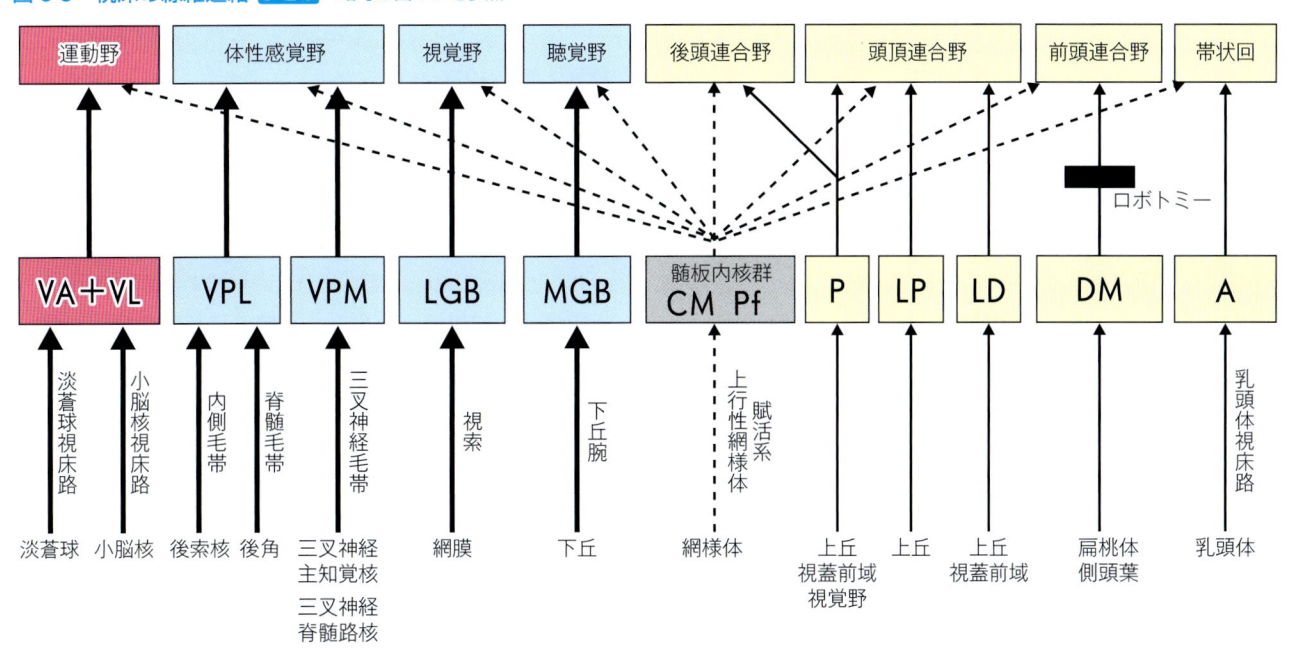

皮質投射先	運動野	体性感覚野		視覚野	聴覚野	後頭連合野	頭頂連合野		前頭連合野	帯状回
									ロボトミー	
視床核	VA+VL	VPL	VPM	LGB	MGB	髄板内核群 CM Pf	P	LP	LD	DM	A
線維路	淡蒼球視床路／小脳核視床路	内側毛帯	脊髄毛帯／三叉神経毛帯	視索	下丘腕	上行性網様体賦活系					乳頭体視床路
起始	淡蒼球／小脳核	後索核／後角	三叉神経主知覚核／三叉神経脊髄路核	網膜	下丘	網様体	上丘／視蓋前域／視覚野	上丘／視蓋前域	上丘	扁桃体／側頭葉	乳頭体

図 8-6　視床運動中継核（VA, VL）には小脳と大脳基底核からの情報が収斂する

略号
VA：前腹側核
VL：外側腹側核

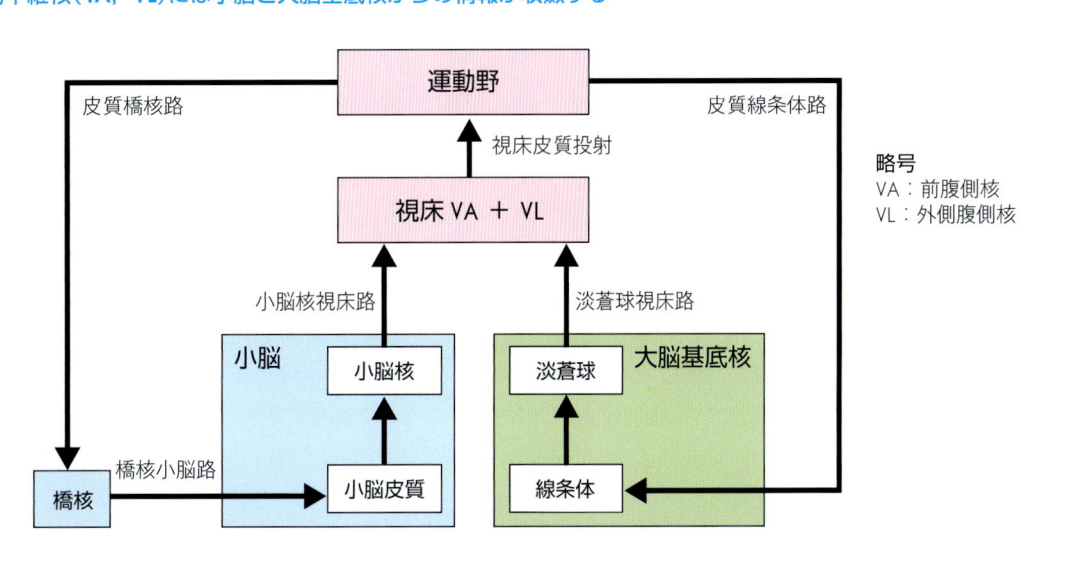

運動野 → 視床VA＋VL（視床皮質投射）
小脳核 →（小脳核視床路）→ 視床VA＋VL
淡蒼球 →（淡蒼球視床路）→ 視床VA＋VL
運動野 →（皮質橋核路）→ 橋核 →（橋核小脳路）→ 小脳皮質 → 小脳核
運動野 →（皮質線条体路）→ 線条体 → 淡蒼球

図 8-7　視床連合核と連合野

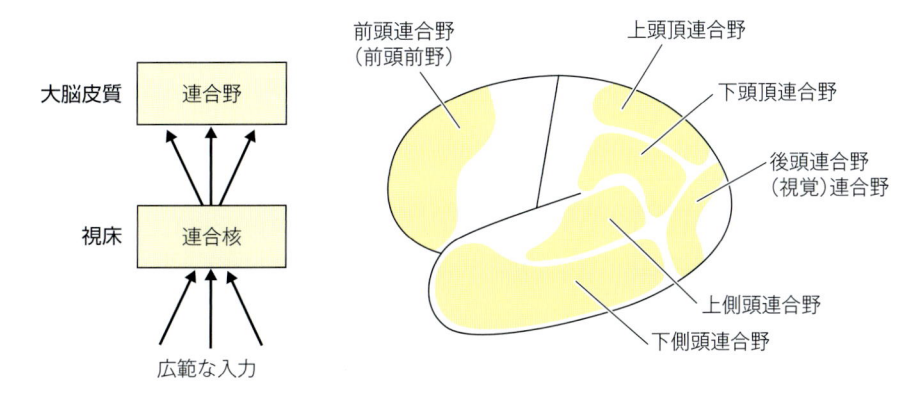

大脳皮質：連合野
視床：連合核 ← 広範な入力
連合核 → 連合野

前頭連合野（前頭前野）
上頭頂連合野
下頭頂連合野
後頭連合野（視覚）連合野
上側頭連合野
下側頭連合野

カッコーの巣の上で）．ロボトミーは正式には前頭葉白質切截術といい，視床より前頭葉連合野に至る視床皮質投射線維を切断することである．ロボトミーにより自意識が乏しくなり，現実あるいは自己に対して意識の抑制が乏しくなる．すなわちすぐに面白がり，習慣や社会関係（社交）に無関心で，他人の批評に無頓着である．感情の動きが突然で，移ろい易く，しかも浅薄である．痛みや困難なことがあっても不安を伴わない．以上が手術の結果生じる人格の永続的な変化であって，病的な不安，強迫神経症の治療に対する代償であった．ロボトミーは長く否定的に見なされてきたが，術式が改善されたこともあり，重度のてんかんの治療などに再び用いられるようになった．

5) **前核群** anterior nuclear group（A）：乳頭体から入力を受け（乳頭体視床路 mammillothalamic tract；ヴィック・ダジール束 bundle of Vicq d'Azyr ともいう），大脳辺縁系に属する帯状回に投射する．大脳辺縁系 limbic system とは，大脳半球の内側面に押しこめられた発生的に古い皮質領域で，本能，情動，記憶などに関与する．

❸ **非特殊核** non-specific nuclei：内（側）髄板の中にある髄板内核群（中心正中核 centromedian nucleus, CM; 束傍核 parafascicular nucleus, Pf など）や脳室の周囲の小さな神経核などからなる．脳幹の網様体，知覚性伝導路の側枝，運動野などからの入力を受け，大脳皮質に広く投射する．上行性網様体賦活系 ascending reticular activating system（ARAS）の一部をなす．

❹ **視床網様核** thalamic reticular nucleus（R）（図8-8）：かつては上行性網様体賦活系の一部として非特殊核に含まれていたが，大脳皮質に投射しないことより非特殊核（髄板内核群）とは別に扱われるようになった．大脳皮質や他の視床核より線維を受け，他の視床核に出力することにより，視床の神経核同士を連合して，これを統合する．

2-2 腹側視床
ventral thalamus or subthalamus （図8-9, 10）

- 背側視床の下方で，小さな神経核（視床下核，不確帯，フォレル野核など）と通過線維からなる狭い領域である．神経核として重要なのは視床下核（ルイ体）subthalamic nucleus（Luys）であるが，視床下核はその線維結合からみて大脳基底核との関連が強いので，大脳基底核の章で説明することとする（☞ p.127,大脳基底核の機能的な分類）．反対側の小脳核（主に歯状核）より視床 VL 核に至る小脳核視床路線維と，淡蒼球より視床 VL 核に至る淡蒼球視床路線維が腹側視床を通過する．

3　視床上部 epithalamus　　（図8-11）

- 松果体と手綱核からなる．手綱核は手綱三角の内部にある．

3-1 松果体
pineal body （図8-11, 12）

- 松果体はグリア細胞 glial cells と松果体細胞 pinealocytes からなり，豊富な血管網と上頚神経節に由来する無髄神経線維がその間に分布する．
- 松果体細胞はメラトニン melatonin（N-アセチル-5-メトキシトリプタミン）を合成・分泌し血管腔に放出する．したがって松果体は脳組織であるが，内分泌器官の性格をもつ．
- メラトニンは，両生類では皮膚の黒色素胞（メラノフォア melanophore：メラニンを含む色素細胞）に作用し，皮膚の色を退色させる．すなわちその作用は下垂体中葉のメラニン刺激ホルモン melanin stimulating hormone（MSH）と拮抗する．しかし，哺乳類ではこの作用は乏しく，性腺（精巣，卵巣）と生殖機能の抑制効果があるという．実際，松果体のメラトニン産生腫瘍により，性機能の抑制と思春期の遅れが起こり，逆に松果体の破壊により思春期早発症 precocious puberty が起こる．このメラトニンの性腺抑制作用は，直接性腺に作用するのではなく，視床下部を介して間接的に行われるという．
- メラトニンの濃度は，一日の明暗周期に合わせて変動する．メラトニンのこの日内変動が生じる理由は，メラトニン合成に関与する酵素 N-アセチルトランスフェラーゼ N-acetyl transferase（NAT）の酵素

図 8-8　視床網様核（R）の線維結合

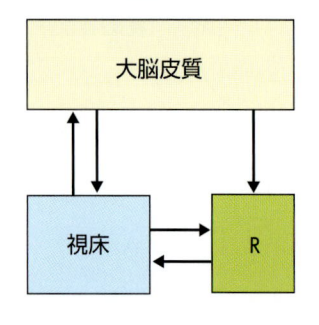

3 視床上部

図 8-9 腹側視床の構造と線維連絡

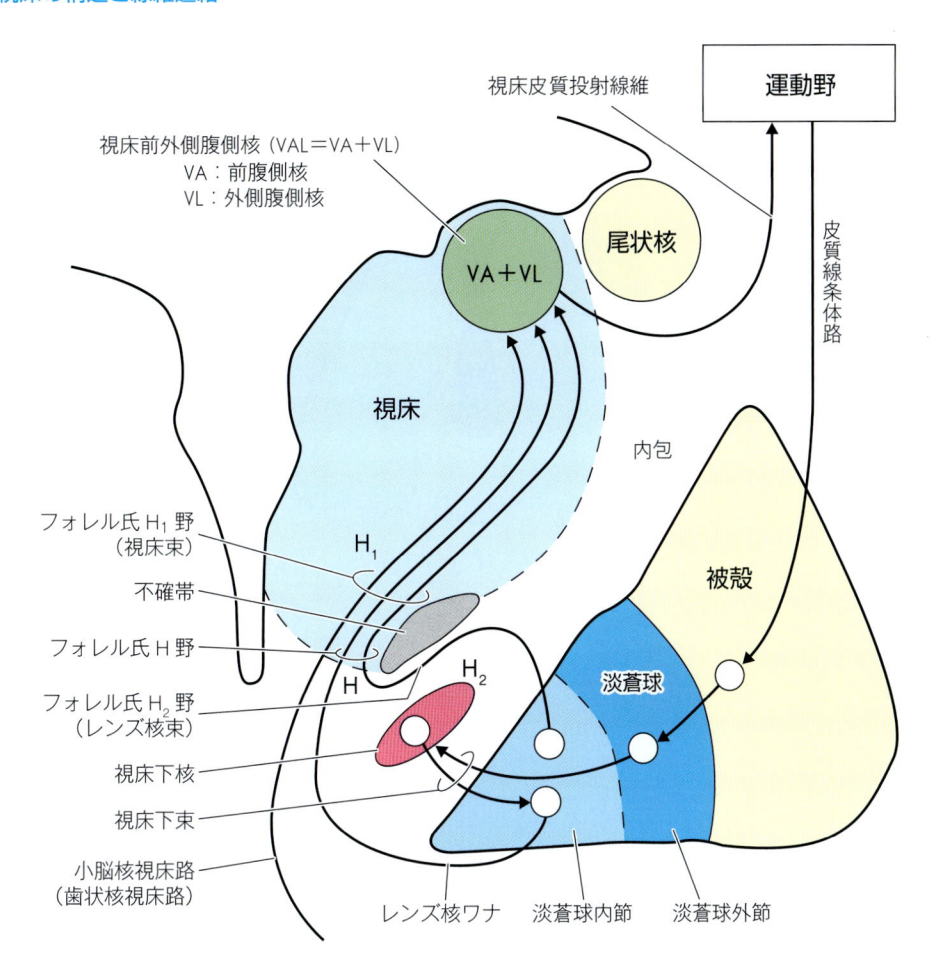

図 8-10 腹側視床を通過する線維群

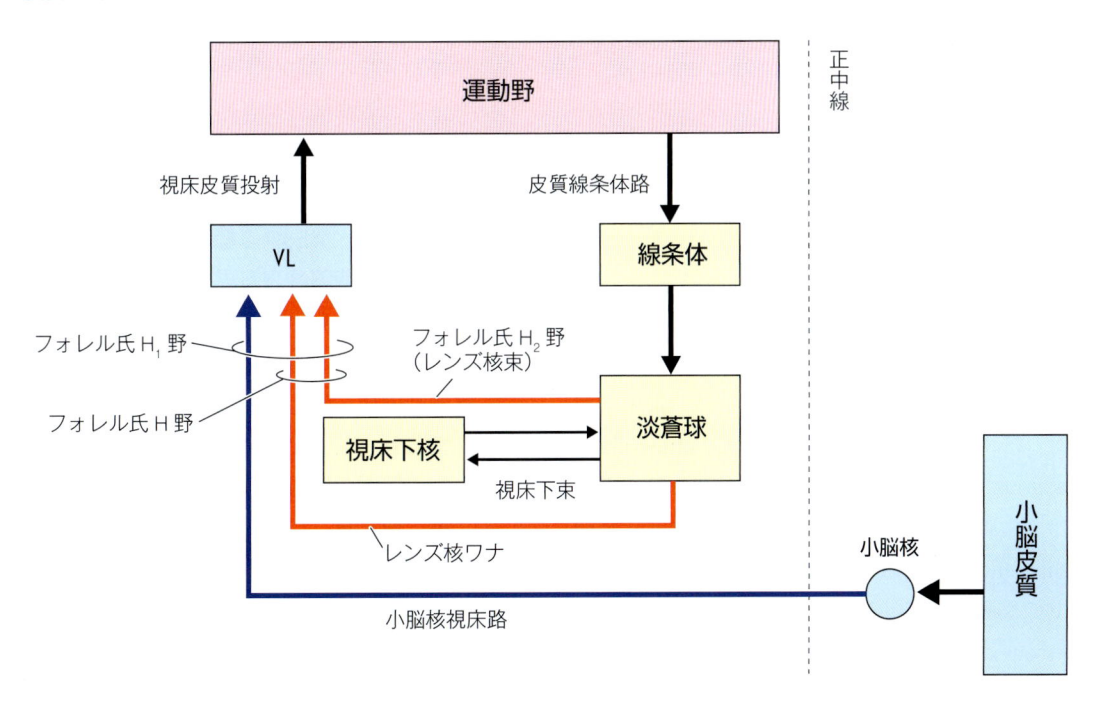

図 8-11 視床上部（松果体と手綱核）
左右の大脳半球と脳梁を切り取り，間脳を背側より見る．

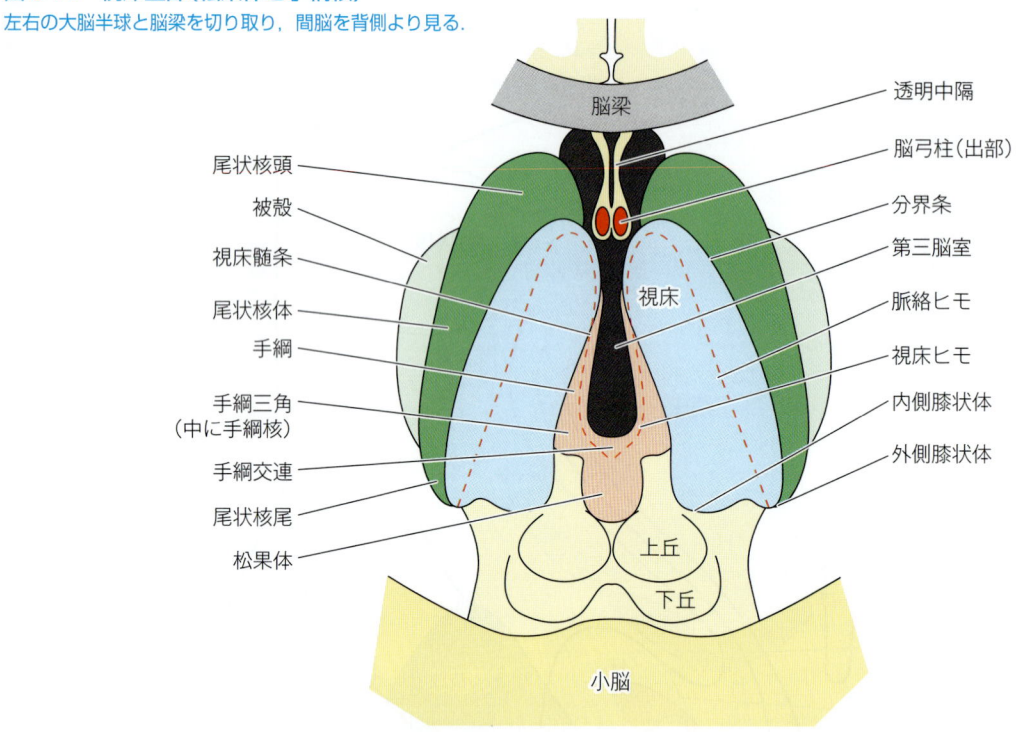

ラベル（左側上から）：尾状核頭，被殻，視床髄条，尾状核体，手綱，手綱三角（中に手綱核），手綱交連，尾状核尾，松果体
ラベル（右側上から）：脳梁，透明中隔，脳弓柱（出部），分界条，第三脳室，脈絡ヒモ，視床ヒモ，内側膝状体，外側膝状体
中央：視床，上丘，下丘，小脳

活性が光刺激により抑制されるからである（図8-12）．このメラトニンの日内変動に合わせて，体の生理的状態や行動が変動する．これをサーカディアンリズム circadian rhythm（概日リズム）という．なお circadian とは，circa（ほぼ）＋dies（1日）というラテン語に由来する．

> **Memo 8-1　メラトニンの合成経路**
> メラトニンの合成経路はトリプトファン→5-ヒドロキシトリプトファン（5HTP）→セロトニン→N-アセチルセロトニン→メラトニンである（図8-13）．セロトニンをN-アセチルセロトニンに変換する酵素がN-アセチルトランスフェラーゼ N-acetyltransferase（NAT）で，その活性が夜高く，昼低いというサーカディアンリズムを示す．

3-2　手綱核
habenular nuclei　　　　　　　　（図8-11, 14）

● 大脳辺縁系からの投射を受ける視床前核，視床下部，中隔野（核）からの線維は視床髄条 stria medullaris of thalamus となり手綱核に終わる（図8-14）．手綱核は中脳の脚間核に投射する．この系を手綱核脚間核路 habenulo-interpeduncular tract あるいはマイネルトの反屈束 Meynert's retroflex bundle, fasciculus retroflexus という．この線維結合から理解できるように，手綱核は大脳辺縁系の活動を中脳に伝える中継核で，広義の大脳辺縁系に属する．

4　視床下部 hypothalamus

● 視床下部は，自律神経系や内分泌系の最高中枢である．視床下部には体内の物理的・化学的環境（体温，pH，浸透圧，血糖値）のセンサーがあり，恒常性（ホメオスターシス）の維持を図る．視床下部は性機能の中枢としても機能する．本能的な行動（性行動，怒り，逃げなど）には，快・不快などの情動を伴うが，視床下部は大脳辺縁系と神経結合をもつことにより本能的行動と情動の発現にも関与する．このように視床下部は個体の維持や種の保存のために不可欠な装置である．

● 視床下部は，第三脳室壁から外側に向かって配列する3層の帯状領域（室周層，視床下部内側野，視床下部外側野）と，視神経交叉の前方に位置する狭い視索前野からなる（図8-15, 16）．視床下部内側野と外側野の間に脳弓が通過し，両者を分ける．

❶ 室周層（第三脳室周囲層）periventricular stratum：第三脳室を囲む薄い層．室周層の前部に視交叉上核，漏斗核（弓状核）がある．室周層を前後に走る線維（室周線維）は，視床下部より起こり脳幹の網様体や迷走神経背側運動核に投射し，臓性機能に関与する．

❷ 視床下部内側野 medial hypothalamic area：視床下部内側核群ともいう．前方より後方に向かって前核，腹内側核，背内側核，後核，下垂体投射核（室傍核，視索上核），乳頭体（核）などからなる．

図 8-12　NAT活性の日内変化　A：昼，B：夜

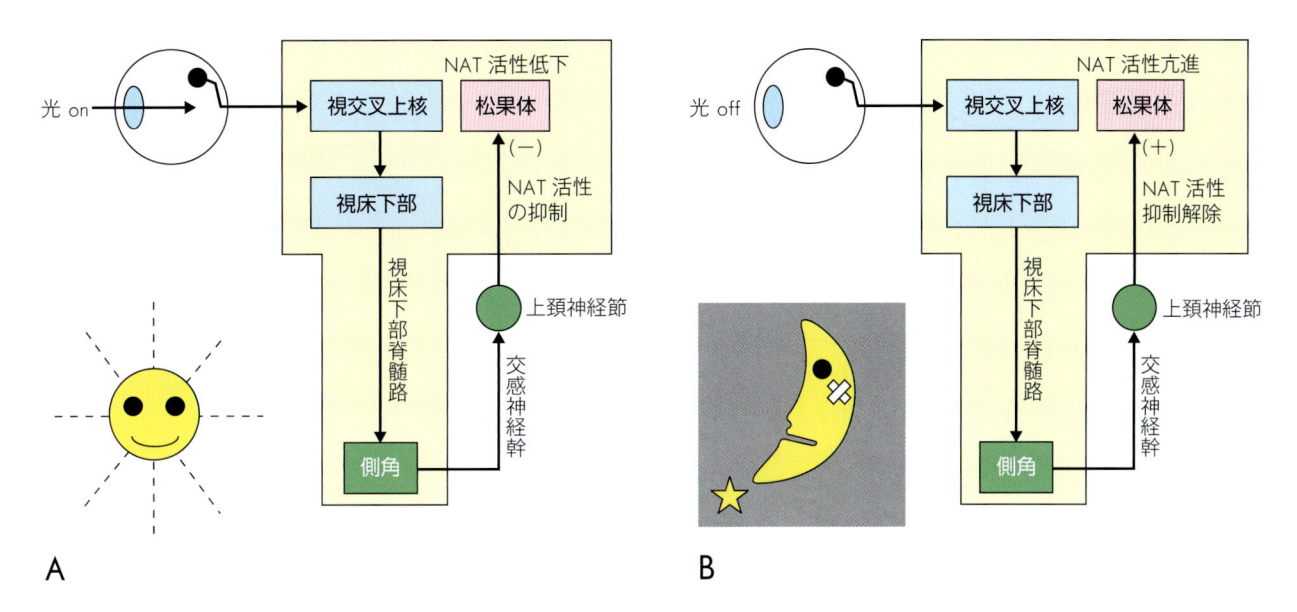

A

光 on → [眼] → 視交叉上核 → 松果体（NAT活性低下）(−)
視交叉上核 → 視床下部 → 視床下部脊髄路 → 側角 → 交感神経幹 → 上頚神経節 → NAT活性の抑制

B

光 off → [眼] → 視交叉上核 → 松果体（NAT活性亢進）(+)
視交叉上核 → 視床下部 → 視床下部脊髄路 → 側角 → 交感神経幹 → 上頚神経節 → NAT活性抑制解除

図 8-13　メラトニンの生合成過程

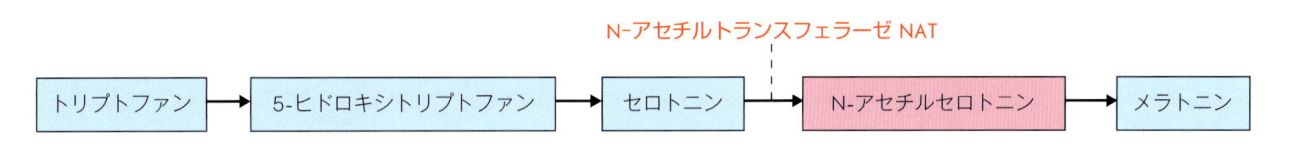

トリプトファン → 5-ヒドロキシトリプトファン → セロトニン →[N-アセチルトランスフェラーゼ NAT]→ N-アセチルセロトニン → メラトニン

図 8-14　手綱核（上方より見る）

中隔核、視床髄条、手綱、第三脳室、手綱三角（中に手綱核）、松果体

図 8-15　視床下部の神経核の分類（水平断面）

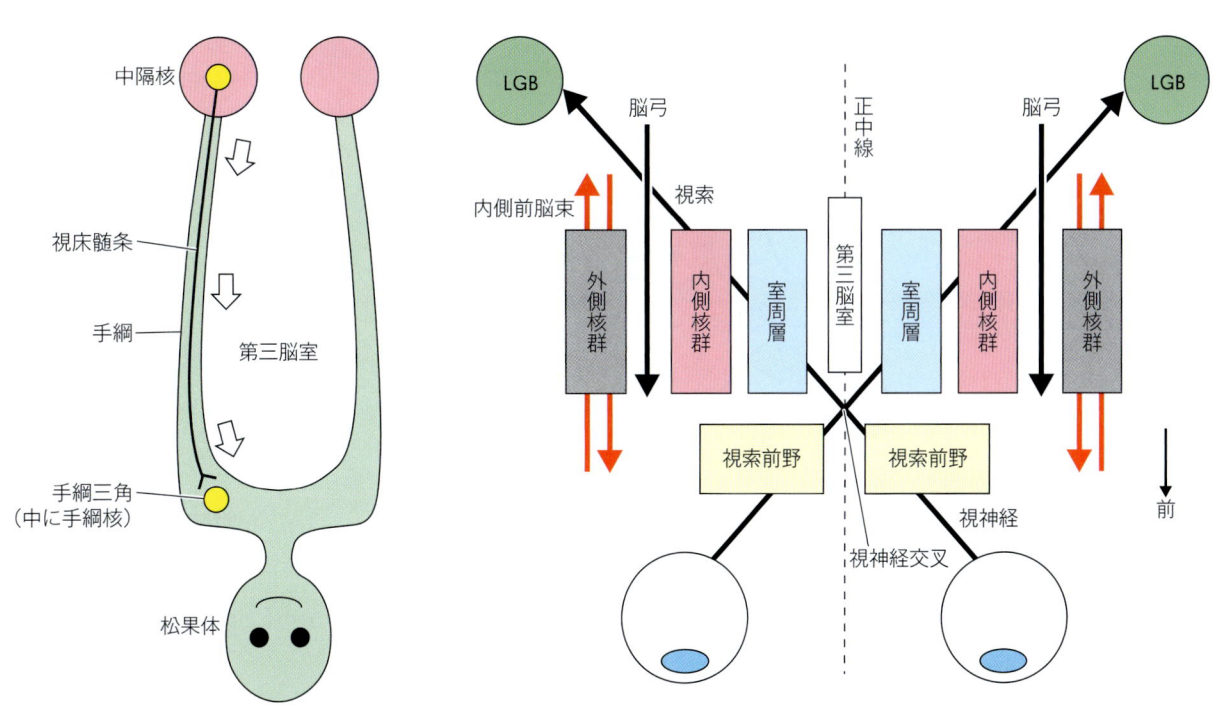

LGB、脳弓、視索、内側前脳束、正中線、外側核群、内側核群、室周層、第三脳室、室周層、内側核群、外側核群、視索前野、視神経交叉、視神経、前

8 間脳

図 8-16 視床下部の神経核　前額断(A〜C)と正中断(D). 前額断 A〜C のレベルは図 D の A〜C に準ずる.

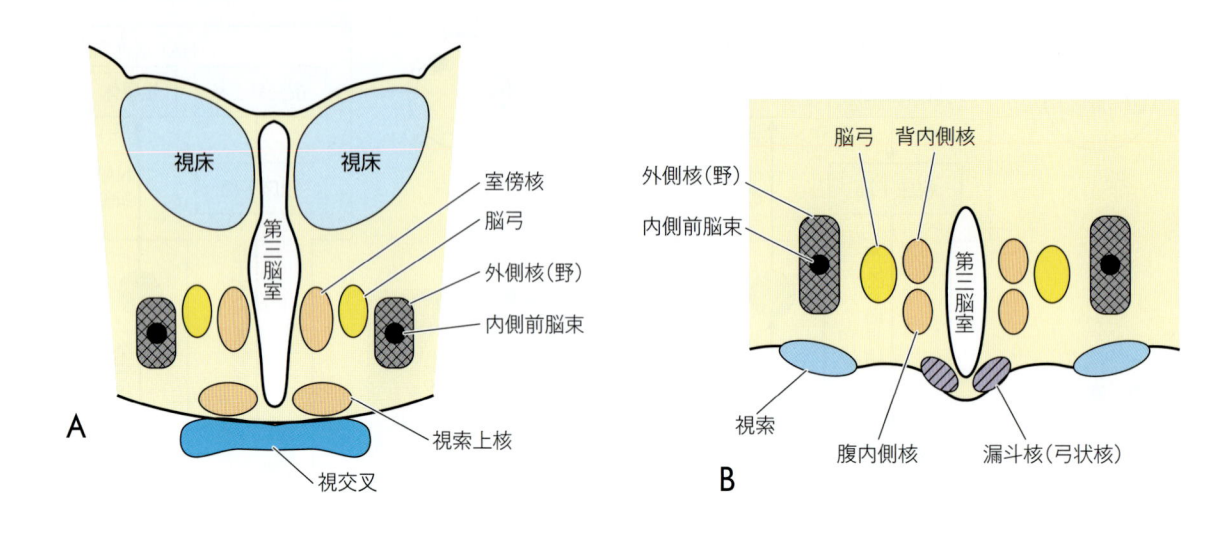

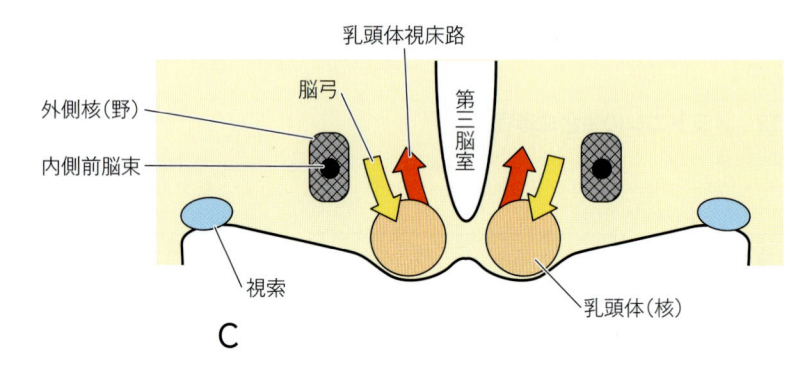

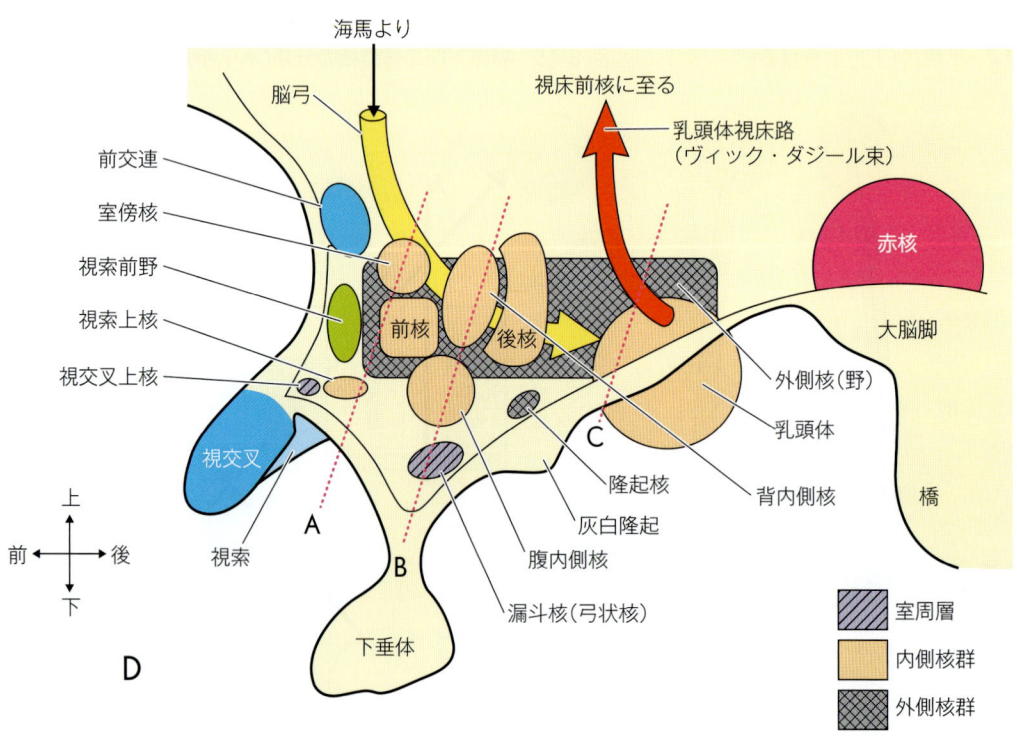

❸ 視床下部外側野 lateral hypthalamic area：視床下部外側核群ともいう．外側核などからなる．
❹ 視索前野（視索前域）preoptic area：視神経交叉の前方の狭い部分．本来は終脳に属するが，機能的に視床下部に含める．

● 視床下部の神経核は，視床下部下垂体系と非視床下部下垂体系に分けられる．

4-1 視床下部下垂体系 hypothalamohypophysealsystem の神経核

❶ 視索上核 supraoptic nucleus と室傍核 paraventricular nucleus（図8-17）：これらの神経核のニューロンは，オキシトシン oxytocin とバソプレッシン vasopressin を産生する．そのニューロンの軸索は，下垂体の後葉に投射し，後葉内の毛細血管の近傍に終わる．オキシトシンとバソプレッシンは軸索輸送により軸索末端に運ばれ，下垂体後葉にて放出され，血管内に取り込まれる．そして血行性に標的器官（子宮筋，腎尿細管）に達する．これを神経内分泌 neuroendocrine という．オキシトシンは子宮収縮作用があるので，陣痛促進のために用いられる．バソプレッシンは尿細管での水の再吸収を促進する作用があるので，尿量が減じる．したがってバソプレッシンが欠乏すれば，水の再吸収が減じるために尿量が増える（尿崩症 diabetes insipidus）．利尿 diuresis とは尿量を増やすことを意味するが，バソプレッシンは利尿と拮抗する作用をもつため抗利尿ホルモン anti-diuretic hormone（ADH）ともいう．

❷ 漏斗核 infundibular nucleus（弓状核 arcuate nucleus）（図8-18）：下垂体漏斗付着部の近傍の室周層にある神経核．この神経核のニューロンの軸索は下垂体漏斗に投射する（隆起下垂体路 tuberohypophyseal tract または隆起漏斗路 tuberoinfundibular tract）．漏斗核のニューロンは下垂体前葉ホルモンの放出ホルモン releasing hormone（放出因子 releasing factor）と放出抑制ホルモン inhibitory hormone（抑制因子 inhibitory factor）を出す（図8-19）．下垂体前葉ホルモン放出ホルモンと抑制ホルモンをあわせて視床下部ホルモン hypothalamic hormone といい，以下のものが知られている：

1）放出ホルモン（放出因子）
　　a）成長ホルモン放出ホルモン growth hormone-releasing hormone（GH-RH, GRH）

図 8-17　視索上核と室傍核（神経内分泌）

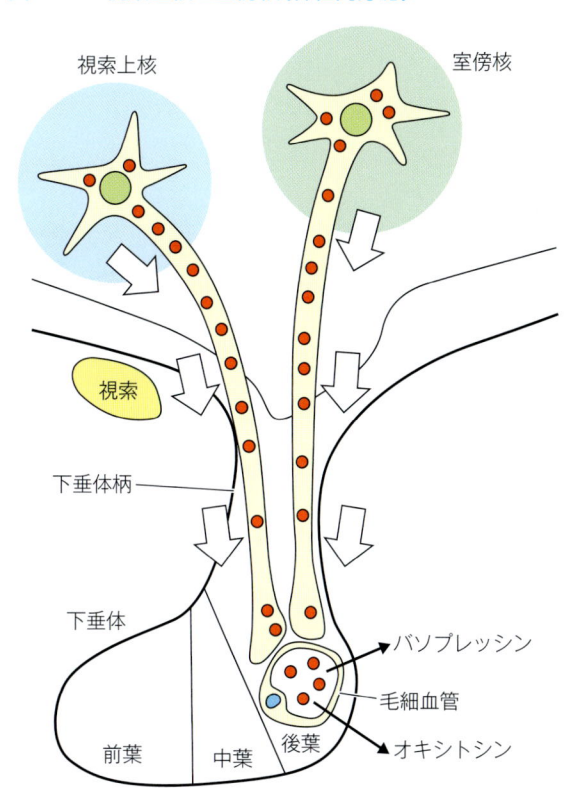

b）プロラクチン（乳腺刺激ホルモン）放出ホルモン prolactin-releasing hormone（PRH）
c）甲状腺刺激ホルモン放出ホルモン thyrotropin releasing hormone（TRH）
d）副腎皮質刺激ホルモン放出ホルモン corticotropin releasing hormone（CRH）
e）黄体化ホルモン放出ホルモン luteinizing hormone-releasing hormone（LH-RH, LHR）
f）卵胞刺激ホルモン放出ホルモン follicle stimulating hormone-releasing hormone（FSH-RH, FRH）

2）抑制ホルモン（抑制因子）
　　a）成長ホルモン放出抑制ホルモン growth hormone release-inhibiting hormone（GH-IH, GIH）：ソマトスタチン somatostatin と同義．
　　b）プロラクチン（乳腺刺激ホルモン）放出抑制ホルモン prolactin release-inhibiting hormone（PR-IH, PIH）

視床下部ホルモンの全てが漏斗核（弓状核）から出るわけではない．なお，通常，後葉ホルモンは視床下部ホルモンには含めない．

● この放出ホルモン（放出因子）や抑制ホルモン（抑制因子）は軸索輸送により下垂体漏斗に輸送され，ここで放出される．下垂体漏斗と下垂体前葉の間に

図 8-18 漏斗核（弓状核）

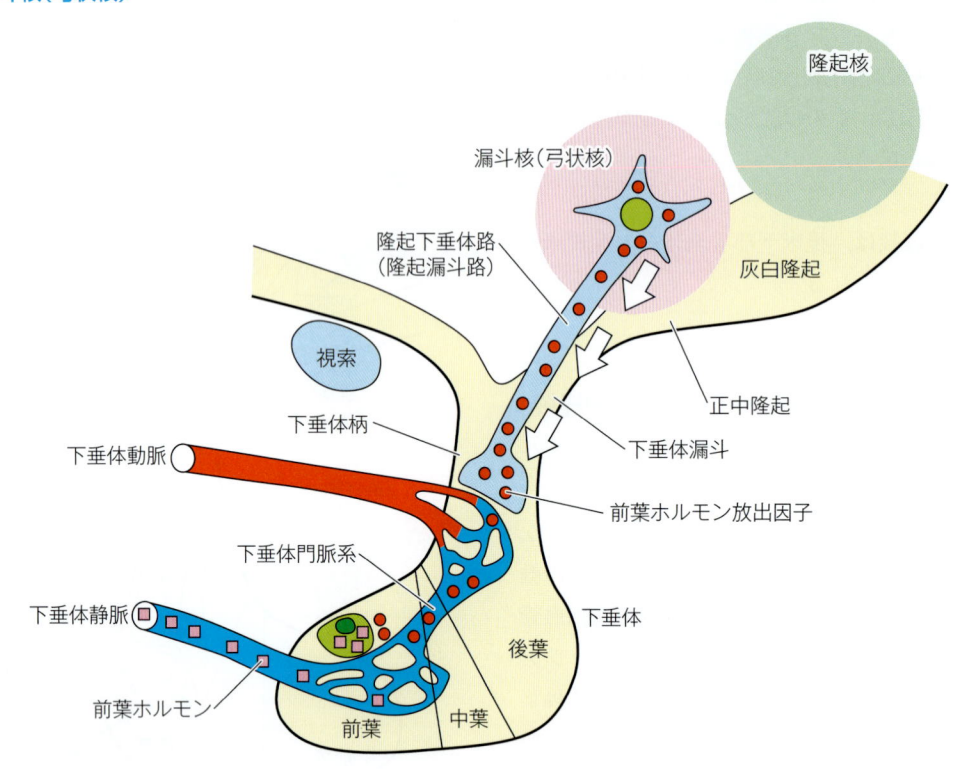

は下垂体門脈系 hypophyseal portal system があり，この血管系を介して視床下部ホルモンは下垂体前葉に運ばれ，前葉ホルモン産生細胞から下垂体前葉ホルモンの分泌を促進したり抑制する．

- 下垂体前葉ホルモンには以下のものがある（図 8-19）．

  a) 成長ホルモン growth hormone（GH）：下垂体前葉の GH 分泌細胞 somatotroph から分泌される．骨端に作用し，軟骨細胞の分裂を促進して骨の成長を促す．筋細胞におけるアミノ酸の吸収を促進して，筋肉を増強する．炭水化物，脂肪，タンパク質の代謝を亢進する．肝臓でグリコーゲンの分解を促進する．また抗インシュリン作用により血糖値を一定にする．

  b) プロラクチン（乳腺刺激ホルモン）prolactin：下垂体前葉のプロラクチン放出細胞 lactotroph より分泌される．思春期においては乳腺の発達を促す．授乳期には赤ん坊の搾乳刺激によりプロラクチンの分泌が促進され，その結果，乳腺における乳汁の合成と分泌が促進される．

  c) 甲状腺刺激ホルモン thyroid stimulating hormone（TSH）：下垂体前葉の TSH 放出細胞 thyrotroph より分泌され，甲状腺に働きかけて甲状腺ホルモンを分泌する．

  d) 副腎皮質刺激ホルモン adrenocorticotropic hormone（ACTH）：下垂体前葉の ACTH 分泌細胞 corticotroph より分泌される．副腎皮質に作用し，糖質コルチコイドなどの副腎皮質ホルモンの分泌を促進する．

  e) 卵胞刺激ホルモン follicle stimulating hormone（FSH）：下垂体前葉の性腺刺激ホルモン産生細胞 gonadotroph より分泌される．女性では卵胞に作用してその成熟を促進し，男性では精巣のセルトリ細胞に作用して精子形成に関与する．

  f) 黄体化ホルモン luteinizing hormone（LH）：下垂体前葉の性腺刺激ホルモン産生細胞 gonadotroph より分泌される．女性では卵巣の顆粒膜細胞に作用して，エストロゲンとプロゲステロンの合成を促進する．また排卵を促す（LH サージ）．男性では，精巣のライディッヒの間細胞に作用して，テストステロンの合成を促進する．

  間質細胞刺激ホルモン interstitial cell stimulating hormone（ISH）とは，男性における黄体化ホルモン LH の別称である．

4-2 非視床下部下垂体系の神経核
（主要なものに限る）

❶ 乳頭体 mammillary body（乳頭体核 mammillary nuclei）：視床下部内側核群の最後部にある神経

図 8-19　下垂体前葉ホルモン

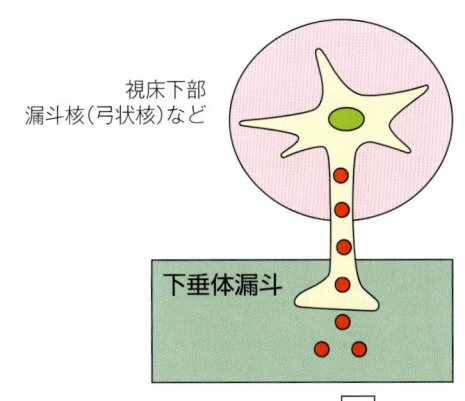

視床下部
漏斗核（弓状核）など

下垂体漏斗

視床下部ホルモン
1）下垂体前葉ホルモン放出ホルモン（放出因子）
2）下垂体前葉ホルモン放出抑制ホルモン（抑制因子）

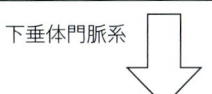

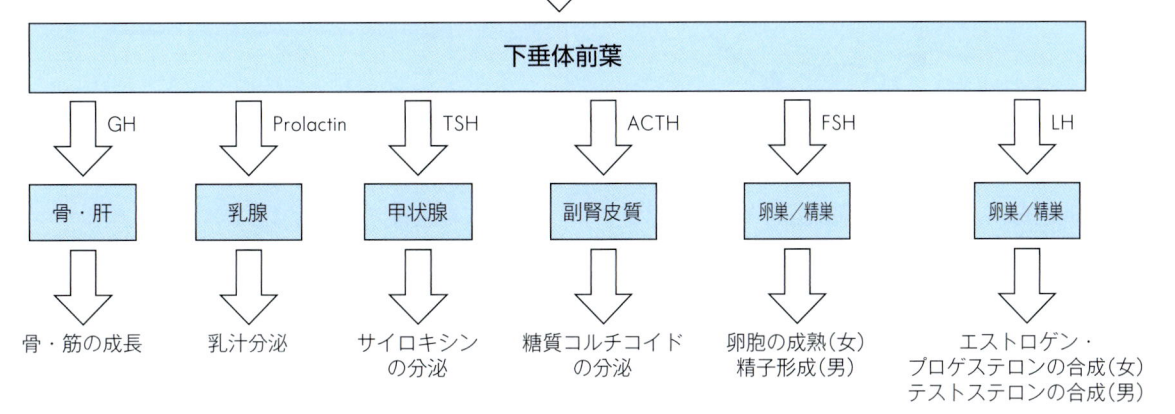

下垂体門脈系

下垂体前葉

GH	Prolactin	TSH	ACTH	FSH	LH
骨・肝	乳腺	甲状腺	副腎皮質	卵巣／精巣	卵巣／精巣
骨・筋の成長	乳汁分泌	サイロキシンの分泌	糖質コルチコイドの分泌	卵胞の成熟（女）精子形成（男）	エストロゲン・プロゲステロンの合成（女）テストステロンの合成（男）

核で，大脳辺縁系 limbic system の主要な中継核である．すなわち海馬台より起こる線維は，脳弓 fornix を経て乳頭体に終わる．乳頭体より起こる線維は，乳頭体視床束 mammillothalamic tract（ヴィック・ダジール束 bundle of Vicq d'Azyr）を経て視床前核に終わる．視床前核は帯状回 cingulate gyrus に投射し，帯状回は帯状束 cingulum を介して嗅内野 entorhinal cortex に投射する．嗅内野より起こる線維は海馬台に投射する（嗅内野海馬投射 entorhinohippocampal projection）．こうして全体として海馬台→乳頭体→視床前核→帯状回→嗅内野→海馬台という一方向性の閉鎖回路が完成する．この閉鎖回路をパペッツの情動回路 Papez circuit という（図8-20）．

❷ 視交叉上核 suprachiasmatic nucleus：視交叉上核は室周層に含まれ，視交叉の直上部を占める．視交叉上核はサーカディアンリズム（概日リズム）の発振器である．視交叉上核はリズムを刻むことより，体内時計（生物時計）biological clock ともいう．サーカディアンリズムを24時間の明暗サイクルに同調させるのは光刺激である．網膜からの光情報は，視神経を経由して視交叉上核に伝達

される（視神経視床下部路）．以下の経路は，視交叉上核→視床下部→視床下部脊髄路→脊髄側角（交感神経節前ニューロン）→上頚神経節（交感神経節後ニューロン）→松果体である（図8-12）．

❸ 腹内側核 ventromedial hypothalamic nucleus（VMH）：内側核群に属する神経核で，摂食を停止する満腹中枢 satiety center がある．この部位を障害すると過度に摂食し（過食 polyphagia），肥満 obesity になる．

❹ 背内側核 dorsomedial hypothalamic nucleus（DMH）：内側核群に属する神経核で，サーカディアンリズムのマスタークロックである視交叉上核より入力を受けることより，さまざまな身体機能や行動の概日周期（サーカディアンリズム）を制御する．

❺ 前核 anterior hypothalamic nucleus：内側核群に属する神経核である．視床下部前核を電気刺激すると，動物はあえぎ，皮膚の血管を開いて熱の放散を図り，体温を低下させる．逆に，この部分を破壊すると高温下でもあえぐことをしないため，体温が上昇する．視床下部前核には温度感受性ニューロンがあり，体温の調節を行う．

図8-20 パペッツの情動回路

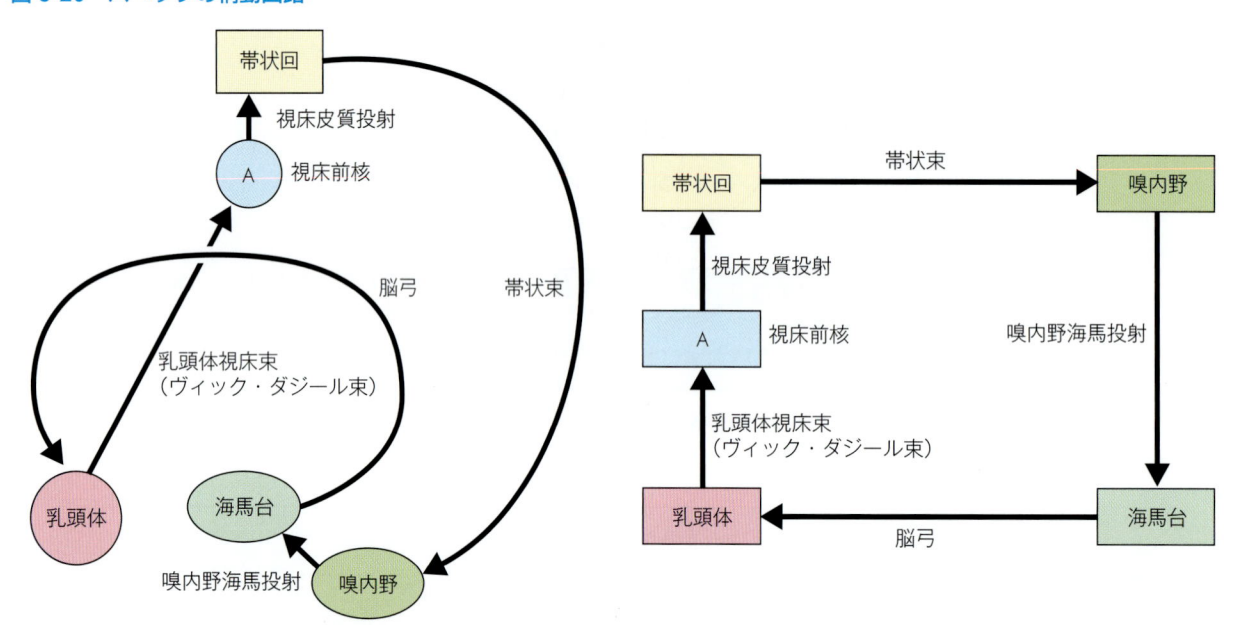

❻ **後核 posterior hypothalamic nucleus**：内側核群に属する視床下部後核を電気刺激すると身震いに似た筋の収縮が生じて，盛んに熱を出し，体温を高める．逆に，この部を破壊すると，低温に曝しても身震いが生ぜず，体温が低下する．

❼ **視床下部外側野 lateral hypothalamic area (LHA)**：視床下部外側核ともいう．空腹時に摂食を誘発することより摂食中枢または空腹中枢 feeding center と呼ばれている．この部位を障害すると，無摂食症 aphagia や食欲不振 anorexia を引き起こし，ときにやせ衰えて餓死に至る．摂食調節には種々の神経伝達物質，ホルモン，代謝物質が関係しているが，血液中のブドウ糖濃度が重要である．視床下部の腹内側核（満腹中枢）には，ブドウ糖で放電頻度の上昇するニューロンがあり，外側野（摂食中枢）には，ブドウ糖で放電活動が抑えられるニューロンが存在する．なお，ネズミの視床下部外側野には飲水中枢があるという．

❽ **視索前野 preoptic area (POA)**：視索前野の内側部（内側視索前野 medial preoptic area; MPOA）を破壊すると，性行動が生じない．また同部位を刺激すると雄ではマウンティング（雌の上に乗る行動），勃起，射精などが起こり，雌では陰核が勃起する．視索前野は性中枢（あるいは性行動のプログラムを開始する中枢）sexual behavioral center である．

視床下部の線維連絡 まとめ （図8-20〜22）

❶ **脳弓 fornix**（図8-21）：脳弓は脳梁の下に左右一対ある線維束で，海馬（広義）より乳頭体や中隔核に至る線維系である．海馬台や狭義の海馬（アンモン角）の錐体細胞の軸索は，海馬白板を通り，海馬采に集められて脳弓に入り，弓状に曲がりながら左右の脳弓が近接して，乳頭体に至る．全体でひらがなの「つ」の形をしている．脳弓は，海馬より乳頭体に向かって脳弓脚，脳弓体，脳弓柱（出部と没部）の3部に分ける．脳弓は，海馬台より起こり前交連の後方を通過して乳頭体に至る交連後脳弓と，海馬（狭義）より起こり前交連の前方を通過して中隔野（核）に終わる交連前脳弓がある（図8-22）．

❷ **乳頭体視床束 mammillothalamic fasciculus**：ヴィック・ダジール束 bundle of Vicq d'Azyr ともいう．乳頭体から視床前核に至る．視床前核は帯状回に投射する（図8-20）．

❸ **乳頭体被蓋路 mammillotegmental tract**：乳頭体から中脳被蓋の背側・腹側被蓋核に終わる．

❹ **室周線維 periventricular fiber**：第三脳室に沿って走る線維系．シュッツ氏の背側縦束 dorsal longitudinal fasciculus of Schütz もこれに属する．視床下部から下行して，中脳中心灰白質，脳幹の網様体に接続し，さらに迷走神経背側運動核に終わる．情動やストレスが消化管の運動に影響を与える系である．

❺ **視床下部下垂体系**（☞ p.117, 視床下部下垂体系の神経核）

❻ **内側前脳束 medial forebrain bundle**：前方の前頭葉底部，嗅脳，中隔野より起こり，視床下部外側野を前後に貫き，中脳被蓋へ下行性線維を送る．

図 8-21　脳弓の区分

図 8-22　交連前脳弓と交連後脳弓

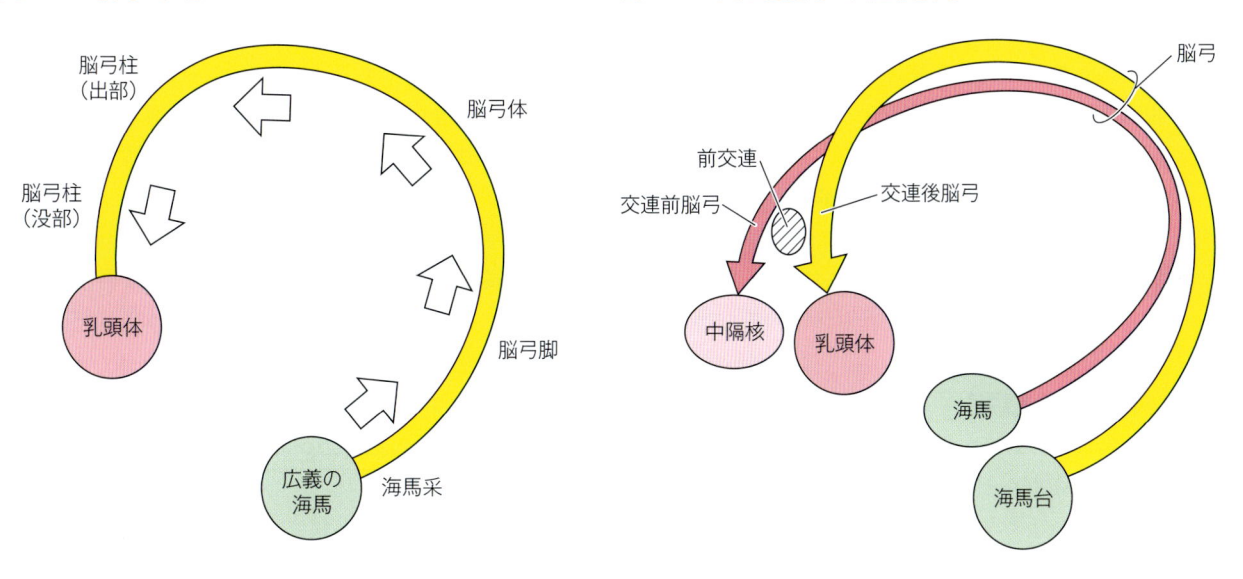

図 8-23　視床下部は自律神経系の最高中枢

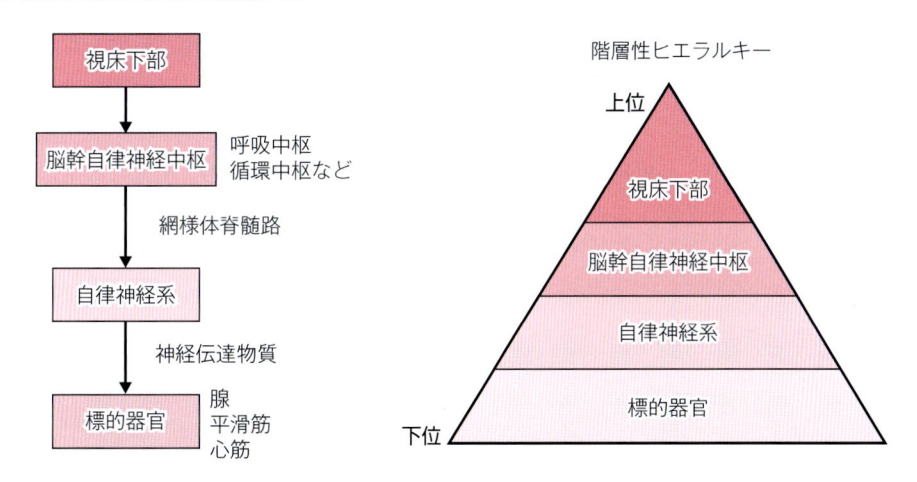

図 8-24　視床下部は内分泌系の最高中枢

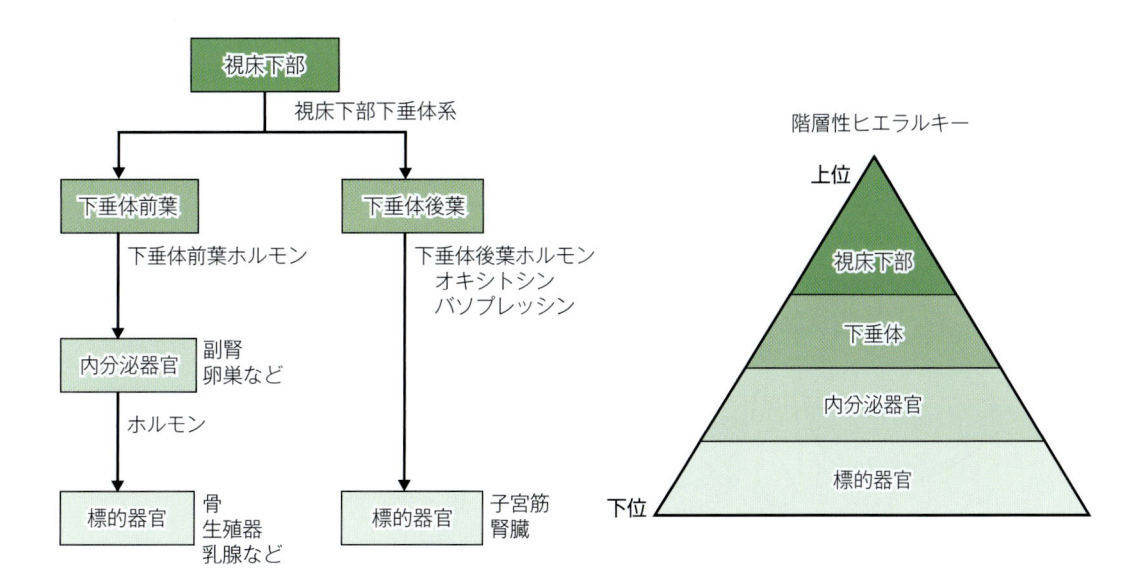

外側野自体も中脳被蓋に至る線維を出す．

❼**分界条 stria terminalis**：尾状核と視床の間に位置する線維群．扁桃体より起こり，中隔野（核）や視床下部に至る．尾状核の全ての部分の内側部に沿って走行する．

❽**淡蒼球視床下部路 pallidohypothalamic tract**：淡蒼球より視床下部腹内側核に至る．

❾**乳頭体脚 mammillary peduncle**：中脳の背側被蓋核，腹側被蓋核より起こり乳頭体へ至る．

視床下部の機能 まとめ

❶**自律神経系の最高中枢**：視床下部は脳幹の呼吸中枢，循環中枢などに軸索を投射し，自律神経系の中枢を上位より支配する（図8-23）．

❷**内分泌系の最高中枢**：視床下部は内分泌系の中枢器官である下垂体を上位より支配する（図8-24）．

❸**食物摂取の調節**：視床下部には摂食中枢（空腹中枢）と満腹中枢がある．これらの中枢には血中グルコースのセンサーがあり，食物の摂取とその停止を調節している．

❹**体内の恒常性（ホメオスターシス）の維持**：視床下部には体温，pH，浸透圧などを受容するセンサーがあり，体内の恒常性の維持を司る．

❺**性行動や生殖機能の調節**：視床下部にはエストロジェンやテストステロンなどの性ホルモンの受容体があり，性行動や生殖機能を制御する．

❻**生体リズムの調節**：視交叉上核を破壊するとサーカディアンリズムが失われることより，視床下部は生体リズムを調節している．

❼**本能的行動や情動の発現**：視床下部は周囲の大脳辺縁系と密接な神経結合をもち，本能的行動や情動（喜怒哀楽）の発現に関与する．

5 内包 internal capsule （図8-25, 26）

- 大脳皮質の入・出力線維は内包を通過する．内包は，視床および尾状核頭により内側を区切られ，レンズ核（被殻と淡蒼球）により外側を区切られる．
- 内包は，水平断において外側に開いた「く」の字型をしており，前脚，膝，後脚からなる．
  ❶**前脚 anterior limb**：尾状核頭とレンズ核の間の部
  ❷**膝 genu**：前脚と後脚の間の屈曲部
  ❸**後脚 posterior limb**：視床とレンズ核の間の部
- 内包は大脳皮質の入出力線維が通過するメインスト

図8-25 左の内包の水平断面（上方より見る）

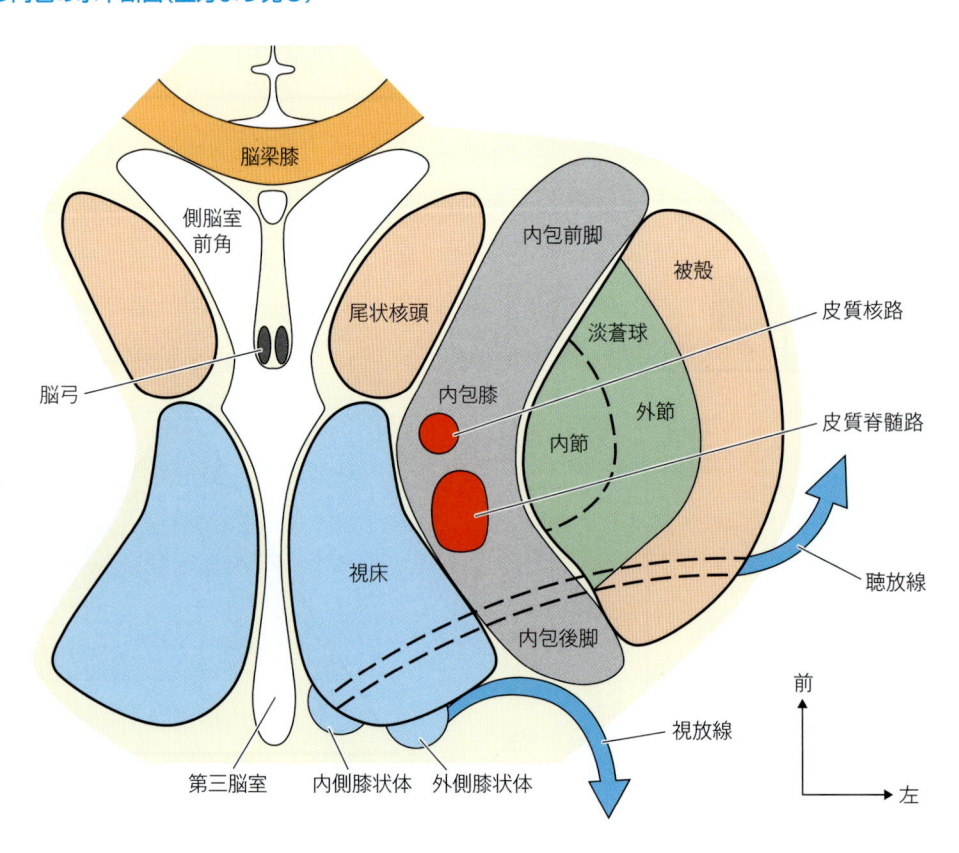

図 8-26 内包と大脳脚を通過する線維群

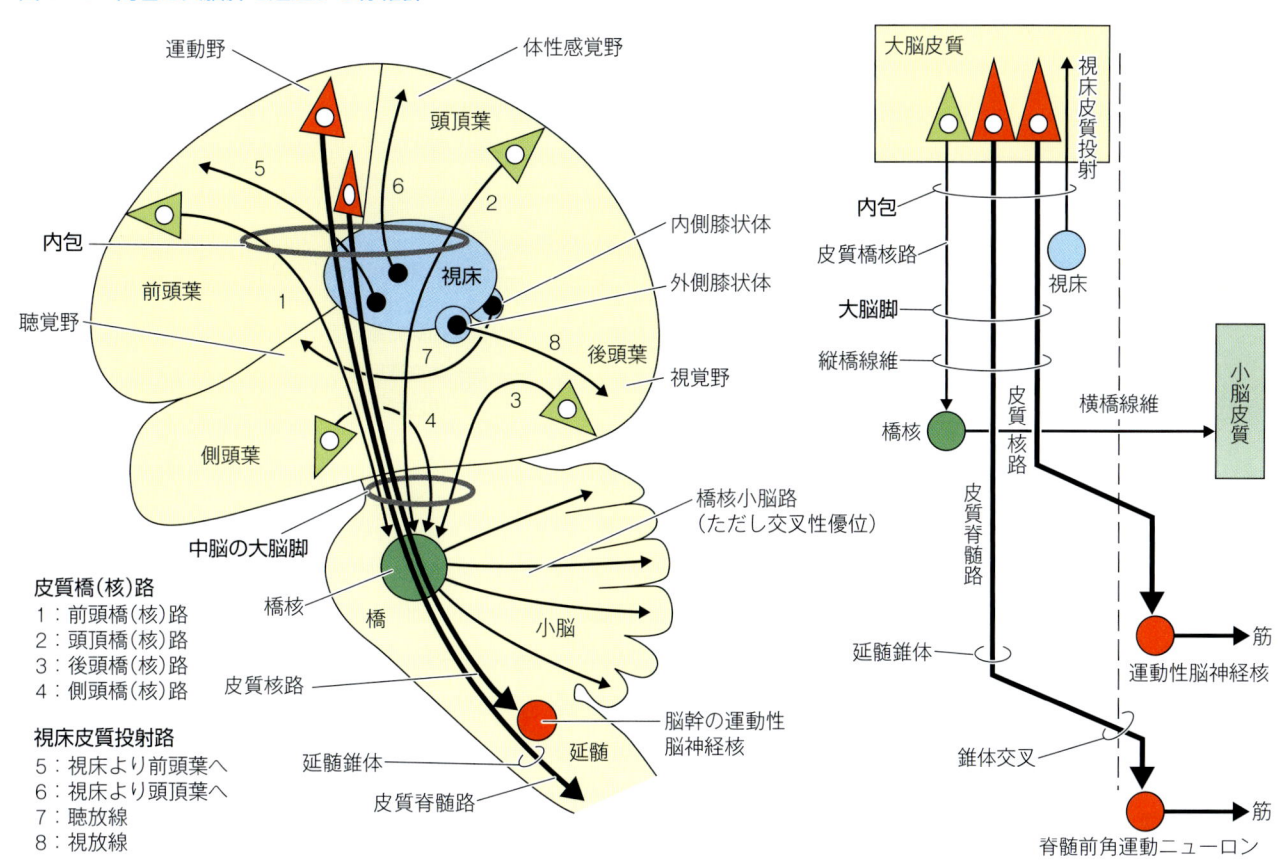

皮質橋(核)路
1：前頭橋(核)路
2：頭頂橋(核)路
3：後頭橋(核)路
4：側頭橋(核)路

視床皮質投射路
5：視床より前頭葉へ
6：視床より頭頂葉へ
7：聴放線
8：視放線

図 8-27 内包に分布する動脈　A：水平断面図，B：左側面図

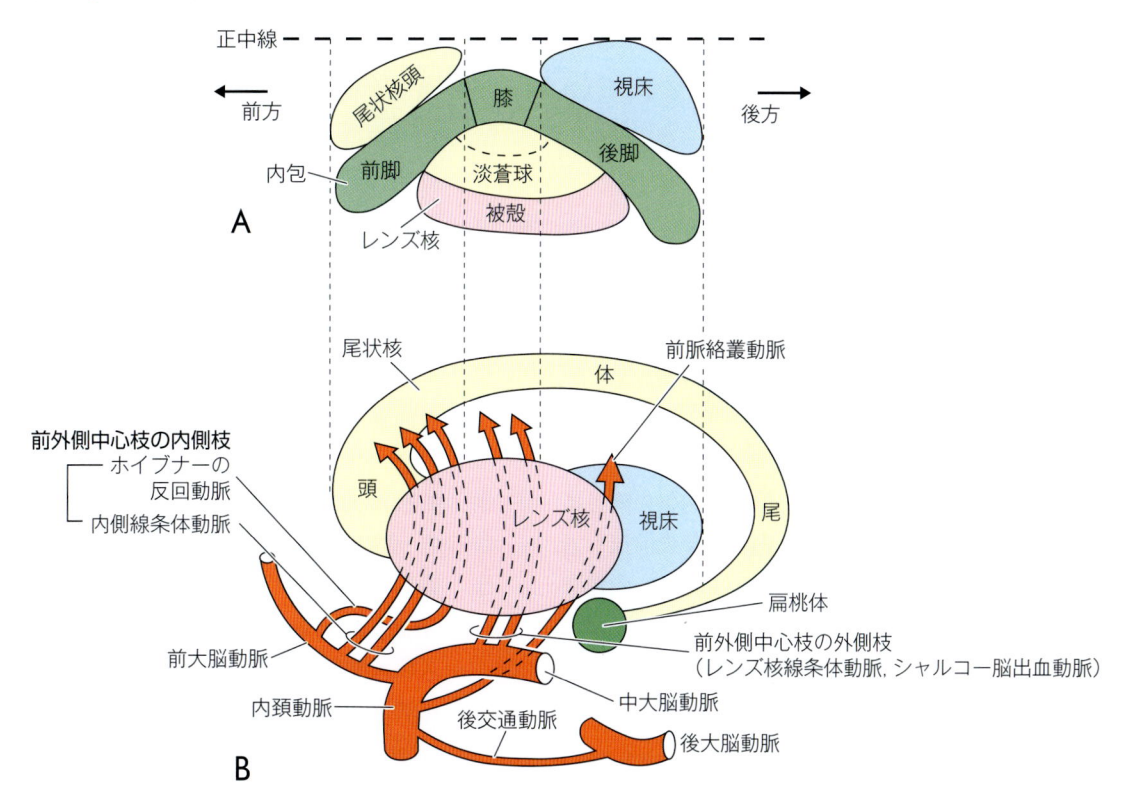

図8-28 動脈輪と中心枝

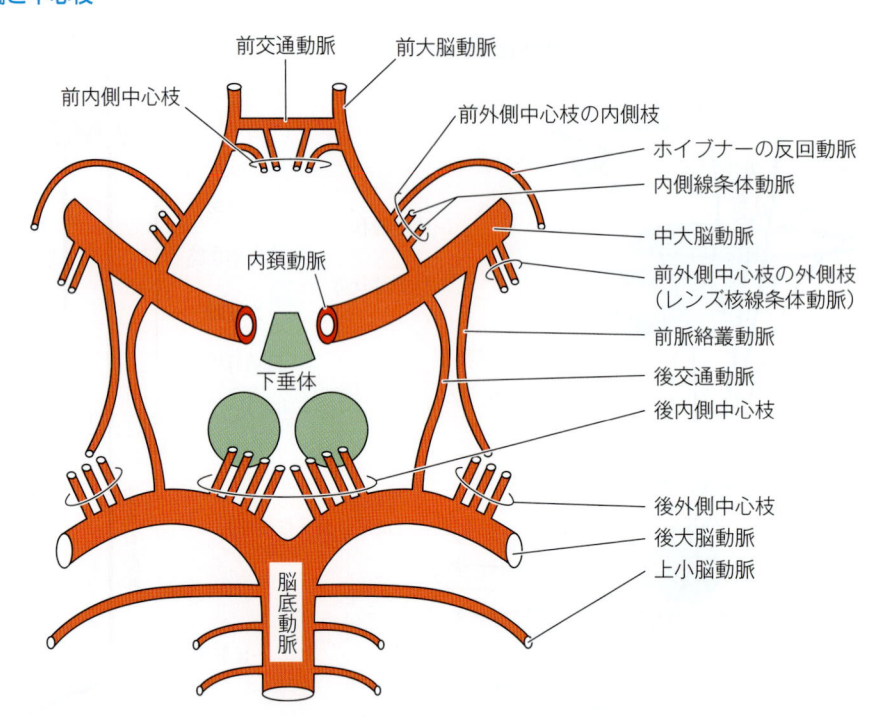

前交通動脈、前大脳動脈、前内側中心枝、前外側中心枝の内側枝、ホイブナーの反回動脈、内側線条体動脈、中大脳動脈、前外側中心枝の外側枝（レンズ核線条体動脈）、前脈絡叢動脈、後交通動脈、後内側中心枝、内頸動脈、下垂体、後外側中心枝、後大脳動脈、上小脳動脈、脳底動脈

リートである．大脳皮質への入力線維（上行路）としては視床から大脳皮質に至る視床皮質投射線維が重要である．大脳皮質の出力線維（下行路）としては皮質脊髄路，皮質核路，皮質橋（核）路，皮質網様体路，皮質赤核路などが重要である．特に皮質核路が内包膝，皮質脊髄路が内包後脚の前端を下行することは必ず記憶しておくこと．

Question
なぜ内包の障害による知覚マヒ sensory paralysis や運動マヒ motor paralysis は，反対側（健常側）に症状が出るのか？

Answer
内包を通過する皮質脊髄路（錐体路）は延髄下端で交叉するため，内包の障害により反対側の上下肢の片マヒ hemiplegia が生じる．また内包を通過する視床皮質投射系は，反対側の四肢の体性知覚を体性感覚野に伝えるので，内包の障害により反対側の上下肢の知覚マヒが生じる．

- 内包は脳出血や脳硬塞の好発部位で，内包の障害により反対側の片マヒが起こる．内包後脚の前端を通過する皮質脊髄路が障害されるからである．内包を支配する血管は下記のとおりであるが，シャルコー脳出血動脈とホイブナー反回動脈が有名である（図8-27, 28）．

  内包や視床を灌流する動脈（図8-27〜29）の学名は統一されていないので学習が困難である．

図8-29 内包の血管支配

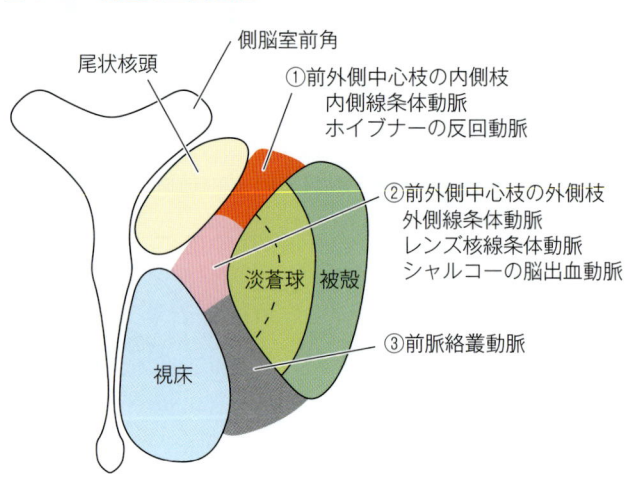

尾状核頭、側脳室前角、①前外側中心枝の内側枝 内側線条体動脈 ホイブナーの反回動脈、②前外側中心枝の外側枝 外側線条体動脈 レンズ核線条体動脈 シャルコーの脳出血動脈、淡蒼球、被殻、③前脈絡叢動脈、視床

❶ **内包の前脚**：前大脳動脈より起こる前外側中心枝の内側枝．内側線条体動脈 medial striate arteries ともいう．特にその1枝をホイブナーの反回動脈 recurrent artery of Heubner という．

❷ **内包膝と後脚の前方1/3**：中大脳動脈から起こる前外側中心枝の外側枝．外側線条体動脈 lateral striate arteries，線条体枝 striate branches，レンズ核線条体動脈 lenticulostriate artery，シャルコーの脳出血動脈 Charcot's cerebral hemorrhage artery などともいう．

❸ **内包の後脚の後方2/3**：内頸動脈より直接起こる前脈絡叢動脈 anterior choroidal artery.

練習問題

下記の文が正しければ○，誤っていれば×をつけなさい．

- ☐ **問1** 間脳＝背側視床＋腹側視床という関係がある．
- ☐ **問2** 視床網様核は上行性網様体賦活系の中継核である．
- ☐ **問3** 小脳からの出力線維は VL 核に終わる．
- ☐ **問4** 乳頭体は視床前核に投射する．
- ☐ **問5** 手綱核は大脳辺縁系と中脳を結合する．
- ☐ **問6** 視索上核と室傍核はバソプレッシンとオキシトシンを下垂体後葉へ軸索輸送する．
- ☐ **問7** 下垂体漏斗と後葉の間に下垂体門脈系がある．
- ☐ **問8** 視交叉上核はサーカディアンリズムの発振器である．
- ☐ **問9** 脳弓は海馬（広義）の入力線維である．
- ☐ **問10** 皮質脊髄路は内包の前脚を通過する．

解答 p.233

9 大脳基底核
Basal Ganglia

大脳基底核 basal ganglia の解剖学的定義
- 大脳基底核は，大脳半球の深部にある灰白質塊で，大脳皮質とともに終脳胞から発生する．

1 分類

大脳基底核の解剖学的な分類
- 大脳基底核は扁桃体 amygdaloid body（扁桃核 amygdaloid nucleus），淡蒼球 globus pallidus，被殻 putamen，尾状核 caudate nucleus，前障 claustrum からなる（図9-1〜3）．重要な用語として線条体とレンズ核がある．
  - ❶ 線条体 corpus striatum：尾状核と被殻を併せて線条体という．尾状核と被殻は発生が同じで（新線条体），元来一体のものであるが，この間を新皮質に由来する線維群が内包として通過するために両者は二次的に分離する（図9-2）．実際，前方で両者は一体となっている．なお内包の中に尾状核と被殻を結合する細胞塊が線状に遺残するのが見えるために線条体という名がついた．
  - ❷ レンズ核 lentiform nucleus：淡蒼球と被殻を合わせてレンズ核という．線状体を構成する尾状核と被殻は発生が同じで本質的に同一のものであるのに対し，淡蒼球と被殻は発生が異なる．

大脳基底核の発生的分類
- 大脳基底核は原線条体，古線条体，新線条体に分けられる．
  - ❶ 原線条体 archistriatum：扁桃体

図 9-1 線条体とレンズ核（前額断面）

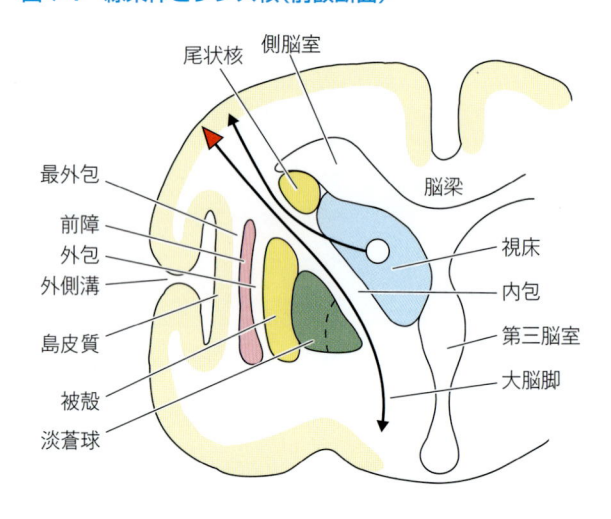

図 9-2 内包の通過線維群が尾状核と被殻を分ける

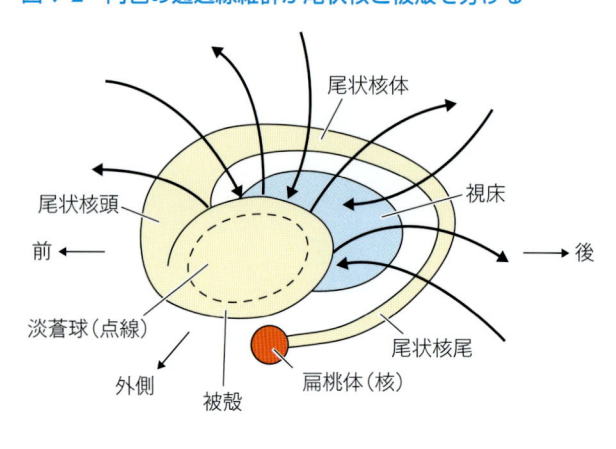

図 9-3 乳頭体を通る大脳半球前額断（アストラブルー染色）

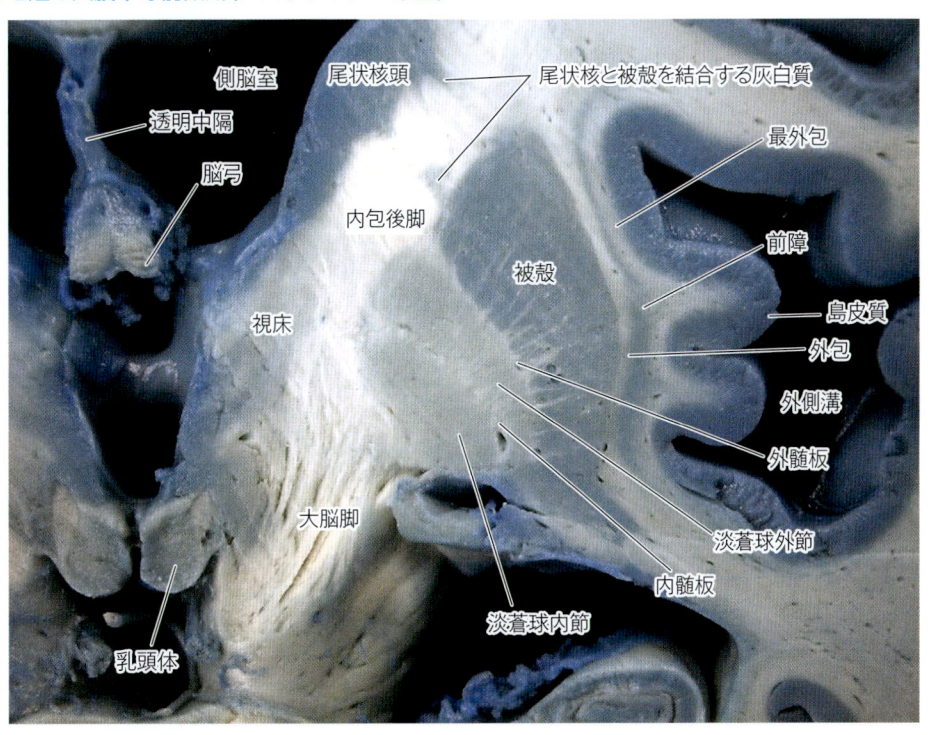

❷ 古線条体 paleostriatum：淡蒼球
❸ 新線条体 neostriatum：線条体（尾状核と被殻）

> **Memo 9-1** archistriatum, paleostriatum, neostriatum の訳語は一定しない
> 原線条体 archistriatum，古線条体 paleostriatum，新線条体 neostriatum が，テキストによって，古ー，旧ー，新線条体となったり，原ー，古ー，新線条体となったりするのは，小脳皮質の分類と同じである．英語で覚えれば問題は生じない．なお単に線条体といえば新線条体（被殻と尾状核）を意味することが多い．

> **Memo 9-2** 前障は大脳基底核か？
> 前障の発生は，よくわかっていないが，島皮質の深層が分離したもので，大脳基底核というよりむしろ大脳皮質の一部と考えた方がよいという意見もある．

大脳基底核の機能的な分類 重要

- 大脳基底核は，臓性機能，内分泌，本能行動に関係する扁桃体（扁桃核）と，運動の調節に関与する淡蒼球と線条体（被殻と尾状核）に分けられる（図9-4）．生理学や臨床医学の分野では，大脳基底核という用語は後者の意味のみで扱われ，扁桃体は大脳基底核から除外されることが多い．また間脳の視床下核や中脳の黒質は，大脳基底核ではないが，それぞれ淡蒼球，線条体と強い線維結合を有し，機能的にはこれらの神経核と共同して運動の調節を行っているので，大脳基底核として取り扱われることが多い．また前障は知覚性の大脳皮質との関係が深く，この神経核も大脳基底核から除外されることが多い．すなわち，大脳基底核は，線条体（被殻と尾状核），淡蒼球，視床下核，黒質を指すことが一般的である．

図 9-4 大脳基底核の機能的分類（点線に含まれる領域）

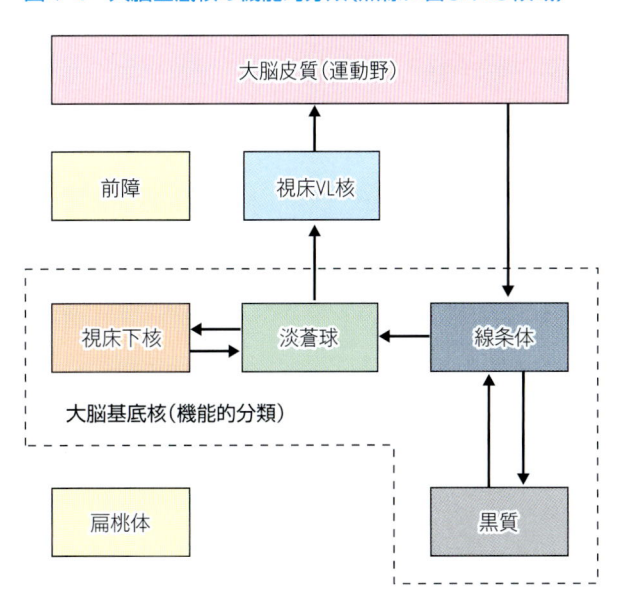

2 線条体 corpus striatum

- 尾状核と被殻をあわせて（新）線条体という．

尾状核 caudate nucleus
- 尾状核は側脳室の前角，中心部，後角，下角に沿って存在する．全体として「つ」字状，あるいはコンマ状をしている（図9-5, 6）．尾状核は3部に分ける：
  1. **尾状核頭** head of caudate nucleus：側脳室前角内部に膨隆して，その外側壁を形成する．
  2. **尾状核体** body of caudate nucleus：側脳室中心部の外側壁にあり，だんだん細くなる．
  3. **尾状核尾** tail of caudate nucleus：側脳室下角の背側壁に移動し，扁桃体に続く．
- 尾状核と視床の間に分界条があり，これが終脳（大脳半球）と間脳の境界となる．分界条は扁桃体より起こり，中隔核や視床下部に至る線維群である．

被殻 putamen
- 外側に向かって凸．内側の淡蒼球とは外（側）髄板にて境界される．被殻と淡蒼球を合わせてレンズ核という．

> **Memo 9-3** パッチとマトリックス　　　　（図9-7）
> 大脳基底核はパッチ patch（ストリオソーム striosome）という島状の構造と，その間を埋めるマトリックス matrix からなる．パッチとマトリックスでは，ニューロンに発現する受容体や神経伝達物質が異なり，その入・出力も違うので，それぞれ異なる機能を分担すると思われる．

図 9-5　左の線条体（尾状核と被殻）と扁桃体（核）

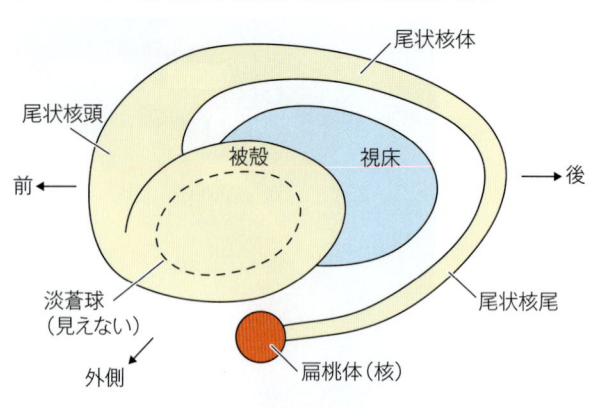

図 9-6　尾状核は側脳室に沿う
A：大脳半球内部の側脳室，B：側脳室（点線）と尾状核

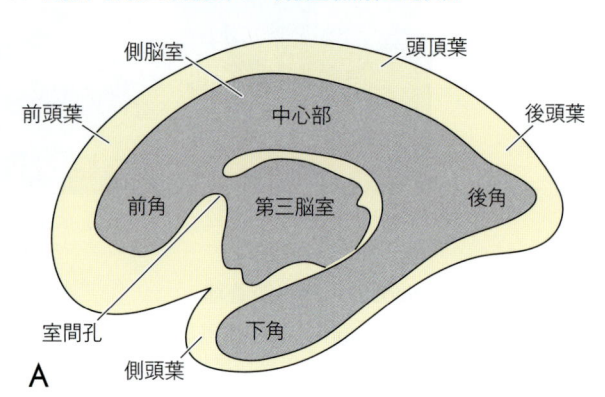

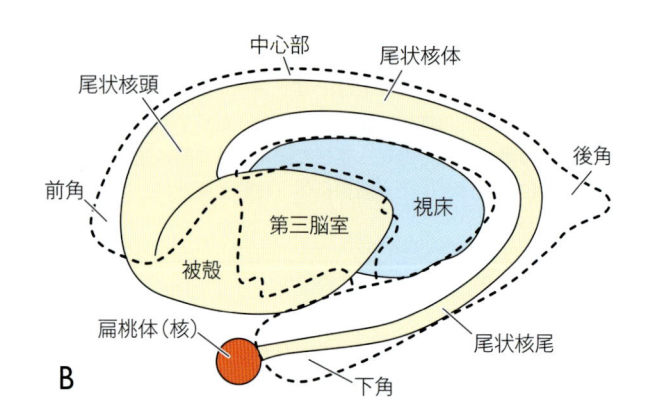

図 9-7　パッチ（ストリオソーム）とマトリックス
ラットの線条体の前額断切片の二重蛍光免疫染色．μ（ミュー）オピオイド受容体MORの抗体を用いた免疫染色によりパッチ構造（A, 緑），小胞型グルタミン酸トランスポーター2 VGluT2の抗体を用いた免疫染色によりマトリックス（B, 赤）が染色される．パッチとマトリックスは相補的に分布して，重なることはない（矢印）．

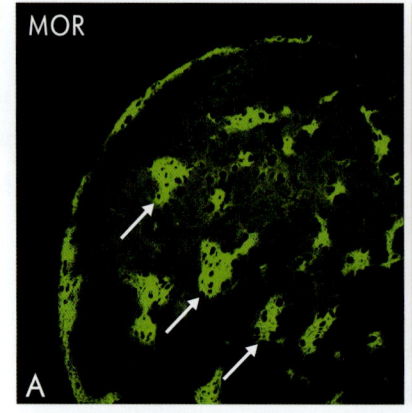

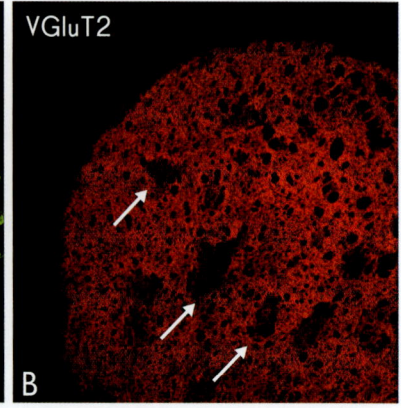

（京都大学　藤山文乃准教授　恵与）

3 淡蒼球 globus pallidus

- 淡蒼球は多量の有髄線維を含むことより，青白く見えるため淡蒼球という．淡蒼球は，内（側）髄板により内節と外節に分けられる．結局，レンズ核（淡蒼球と被殻）とは内方より淡蒼球内節，淡蒼球外節，被殻という3枚の「レンズ」が合体したものである．

> **Memo 9-4　蒼と青**
> 淡蒼球の「蒼」は青という意味．蒼白な顔面，蒼穹・蒼天（いずれも青空の意味）．蒼き狼（井上靖著：モンゴルの英雄チンギスハーンの物語）．蒼い時（70年代のスーパースター山口百恵さんの自伝）．そういえば彼女には「青い果実」という持ち歌があったが，そっちは「青」で蒼ではない．

4 大脳基底核の線維連絡　　　（図9-8）

- 運動野→線条体→淡蒼球→視床前腹側核（VA）と外側腹側核（VL）→運動野という閉鎖回路が基本である（主経路）．これに線条体と黒質間の線維結合，淡蒼球と視床下核間の線維結合（視床下束）が副経路として加わる．

運動野と大脳基底核間の閉鎖回路（主経路）（図9-8）
① 皮質線条体路 corticostriatal tract：大脳皮質運動野より起こり線条体（被殻と尾状核）に投射する．
② 線条体淡蒼球路 striopallidal tract：線条体より起こり淡蒼球に投射する．
③ 淡蒼球視床路 pallidothalamic tract：淡蒼球より視床の前腹側核（VA）や外側腹側核（VL）に投射する．VA核とVL核には，小脳核からの線維も投射する（小脳核視床路）．
④ 視床皮質路 thalamocortical tract（視床皮質投射線維 thalamocortical fibers）：視床VA核とVL核より運動野へ投射する．

線条体と中脳の黒質間の
相反性（両方向性）神経結合（副経路1）
① 線条体黒質路 strionigral tract：線条体より起こり黒質に投射する．
② 黒質線条体路 nigrostriatal tract：黒質より起こり線条体に投射する．黒質のニューロンはドーパミン dopamine を含み，黒質線条体路はドーパミンを神経伝達物質とする．この系の障害でパーキンソン病が起こる．

淡蒼球と視床下核間の両方向性線維結合（副経路2）
① 淡蒼球視床下核路 pallidosubthalamic tract：淡蒼球より起こり視床下核に投射する．
② 視床下核淡蒼球路 subthalamopallidal tract：視床下核より起こり淡蒼球に投射する．

> ①と②を合わせて視床下束 subthalamic fasciculus という．

5 小脳と大脳基底核は視床に投射する
　　　　　　　　　　　　　　　　　　（図9-9）

- 視床VA核（前腹側核）とVL核（外側腹側核）は大脳基底核と小脳からの信号が収斂する重要な拠点であり，基底核と大脳皮質運動野，小脳と大脳皮質運動野との間のインターフェースに相当する．

> VA核とVL核を合わせて前外側腹側核（ventral anterolateral nucleus; VAL）ということがある．

6 大脳基底核の機能は何か？

大脳基底核の疾患
- 大脳基底核の疾患では運動機能の障害が顕著であるが，その内容は必ずしも単純ではない．例えばパーキンソン病では運動の遂行が遅くなるが，個々の要素的な運動に時間がかかるだけではなく，運動の組み合わせあるいは系列化に問題がある．例えばマッチを取り出して，擦って，火をつけるなどの一連の行為において，個々の（要素的な）運動は可能であるがそれを通してできない．あるいは，2つの動作を同時に行うことができなかったり，外界の現象を予測して行動を起こすことができない．大脳基底核疾患のもう一つの特徴として，左右の大脳基底核の活動のアンバランスにより頭と身体の持続的な回転運動が生じることがある．

大脳基底核の機能　まとめ
- 大脳基底核が働くことにより運動が発現するが，それは外界の刺激にいちいち対応するような運動ではなく，それまで蓄えられていた内的な情報に基づく運動である．それによって予測的行動が可能となり，我々の日常生活ははるかに円滑なものとなる．

図 9-8　大脳基底核の線維連絡

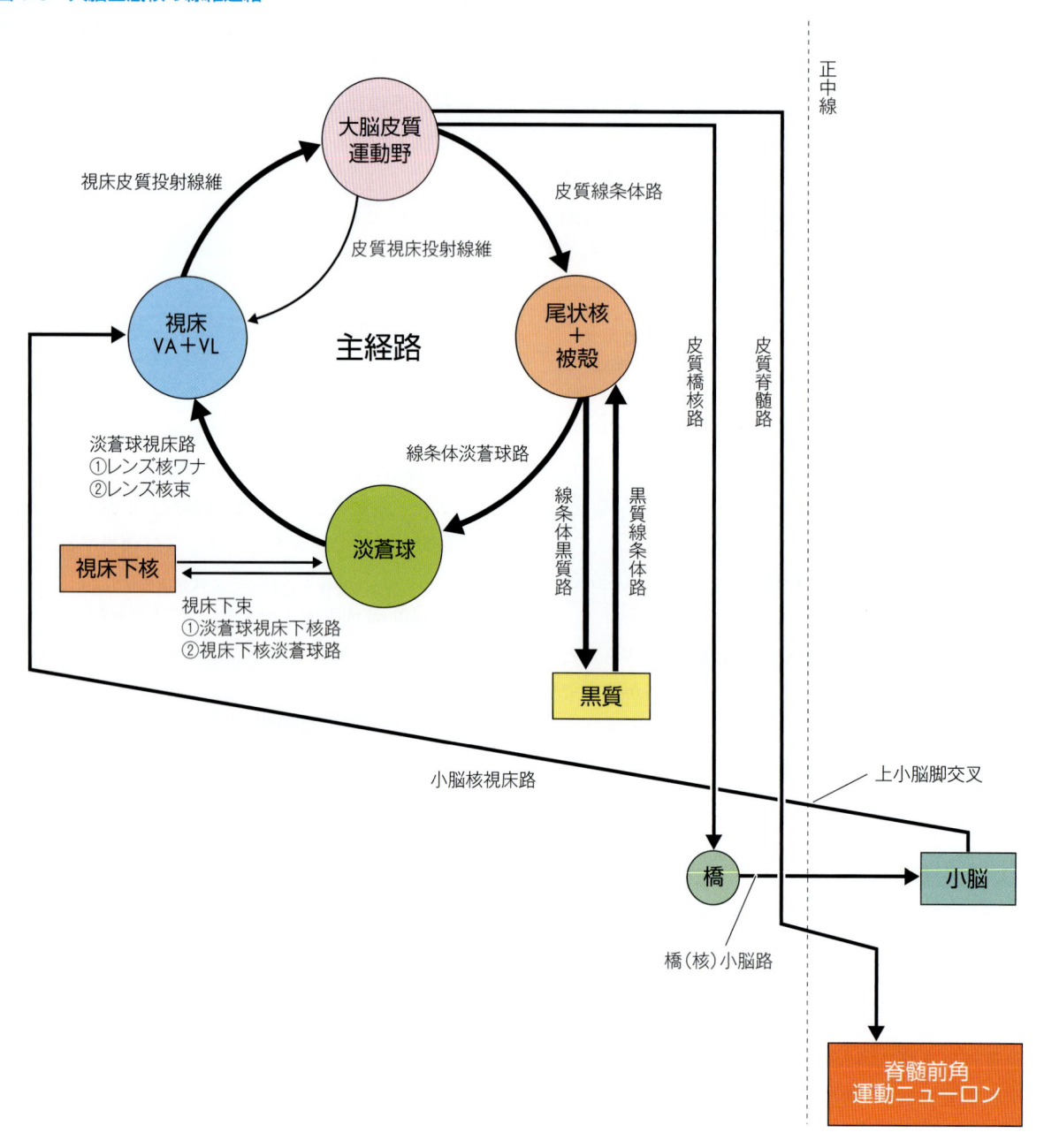

図 9-9　2つの運動調整系は視床外側腹側核（VL核）と前腹側核（VA核）に収斂する

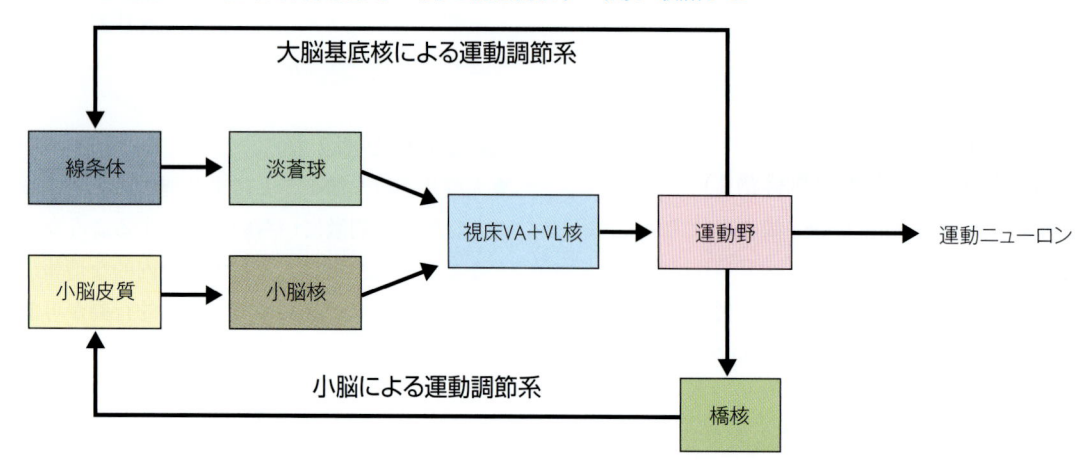

7 大脳基底核の障害による異常運動

❶**振戦 tremor**：「ふるえ」のことで，手指などがリズミカルに震えること．パーキンソン病に特徴的．

> **Memo 9-5　小脳性振戦**
> 振戦には小脳性のものとパーキンソン病によるものがある．小脳性振戦 cerebellar tremor は動作時に強調され，しかも運動の最後に強くなる傾向がある．例えば指を自分のハナサキや，検者の指先につけるように指示すると，目標物の近傍で振戦が強くなる（鼻指鼻試験）．これを，とくに企図振戦 intention tremor という．小脳性振戦は動作時に起こり安静時には起きないが（動作時振戦 kinetic tremor），パーキンソン病の振戦は動作時，安静時のいずれにも出現するという特徴がある．

❷**アテトーゼ athetosis**：ゆっくりとした持続の長い不随意運動で，虫が這うような運動や奇妙な運動が起こる．線条体（被殻，尾状核）と淡蒼球の異常により発症する．

❸**舞踏病様運動 chorea**：アテトーゼに似るが，動きがより迅速で，持続も短い．線条体の障害により起こる．ハンチントン舞踏病（遺伝性，中年に発症）に見られる．

❹**バリスム ballism**：粗大で急激な運動が四肢の近位に起こり，投げうつような運動として見られる．一側の視床下核の障害で，反対側に症状が現われる場合をヘミバリスム hemiballism という．

> **Question**
> ヘミバリスムではなぜ反対側に症状が出るのか？

> **Answer**
> 一側の視床下核の障害により患側（同側）の運動野に影響が生じる（視床下核と淡蒼球間の線維結合は同側性であり，大脳基底核の主経路は全て同側性である）．患側の運動野から起こる運動指令は，皮質脊髄路（錐体路）を経て，反対側の脊髄運動ニューロンに至る．したがって一側の視床下核の障害で，反対側の上下肢に異常運動が生じる（図 9-8 参照）．

8　扁桃体 amygdaloid body
（扁桃核 amygdaloid nucleus）　　（図9-10）

- 扁桃体は大脳基底核というよりむしろ（広義の）嗅脳系で扱われる構造物である．広義の嗅脳系とは狭義の嗅脳系（嗅球，嗅索，嗅三角）と線維結合をもつ領域のことで，ほぼ大脳辺縁系に等しい．
- 側頭葉の前端（海馬傍回）が内側に鉤状に曲がった領域を海馬鉤 uncus という．扁桃体は海馬鉤の内部にある．扁桃体は尾方で尾状核尾と接する．

扁桃体の線維結合　　（図9-11, 12）

❶**扁桃体への入力線維**
　　外側嗅条 lateral olfactory stria：嗅球の僧帽細胞より起こり，扁桃体に至る線維群．嗅覚性入力を扁桃体に伝える．

❷**扁桃体の出力線維**
　a) 分界条 stria terminalis：視床と尾状核の境界にある有髄線維で，扁桃体より起こり，視床下部の視索前野（視索前域），視床下部前核，中隔野（核）に至る．扁桃体と大脳辺縁系を結ぶ回路である．
　b) ブローカの対角帯 diagonal band of Broca：扁桃体より起こり，レンズ核の腹方を内前方に進み，

図 9-10　海馬鉤と扁桃体　A：大脳半球内側面，B：海馬傍回と海馬鉤

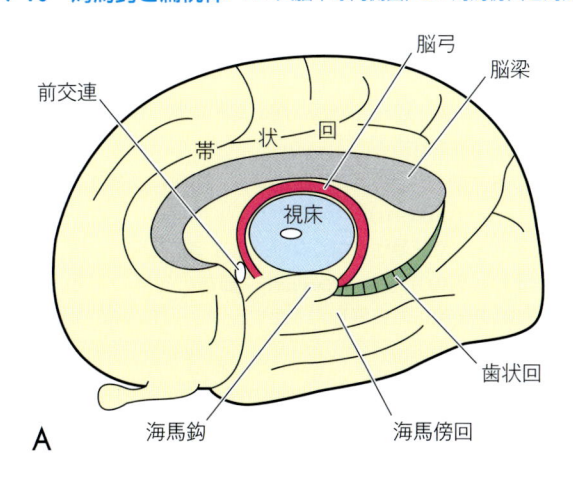

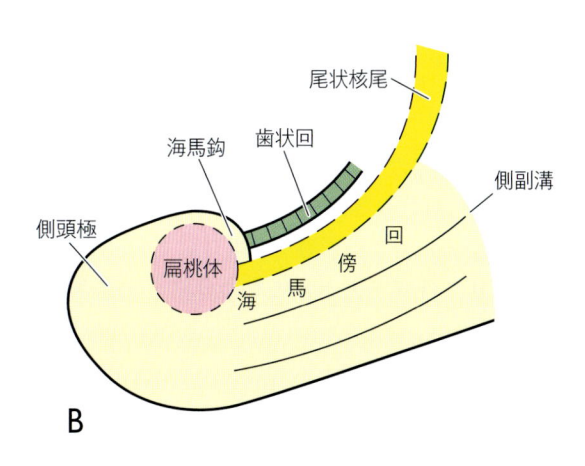

図 9-11　扁桃体（核）の線維結合

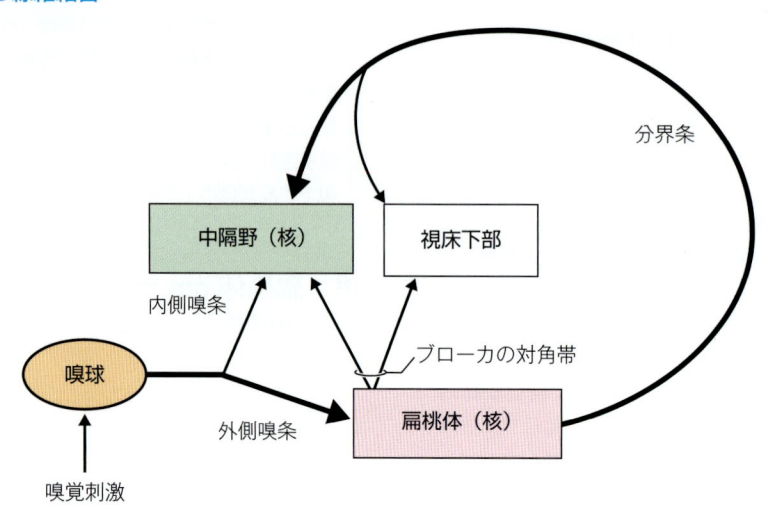

視索前野，中隔野（核），視床背内側核 DM または MD（内側核 M ともいう）などに至る．一部は前交連にも入る．

扁桃体の機能的意義

● 扁桃体は嗅球より強力な入力を受けるが，嗅覚とは直接の関係はないらしい．なぜならば水生哺乳類（イルカ，クジラ）などの無嗅覚性哺乳動物においても扁桃体は発達しているし，両側の扁桃体を破壊しても嗅覚は残るからである．ヒトの扁桃体を刺激すると不安になったり，怒ったり，ときには安らかな気分になったりする．扁桃体は感情あるいは情動（笑い，泣き，怒り，恐れ）の発現に関係している．

扁桃体の刺激実験と破壊実験

❶扁桃体の刺激実験

a) 感情行動に対する影響：全ての自発的行動を中止し（行動中止反応），注意を集中させる（注意集中反応）．さらに刺激が強くなると，逃げ反射 flight reflex（恐れ反射 fear reflex），防衛反射 defense reflex（怒り反射，攻撃反射）が生じる．

b) 自律神経系に対する影響：瞳孔散大，立毛筋の収縮，呼吸回数の増加など．

c) 内分泌系に対する影響：下垂体に作用して，ACTH や性腺刺激ホルモンの分泌を亢進させ，排卵を促す．

❷扁桃体の切除実験

a) 感情行動に対する影響：動物はおとなしくなり（温和化 tameness），恐れ，怒り，攻撃反応を示さなくなる．切除前は権勢をふるって攻撃的な動物は，飼いなされ，他の動物の攻撃に対して報復しない（ネコがネズミに飛びかからない）．

b) 性欲亢進 hypersexuality．同性，異性の区別なく交尾しようとする（homosexuality）．異種の動物にさえ交尾しようとする（heterosexuality）．

c) 食欲の亢進 bulimia あるいは低下 anorexia．

Memo 9-6　クリューヴァー・ビューシー症候群　Klüver-Bucy syndrome

1937 年にクリューヴァー H. Klüver（1897～1979）とビューシー P. Bucy（1904～1992）は，サルの両側側頭葉切除（扁桃核を含む）を行うと情動変化が起こることを報告した．出現した症状は以下のとおりである：

① 視覚性失認症 visual agnosia または精神盲 psychic blindness：周囲にあるものを見ても，本当にその意味を認識できない様子を見せる．正常のサルは一般に一度ものを取り上げて調べた後は，二度とそれを繰り返さないが，手術したサルは同じものを何度も繰り返して取り上げ，熱心に調べる．

② 口唇傾向 oral tendency：手あたり次第，ものを口に入れたりかんだりする．

③ 視覚刺激に過度に注意を払い，敏感に反応する（hypermetamorphosis）．

④ 恐怖心や狂暴性がなくなり，人なつこくなる．

⑤ 性行動の亢進 hypersexuality：雌雄の見境いなく，また異種の動物にも交尾しようとする．

図9-12 嗅脳と辺縁系の神経回路

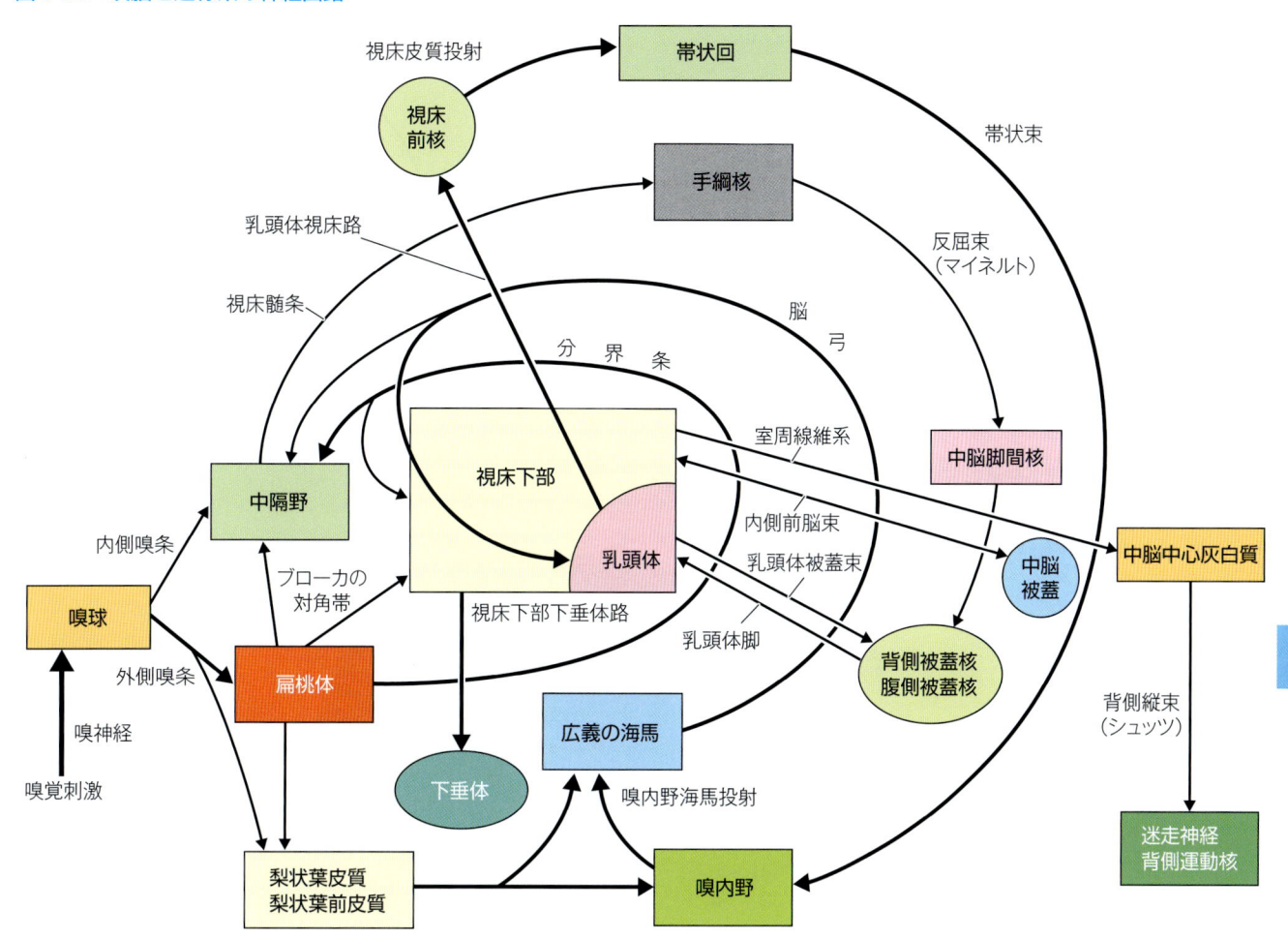

9 マイネルト基底核
basal nucleus of Meynert （図9-13）

図9-13 マイネルト基底核（前額断面）

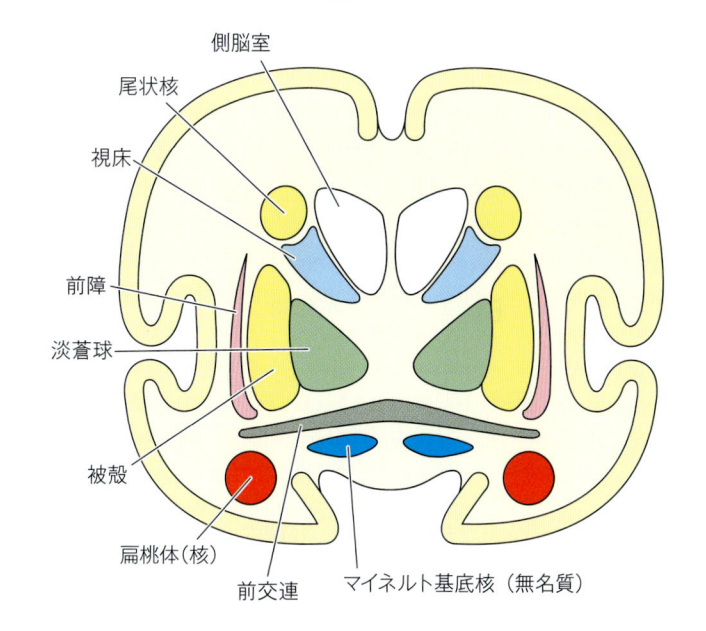

- 前脳の基底部，すなわちレンズ核の腹側に位置し，外側の扁桃体に境界される領域は，無名質 substantia innominata, innominate substance（名称が与えられていない領域）という面白い名前で呼ばれている．この領域は，後方では腹側視床に連続するので，テキストによっては腹側視床のところで論じられる場合もある．とにかく分類的にはどこに配置するべきか困る領域である．
- 無名質という名称からわかるように，いわば見捨てられた領域が，現在，非常に注目を浴びている．この領域は，大型のコリン作動性ニューロンからなるマイネルト基底核を含むからである．

9 大脳基底核

図 9-14 アセチルコリンの生合成

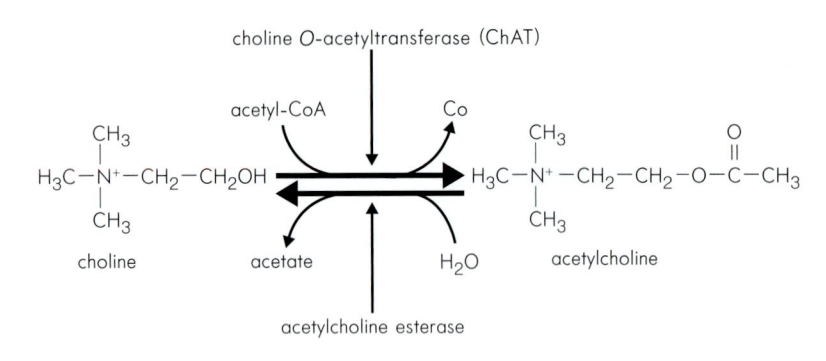

図 9-15 基底核−皮質コリン作動系
大脳半球内側面

マイネルト基底核
基底核皮質コリン作動系

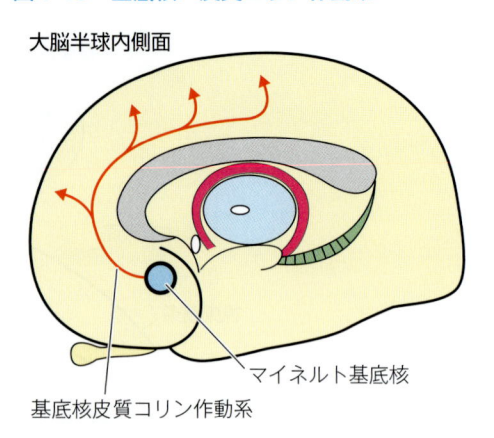

図 9-16 コリンアセチルトランスフェラーゼ(ChAT)抗体を用いたコリン作動系(マウス)
A：ニッスル染色
B：抗ChAT抗体を用いた免疫染色

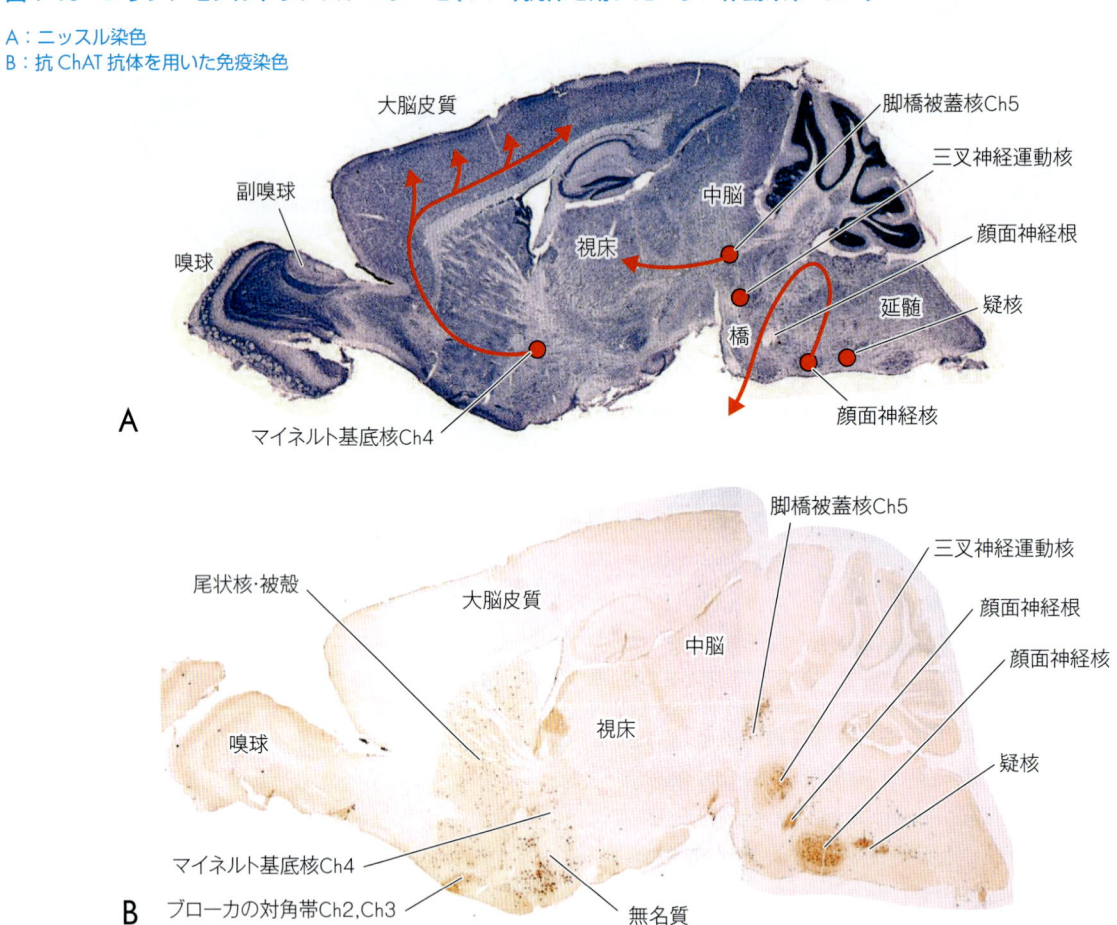

A
大脳皮質／副嗅球／嗅球／マイネルト基底核Ch4／中脳／視床／橋／延髄／脚橋被蓋核Ch5／三叉神経運動核／顔面神経根／疑核／顔面神経核

B
尾状核・被殻／大脳皮質／嗅球／マイネルト基底核Ch4／ブローカの対角帯Ch2,Ch3／中脳／視床／無名質／脚橋被蓋核Ch5／三叉神経運動核／顔面神経根／顔面神経核／疑核

Memo 9-7 コリン作動性ニューロン
cholinergic neuron と ChAT

アセチルコリン acetylcholine（Ach）を神経伝達物質とするニューロン．アセチルコリンの合成酵素であるコリン O- アセチルトランスフェラーゼ choline O-acetyl transferase（ChAT）を含むことから（図9-14），ChAT抗体を用いた免疫組織化学により，コリン作動性ニューロンは証明される（図9-16）．

● マイネルト基底核のコリン作動性ニューロンは，前頭葉や頭頂葉に広く投射する．これを基底核−皮質コリン作動系 basal nucleus-cortex cholinergic system という（図9-15, 16）．アルツハイマー病では，マイネルト基底核におけるコリンアセチルトランスフェラーゼ（ChAT）活性が正常脳に比較して低下し（8〜33%），同核のニューロン数が減少するため，アルツハイマー病や認知症との関連でマイネルト基底核のコリン作動性ニューロンは注目されている．

練習問題

下記の文が正しければ○，誤っていれば×をつけなさい．

- ☐ 問1　尾状核と被殻を併せて線条体という．
- ☐ 問2　淡蒼球と被殻を併せてレンズ核といい，発生的に近縁である．
- ☐ 問3　尾状核は全体として平仮名の「つ」に似る．
- ☐ 問4　基底核の主経路は運動野→VL核→淡蒼球→線条体→運動野である．
- ☐ 問5　企図振戦は大脳基底核の障害の特徴である．
- ☐ 問6　クリューヴァー・ビューシー症候群とは扁桃体と前頭葉の両側性切除で起こる．
- ☐ 問7　扁桃体は嗅覚の一次中枢である．
- ☐ 問8　視床下核の障害でアテトーゼが起こる．
- ☐ 問9　大脳基底核は内的な情報に基づく運動の遂行を行う．
- ☐ 問10　黒質の出力線維は主に淡蒼球に終わる．

解答 p.234

10 大脳皮質
Cerebral Cortex

大脳皮質の定義
- 終脳胞に由来し，層構造を有する領域を大脳皮質という．

発生学的分類　　　　　　　　　　　　（図10-1）
- 6層構造をもつ大脳皮質を等皮質 isocortex という．等皮質は発生学的に新しく，新皮質 neocortex ともいう．6層構造をとらない大脳皮質を不等皮質 allocortex といい，原皮質 archicortex と古皮質 paleocortex からなる．不等皮質は，発生学的に古い皮質である．

> **Memo 10-1　中間皮質**
> 等皮質と不等皮質の移行部にある皮質を中間皮質 mesocortex という（例：帯状回，帯状回峡，海馬傍回など）．中間皮質は等皮質と不等皮質の中間的な性質をもつが，6層構造をとることより等皮質（新皮質）に分類される．

1 新皮質 neocortex

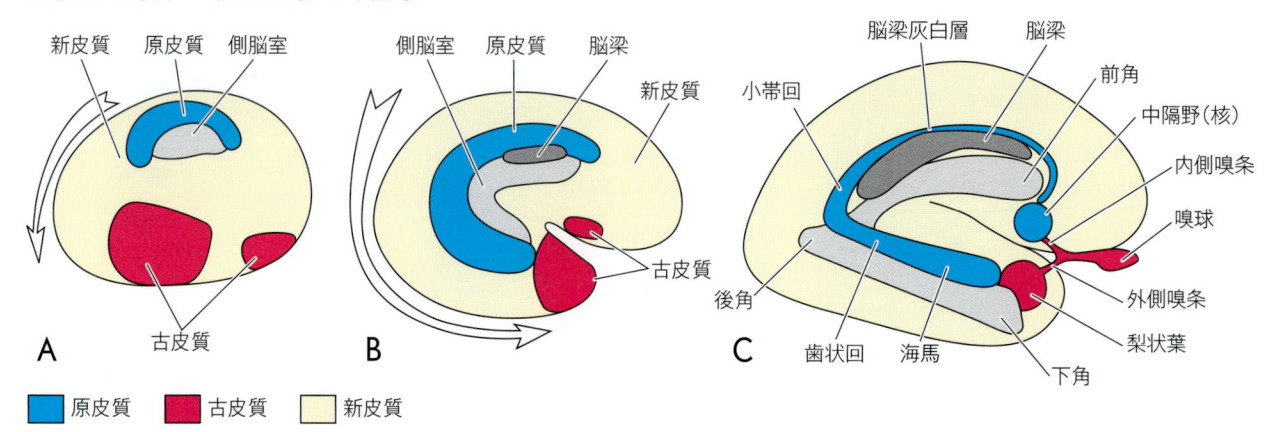

- 新皮質の細胞構築 cytoarchitecture は，基本的に6層構造からなる（図10-2）．すなわち表層より：
  1. 第1層 Layer Ⅰ（分子層 molecular layer）：下位の層の錐体細胞の樹状突起と，それに終わる入力線維からなる線維層でニューロン成分は乏しい．しかし第1層のニューロン成分であるカハール・レチウス水平細胞（図10-5）は，リーリン Reelin を分泌し大脳皮質の層構造の形成に決定的な役割を果たすニューロンであることが最近わかった（図10-3）．
  2. 第2層 Layer Ⅱ（外顆粒細胞層 external granular cell layer）：小型の円形または錐体細胞 small round or pyramidal cells からなる．

図10-1　大脳皮質の発生（左脳の内側面）
A：胎生2カ月半，B：胎生5カ月，C：出生時

図 10-2 大脳新皮質の細胞構築(A)と線維構築(B)

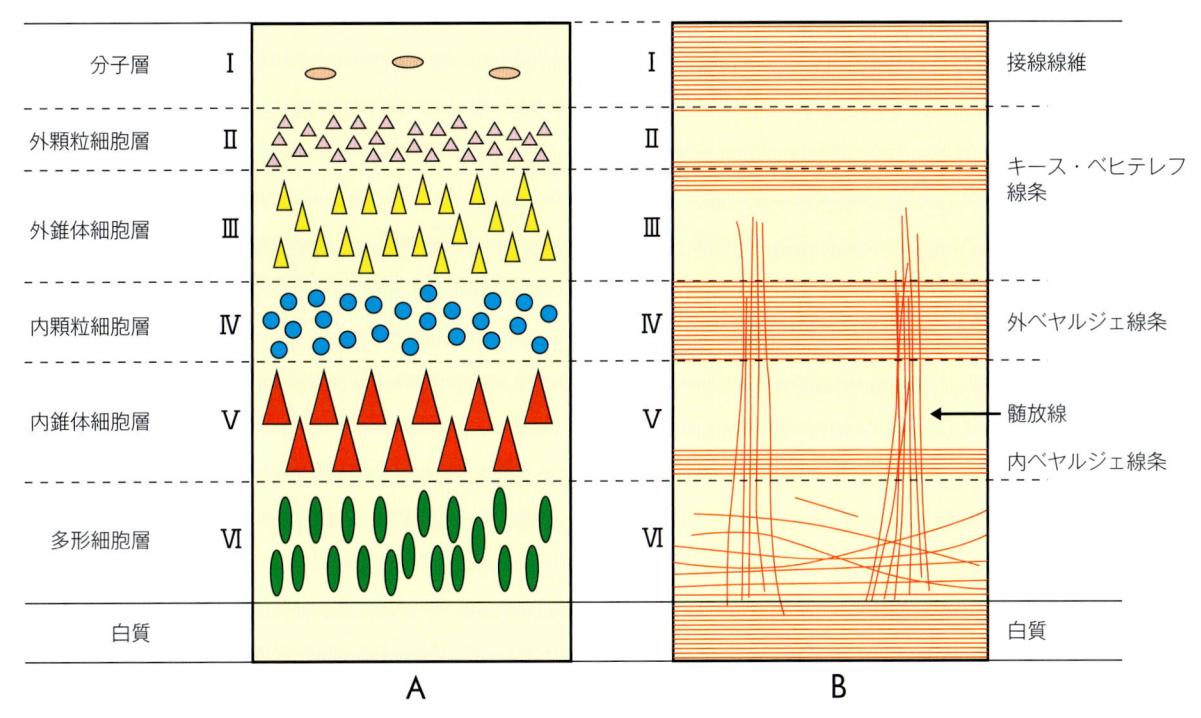

層名		A		B	
分子層	I		I		接線線維
外顆粒細胞層	II		II		キース・ベヒテレフ線条
外錐体細胞層	III		III		
内顆粒細胞層	IV		IV		外ベヤルジェ線条
内錐体細胞層	V		V		←髄放線 / 内ベヤルジェ線条
多形細胞層	VI		VI		
白質					白質

図 10-3 大脳新皮質の層構造と入出力

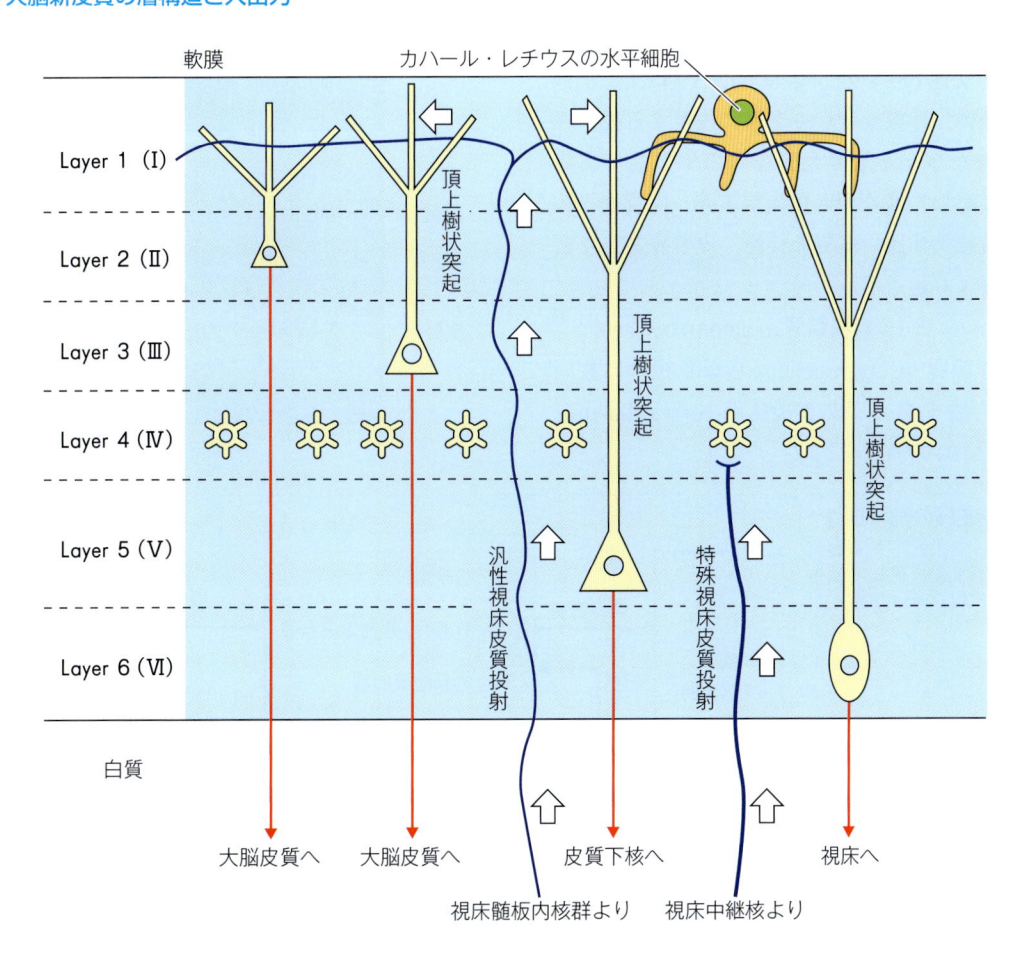

- 軟膜
- カハール・レチウスの水平細胞
- Layer 1（I）
- Layer 2（II）
- Layer 3（III）
- Layer 4（IV）
- Layer 5（V）
- Layer 6（VI）
- 白質

頂上樹状突起

汎性視床皮質投射 / 特殊視床皮質投射

大脳皮質へ　大脳皮質へ　皮質下核へ　視床へ

視床髄板内核群より　視床中継核より

❸ 第3層 Layer Ⅲ（外錐体細胞層 external pyramidal cell layer）：中型の錐体細胞 medium-sized pyramidal cells からなる．第2層と第3層には連合ニューロンと交連ニューロンがあり，それぞれ同側の大脳皮質に連合線維，反対側の大脳皮質に交連線維を出す（図10-3〜6）．

> **Memo 10-2** 連合線維，交連線維，投射線維
> 同一側の脳の異なる領域を結合する線維を連合線維 association fibers という（図10-4）．また反対側の脳の領域同士を結合する線維を交連線維 commissure fibers という．ある領域から遠方の領域に至る線維を投射線維 projection fibers という．これらの線維の起始ニューロンをそれぞれ連合ニューロン association neurons，交連ニューロン commissure neurons，投射ニューロン projection neurons という．

❹ 第4層 Layer Ⅳ（内顆粒細胞層 internal granular cell layer）：多数の樹状突起棘をもつ星状細胞（有棘星状細胞 spiny stellate cells）からなる．視床中継核からの入力（特殊視床皮質投射線維 specific thalamocortical projection fibers）を受ける入力層である（図10-6）．

❺ 第5層 Layer Ⅴ（内錐体細胞層 internal pyramidal cell layer）：大型錐体細胞 large pyramidal cells からなる．皮質下核 subcortical nuclei（橋核，網様体，線条体，赤核など）や脊髄に投射する投射ニューロンからなる層で大脳皮質の出力層である（図10-4, 6, 7）．すなわち皮質橋核路，皮質網様体路，皮質線条体路，皮質赤核路，皮質脊髄路などが第5層より起こる．

❻ 第6層 Layer Ⅵ（多形細胞層 multiform cell layer）：主に紡錘細胞 fusiform cells からなり視床に投射する出力層である（皮質視床路 corticothalamic tract）（図10-7）．

図10-4 投射線維，連合線維，交連線維

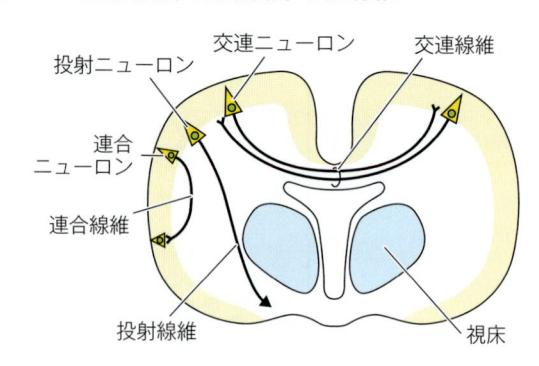

図10-5 カハール・レチウスの水平細胞
マウス胎生20日の大脳新皮質辺縁層（将来の第1層）にはリーリン mRNA を発現するカハール・レチウスの水平細胞（矢印）が存在する．なお皮質板は将来の第2〜6層になる．リーリンタンパクは大脳皮質の層形成に必須なタンパク質である．
A：ニッスル染色
B：リーリン cRNA を用いた in situ ハイブリダイゼーション

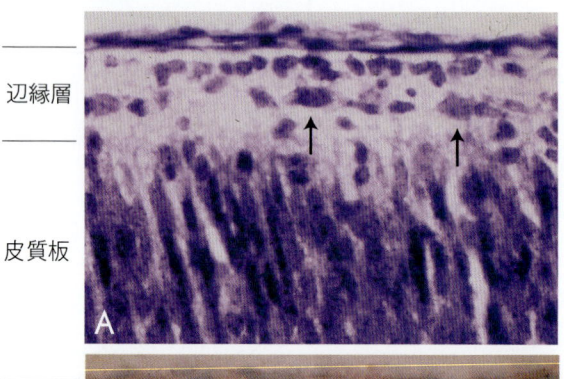

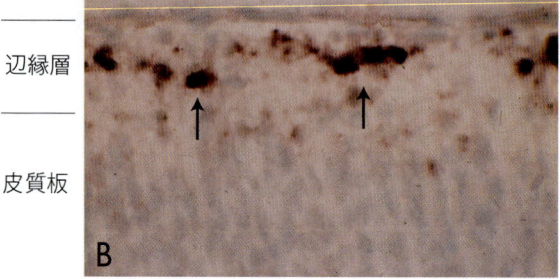

（横浜市立大学 池田やよい准教授 恵与）

図10-6 大脳皮質の線維結合
注）皮質下核としては上丘（皮質視蓋路），下丘（皮質下丘路），橋核（皮質橋核路），線条体（皮質線条体路）などがある．

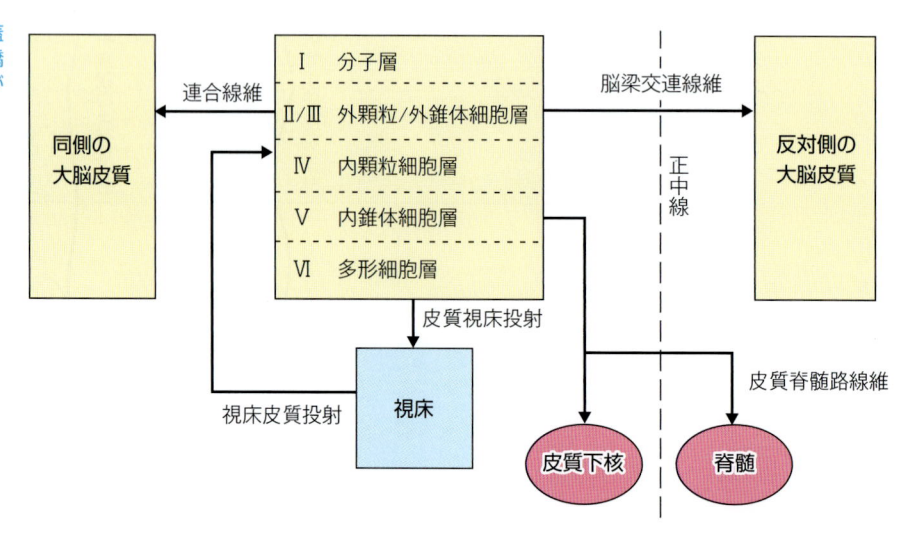

図10-7 マウスの皮質第5層と第6層ニューロン

ファーストブルー（青）を脊髄に，ディアミジノイエロー（黄）を視床に注入し，皮質第5層の皮質脊髄路ニューロン，皮質第6層の皮質視床ニューロンを逆行性にラベルした．

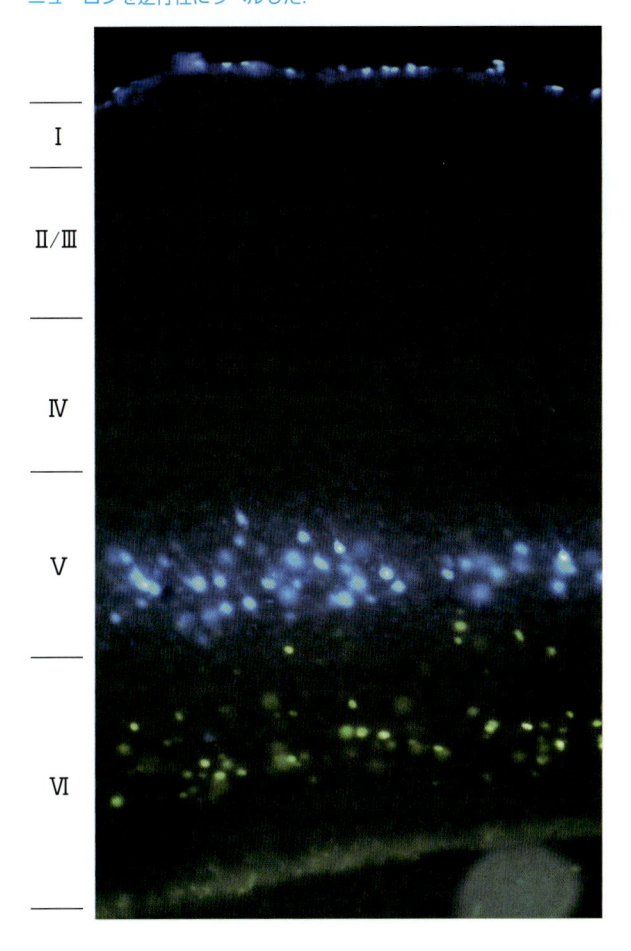

棘および無棘星状細胞のほかに，シャンデリア細胞，ダブル・ブーケ細胞，籠（バスケット）細胞，双極細胞，マルチノッティ細胞，ニューログリア様細胞などからなる．

　この錐体細胞，非錐体細胞という分類が有用なのは，①錐体型は軸索を遠くに伸ばす投射型ニューロンであり，非錐体型は介在ニューロン（局所回路ニューロン）であること，②錐体型ニューロンは興奮性アミノ酸（グルタミン酸とアスパラギン酸）を神経伝達物質とする興奮性ニューロンであるのに対し，非錐体型ニューロンは抑制性アミノ酸（GABAなど），神経ペプチドを神経伝達物質とする抑制性ニューロンであること，③錐体型が終脳胞の脳室の神経上皮細胞に由来し，垂直（放射状）移動して皮質に至るのに対し，非錐体型ニューロンが大脳基底核原基 ganglionic eminence から水平（接線）方向に移動することなど，ニューロンの性質や発生と深く関係しているからである．もっとも例外はつきものであって，例えば皮質第4層を占める有棘星状細胞は形態からいえば非錐体細胞であるが，グルタミン酸を伝達物質とする興奮性ニューロンである．有棘星状細胞は頂上樹状突起を失った錐体細胞とみなせばよいのかもしれない．

ブロードマンの領域区分 Brodmann's areas

- 大脳皮質の細胞構築は部位によって異なる．ブロードマン K. Brodmann（1868～1918）は，大脳皮質を細胞構築の違いから，48個の領域に分け，1から52の番号を各々の領域に与えた（48～51の領域は欠番）．

新皮質の機能地図
functional map of the neocortex （図10-8, 9）

1）運動性皮質 motor cortex（運動機能に関連した皮質）

❶ 第1次運動野 primary motor area（MI）：中心前回 precentral gyrus（ブロードマンの4野）に位置する（図10-9）．第1次運動野には錐体路（皮質脊髄路と皮質核路）の起始ニューロンがある．この錐体路の起始ニューロンは皮質の第5層を占め，細胞体が大きく錐体型であり，特にベッツ氏巨大錐体細胞 giant pyramidal cells of Betz という．運動野を電気刺激すると錐体路ニューロンが興奮し，反対側の脊髄前角運動ニューロンに興奮が伝わり，骨格筋を収縮させる．この方法を用いて脳外科医ペンフィールドは第1次運動野には体部位局所配列 somatotopic arrangement があることを明らかにした（図10-10, 11）．すなわち中心前回の下方より上方に向かって，順に舌，顔，上肢，下肢の運動を支配する領域が並んでいる．下肢を支配する領域は前頭葉の内側面（中心傍小葉の前半部）にあることに注意しよう．運動野を破壊する

Memo 10-3　大脳皮質ニューロンの分類

大脳皮質の各層を示す内・外の顆粒細胞層や錐体細胞層などの学名から，大脳皮質を構成しているニューロンは円形ないし多角形の顆粒細胞とピラミッド型の錐体細胞の二種に分けられると考えがちである．しかし，これらの大脳皮質の各層を示す学名はニッスル染色によるものであって，せいぜい細胞体とその近傍の形態を反映しているにすぎない．大脳皮質のニューロンを分類するには，鍍銀法によりその全体像に基づくのが普通である．

　大脳皮質を鍍銀法で染めると，およそ10数種のニューロンに分類することができるが，大きく錐体細胞 pyramidal cells と非錐体細胞 non-pyramidal cells の二種に分けるのが普通である．錐体細胞は，ピラミッド型の細胞体をもち，その上端から軟膜側へ1本の強大な頂上樹状突起を伸ばし，皮質第1層にその樹状突起の終末分枝を花束のように広げる（終末ブーケ）．ここで皮質第2層の表層を占めるニューロンは，その細胞体が円形であるが，その頂上樹状突起を第1層に伸ばすことより，基本的に錐体型ニューロンとして扱われる．また皮質第6層の紡錘細胞は，その細胞体の両端が引き延ばされた紡錘形をしていて錐体型ではないが，頂上樹状突起を皮質第1層に伸ばしていることより錐体細胞として扱われる．非錐体型細胞は，錐体細胞以外の全てのニューロン集団であるが，カハール・レチウス水平細胞（図10-5），有

図10-8　大脳半球外側面

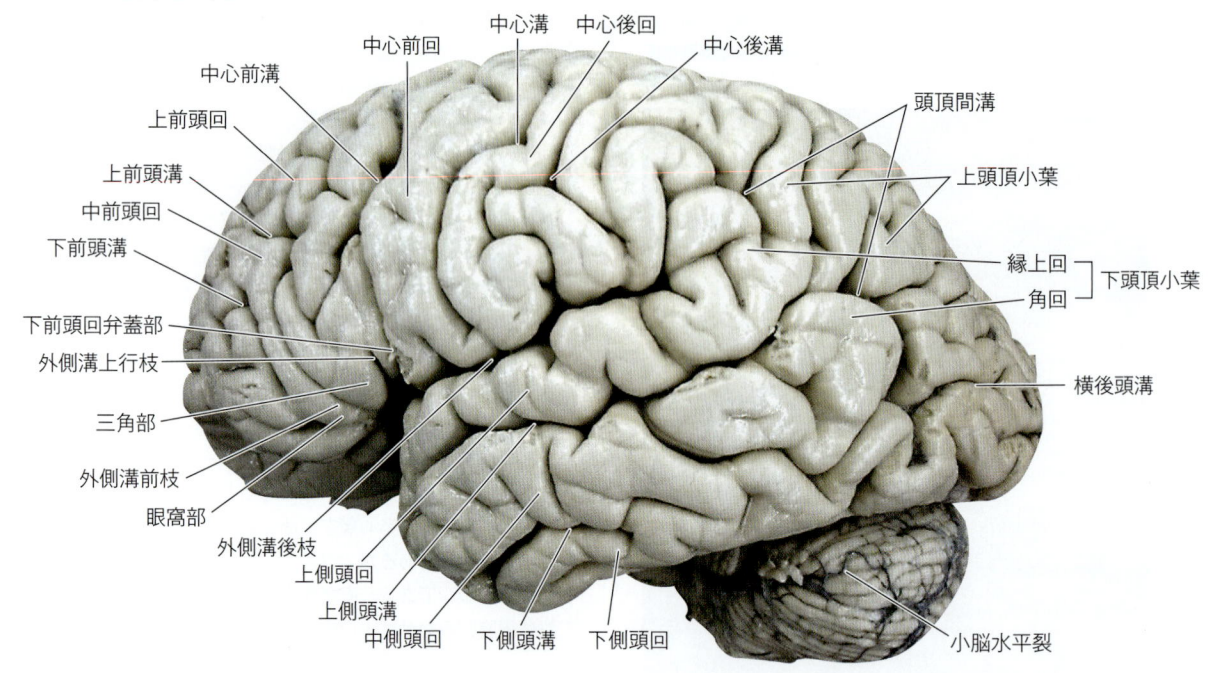

(ラベル：中心前溝、中心前回、中心溝、中心後回、中心後溝、頭頂間溝、上頭頂小葉、縁上回、角回、下頭頂小葉、横後頭溝、小脳水平裂、下側頭回、下側頭溝、中側頭回、上側頭溝、上側頭回、外側溝後枝、眼窩部、外側溝前枝、三角部、外側溝上行枝、下前頭回弁蓋部、下前頭溝、中前頭回、上前頭溝、上前頭回)

と破壊部位に対応した反対側の体部の運動マヒmotor paralysisが起こる．錐体路は錐体交叉にて交叉し，反対側の脊髄運動ニューロンに終止するからである．

❷ **運動前野 premotor area**：大脳半球の外側面で第1次運動野の前方を占める広い領域（図10-9）．ブロードマンの6野に相当する．運動前野を電気刺激しても，第1次運動野のように個々の骨格筋の明確な収縮は起こらず，体の広い領域の共同的運動が起こる．

❸ **前頭眼野 frontal eye field**：大脳半球外側面の中前頭回の後部を占め，運動前野のすぐ前方にある小領域（図10-9）．ブロードマン8野に含まれる．眼球の随意運動を司る（図5-9参照）．

❹ **補足運動野 supplementary motor area（または第2次運動野 secondary motor area；MⅡ）**：ブロードマンの6野のうち大脳半球内側面を占める部分．運動前野と補足運動野は運動を直接支配するのではなく，運動野を上位より支配することにより間接的に運動を支配すると考えられる．

> **Memo 10-4　運動の企画と実行**　　（図10-12）
> 第1次運動野は個々の運動のコマンド（運動指令）を出す領域である．運動前野と補足運動野は，運動の企画をする領域である．したがって運動前野と補足運動野は運動野の上位に位置する．運動をしたいという欲求は，さらに前方の前頭前野（前頭連合野）にある．したがって前頭前野は運動前野と補足運動野のさらに上位に位置する．前頭前野は大脳辺縁系からの入力を受ける．
> 　結局，運動開始を促す内的欲求は大脳辺縁系→前頭前野（前頭連合野）→運動前野と補足運動野→第1次運動野の順に運動野に至り，最終的に運動指令（コマンド）は錐体路により下位運動ニューロン（脊髄前角運動ニューロンと運動性脳神経核ニューロン）に伝達される．

2）感覚性皮質 sensory cortex（知覚機能に関連した皮質）　　（図10-9, 13）

❶ **第1次体性感覚野 primary somatosensory area（SⅠ）**：中心後回 postcentral gyrus（ブロードマンの3-1-2野）に位置する（図10-9）．視床後外側腹側核（VPL核）と後内側腹側核（VPM核）からの投射を受け，体性感覚を司る．第1次運動野と同様の体部位局在がある．

❷ **第1次聴覚野 primary auditory area（AⅠ）**：外側溝の深部にある横側頭回 transverse temporal gyri（ブロードマン41野と42野）に位置するため，外表面からは見えない．視床の内側膝状体（MGB）からの線維（聴放線 auditory radiation＝内側膝状体側頭葉路 geniculotemporal tract）を受ける．聴覚の中枢である．

❸ **第1次視覚野 primary visual area（VⅠ）**：後頭葉の内側面後部にある鳥距溝をはさむ皮質（ブロードマン17野）に位置する．鳥距溝を挟む皮質領域をメスで切って断面を見ると，肉眼的に白く見えることより有線領 striate cortex ともいう．視床の外側膝状体からの線維（視放線 optic radiationあるいは外側膝状体鳥距溝路 geniculocalcarine tract という）が白く見えるのである．視覚の中枢である．

1 新皮質

図 10-9 大脳皮質外側面の脳溝と脳回(A)および諸中枢の位置(B)

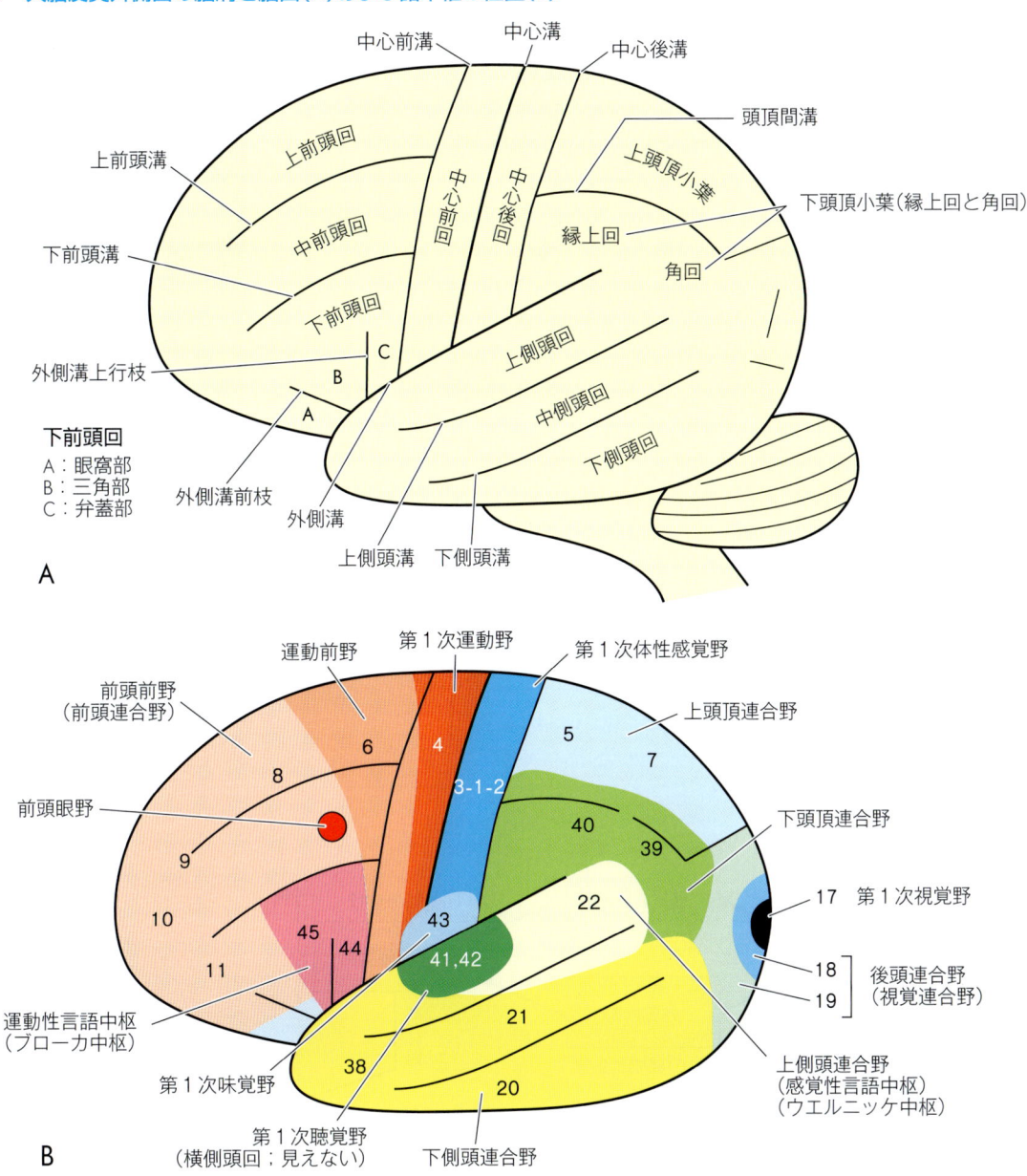

A: 大脳皮質外側面の脳溝と脳回
- 中心前溝, 中心溝, 中心後溝
- 上前頭溝, 上前頭回, 中前頭回, 下前頭溝, 下前頭回
- 中心前回, 中心後回
- 頭頂間溝, 上頭頂小葉, 下頭頂小葉（縁上回と角回）, 縁上回, 角回
- 外側溝上行枝, 外側溝前枝, 外側溝
- 上側頭回, 中側頭回, 下側頭回
- 上側頭溝, 下側頭溝

下前頭回
A：眼窩部
B：三角部
C：弁蓋部

B: 諸中枢の位置
- 前頭前野（前頭連合野）, 運動前野, 第1次運動野, 第1次体性感覚野, 上頭頂連合野
- 前頭眼野, 下頭頂連合野, 第1次視覚野, 後頭連合野（視覚連合野）
- 運動性言語中枢（ブローカ中枢）, 第1次味覚野, 第1次聴覚野（横側頭回：見えない）, 下側頭連合野, 上側頭連合野（感覚性言語中枢）（ウエルニッケ中枢）

● **第1次味覚野** primary gustatory area（GⅠ）：中心前回および中心後回の下端融合部および頭頂弁蓋部（島を覆う頭頂葉の部分）にある（ブロードマン43野）。視床の後内側腹側核VPMの最内側部を占める小細胞性部 parvocellular subdivision of VPM（VPMpc）からの線維を受ける。味覚の中枢である。

> **Memo 10-5　嗅覚の皮質中枢はどこか？**
> 嗅覚の第1次中枢は嗅球であり，匂い物質は嗅球で識別される。嗅球以後で嗅覚の情報処理を行う部分として重要なのは前頭葉下面の眼窩回（眼窩前頭皮質 orbitofrontal cortex）であり，ここを嗅覚の皮質中枢とする説がある。この説に従えば，嗅覚の僧帽細胞の軸索は，外側嗅条を経て前頭葉前端の内側面の海馬鈎にある梨状葉前皮質や扁桃核に至る。さらにここから，嗅内野を経て視床背内側核（DM）に至り，前頭葉下面の眼窩面皮質に至るという。

3）連合野 association cortex（心理的皮質 psychological cortical areas）

● 連合野は，おおざっぱにいえば，新皮質から運動野および種々の第1次感覚中枢を除いた領域である。感覚情報の高度な統合，感覚と運動の総合，意欲や意志，記憶，理性などに関係する。換言すれば高次脳機能（記憶，意志，注意，感覚の意味など）を担う皮質である。連合野の特徴は①視床連合核からの投射を受け，②個体発生的に髄鞘化 myelination が最も遅く始まり，③系統発生的に進化するにつれて広くなり，④脳表面全体に占める割合がヒトで最大となる，などである。

図 10-10 運動野のホムンクルス（こびと）
(Penfield W, Rasmussen T: The Cerebral Cortex of Man. Macmillan, 1950)

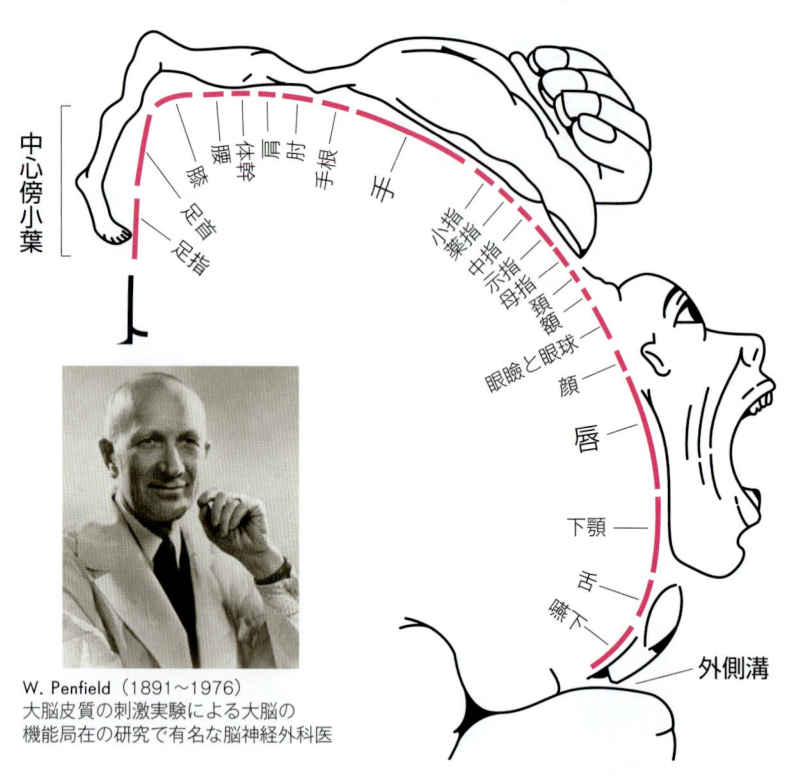

W. Penfield（1891～1976）
大脳皮質の刺激実験による大脳の
機能局在の研究で有名な脳神経外科医

図 10-11 第1次運動野（手領域）の機能的核磁気共鳴像 fMRI

左手を絶えず動かしている状態で核磁気共鳴撮影装置で脳を撮影すると右運動野手領域が賦活化された像が得られる．図 10-10 を参照．A：前方より見る，B：右脳半球の側面像，C：上方より見る．

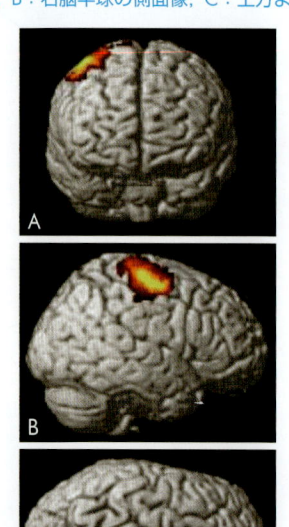

（神戸大学 小西淳也講師 恵与）

図 10-12 運動のデザインと実行

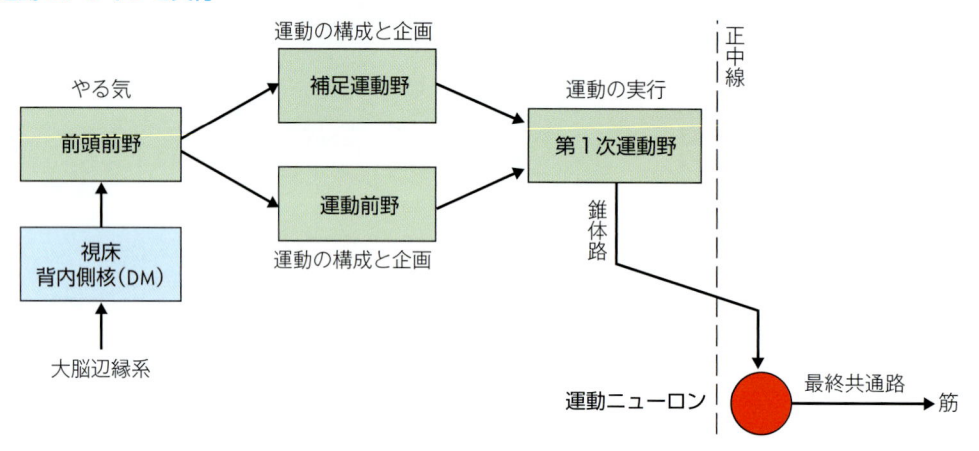

区分　　　　　　　　　　　　　（図10-9）

❶前頭連合野 frontal association cortex

a) 前頭前野 prefrontal area（cortex）：前頭葉の運動性皮質（第1次運動野，運動前野）の前方の広い部分を占める領域（ブロードマンの8～11野）．大脳辺縁系からの情報を中継する視床背内側核（DM核）からの入力を受ける．行動を起こすための意欲を形成する．また情動にも関与しており，同部位の切除により不安がなくなる（☞p.110，ロボトミー）．

b) ブローカ中枢 Broca's center（運動性言語中枢 motor speech center）：優位脳半球 dominant hemisphere の下前頭回 inferior frontal gyrus 後方部（下前頭回弁蓋部：ブロードマンの44，45野）に位置する（図10-14）．同部位の障害で運動性失語症 motor aphasia（ブローカ失語 Broca aphasia）が起こる．すなわち，自発的に話すことがよくできないため，あまり話さず，話しても遅く，構音も悪い（これを非流暢失語 non-fluent aphasia という）．一方，他人の話や書いてあるものはよく理解できる．なお失語とは，発語に関する喉頭の筋やそれを支配する末梢神経（反回神経など）に障害がなく，精神遅滞や意識の低下もなく聴力の障害もないのに，言語による表現や文字が読めない状態をいう．

1 新皮質　143

図 10-13　大脳半球内側面の脳溝と脳回(A)と諸中核(B)

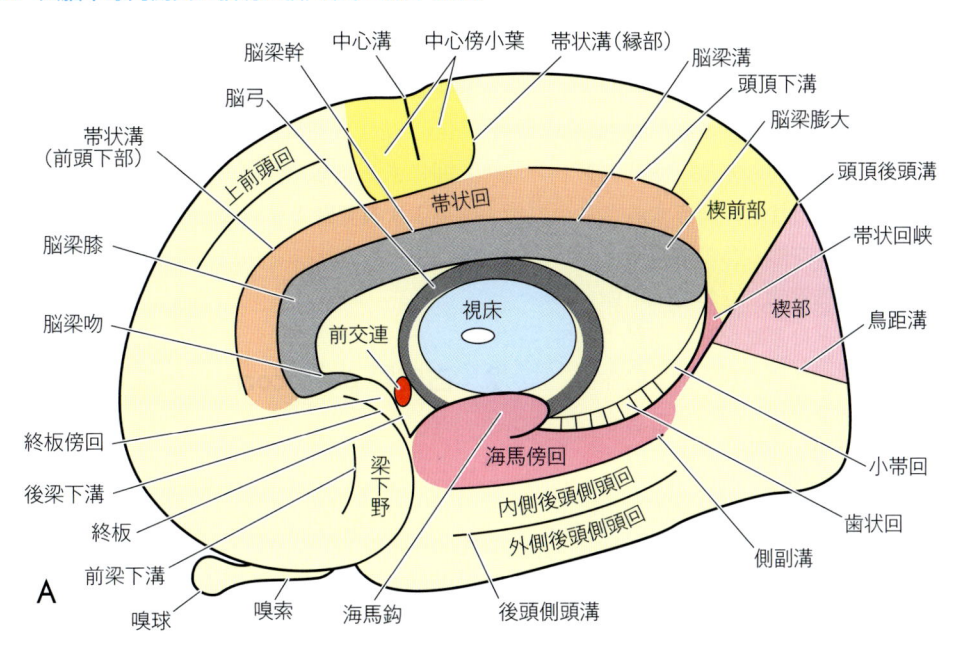

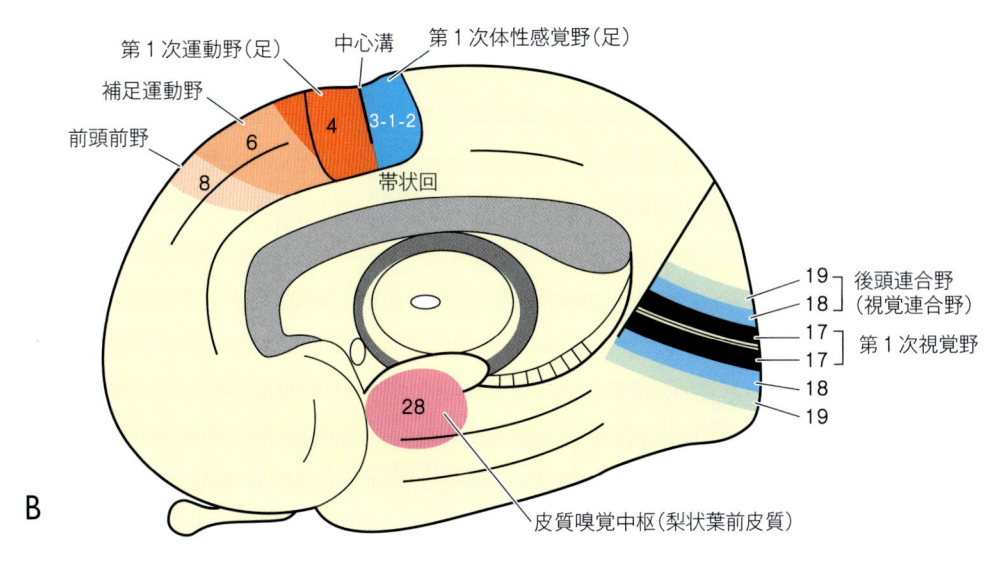

A の図中ラベル：
脳梁幹、中心溝、中心傍小葉、帯状溝（縁部）、脳梁溝、頭頂下溝、脳梁膨大、頭頂後頭溝、帯状溝（前頭下部）、上前頭回、帯状回、楔前部、帯状回峡、脳梁膝、楔部、鳥距溝、脳梁吻、視床、前交連、終板傍回、海馬傍回、小帯回、梁下野、歯状回、後梁下溝、内側後頭側頭回、側副溝、終板、外側後頭側頭回、前梁下溝、嗅球、嗅索、海馬鉤、後頭側頭溝

B の図中ラベル：
第1次運動野(足)、中心溝、第1次体性感覚野(足)、補足運動野、前頭前野、6、4、3-1-2、8、帯状回、19 後頭連合野（視覚連合野）、18、17 第1次視覚野、17、18、19、28、皮質嗅覚中枢（梨状葉前皮質）

Memo 10-6　優位脳半球と利き脳

感覚中枢や運動中枢は末梢の身体部位と正しく対応し，しかも反対側を支配する．この場合，左右の脳の機能に差はない．しかし失語 aphasia は，一般的には左の脳の障害で起こり，右の脳の障害では起こらない．言語野は多くの場合左の脳にあり，右にはないからである．このように言語機能に関しては左右の脳は非対称である．そこで言語野のある側の大脳半球（通常，左脳）を伝統的に優位脳半球といい，ない側を劣位脳半球（通常，右脳）という．しかし右脳にも優位な機能があるので常に右脳＝劣位脳半球というわけではない．そこで言語野のある側の脳半球を利き手になぞらえて「利き脳」という．

大多数の人は右手が利き手であるが，左利きの人もいるし，両利きの人もいる．右利きの人の 95% は左脳に言語野があり，右脳にあるのは 5% である．一方，左利きの場合，61% が左脳に言語野があり，19% が右脳に，残りの 20% が左右両方に言語野がある．したがって右利きの人の言語野は左脳にあるといってほぼ正しいが，左利きの人の言語野が右脳にあるわけではなく，むしろ右利き同様に左脳に言語野がある確率が高い．

図 10-14　下前頭回とブローカ中枢

外側溝より前枝と上行枝が分かれ，この 2 枝により下前頭回が，眼窩部，三角部，弁蓋部にわけられる．ブローカ中枢は三角部と弁蓋部に一致する．

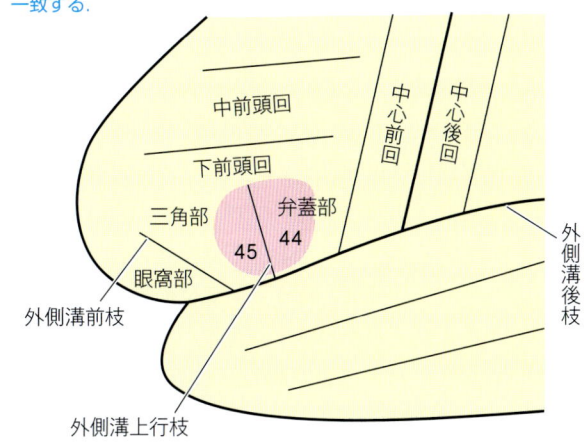

図中ラベル：中前頭回、中心前回、中心後回、下前頭回、三角部、弁蓋部、45、44、眼窩部、外側溝前枝、外側溝上行枝、外側溝後枝

❷ 頭頂連合野 parietal association cortex
  a) 上頭頂連合野 superior parietal association cortex：上頭頂小葉 superior parietal lobule（ブロードマンの5，7野）に位置する．体性感覚や視覚の入力を受け，自己周囲の空間の定位（オリエンテーション orientation）と注意に関与する．この部位の障害で反対側の空間と体の無視（反対側の着衣失行，身体認識不能，立体認識不能）が起こる．ここで失行とは運動マヒ，運動失調，不随運動など運動障害がなく，行うべき動作や行為を理解しているのに，これを行うことができない状態をいう．
  b) 下頭頂連合野 inferior parietal association cortex：優位脳半球の下頭頂小葉 inferior parietal lobule すなわち縁上回 supramarginal gyrus（ブロードマンの40野）と角回 angular gyrus（ブロードマンの39野）に位置する．同部位の障害で失読－失書が起こる．失読 alexia とは文字が読めないこと（もちろん文盲ではない）．失書 agraphia とは字が書けないこと（もちろん知能や手指の運動は正常に保たれている）．

❸ 側頭連合野 temporal association cortex
  a) 上側頭連合野 superior temporal association cortex（ウエルニッケ中枢 Wernicke's center あるいは感覚性言語中枢 sensory speech center）：優位脳半球の上側頭回 superior temporal gyrus 後部（ブロードマンの22野後方）に位置する．同部位の障害で感覚性失語症 sensory aphasia（ウエルニッケ失語 Wernicke's aphasia）が起こる．すなわち自発的によく話し，構音も障害されないが，文法的な誤りがあったり（錯文法），単語を言い間違えたり（錯語），話がくどくなったりする（保続）．また他人の話や書いてあるものが理解できない．これを流暢失語 fluent aphasia ともいう．
  b) 下側頭連合野 inferior temporal association cortex：下側頭回（ブロードマン 20，21野）に位置する．視覚情報は視覚野（ブロードマンの17野）→視覚前野（後頭連合野：ブロードマン 18，19野）→下側頭連合野に至る．下側頭連合野では視覚パターンの弁別を行う．同部位の障害で，視力が正常にもかかわらず，視覚パターンの認知ができなくなる（視空間失認 visual-spacial agnosia／精神盲 cortical or psychic blindness）．ここで失認とはものを見たり，触ったり，聞いたりしても，それが何であるかわからない状態を

いう．もちろん感覚障害はなく，意識障害や認知症状はない．

❹ 後頭連合野（視覚連合野）occipital association cortex：第1次視覚野（ブロードマンの17野）の周囲にある皮質（ブロードマン 18，19野）である．第1次視覚野より入力を受け，複雑な形態の特徴抽出を行う．

2　古皮質 paleocortex

- 古皮質は，原皮質とともに発生的に古い皮質で，嗅球 olfactory bulb，梨状葉前皮質 prepyriform cortex などからなる．

> **Memo 10-7** 梨状葉前皮質の同義語
> 側頭葉の内側面にある海馬傍回を梨状葉皮質というが，ことにその前半部を梨状葉前皮質という．梨状葉前皮質のことを前梨状葉皮質，前梨状野，梨状葉前野とするテキストも多いが，全て同義語である．

嗅脳 rhinencephalon （図10-15）

- 嗅覚に関与する大脳皮質領域を嗅脳といい，ほぼ古皮質 paleocortex に相当する．嗅脳は，嗅葉（嗅球，嗅索，嗅三角），外側および内側嗅条，梨状葉前皮質，扁桃体などからなる．

嗅脳の構成

❶ 嗅葉 olfactory lobe：前頭葉の下面に突出した嗅球およびその関連する構造物からなる．
  a) 嗅球 olfactory bulb：鼻粘膜中の嗅細胞の中枢性突起が嗅糸として篩骨篩板を貫き，嗅球に入る．嗅糸は，嗅球の僧帽細胞の樹状突起とシナプス結合する．これを嗅糸球体という．僧帽細胞は嗅球の出力細胞である．
  b) 嗅索 olfactory tract：僧帽細胞の軸索は嗅索を形成して，嗅球より去る．
  c) 嗅三角 olfactory triangle：内側嗅条と外側嗅条でできる三角形の領域を嗅三角という．前方の内側嗅条と外側嗅条，後方の視神経で区切られる領域は全体として菱形となり，前半部を嗅三角，後半部を前有孔質という．

❷ 外側・内側嗅条 lateral and medial olfactory striae：嗅索は二分して外側嗅条と内側嗅条に分かれる．外側嗅条に入る線維は，扁桃体と梨状葉前皮質に終わる．内側嗅条に入る線維は中隔野 septal

図10-15 嗅覚の神経回路

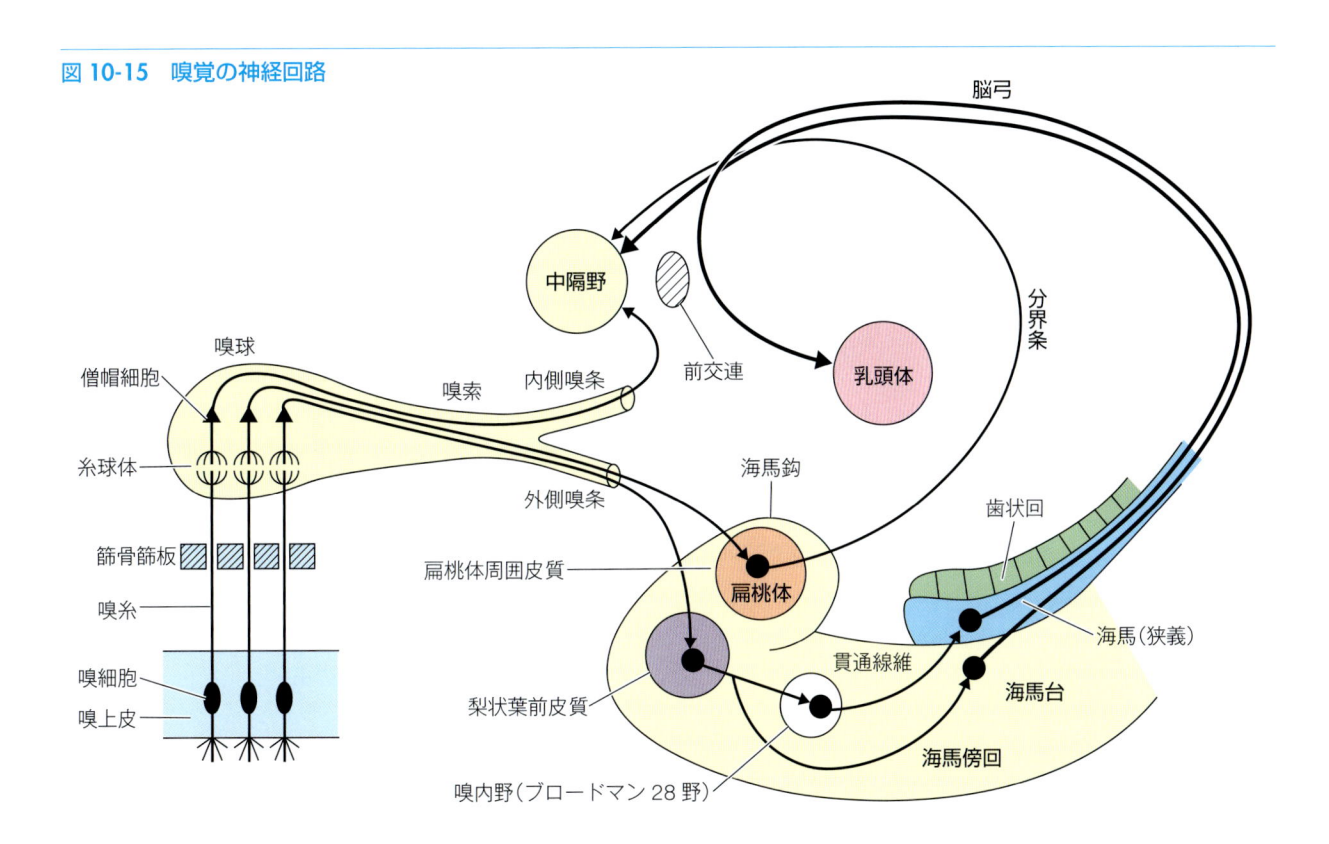

area に至り，内部の中隔核 septal nuclei に終わる.

> **Memo 10-8　中隔野**
> 中隔野とは大脳の正中内側面で脳梁吻の下方かつ終板の前方を占める小領域．梁下野 subcallosal area と終板傍回 paraterminal gyrus に相当し，その内部に内側および外側中隔核 medial and lateral septal nuclei がある.

❸**梨状葉前皮質 prepyriform cortex**：側頭葉の内側面にある海馬傍回 parahippocampal gyrus を梨状葉皮質といい，特にその前半部を梨状葉前皮質という．海馬傍回は，その前端がカギ状に内側に曲がる．ここを海馬鉤 uncus といい，この領域の皮質を海馬鉤回といい，嗅覚に関係している．イギリスの神経学者であるジャクソン（J. M. Jackson, 1835〜1911）は，1884年に嗅覚および味覚のアウラ（前兆）で始まり，意識障害を発作性にきたす患者を剖検し，鉤回に病変を見いだして，鉤回発作 uncinate fit として報告した．この発作は精神運動発作という一種のてんかん発作である．鉤回が属する大脳辺縁系（☞p.150, 4 大脳辺縁系）と意識との関連を指摘した点でジャクソンの報告は重要な意義がある．

❹**扁桃体 amygdaloid body**（扁桃核 amygdaloid nucleus）：海馬傍回の前端にある海馬鉤の中にある神経核．嗅覚情報を受けるが，むしろ情動の発現に関与する（☞p.131, 8 扁桃体）．

嗅覚の伝導路　まとめ　（図10-15）

❶嗅覚の第1次ニューロンは，嗅覚の受容器である嗅細胞 olfactory cells である．すなわち鼻腔の嗅上皮内にある嗅細胞の軸索は，嗅糸となり，鼻腔の天井を形成する篩骨篩板を貫いて嗅球に進入し，ここで僧帽細胞 mitral cells にシナプス接続する（嗅糸球体）．嗅球は嗅覚の一次中枢である．

❷嗅覚の第2次ニューロンである僧帽細胞の軸索は，嗅索を通って，多くは外側嗅条に入り，海馬鉤 uncus の前端の梨状葉前皮質および扁桃体に終わるが，一部は内側嗅条を通り，中隔野に終わる．
以後の経路についてはよくわからないが，視床背内側核（DM）を経て，前頭葉の眼窩面皮質（眼窩前頭皮質）orbitofrontal cortex に至るという．なお嗅覚の中継核である扁桃核や梨状葉前皮質を介して嗅脳は大脳辺縁系と接点をもつようになる（図10-15）.

> **Memo 10-9　嗅覚の特殊性**
> 長い間，五感（視覚，聴覚，味覚，触角，嗅覚）のうち，嗅覚のみが例外的に視床で中継されず，またその中枢は大脳新皮質にはないとされてきた．しかし，嗅覚情報は視床背内側核（DM）を経て前頭葉の眼窩面皮質に投射することがわかったことより，全ての感覚情報が視床を経て，新皮質にその1次中枢をもつことになる．

10 大脳皮質

図10-16 海馬体(原皮質)の形成

- 歯状回
- 海馬(アンモン角)
- 海馬台(海馬支脚)
- 海馬傍回
- 新皮質

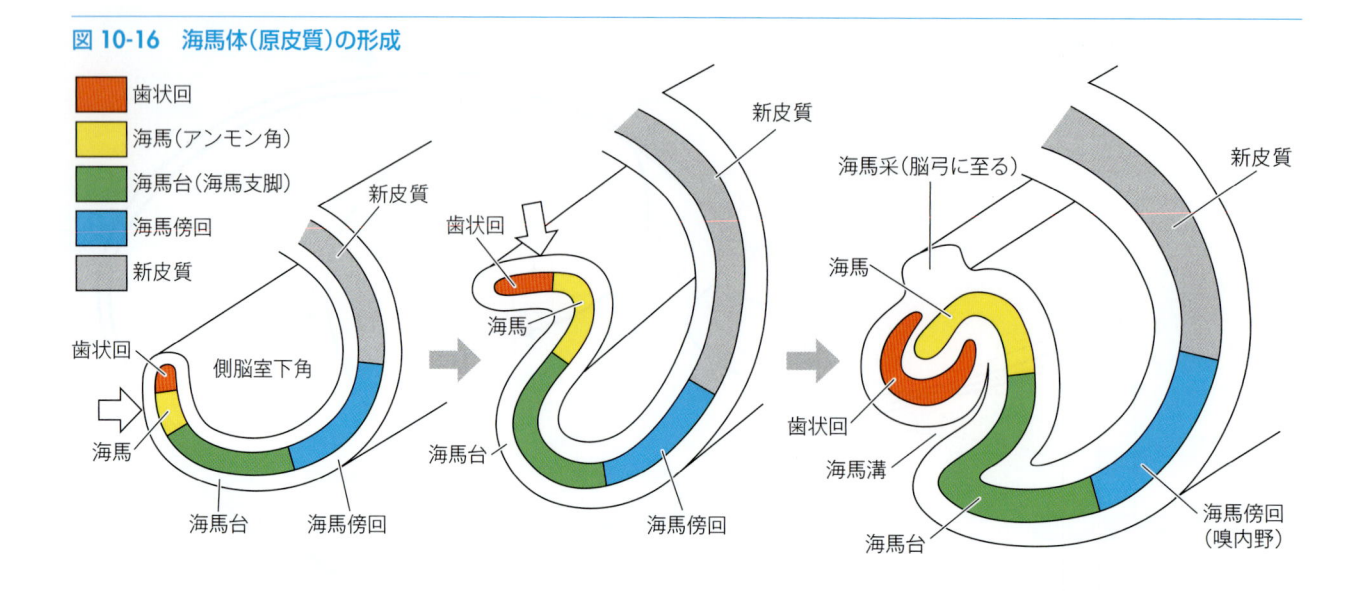

3　原皮質 archicortex

- 原皮質は発生的に古皮質と並んで古い皮質である（図10-1, 16）．原皮質は歯状回 dentate gyrus, 狭義の海馬 hippocampus（＝アンモン角 Cornu ammonis ☞Memo 10-9），海馬台（海馬支脚）subiculum, 小帯回 fasciolar gyrus, 脳梁灰白層 indusium griseum, 中隔野（核）などからなる．

> **Memo 10-10 「海馬」の由来**
> 海馬という名称はベザリウスの弟子アランチオの命名であるが，その命名のいきさつは不明である．海馬は側脳室下角に海馬足 pes hippocampi という隆起を与えるが，これがギリシャ神話の海神ネプチューン Neptune が乗る上半身が馬で下半身が魚の尾の形をした想像上の動物「海馬 hippocampus」の前肢に似ていることによるという説がある（図10-17A）．その学名 hippocampus が同一であることよりタツノオトシゴにその由来を求めることもあるが，そもそもタツノオトシゴの学名自体が，神話の海馬を連想して命名された（図10-17B）．また海馬（狭義）のことをアンモン角 Cornu ammonis, Ammon's horn というが，これはエジプトの太陽神アンモンの角に似ることによる（参考文献：石塚典生：日本医事新報 3579: 132-134, 1992）．

海馬台は海馬と海馬傍回（嗅内野）の移行部の皮質のことで海馬支脚ともいう．

- 海馬 hippocampus という場合，狭義の海馬（アンモン角）を指す場合と，歯状回，（狭義の）海馬，海馬台をまとめていう場合がある．本テキストでは，（狭義の）海馬と区別するために，広義の海馬，すなわち歯状回，（狭義の）海馬，海馬台を海馬体（海馬形成）hippocampal formation と呼ぶことにする．
- 海馬体をイメージするには，アルファベットのCとその鏡像「⊃」の2つを向き合わせ，互いにはめ込

図10-17 海馬 hippocampus の由来
A：空想上の動物 hippocampus に乗る海神ネプチューン
B：タツノオトシゴ hippocampus.
(Lewis JFT: J Comp Neurol 35:213-230, 1923)

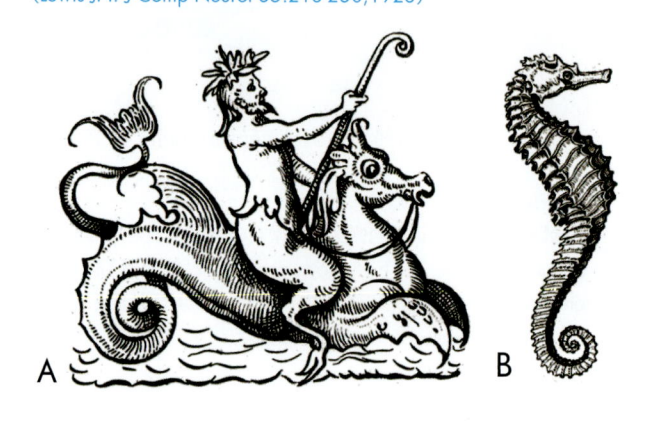

図10-18 海馬のイメージ（Cを向き合わせる）

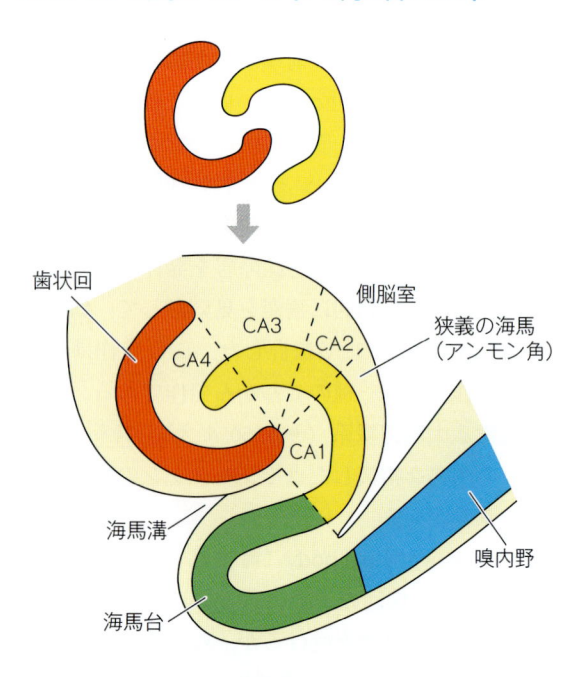

図 10-19 海馬体の線維連絡

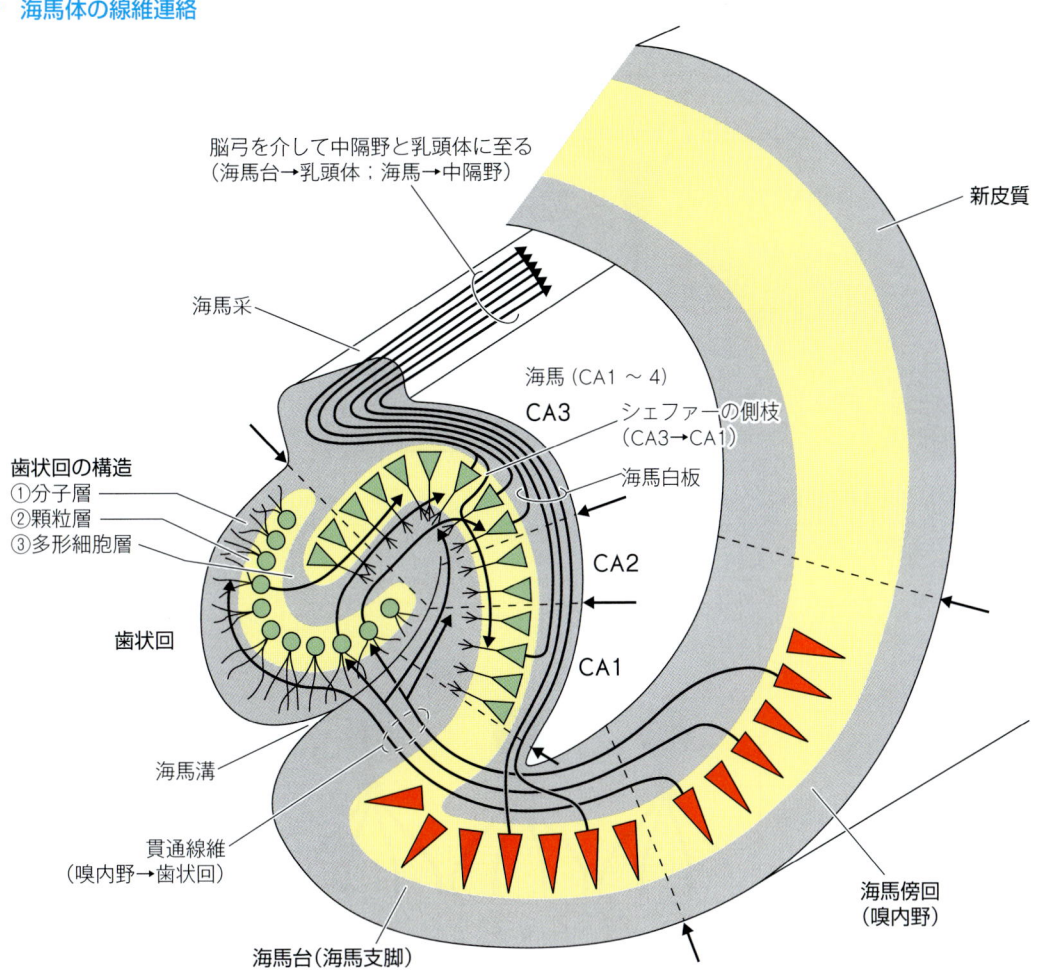

ませた形を思えばよい（図10-18）．左手のおや指とひとさし指でC字を作り，右手のおや指とひとさし指でCの鏡像文字⊃を作る．左手のCを歯状回とし，右手の⊃を海馬として2つをかみ合わせると，海馬体ができる．

海馬（狭義）の区域

- ロレンテ・デ・ノ R. Lorente de Nó（1902～1990）は，海馬を海馬傍回から歯状回に向かって4つの区域CA1～CA4に分けた．ここでCAはCornu ammonis（アンモン角 Ammon's horn）の略号を意味する．なおCA4は歯状門に進入した部分であり，基本的にCA3と異ならないので，最近では特にこれをCA3と区別しないのが普通である（つまりCA1～CA3の3区分でよい）．

海馬（狭義）の構造 （図10-19, 20）

- 海馬は基本的には3層構造である．唯一の細胞層が錐体細胞 pyramidal cell の細胞体が配列する層（錐体細胞層）で，錐体細胞層の上下に樹状突起や線維からなる層が2層あると考える．しかし，実際はもう少し細かく層を分ける．すなわち錐体細胞より頂上樹状突起 apical dendrite が脳表面（海馬溝のある方）に向かって出るが，この頂上樹状突起の基部を放射状層 という．頂上樹状突起はその末端で花束状に分岐するが，この部に相当する層を網状・分子層という．一方，錐体細胞は細胞体基底部より脳室面に向かって複数の基底樹状突起 basal dendrites をもつが，この基底樹状突起が広がる層を上昇層という．さらに錐体細胞の軸索は，上昇層を貫いて側脳室下角の内面直下に至り，ここで海馬采に集まり，さらに脳弓へと収斂していくが，この軸索の走行する線維層を海馬白板という．結局，脳室側より順に：

❶ **海馬白板 alveus**：海馬台および海馬の錐体細胞からの軸索の集合．海馬采より脳弓に至る．

❷ **上昇層 stratum oriens**：錐体細胞の基底樹状突起と少数の介在ニューロンからなる．

❸ **錐体細胞層 stratum pyramidale**：錐体細胞の細胞体が配列する層．

❹ **透明層 stratum lucidum**：透明層はCA3にのみあり，CA1～CA2にはない．歯状回顆粒細胞からの

図 10-20　アンモン角（狭義の海馬）の層構造
注）透明層は歯状回顆粒細胞に由来する苔状線維が終わるCA3のみ．

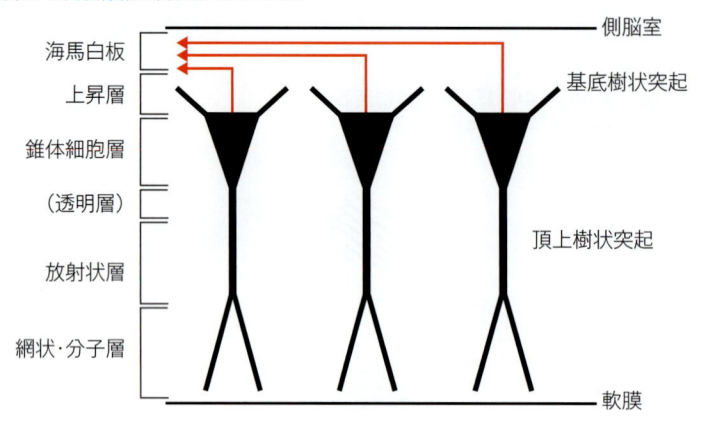

図 10-21　歯状回の構造

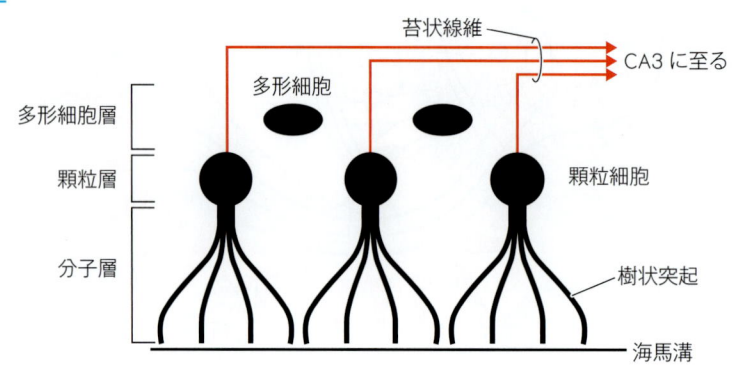

軸索（苔状線維）がCA3の錐体細胞の頂上樹状突起の基部に終末する層．
- ⑤ **放射状層 stratum radiatum**：錐体細胞の頂上樹状突起の近位部．
- ⑥ **網状・分子層 stratum lacunosum-moleculare**：錐体細胞の頂上樹状突起の遠位部．

歯状回の構造　　　　　　　　　　　　　　（図10-21）
- 歯状回も3層構造で，唯一の細胞層が顆粒細胞層である．側脳室側より以下の順に配列する：
  - ① **多形細胞層 polymorphic cell layer**：歯状回門 hilus of dentate gyrus に隣接する領域．介在ニューロンがある．
  - ② **顆粒細胞層 granule cell layer**：顆粒細胞の細胞体からなる．
  - ③ **分子層 molecular layer**：顆粒細胞の樹状突起と，それに終止する求心線維（貫通線維）からなる．

海馬体内部の神経回路　　　　　　　　　　（図10-22）
- 海馬体内部には，一方通行の線維結合がある．すなわち嗅内野（内嗅領）より起こった線維は，歯状回の顆粒細胞にシナプス接続する．これを貫通線維という．歯状回の顆粒細胞の軸索は，CA3の錐体細胞にシナプス接続する．これを苔状線維という．CA3錐体細胞の軸索の側枝（シェファーの側枝）はCA1の錐体細胞に終わる．CA1錐体細胞の軸索は海馬台に終わる．海馬台のニューロンは嗅内野に終わり，最初に戻る．以上をまとめると，嗅内野（貫通線維）→歯状回の顆粒細胞（苔状線維）→CA3錐体細胞（シェファー側枝）→CA1錐体細胞→海馬台→嗅内野となる．

重要な線維系　まとめ
- ① **貫通線維 perforating fibers**：嗅内野（内嗅領）の第II/III層ニューロンより起こり，海馬溝を越えて歯状回顆粒細胞の遠位2/3の樹状突起に至る線維系を貫通線維あるいは嗅内野海馬投射 entorhino-dentate projection という．貫通線維はCA1～CA3の錐体細胞頂上樹状突起の遠位部にも接続する．
- ② **苔状線維 mossy fibers**：顆粒細胞よりCA3錐体細胞の頂上樹状突起近位部に終止する線維系を苔状線維という．
- ③ **シェファーの側枝 Schaffer collaterals**：CA3錐体

図10-22　海馬体の線維連絡（模式的）

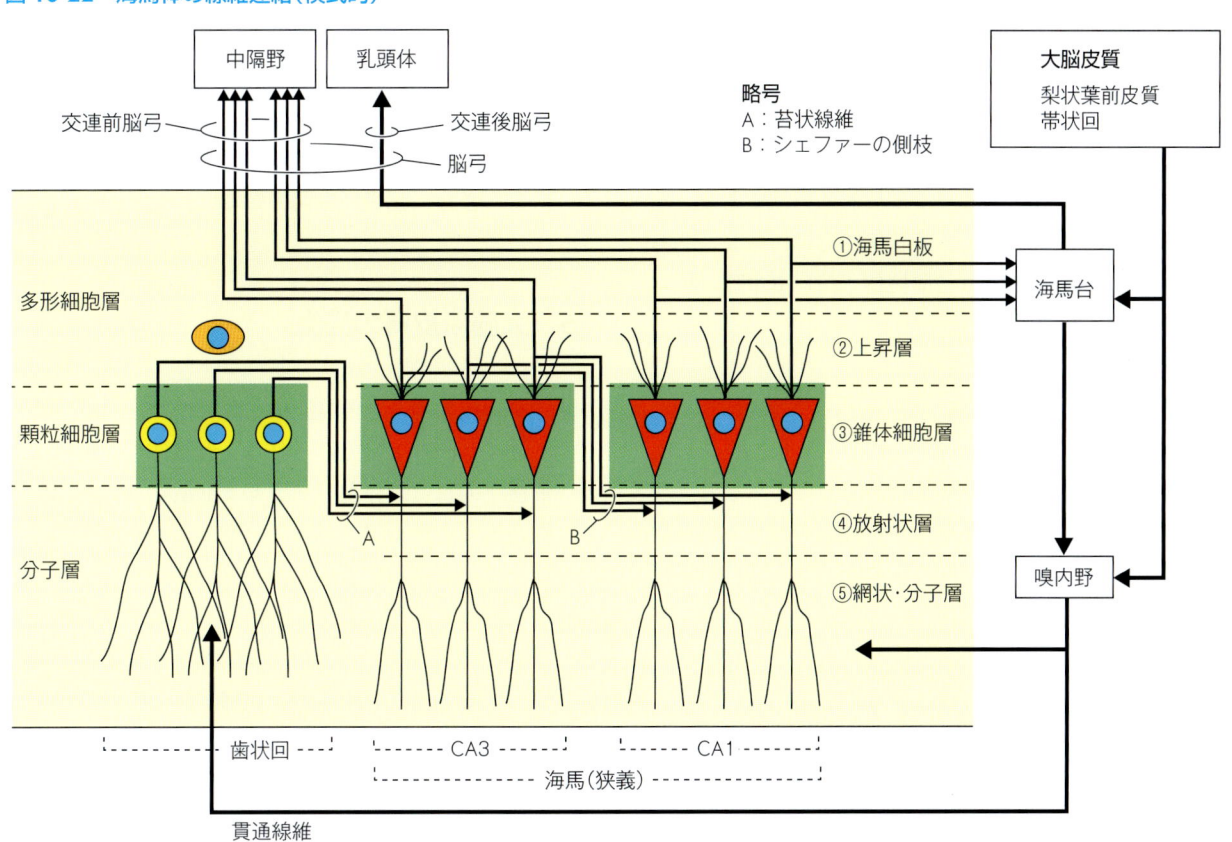

細胞の軸索の側枝がCA1の錐体細胞の主に放射状層に至るが，これをシェファーの側枝という．

❹ **脳弓 fornix**（図10-23）：海馬から起こる線維は，海馬白板を経て海馬采に集められ，さらに脳弓を介して海馬外へ出力する．脳弓はヒトでは120万本の線維からなる．以前は脳弓は狭義の海馬からの出力線維とされていたが，実際は，海馬台からの出力線維が主力である．脳弓は前交連の前方を通る成分と後方を通る成分の2つからなる．

　a）交連前脳弓 precommissural fornix：海馬（狭義）のCA1とCA3から中隔野（核）に至る線維群．

　b）交連後脳弓 postcommissural fornix：海馬台より乳頭体（核）に至る線維群．

図10-23　交連前脳弓と交連後脳弓

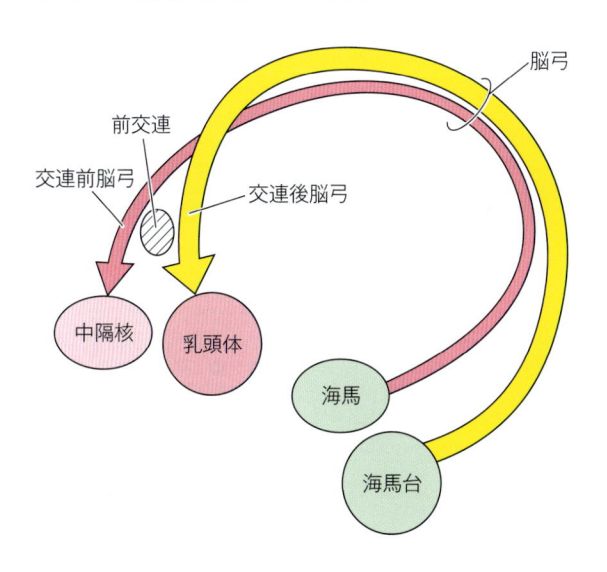

海馬の機能

● 海馬を切除された患者H. M.氏は手術後新しい事柄を記憶することが困難であったという（順向性健忘 anterograde amnesia）．彼は，手術後に会った人の顔を覚えることができなくなった．また彼は飽きることなく同じ雑誌を繰り返して読み，毎回同じジョークで笑い，その記事が前と同じであることに気づかなかった．だからといって海馬を記憶の座と呼ぶことはできない．なぜならH. M.氏は重篤な順向性健忘にもかかわらず手術の2～3年前の事柄は思い出すことができるからである（逆向性健忘 retrograde amnesia はない）．つまり記憶を貯蔵しているシナプス回路は海馬以外の部位にある．海馬は短期記憶 short-term memory に関与し，長期記憶 long-term memory を担当する領域つまり記憶の座は海馬以外の部位，おそらく連合野にあると思われる．

4 大脳辺縁系 limbic system （図10-24）

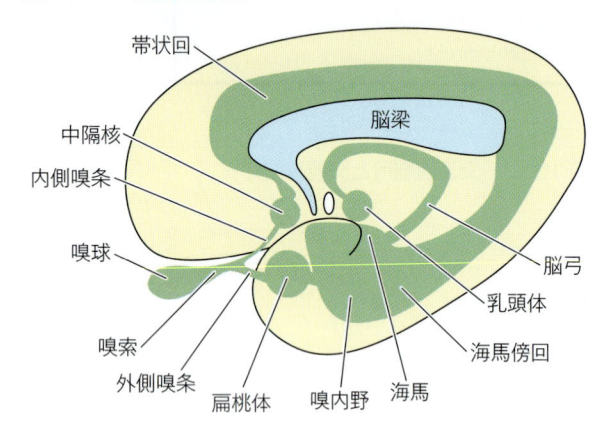

- 大脳辺縁系は，大脳半球の内側面において側脳室を取り囲む発生的に古い皮質と，これらの皮質と線維結合をもつ皮質下核からなる機能的単位である．皮質としては広義の海馬，帯状回，海馬傍回などがある．皮質下核としては，扁桃体（核）や中隔（核）などがある．

広義の嗅脳と大脳辺縁系

- 匂いの信号を受容する部分を嗅脳といい，嗅球，嗅索，梨状葉前皮質，扁桃体（核）などからなる．嗅脳と神経結合をもつ領域は嗅覚情報の統合や本能的行動，記憶などに深く関与するが，これらの領域をまとめて広義の嗅脳という．大脳辺縁系は広義の嗅脳とほぼ一致する．
- 大脳辺縁系は，本能に結びついた行動（飲食行動，性行動，群居本能），情動の発現（怒り，快感，不快感，攻撃，逃走）に深く関与し，内臓臓器の自律神経系支配にも影響を与える重要な機能的システムである．さらに記憶にも関係している．

5 大脳新皮質の発生 （図10-25, 26）

- 大脳新皮質のニューロンは，興奮性ニューロンと抑制性ニューロンに分けられる．興奮性ニューロンは，形態学的には錐体型（ピラミッド型）ニューロンで，グルタミン酸やアスパラギン酸などの興奮性アミノ酸を神経伝達物質とする．一方，抑制性ニューロンは，形態学的には非錐体型のニューロンで，GABAなどの抑制性アミノ酸やペプチドなどを神経伝達物質とする．ただし第4層の有棘星状細胞のように非錐体型でありながら，興奮性のニューロンもある．
- 大脳新皮質の興奮性ニューロンと抑制性ニューロンは，その発生部位と移動形式がまったく異なる．興奮性ニューロンは，側脳室を覆う脳室帯 ventricular zone の神経幹細胞に由来し，脳室側から軟膜側に向かって垂直に移動する（放射状移動 radial migration）．一方，抑制性ニューロンは，遠く基底核原基 ganglion eminence に由来し，ここから水平方向に移動して大脳新皮質に進入する（接線状移動 tangential migration）．大脳新皮質は，この放射状移動する興奮性ニューロンと接線状移動する抑制性ニュ

図 10-24　大脳辺縁系

図 10-25　大脳新皮質の発生
大脳新皮質の興奮性ニューロンは，脳室壁を覆う脳室帯(VZ)と脳室下帯(SVZ)で発生し，基底側(軟膜側 pia)に向かって垂直移動する．
2〜6：第2〜6層ニューロン，CP：皮質板，CR：カハール・レチウスの水平細胞，IZ：中間帯，MZ：辺縁帯，PP：プレプレート，SP：サブプレート

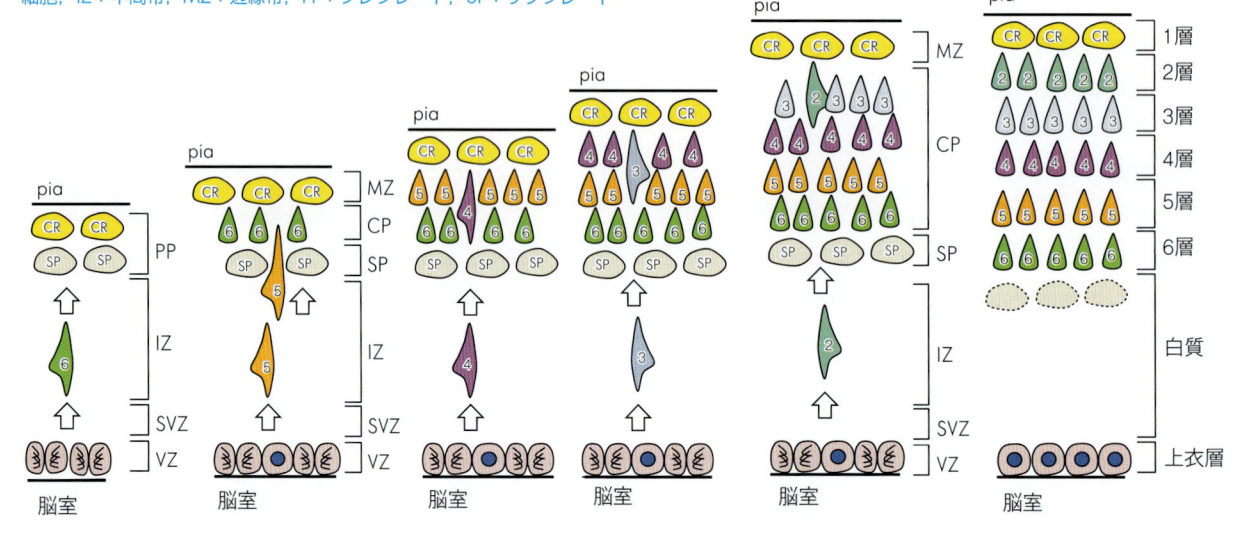

図 10-26　移動中および移動を終えた皮質板ニューロン
マウス胎生 15.5 日に緑色蛍光タンパク質 GFP をコードする cDNA を電気穿孔法で脳室帯／脳室下帯の神経幹細胞に遺伝子導入し，生後 1 日に動物をサクリファイスして得た大脳皮質切片の蛍光顕微鏡像．移動中のニューロンと移動を終えた皮質板ニューロンが緑色に標識されている（略号は図 10-25 参照）．

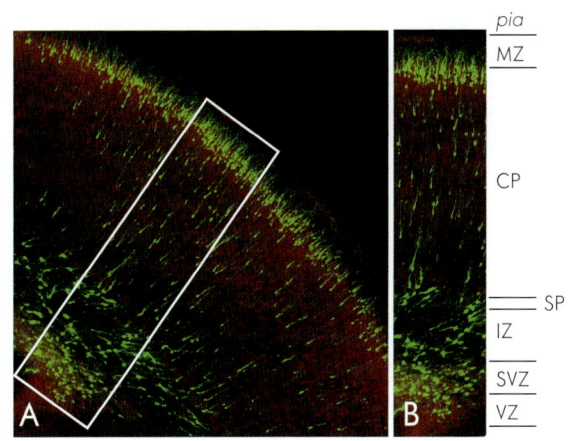

（生理学研究所　畠中由美子博士 恵与）

ーロンが混じりあうことにより形成されるが，ここでは興奮性ニューロンの放射状移動についてのみ述べることにする．

- 脳室帯（および隣接する脳室下帯 subventricular zone）で，神経幹細胞の非対称性分裂により生じたニューロンは，軟膜側に向かって移動してプレプレート preplate を形成する．ニューロン生成層の脳室帯・脳室下帯とプレプレートの間を中間帯 intermediate zone といい，移動中のニューロンからなる．プレプレート・ニューロンより遅く生まれたニューロンは，中間帯を経てプレプレートに進入して皮質板 cortical plate を形成するが，皮質板によりプレプレートは上半の辺縁帯 marginal zone と下半のサブプレート subplate に二分される．プレプレートの上半の辺縁帯は将来，皮質の第 1 層となる層で，カハール・レチウスの水平細胞からなる．一方，プレプレートの下半のサブプレートは，サブプレート・ニューロンからなるが，このニューロンは大脳皮質と視床間の神経結合をガイドし，その役目を終えると細胞死を起こして大脳皮質から消えていく．

- 皮質板に進入するニューロンは，既に移動を終えている皮質板ニューロンの横をバイパスして，皮質板の中で最表層の位置すなわち辺縁帯と皮質板の境界で移動を止める．つまり皮質板の表層ほど遅く生まれたニューロンで占められることになる．言い換えると，皮質板に由来する大脳皮質第 2～6 層のうち，深層の第 6 層の発生が最も古く，表層の第 2 層が最も新しいことになる（インサイド・アウトパターン）．

練習問題

下記の文が正しければ○，誤っていれば×をつけなさい．

- □ 問 1　霊長類では運動野や感覚野が発達したため連合野が大脳半球に占める割合が少ない．
- □ 問 2　右利きの人の「利き脳」は右である．
- □ 問 3　大脳皮質の第 6 層は視床からの入力層である．
- □ 問 4　ベッツ氏巨大錐体細胞は運動野の第 5 層にある．
- □ 問 5　アンモン角という用語は，海馬台，海馬（狭義），歯状回を意味する．
- □ 問 6　海馬は長期記憶の場である．
- □ 問 7　CA 1～3 とは，扁桃体の区分に関係している用語である．
- □ 問 8　第 1 次視覚野は頭頂後頭溝を挟む皮質領域である．
- □ 問 9　利き手の側の脳を「利き脳」という．
- □ 問 10　歯状回の顆粒細胞の軸索は，CA1 の錐体細胞に終わる．

解答 p.234

11 神経回路（1）運動路
Motor Pathway

A 脊髄反射の神経回路

反射 reflex

- 受容器で受容された感覚情報は知覚（求心性）神経により中枢神経系（脳と脊髄）に至り，中枢神経系内部の神経ネットワークで計算処理され，その計算結果は運動（遠心性）神経により効果器（筋や腺）に至り，筋が収縮したり，唾液が出たりする．この感覚情報（刺激）に基づく運動や分泌が，意識を介さない場合，これを反射といい，その神経回路を反射回路という．反射回路には大脳皮質は含まれないのが普通だが，稀に含まれる場合もある（輻輳・調節反射）．
- 四肢や体幹の骨格筋の収縮や姿勢を制御するさまざまな運動反射 motor reflex があるが，これらの反射の中枢は脊髄と脳幹にある．脊髄に固有の運動反射を特に脊髄反射 spinal reflex という．
- 脊髄反射は，①後根より進入し後角感覚ニューロンに終止する入力系，②前角運動ニューロンより前根を経て骨格筋に至る出力系，および③入力系と出力系の間に介在する介在ニューロンからなる神経回路により制御される．これらの脊髄内部の神経回路は極めて原始的で単純であり，またその神経結合はすこぶる強固である．さらに皮質脊髄路，網様体脊髄路，赤核脊髄路等の大脳や脳幹の上位運動中枢より下行路（運動路）が起こり，この脊髄反射の中枢にシナプス接続して，脊髄反射を上位より調節する．
- 重要な脊髄反射として伸張反射と拮抗抑制，自原抑制，屈曲反射がある．

図 11-1 伸張反射と拮抗抑制（膝蓋腱反射を例にして）

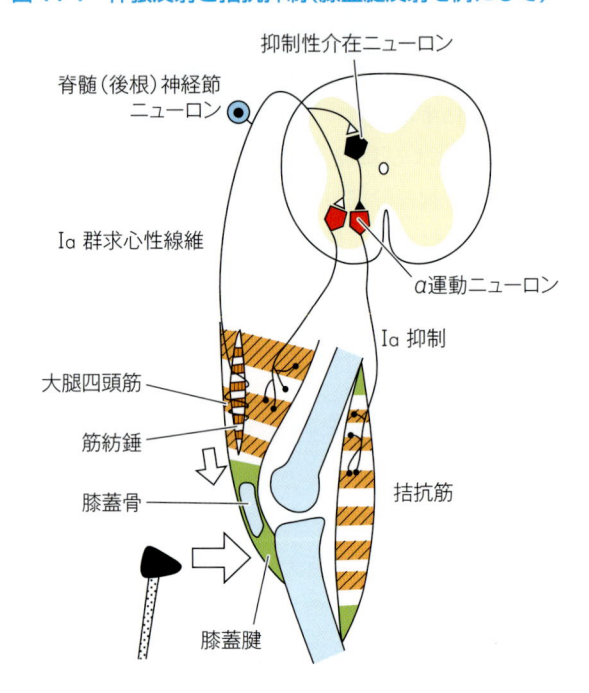

抑制性介在ニューロン
脊髄（後根）神経節ニューロン
Ia 群求心性線維
α運動ニューロン
Ia 抑制
大腿四頭筋
筋紡錘
膝蓋骨
拮抗筋
膝蓋腱

1 伸張反射と拮抗抑制（筋紡錘の反射）
（図11-1）

- 腱を引っ張ることにより筋を受動的に引き伸ばすと，反射的に筋は縮む．これを伸張反射あるいは筋伸展反射 stretch reflex という．
- 伸張反射は，臨床の現場では，患者の腱を叩くことにより観察されるので深部（腱）反射 deep tendon reflex ということが多い．しかし，腱をハンマーで

図11-2 伸張反射の模式図

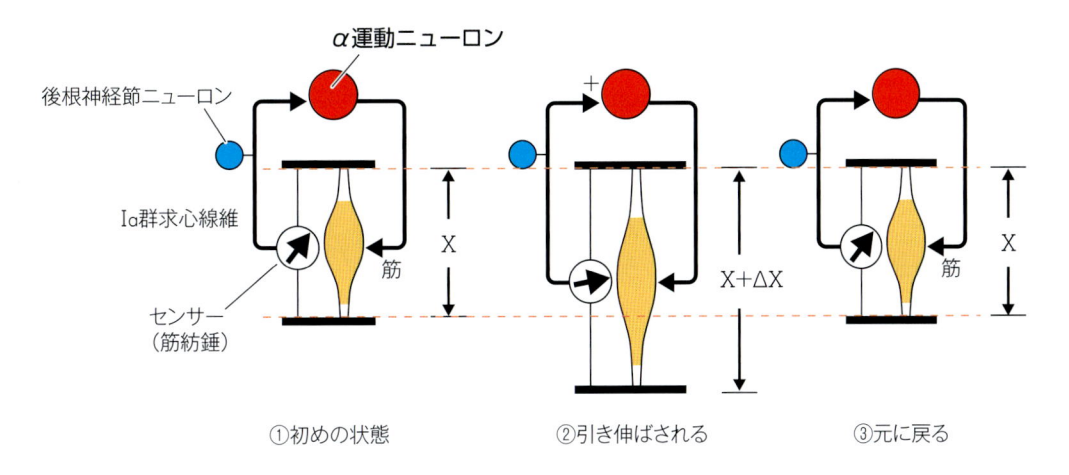

①初めの状態　②引き伸ばされる　③元に戻る

叩くことにより筋が受動的に引き伸ばされて起こる反射であるから伸張反射あるいは筋伸展反射というのが本当である．

> **Memo 11-1　臨床医学における反射の分類**
> 臨床的には，反射は3つに分けられる
> ①表在反射 superficial reflex：皮膚または粘膜に刺激を与え，筋の反射的収縮を引き起こす．一種の防御反射 defense reflex である．屈曲反射，挙睾筋（精巣挙筋）反射などは表在反射である．
> ②深部（腱）反射 deep tendon reflex：腱を叩いて筋を伸張させ，筋の反射的な収縮を引き起こす．伸張反射のこと．
> ③病的反射 pathological reflex：筋の伸張や皮膚表面の刺激により生じる反射で，正常者には出現しない反射．例）バビンスキー反射 Babinski reflex．

膝蓋腱反射 patellar tendon reflex

● 最も有名な伸張反射．お友だちを机の端に座らせ，足をブラリと下げさせてみよう．そして膝蓋骨の下で膝蓋腱（大腿四頭筋の腱）をハンマーで叩いてみよう．お友だちの下腿が反射的に伸展するだろう．膝蓋腱をハンマーで叩くことにより大腿四頭筋が伸展して筋紡錘が引き伸ばされ，大腿四頭筋の反射的な収縮をひき起こしたのである．

伸張反射の神経機構　（図11-2）

● 興奮性の単シナプス性回路である．
  ❶ 腱を叩打することにより筋が受動的に引き伸ばされると，筋紡錘が引き伸ばされ，筋紡錘に終末する求心性線維（Ia群求心線維 Group Ia afferent）が興奮する．
  ❷ この Ia 群求心性線維の興奮性発射は，後根を介して脊髄に入り，前角のα運動ニューロンに興奮性に伝えられる．
  ❸ α運動ニューロンが興奮すると，興奮性発射はα運動線維を経て，引き伸ばされた筋に至り，同筋が収縮する．

伸張反射の生理学的意義

● 筋が引き伸ばされると，筋紡錘が引き伸ばされるために，Ia群求心性線維の発射活動が増加し，α運動ニューロンが興奮して筋が収縮して元の筋の長さに戻る（図11-2）．つまり伸張反射は負のフィードバック機構により，筋の長さを平衡状態に保つ作用がある．特に固有背筋などの抗重力筋に伸張反射が顕著なのは，姿勢の維持にこの反射が重要だからである．

拮抗抑制（Ia 抑制）
antagonistic inhibition（Ia inhibition）　（図11-1）

● 拮抗関係にある筋（例えば伸筋と屈筋）の一方が伸長すると，Ia群求心性線維の興奮は抑制性の介在ニューロンに伝えられる．興奮した抑制性介在ニューロンは拮抗筋を支配するα運動ニューロンを抑制するため，拮抗筋は弛緩する．このように拮抗抑制（Ia抑制）は2シナプス性である．拮抗抑制により拮抗筋が抑制されることにより，伸張反射の効率が良くなる．

相反性神経支配 reciprocal innervation

● 伸張反射と拮抗抑制のように，ある刺激により一方が興奮し，他方が抑制されるような一組の神経結合を相反性神経支配という．

2 自原抑制 autogenic inhibition
　　（ゴルジ腱器官の反射）　　（図11-3）

- 筋が収縮すると反射的にその収縮を抑制し，逆に拮抗筋の収縮を促通する反射．この協同筋と拮抗筋に対する作用のパターンはちょうど伸張反射と逆なので逆伸張反射 inverse myotatic reflex ともいう．

ゴルジ腱器官
- ゴルジ腱器官は腱と筋の移行部において筋線維に対して直列に結合している筋の張力受容器である．

自原抑制の神経回路　　（図11-3）
- 2あるいは3シナプス回路(多シナプス性回路)である．
  1. 筋が収縮するとゴルジ腱器官に終末する感覚終末が興奮する．
  2. この興奮は Ib 群求心性線維 Group Ib afferent を経て後根に至り，脊髄に入り，抑制性あるいは興奮性介在ニューロンにシナプス接続する．
  3. 抑制性介在ニューロンは同名筋を支配するα運動ニューロンに抑制性シナプス接続する．一方，興奮性介在ニューロンは拮抗筋を支配するα運動ニューロンに興奮性シナプス接続する．その結果，同名筋の収縮が抑制され，拮抗筋の収縮が促通する．

自原抑制の生理学的意義
- 自原抑制は以前は筋の過度の収縮による筋の断裂を防ぐ反射と理解されてきたが，小さな筋の張力によってもゴルジ腱器官が興奮し，この反射が起こることより，このような考え方は棄てられた．現在では負のフィードバック機構による筋の張力を一定に保つ機構と考えられている．

3 屈曲反射 flexion reflex　　（図11-4）

- 四肢の一部の皮膚に痛み，熱などの侵害刺激を加えると，刺激を受けた肢(あし)を引っ込めて刺激から遠ざかろうとする反射が起こる．これを屈曲反射という．屈曲反射は屈筋反射 flexor reflex，ひっこめ反射 withdrawal reflex ともいう．

図 11-3　自原抑制(ゴルジ腱器官による反射)

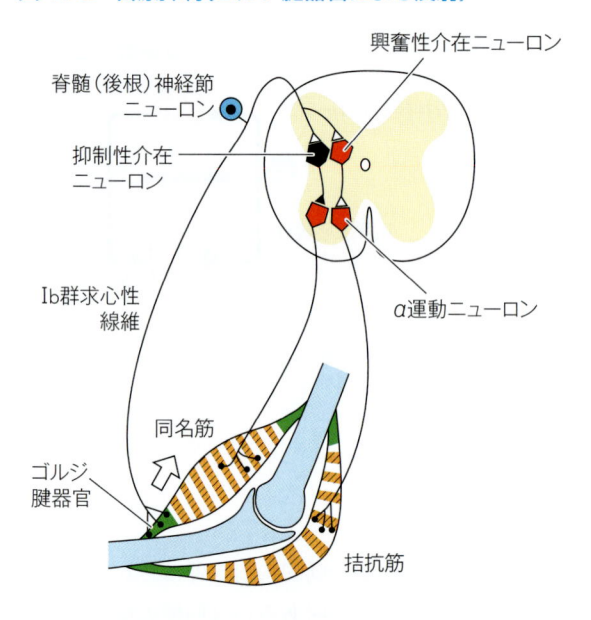

図 11-4　屈曲反射と交叉性伸展反射
E: 伸筋を支配するα運動ニューロン
F: 屈筋を支配するα運動ニューロン

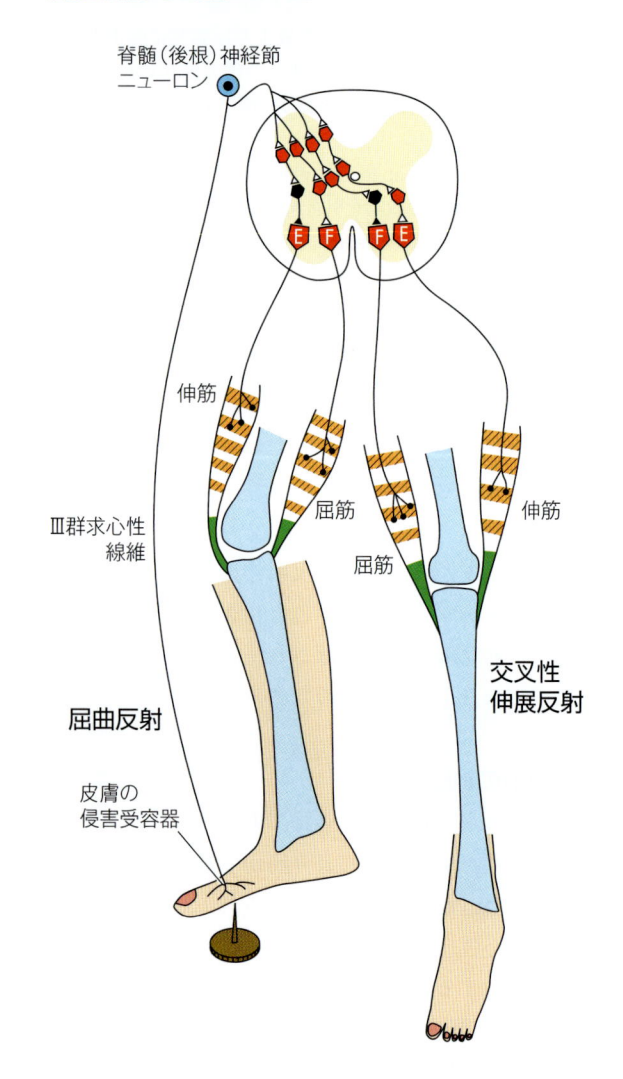

図 11-5 脊髄を上行，下行する伝導路

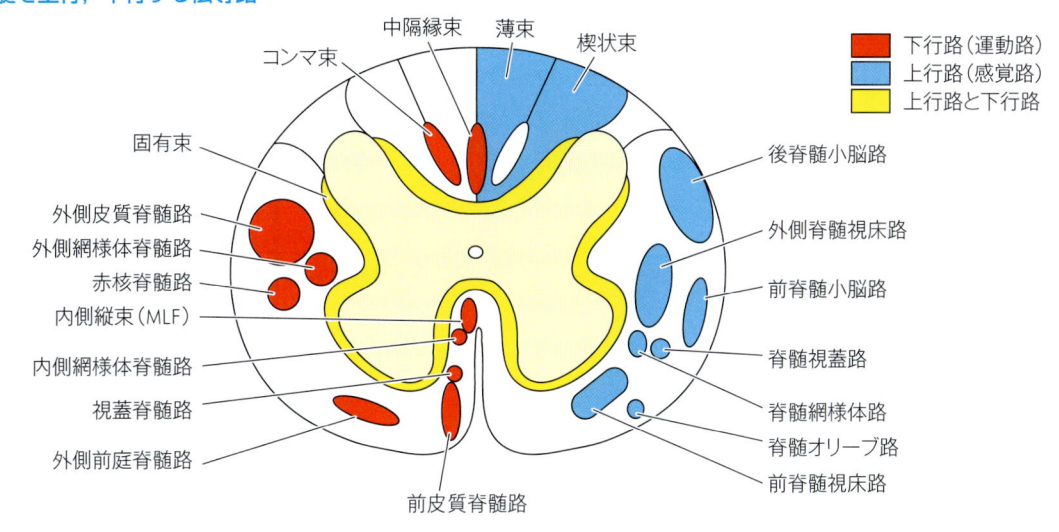

凡例：
- 下行路（運動路）
- 上行路（感覚路）
- 上行路と下行路

ラベル（左側）：コンマ束、固有束、外側皮質脊髄路、外側網様体脊髄路、赤核脊髄路、内側縦束（MLF）、内側網様体脊髄路、視蓋脊髄路、外側前庭脊髄路、前皮質脊髄路

ラベル（上部）：中隔縁束、薄束、楔状束

ラベル（右側）：後脊髄小脳路、外側脊髄視床路、前脊髄小脳路、脊髄視蓋路、脊髄網様体、脊髄オリーブ路、前脊髄視床路

屈曲反射の神経回路

- 2ないし3シナプス性の多シナプス性神経回路である．
  1. 皮膚に侵害刺激を与えると皮膚に終わるⅢ群求心性線維 GroupⅢ afferent が興奮する．
  2. 興奮はⅢ群求心性線維を経て後根，さらに脊髄後角に至り，数個のニューロンへのシナプス接続を経て，興奮性あるいは抑制性介在ニューロンにシナプス結合する．
  3. 興奮性介在ニューロンは屈筋を支配するα運動ニューロンに興奮性シナプス結合する．抑制性介在ニューロンは伸筋を支配するα運動ニューロンに抑制性シナプス結合する．その結果，屈筋が収縮し，伸筋が弛緩して，肢を屈曲する．

交叉性伸展反射 crossed extension reflex

- 侵害刺激が強いと，刺激を与えた肢に屈曲反射が起こり肢を屈曲すると同時に，反対側の肢を伸展させる．この刺激と反対側に起こる運動反射を交叉性伸展反射という．交叉性伸展反射の神経回路も多シナプス性である（図11-4）．すなわち，刺激側の後根を通過する知覚性線維の興奮は，数個のニューロンを経て反対側の興奮性あるいは抑制性介在ニューロンにシナプス結合する．そして興奮性介在ニューロンが伸筋を支配するα運動ニューロンにシナプス結合し，抑制性介在ニューロンが屈筋を支配するα運動ニューロンにシナプス結合する．その結果，刺激と反対側の肢が伸展する．これは，同側の屈筋支配運動ニューロンと伸筋支配運動ニューロンに対する相反性神経支配が，反対側において支配形式が逆になるものであり，これを二重相反性神経支配 double reciprocal innervation という．

B 脊髄下行路（運動路）

- 脊髄を下行する神経回路のことを運動路 motor pathway あるいは脊髄下行路 descending spinal tract という（図11-5, 6）．

1 皮質脊髄路 corticospinal tract （図11-7）

定義

- 皮質脊髄路は大脳皮質第5層より起こり脊髄に終わる伝導路である．皮質脊髄路は延髄の腹側にある錐体を通過することより，錐体路 pyramidal tract ともいう．

起始細胞

- 皮質脊髄路は大脳皮質の運動性皮質（第1次運動野，運動前野，補足運動野）の第5層に位置する大型錐体細胞より起こる（図11-9）．第1次運動野（中心前回；ブロードマン4野）の皮質脊髄路起始細胞は特に大きく，これをベッツ氏巨大錐体細胞 giant pyramidal cells of Betz という．
- 皮質脊髄路は運動野ばかりではなく，中心後回の第1次体性感覚野（ブロードマン3-1-2野）からも起こる．

走行

- 皮質脊髄路線維は，大脳皮質第5層より起こり，内包後脚の前端を下行し，中脳レベルでは大脳脚（狭義），橋レベルでは縦橋線維として橋腹側部，延髄レベルでは延髄腹側の錐体を下行し，延髄の下端にて

左右の線維が交叉して錐体交叉（運動交叉）pyramidal (motor) decussation を形成する（図11-10）．錐体交叉にて交叉する線維はおよそ全体の70〜90%で，反対側の側索を外側皮質脊髄路 lateral corticospinal tract（錐体側索路 lateral pyramidal tract）として下行し，最終的に脊髄運動ニューロンに直接，あるいは脊髄介在ニューロンを介して間接的にシナプス結合する．一方，錐体交叉にて交叉しなかったおよそ10〜30%の線維は，同側の脊髄前索を前皮質脊髄路 anterior corticospinal tract（錐体前索路 anterior pyramidal tract）として下行する．外側皮質脊髄路（錐体側索路）は全脊髄にわたり存在するが，前皮質脊髄路（錐体前索路）は上部頸髄で終わる．なお，非交叉性の前皮質脊髄路も，脊髄レベルにおいて白（前）交連で交叉し，反対側の運動ニューロンに終わるので，交叉性・非交叉性に限らず，皮質脊髄路線維は反対側の運動ニューロンを支配することになる．

標的ニューロン

- 皮質脊髄路線維の軸索終末は脊髄前角運動ニューロンに介在ニューロンを介して間接的に，あるいは直接的に興奮性シナプス接続する．下等動物の皮質脊髄路線維は，全て介在ニューロンを介して間接的に運動ニューロンにシナプス結合するので，直接性シナプス結合は霊長類の特徴である．手指の細かい運動を支配する運動ニューロンにのみ直接シナプス結合が認められる．

皮質核路 corticonuclear tract　　　（図11-7, 11）

- 大脳皮質運動野顔面領域から脳幹の運動性脳神経核（三叉神経運動核（V），顔面神経核（VII），疑核（IX，X，XI），舌下神経核（XII））に終止する下行路を皮質核路という．皮質核路の終止する運動性脳神経核の多くは延髄にあることより，皮質核路のことを皮質延髄路ともいう．

  > 三叉神経運動核や顔面神経核は延髄（球）ではなく橋にあるが，これらに終わる皮質核路を含めて皮質延髄路ということが多い．

- 皮質核路は延髄の錐体を下行しないことより錐体路（皮質脊髄路）の定義からははずれるが，錐体路と同様に下位運動ニューロンに終止することより機能的には同じなので，錐体路（広義）に含まれる．

  > 上記の運動性脳神経核から外眼筋支配運動性神経核（動眼神経核（III），滑車神経核（IV），外転神経核（VI））は除外される．これらの神経核に投射する大脳皮質領域は前頭眼野であり，同部位より起こる下行路

図11-6　主要な脊髄下行路（運動路）

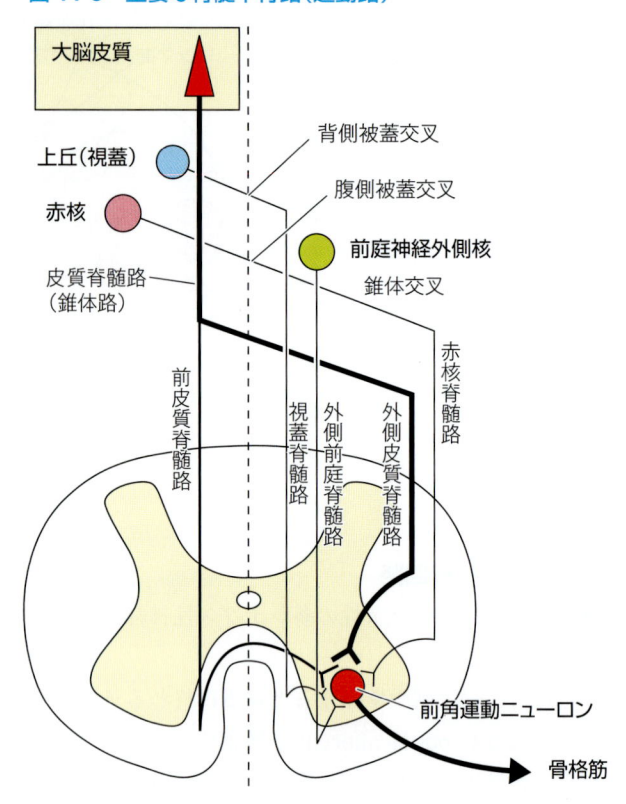

は中脳の視蓋前域，正中傍橋網様体（PPRF）等を経て，内側縦束（MLF）を介して外眼筋支配運動性神経核に終わる．

- 皮質脊髄路が反対側の脊髄運動ニューロンを支配するのに対して，皮質核路は原則として両側性支配である．ただし，例外として，顔面下半の表情筋を支配する顔面神経核と舌下神経核に至る皮質核路は反対側支配である（図11-11）．

> **Memo 11-2　皮質球路と球マヒ**
> 延髄のことを球 bulb, bulbus ともいうので皮質延髄路のことを皮質球路ともいう．同じ理由で延髄の障害による運動性脳神経マヒのことを球マヒ bulbar palsy などという．前述の理由で，橋にある三叉神経運動核や顔面神経核の障害による症状（咀嚼筋マヒ，表情筋マヒ）も球マヒとして扱われる．

錐体路の機能的意義

- 錐体路は随意運動のうち手指の運動のように精巧さを必要とする運動の発現と制御に関係する．

（いわゆる）錐体路症候群

- 錐体路が障害されると以下の症状が出る．
  1. **痙性マヒ**：筋緊張が亢進した運動マヒのことを痙性マヒ（強直）spastic paralysis という．逆に筋緊張が低下した運動マヒのことを弛緩性マヒ flaccid paralysis という．錐体路が障害されると痙性マヒが生じる．

B 脊髄下行路(運動路) | 1 皮質脊髄路　157

図11-7　錐体路の概念図　A：皮質脊髄路，B：皮質核路

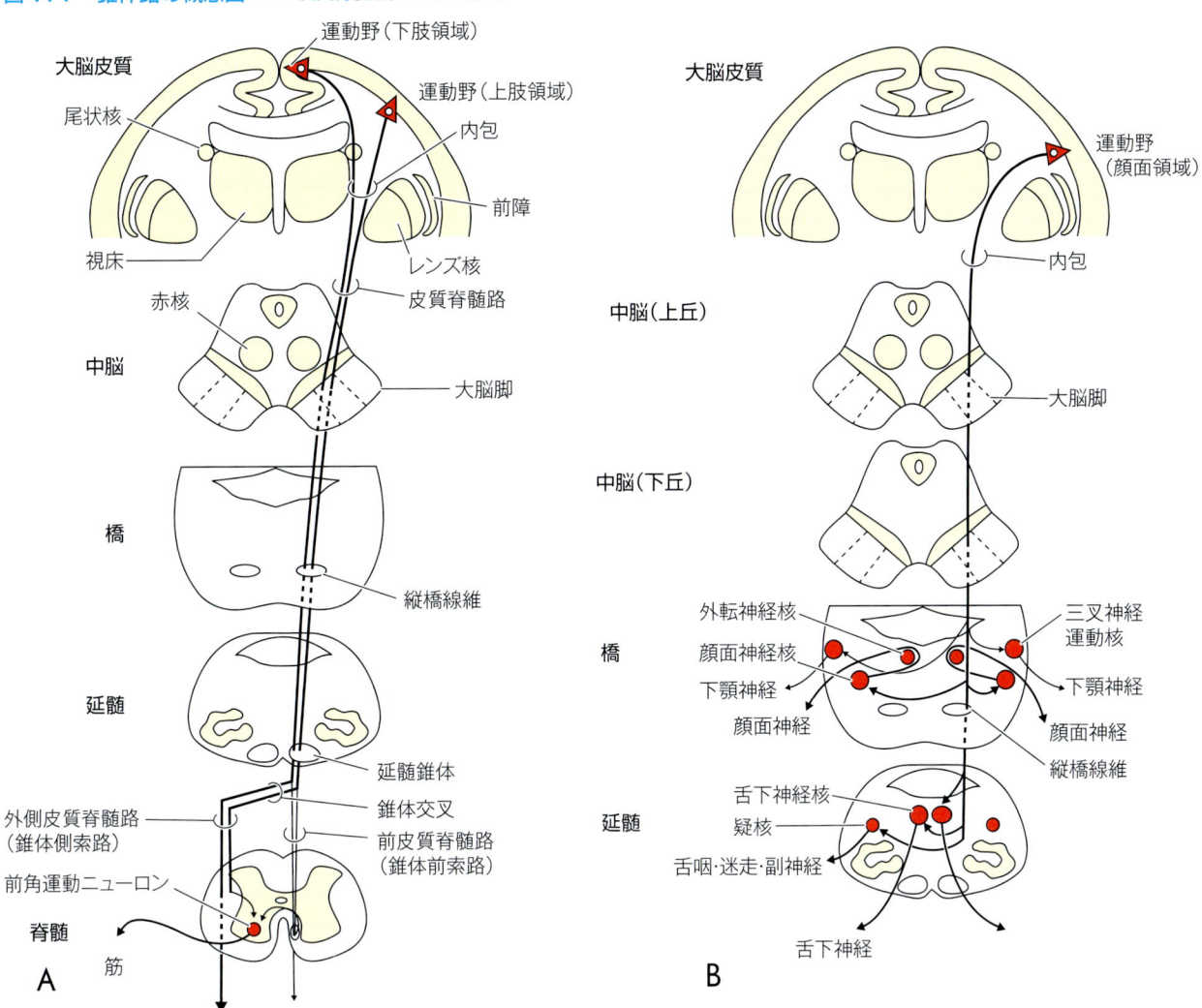

図11-8　筋萎縮性側索硬化症では錐体路が変性する
オリーブ核を通る横断切片(上)では，両側の延髄錐体(py)が変性し，白く抜けている．頸髄を通る横断切片(下)では，両側の側索を下行する錐体側索路(lp)と前索を下行する錐体前索路(ap)が変性し，白く抜けている．

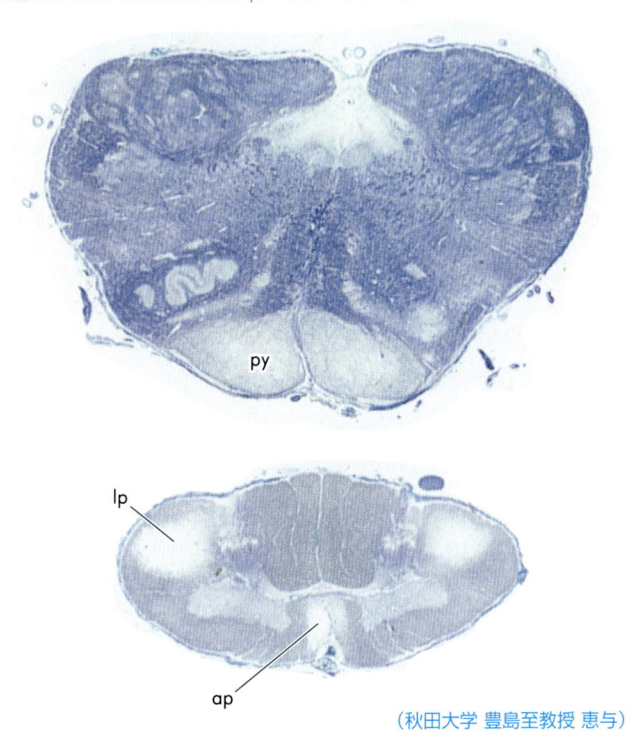

（秋田大学　豊島至教授　恵与）

図11-9　皮質脊髄路ニューロン
HRPをマウス脊髄に注入すると，大脳皮質運動野の第5層の大型錐体細胞が逆行性に標識される．

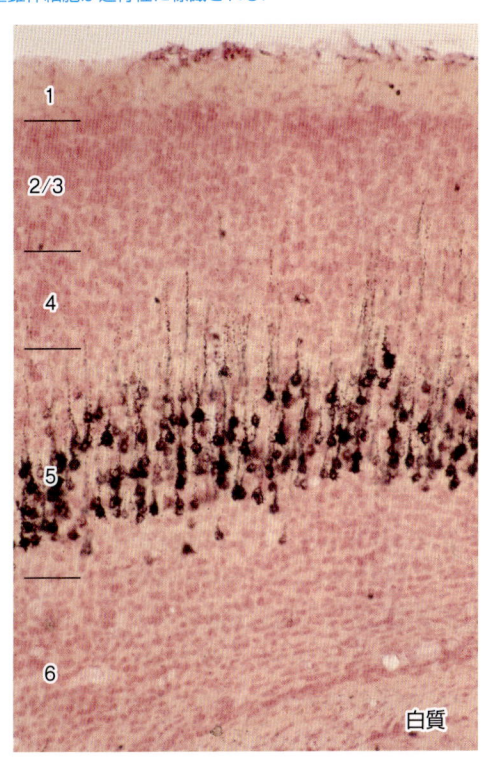

11 神経回路(1) 運動路

図11-10 錐体交叉(運動交叉)

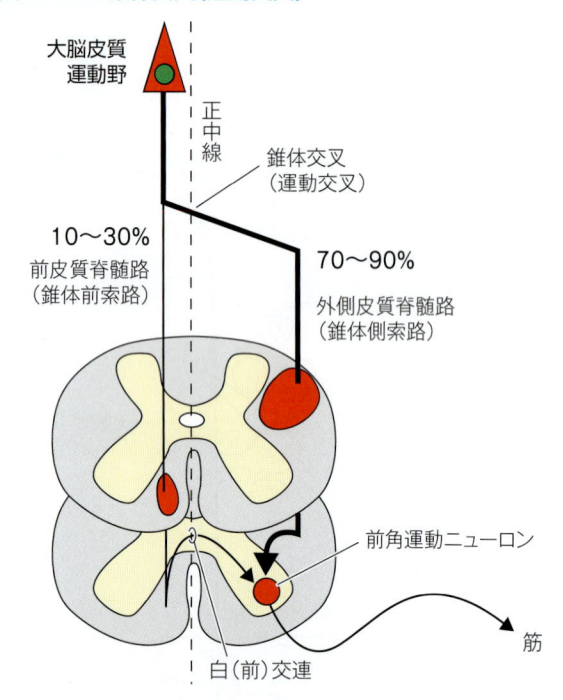

図11-11 皮質脊髄路と皮質核路

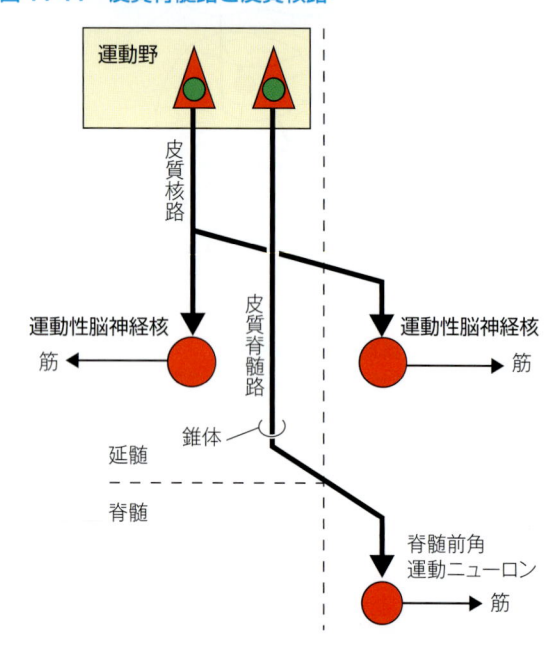

❷深部（腱）反射の亢進：膝蓋腱反射，アキレス腱反射などの深部反射の亢進．

❸病的反射の出現（バビンスキー反射 Babinski reflex）（図11-12）：足底の外側縁を踵からつま先に向かってこすると母指が背屈し，他の4指が開く異常反射が出現する（開扇現象）．

❹表在性反射消失：表在性反射とは皮膚や粘膜をこすると反射的に筋が収縮する反射．例えば腹壁の皮膚をこすると腹筋が収縮するし（腹壁反射），大腿の内側面をこすると精巣挙筋（挙睾筋）が収縮し，精巣が挙上する（挙睾筋反射）．錐体路の障害で腹壁反射や挙睾筋反射が減弱する．

図11-12 バビンスキー反射

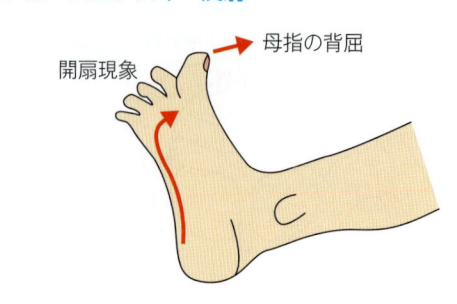

図11-13 錐体路の発生（髄鞘化）は遅く生後に完成する

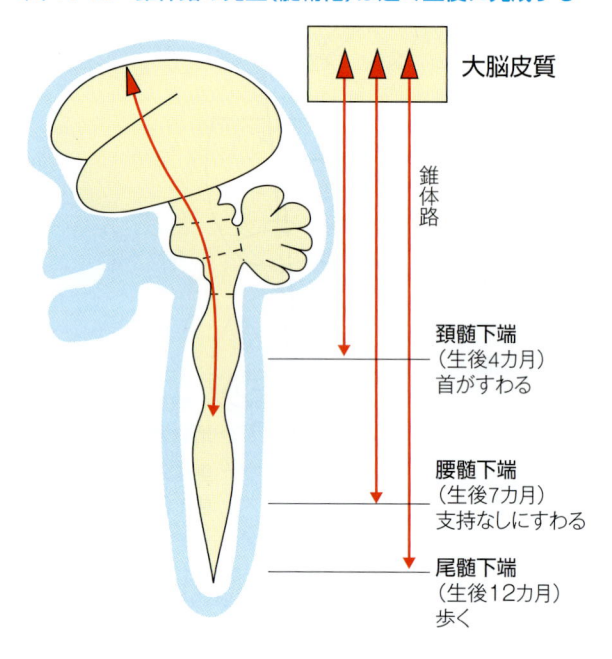

Memo 11-3　錐体路障害：ヒトとサルの違い

サルの延髄錐体を実験的に切断すると，反対側の手足の運動マヒが生じるが，ヒトの錐体路障害による臨床症状とサルのそれは異なる．例えば，ヒトの運動マヒでは筋緊張は亢進するが（痙性マヒ），サルでは低下する（弛緩性マヒ）．ヒトでは深部腱反射が亢進するが，サルでは低下する．ヒトとサルで錐体路症状が異なるのは，ヒトでは延髄錐体の限局的な障害は稀だからである．ヒトにおける錐体路障害の多くは内包における脳出血であるが，内包には錐体路線維以外にも多くの上・下行する線維群があるし，また内包に隣接する領域（視床，レンズ核，尾状核など）も出血巣に含まれるためで，臨床例の多くは錐体路単独の障害によるものではない．

錐体路の系統発生と個体発生

● 錐体路は哺乳類になって初めて出現する．系統発生上最も新しい神経回路である．また錐体路はヒトの個体発生において最も新しく形成される伝導路で，髄鞘化も最も遅い．その発達は，主に生後に起きる（図11-13）．新生児ではバビンスキー反射陽性であるが，生後1年で錐体路が完成する頃に反射は消失する．錐体路はバビンスキー反射を抑制するからである．

図 11-14　錐体路系と錐体外路系

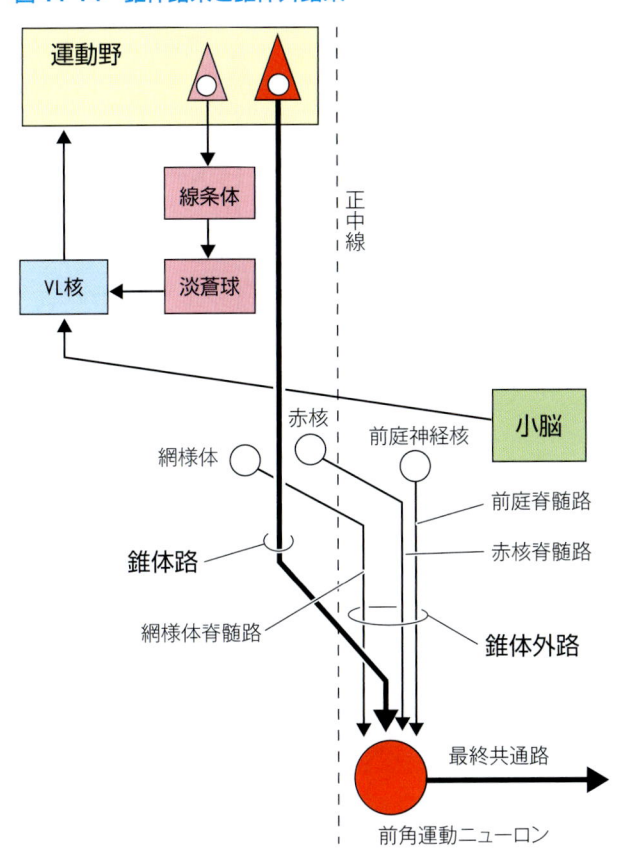

図 11-15　赤核脊髄路

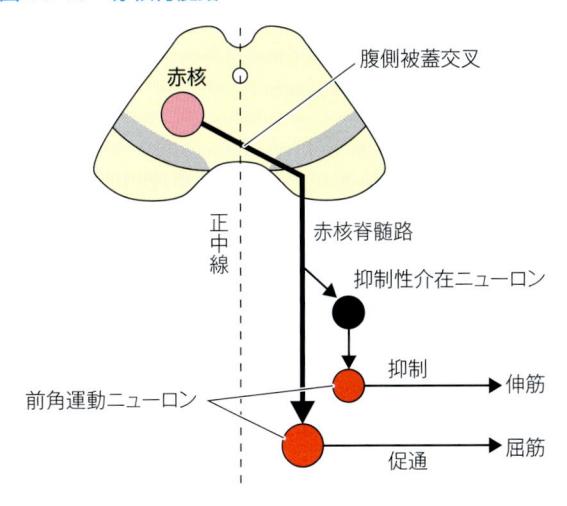

図 11-16　皮質・赤核・脊髄路

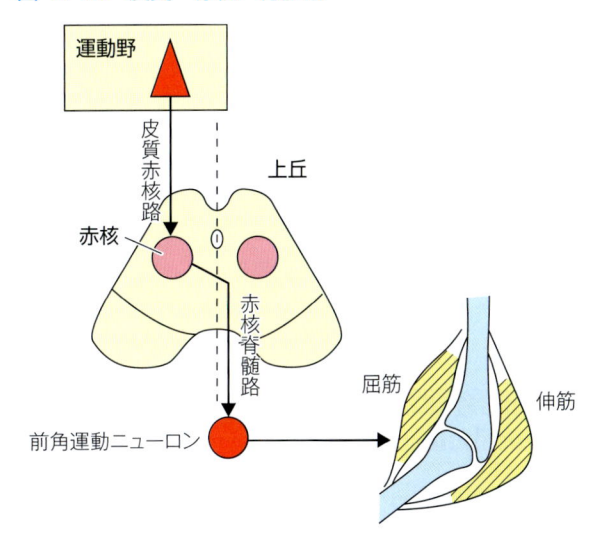

錐体外路系 extrapyramidal tract system と錐体路系 pyramidal tract system　（図11-14）

- 錐体路以外の脊髄運動ニューロンに収斂する脊髄下行路系（例えば赤核脊髄路や網様体脊髄路）を錐体外路という．さらに大脳基底核や小脳を中心とする運動制御回路をまとめて錐体外路系と称することがある．そして錐体路に随意運動，錐体外路に不随意運動という機能を与え，これを対比的，図式的に考察することが特に日本で盛んに行われた．しかし，錐体路系と錐体外路系の間には多くの結合があることより，両者を分離してそれぞれの機能を考察することは不可能である．例えば錐体路は，錐体外路系に属する大脳基底核の主要な出力系でもあり，大脳基底核の障害による不随意運動は，錐体路の切断によって消失する．故に錐体路は不随意運動とも無関係ではない．そもそもの問題点は，錐体路は延髄錐体を下行する運動路として明確な実体があるのに対し，錐体外路は，錐体路以外の運動に関係する神経回路の全てを含み，その実体が明確でないことにある．錐体外路の概念を初めて提出したのはヤコブ A. M. Jacob（1884〜1931）である．ヤコブは筋緊張異常や不随意運動を特徴とする異常運動が大脳基底核の障害で発現すること，そしてその症状が錐体路症状と異なることより大脳基底核を錐体外路系と称した．この初期の概念に立ち返り，錐体外路系を①大脳基底核に限定すること，そして②錐体路＝随意運動系，錐体外路＝不随意運動系と二律背反的に考えないことを条件にすれば，錐体外路系という用語を用いてよいだろう．

2　赤核脊髄路 rubrospinal tract　（図11-15, 16）

- 赤核より起こり，直ちに腹側被蓋交叉 ventral tegmental decussation にて交叉し，反対側の脊髄側索を下行し，屈筋を支配する脊髄前角運動ニューロンに終わる．

機能

- 反対側の屈筋運動ニューロンの促通（＝興奮）と伸筋運動ニューロンの抑制．

3 網様体脊髄路 reticulospinal tract （図11-17）

- 脳幹網様体から起こり，脊髄の前角運動ニューロンに終わる．次の2つがある：
  1. **外側網様体脊髄路** lateral reticulospinal tract：延髄の巨大細胞性網様核より起こり，両側の脊髄側索を下行して脊髄運動ニューロンに終わる．延髄網様体脊髄路 medullary reticulospinal tract ともいう．
  2. **内側網様体脊髄路** medial reticulospinal tract：橋網様体より起こり，主に同側の脊髄前索内の内側縦束（MLF）内を下行し，脊髄運動ニューロンに終止する．橋網様体脊髄路 pontine reticulospinal tract ともいう．

> **Memo 11-4　直接および間接皮質脊髄路**
> 大脳皮質は脊髄前角運動ニューロンに直接投射してこれを支配する（直接皮質脊髄路）．また赤核や網様体に投射し（皮質赤核路，皮質網様体路），赤核脊髄路や網様体脊髄路を介して間接的に脊髄に投射し，運動を制御する．この皮質・赤核・脊髄路，皮質・網様体・脊髄路などを間接皮質脊髄路という．

図11-17　皮質・網様体・脊髄路

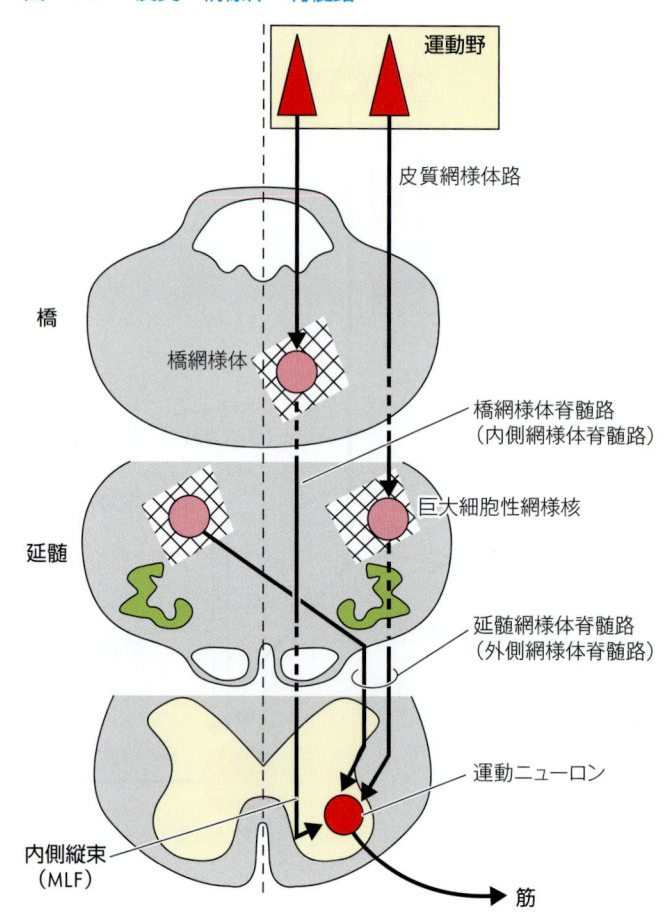

4 前庭脊髄路 vestibulospinal tract （図11-18）

- 前庭神経核 vestibular nuclei から起こり，脊髄に投射する．次の2つがある：
  1. **外側前庭脊髄路** lateral vestibulospinal tract：前庭神経外側核（ダイテルス氏核）lateral vestibular nucleus（Deiters）より起こり，同側の脊髄（頸髄では側索の前部，腰髄では前索）を下行して，伸筋を支配する運動ニューロンに興奮性にシナプス接続する（伸筋運動ニューロンの促通）．外側前庭神経核は，前庭器官（三半規管，卵形嚢，球形嚢）から得た前庭情報（加速度と頭の位置）を脊髄の伸筋支配運動ニューロンに伝える．外側前庭脊髄路を破棄すると，伸筋の筋緊張（筋トーヌス）が減少して四肢が弛緩する．
  2. **内側前庭脊髄路** medial vestibulospinal tract：前庭神経内側核より起こり，内側縦束（MLF）内を下行する．脊髄では前索（前正中裂に近いところ）を下行し，上部頸髄に終わる．小脳や前庭器官の情報を受けて，これを主に同側の頸髄の運動ニューロンに伝達する．頭の位置の制御に関与する．

5 視蓋脊髄路 tectospinal tract （図11-19）

- 上丘（視蓋）より起こり，直ちに交叉して（背側被蓋交叉 dorsal tegmental decussation），脊髄前索中の内側縦束（MLF）を下行して頸髄の運動ニューロン（頸の筋を支配）に終わる．

機能

- 視覚刺激に反応して頸の筋を協調的に収縮させて頭部の位置を制御する．

> **Memo 11-5　定位反応 orienting responses**
> 上丘には，視覚，聴覚，体性感覚などさまざまな感覚入力が入る．これらの感覚刺激に反応して，刺激の方向に眼や頭や体を向ける反応を定位反応という．もっとも有名なのは，動く物体を常に網膜の中心窩に結像するように眼球を動かして，追跡する反応である（中心視 foveation）．注意する物体に顔や眼を向けて，網膜の中心窩にその像を結像させることが，上丘の主要な機能である．

上丘の障害

- 上丘を障害すると，反対側の視野に出現する視覚刺激に対して，顔を向けることができなくなる．これは上丘が，反対側の視野からの情報を受け取ることとつじつまがあう．

図 11-18　前庭脊髄路

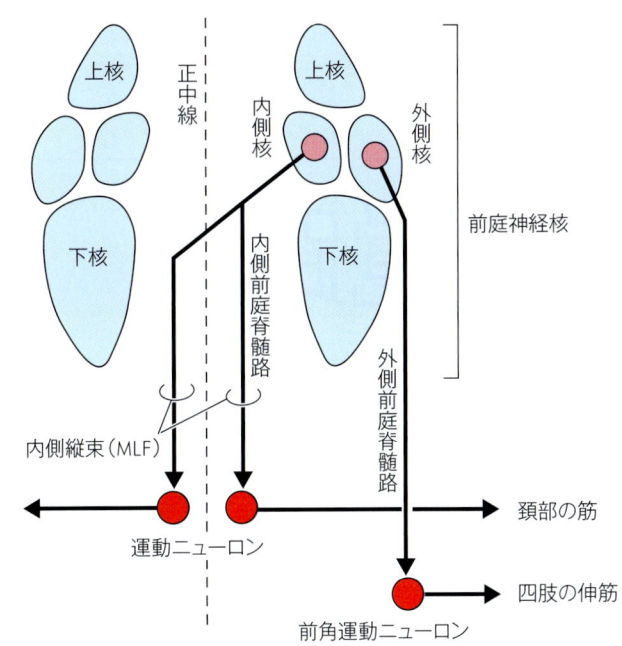

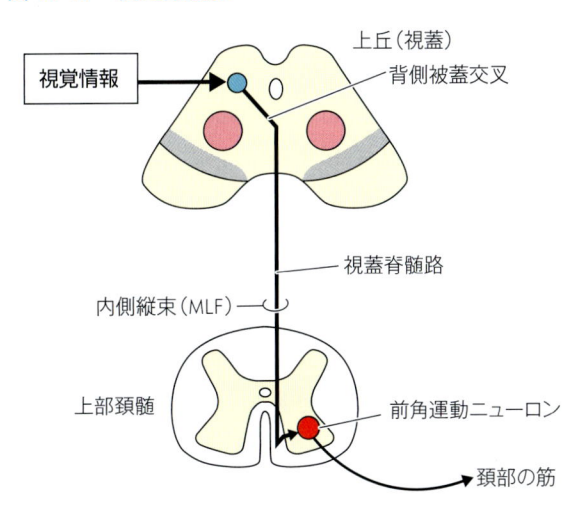

6　間質核脊髄路 interstitiospinal tract

● 中脳のカハール間質核より起こり，内側縦束（MLF）中を下行し，頸髄の運動ニューロンに終わる下行路．頭の垂直方向の運動に関係する．

> **Memo 11-6**　内側縦束
> medial longitudinal fasciculus（MLF）
> 内側縦束は上行枝と下行枝からなる．上行枝は前庭神経核より起こり，外眼筋を支配する神経核（動眼神経核，滑車神経核，外転神経核）に終わる線維である．頭部の回転や空間的位置の変化に対して眼球の位置を調節する機能をもつ．下行枝は全脊髄の前索（前正中裂に近いところ）に認められ，内側前庭脊髄路，内側網様体脊髄路（橋網様体脊髄路），視蓋脊髄路，間質核脊髄路からなる．

図 11-19　視蓋脊髄路

C　運動を調節する神経回路

● 小脳と大脳基底核は運動の制御系として重要である．

1　小脳を中心とする神経回路

● 第 7 章を参照（☞ p.103, 6 小脳を中心とする神経回路）．

2　大脳基底核を中心とする神経回路

● 第 9 章を参照（☞ p.128, 4 大脳基底核の繊維連絡）

練習問題

下記の文が正しければ○，誤っていれば×をつけなさい．

- □ 問1　皮質脊髄路は運動性皮質の第 6 層より起こる．
- □ 問2　臨床症状としての錐体路障害と実験的錐体路障害では症状が異なる．
- □ 問3　厳密な意味では皮質脊髄路は錐体路ではない．
- □ 問4　錐体路と錐体外路を対比的に見なすことは良いことだ．
- □ 問5　視蓋脊髄路は内側縦束（MLF）内を下行する．
- □ 問6　赤核脊髄路は屈筋を支配する運動ニューロンに終わる．
- □ 問7　錐体路は錐体外路系の出力系としても機能する．
- □ 問8　右の上丘が障害されると，視野の右半分の視覚刺激に対する定位反応が失われる．
- □ 問9　錐体路は生後 1 年で尾髄まで完成するので，ちょうどそのころからバビンスキー反射が出現する．
- □ 問10　前庭脊髄路が障害されると，障害側の上下肢の伸筋が収縮して，関節が伸展する．

解答 p.234

12 神経回路(2) 感覚路
Sensory Pathway

感覚 sensation と知覚 perception

- このテキストでは感覚と知覚を厳密に区別していないが，感覚は受容器の興奮により脳内にもたらされる物理的，直接的なプロセスであり，知覚は，「感覚」に個人の過去の体験や感情，解釈などを含めたより総合的な心的現象である．本来は，感覚と知覚は分けて使用すべきであるが，本書を含めてあまり厳密に使い分けないことが多い．

A 感覚路の構成　　　（図12-1, 2）

- 感覚路は次のものから構成される．
  ❶ 受容器（感覚器）receptors：刺激を受容する部分．1次受容器と2次受容器の別がある（図12-1）．
    a) 1次受容器 primary receptors：受容器自身が中枢神経系に軸索を送る．この場合，受容器＝第1次ニューロンとなる．温痛覚，粗大な触圧覚，振動覚など．
    b) 2次受容器 secondary receptors：受容器細胞とその興奮を中枢に伝える細胞（すなわち第1次ニューロン）が異なる．味覚，聴覚，前庭感覚，視覚など．
  ❷ 第1次ニューロン：細胞体の位置は，脳・脊髄神経節にある．ニューロンの形態は偽単極性（普通の脳脊髄神経節）であるが，例外的にラセン・前庭神経節では双極性である．
  ❸ 第2次ニューロン：細胞体の位置は，脊髄後角あるいは脳幹の知覚性神経核（延髄後索核，三叉神経主知覚核，三叉神経脊髄路核など）．
  ❹ 第3次ニューロン：細胞体は視床の感覚性中継核で，その軸索は大脳皮質の感覚野（体性感覚野，

図12-1　1次受容器(A)と2次受容器(B)

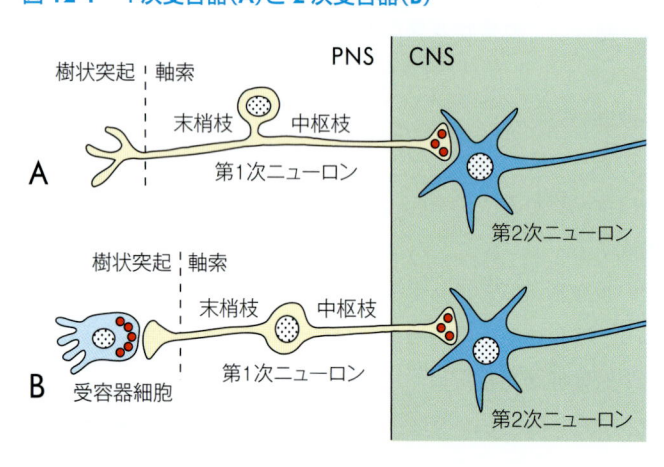

図12-2　感覚系の基本形

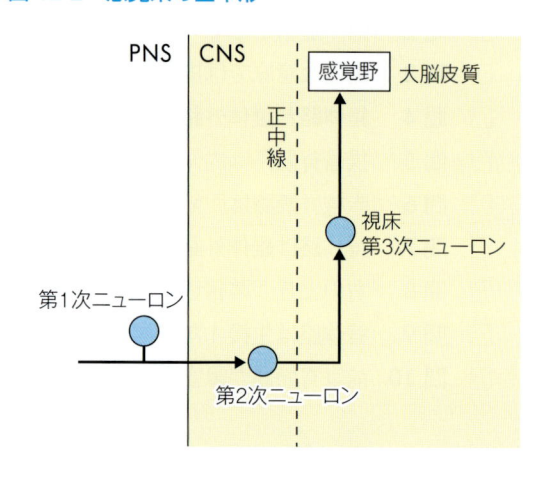

図12-3 嗅覚系は特殊

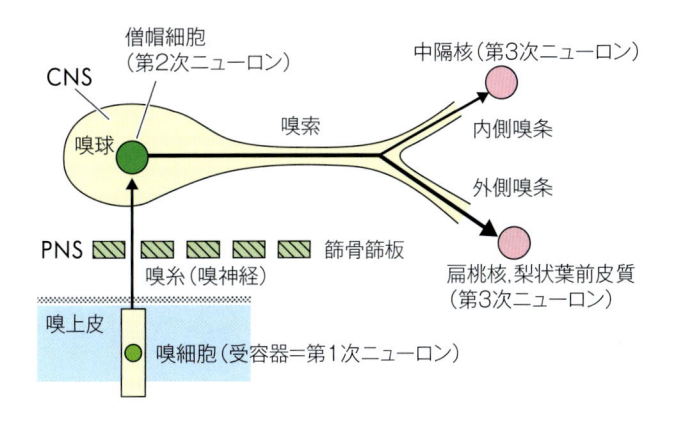

視覚野など）に投射する．

- なお嗅覚は上記の構成から大きくずれる（図12-3）．嗅覚を司る嗅細胞の細胞体は脳脊髄神経節ではなく嗅上皮内にあり，嗅細胞自体が軸索を嗅糸として嗅球に伸ばす．

> **Memo 12-1　嗅覚の特殊性**
> 嗅覚の特殊性として，①視床中継核を経由しないこと，②大脳新皮質に嗅覚中枢をもたないことなどが挙げられる．しかし，嗅覚情報が視床背内側核（MD）を経て，前頭葉の眼窩面皮質（眼窩前頭皮質 orbitofrontal cortex）に投射することが判明した．

- 第1次ニューロンの所在は脳・脊髄神経節であるが，三叉神経中脳路核ニューロンは例外的に中枢内部に存在する．また視覚系は，受容器も含めて全て中枢性である．

受容器 receptors

- 外部環境あるいは内部環境の情報を受容する装置．存在する場所により大きく3つに分けられる（図12-4）．

  ❶ **外受容器 exteroceptors**：外部環境から刺激を受容して興奮する受容器を外受容器という．皮膚のさまざまな感覚受容器（マイスナー小体，ファーター・パチニ小体，ルフィニ小体，クラウゼ終棍，自由神経終末など）は皮膚に対する物理的刺激（例えば触ったり，振動させたり，つねったり，熱いものや冷たいものをおしつける，など）を受容して興奮する．網膜受容器（杆状体 rods と錐状体 cones）は光刺激を受容して興奮する．側頭骨内部にあるコルチ器は空気の振動（音）を受容して興奮する．やはり側頭骨内部にある三半規管の膨大部稜や球形囊斑，卵形囊斑などは頭部の空間的位置や加速度（直線・角加速度）を受容して興奮する．

  ❷ **固有受容器（深部受容器）proprioceptors**：運動器，すなわち筋・腱・関節包などの伸展を受容して興奮する受容器で，それぞれ筋紡錘，ゴルジ腱器官，関節包の自由神経終末である．これらの受容器を介する感覚を深部感覚あるいは固有感覚という．

  ❸ **内受容器 interoceptors**：内臓に与えられた刺激を受容して興奮する．

> **Memo 12-2　体性感覚と臓性（内臓）感覚**
> ①と②を合わせて体性感覚 somatic sense，③を臓性感覚（内臓感覚）visceral sense ともいう．

図12-4 受容器の場所による分類

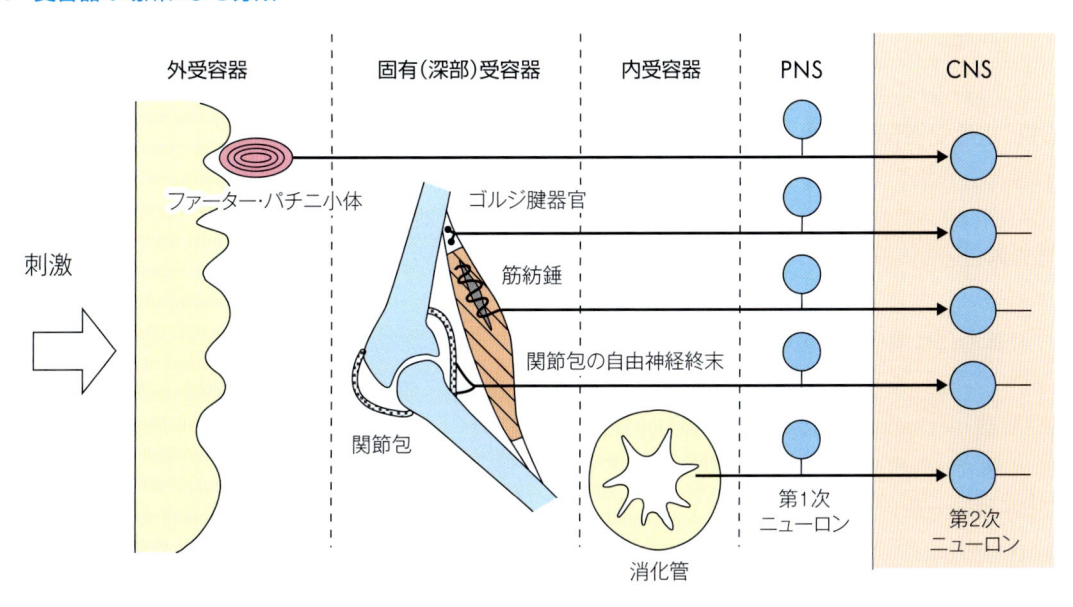

12 神経回路(2) 感覚路

図 12-5 刺激特異性からみた受容器の分類

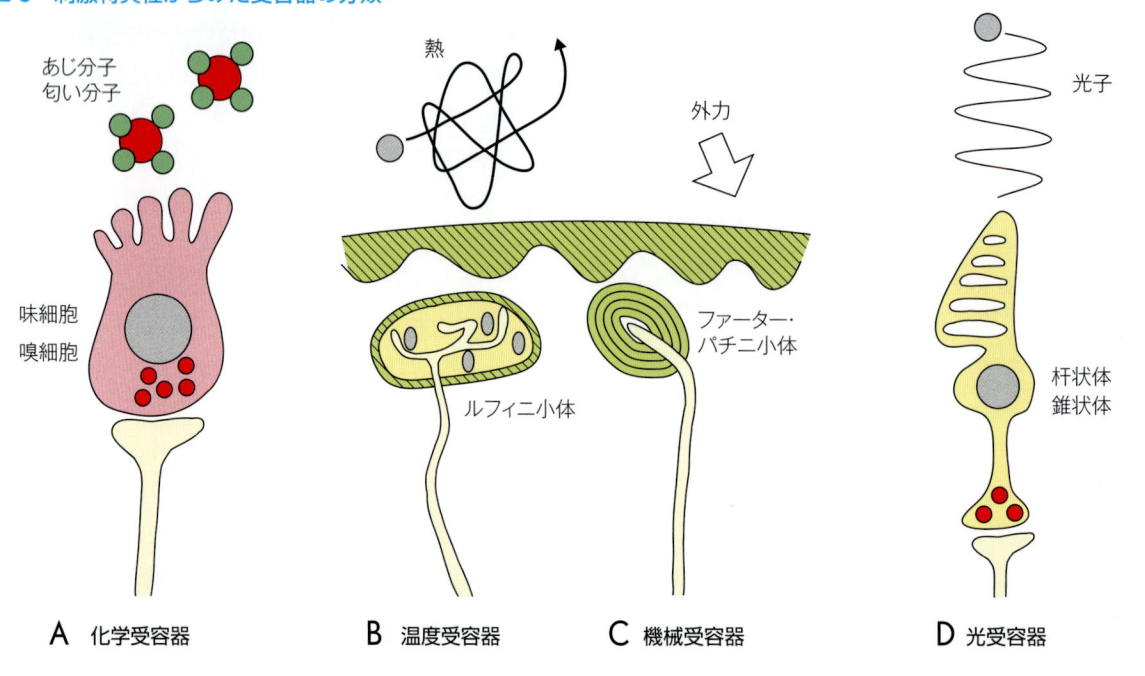

A 化学受容器 — あじ分子・匂い分子／味細胞・嗅細胞
B 温度受容器 — 熱／ルフィニ小体
C 機械受容器 — 外力／ファーター・パチニ小体
D 光受容器 — 光子／杆状体・錐状体

図 12-6 皮膚受容器

- 自由神経終末（痛覚）
- クラウゼ終棍（冷覚）
- 周毛神経終末（触覚）
- ファーター・パチニ小体（触圧覚）
- マイスナー小体（触圧覚）
- メルケル触板（圧覚, 振動覚）
- ルフィニ小体（温覚）
- 表皮／真皮

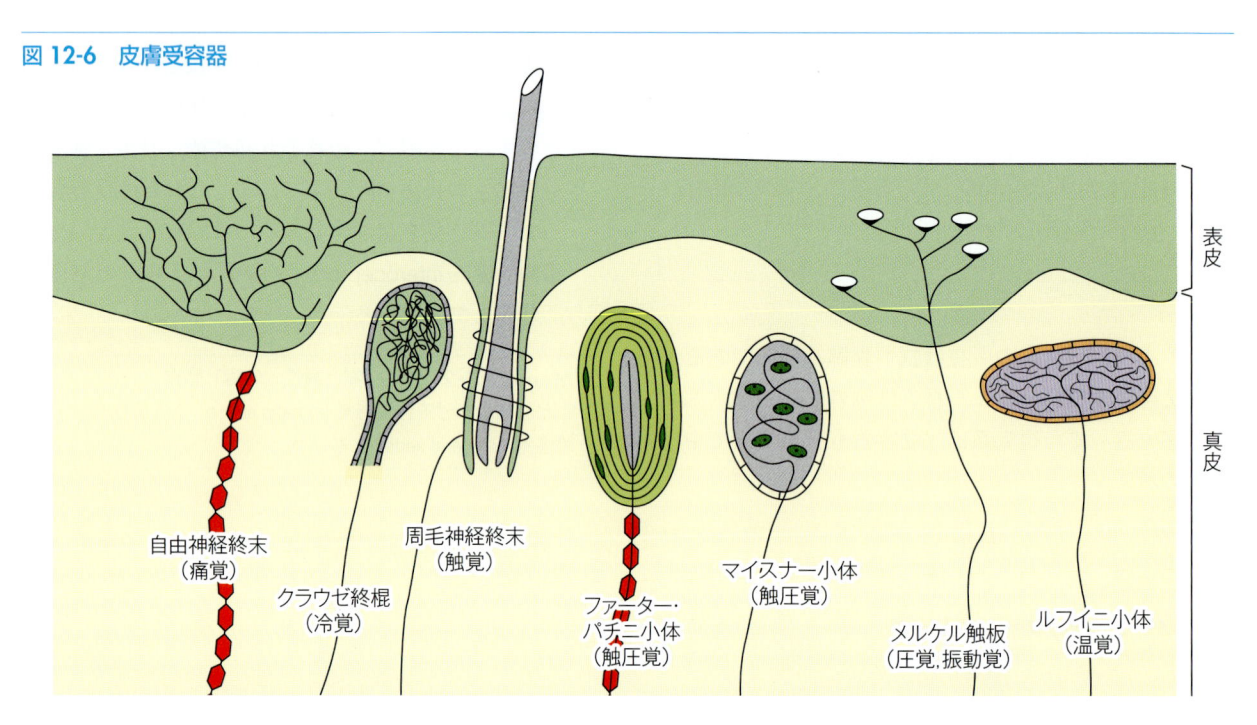

刺激特異性による受容器の分類

- 受容器は刺激特異性を有するから，次のような分類もできる（図12-5, 6）．

  ❶ **化学受容器 chemoreceptors**：匂いの分子，味の分子など特定の化学構造が適刺激となり興奮する受容器．具体的には嗅上皮の嗅細胞（嗅覚）や舌の味蕾細胞（味覚）など．

  ❷ **機械受容器 mechanoreceptors**：引っ張り，圧迫，振動など機械的刺激を適刺激として受容し，興奮する受容器を一般的に機械受容器という．例えば：

  a) 筋・腱・関節包などの伸展・引っ張りにより興奮する受容器．具体的には筋紡錘・ゴルジ腱器官・関節包自由終末（固有感覚）など．

  b) 皮膚を触ったり，圧しつけたりする機械刺激により興奮する受容器．具体的にはマイスナー小体 Meissner's tactile corpuscle やファーター・パチニ小体（触・圧覚）Pacinian corpuscle, lamellar body，メルケル触板 Merkel's tactile disc（圧覚, 振動覚）など（図12-6）．

  c) 頭部の空間位置や加速度刺激に対して興奮する受容器．具体的には三半規管の膨大部稜や平

衡斑など（前庭感覚）．
d) 気体の振動を受容して興奮する受容器．具体的にはコルチ器（聴覚）．
❸ **温度受容器** thermoreceptors：熱の授受が適刺激となる受容器．例えばルフィニ小体（温覚）やクラウゼ終棍（冷覚）．
❹ **光受容器** photoreceptors：光刺激が適刺激となる受容器．網膜の杆状体と錐状体（視覚）．

B 体性感覚を伝える神経回路
somatosensory pathways

- 体性感覚の伝導路は頭部を除く領域のそれと，頭部のそれで異なる．

頭部を除く体部の体性感覚を伝える伝導路 （図12-7, 8）

1 後索・内側毛帯系
posterior funiculus-medial lemniscus system

- **伝達する感覚の種類**：識別性触圧覚 discriminative sensation，（意識にのぼる）深部感覚 deep sensation，振動覚 vibration sensation．
- 深部感覚 deep sensation は固有知覚 proprioceptive sensation, proprioception ともいい，筋・腱・関節包などの伸展の状態を受容する感覚を総称していう．筋，腱，関節包の固有受容器 proprioceptors は，それぞれ筋紡錘，ゴルジ腱器官，関節の自由神経終末である．この深部感覚に①意識にのぼる深部感覚と②意識にのぼらない深部感覚の2つの別がある．例えば眼をつむっていても膝関節の曲がり具合はわかる．これが意識にのぼる深部感覚である．しかし，歩行しているとき，常に膝関節の曲がり具合を意識して歩いているわけではない．これが意識にのぼらない深部感覚である．意識にのぼる深部感覚は，後索・内側毛帯系を介して視床の後外側腹側核（VPL核）さらに大脳皮質の第1次体性感覚野に伝えられるが，意識にのぼらない深部感覚は，脊髄小脳路（下半身の深部感覚），楔状束核小脳路（上半身の深部感覚）により小脳へ伝えられる．
- 3つのニューロンからなる．
  ❶ **第1次ニューロン**：後根神経節にある偽単極性ニューロンの末梢枝の端末（樹状突起に相当する）が受容器としての性格をもつ．故に受容器＝第1次ニューロンである．端末が刺激を受けると末梢枝を経て中枢枝に興奮が伝えられ，後根を通って脊髄後索（楔状束と薄束）に入り，後索を上行して延髄の後索核（楔状束核と薄束核）に終わる．このとき上半身の知覚を伝える第1次ニューロンはC2〜T6の後根神経節中にあり，その中枢枝は脊髄後根を通って脊髄に入り，後角に進入せずに同側の後索中の楔状束を上行して，楔状束核に終わる．一方，下半身の知覚を伝える1次ニューロンはT7〜Coの後根神経節にあり，その中枢枝は後根を通過し，脊髄に入り，同側の後索中の薄束を上行して薄束核に終わる．

図12-7 後索・内側毛帯系（A）と脊髄毛帯系（B）

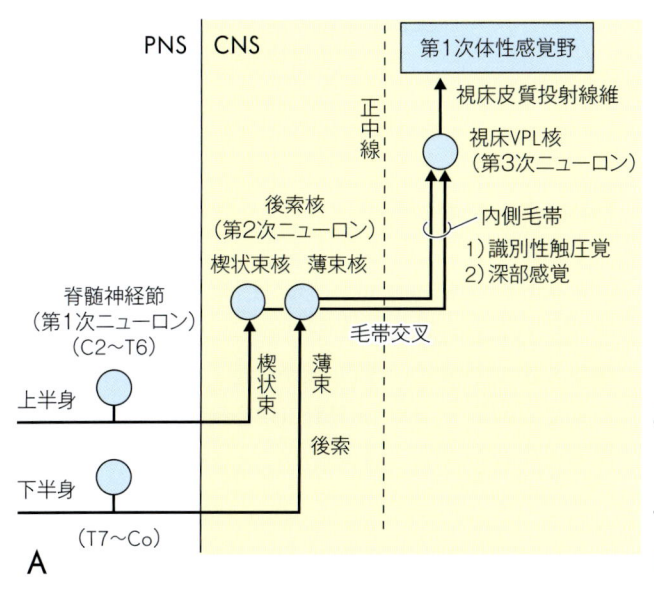

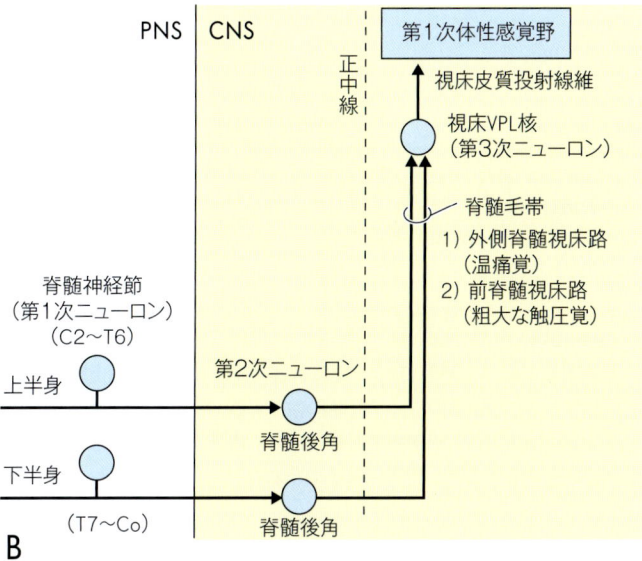

12 神経回路(2) 感覚路

図12-8 上肢，体幹，下肢の体性知覚の伝導路

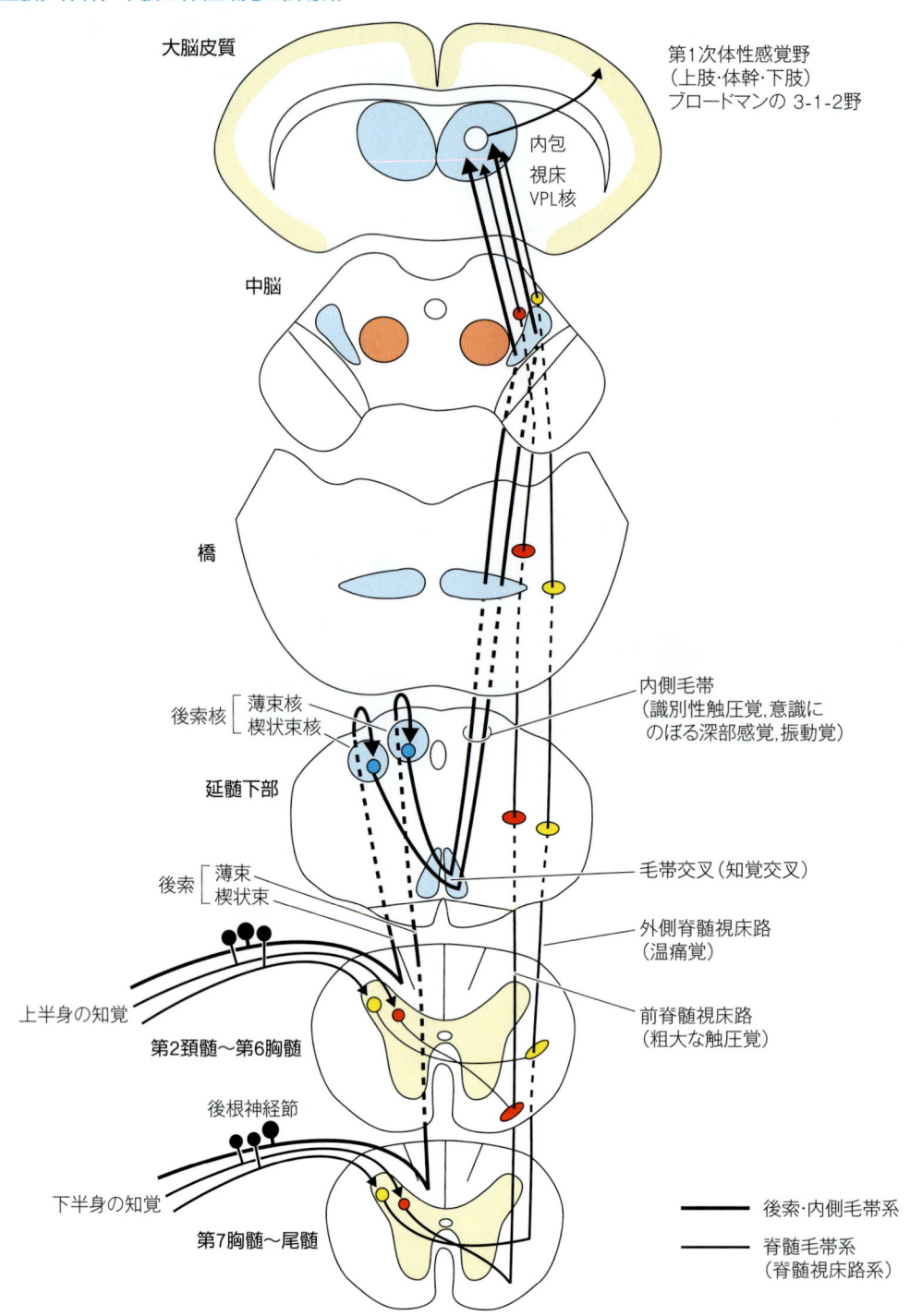

Question
楔状束はC1～T6まであり T7以下にはないが，薄束が全脊髄にあるのはなぜか？

Answer
薄束は，第7胸神経（T7）〜尾骨神経（Co）に由来する上行路からできているので，全脊髄に存在する．一方，楔状束は第2頚神経（C2）〜第6神経（T6）に由来する上行路なので，第7胸髄（T7）以下には認められない．

❷ 第2次ニューロン：後索核のニューロンから起こる軸索は，交叉して反対側の脳幹を上行して内側毛帯 medial lemniscus を形成し，反対側の視床のVPL核に終わる．

❸ 第3次ニューロン：VPL核から起こる軸索は，大脳皮質の第1次体性感覚野（中心後回，ブロードマンの3-1-2野）に終わる．

2 脊髄視床路系 spinothalamic system
（脊髄毛帯系 spinal lemniscus ともいう）（図12-7, 8）

- **伝達する感覚の種類**：温痛覚と（識別性の無い）粗大な触圧覚．
- 3つのニューロンからなる．
  ❶ **第1次ニューロン**：後根神経節にある偽単極性ニューロンの末梢枝の端末（樹状突起に相当する）が温痛覚 thermal and pain sensation と粗大な触圧覚 crude touch sensation の受容器としての性格をもつ．故に受容器＝第1次ニューロンである．受容器としての末梢枝端末の樹状突起の興奮は末梢枝→中枢枝→後根を経て脊髄の後角に入り，後角の感覚性ニューロンに終わる．
  ❷ **第2次ニューロン**：後角の感覚性ニューロンの軸索が，白（前）交連を通って反対側の前側索 anterolateral funiculus（前索と側索の境界領域）を外側脊髄視床路（温痛覚）と前脊髄視床路（粗大な触圧覚）として上行し，視床の後外側腹側核（VPL）に終わる．
  ❸ **第3次ニューロン**：視床のVPL核ニューロンの軸索が大脳皮質第1次体性感覚野（中心後回：ブロードマンの3-1-2野）に終わる．
- 脊髄視床路系（脊髄毛帯系と同義）は原始的で，生命基本的な感覚を伝える．またこの感覚には情緒的な要素（快・不快）が伴う．
- 脊髄損傷により感覚路（脊髄上行路）が冒された場合，さまざまな感覚（知覚）解離 sensory dissociation が起こる（図12-9～12）．感覚解離とは，ある種の感覚は冒されるが，他の感覚は正常であることを意味する．感覚解離の例として半側障害，脊髄空洞症，脊髄癆，前脊髄動脈症候群が有名である．
  ❶ **脊髄半側障害** spinal hemisection（ブラウン・セカール症候群 Brown-Séquard syndrome）（図12-9）：一側の脊髄の障害により，障害部位より下方に起こる症状として：
  a) 障害側の識別性触圧覚，（意識にのぼる）深部感覚の脱出，振動覚の脱出：後索・内側毛帯系（交叉以前）の変性による症状．
  b) 非障害側の粗大な触圧覚と温痛覚の脱出：前脊髄視床路（粗大な触圧覚；交叉ずみ）と外側脊髄視床路（温痛覚；交叉ずみ）の変性による症状．
  c) 障害側上下肢の片麻痺 hemiplegia：障害側の錐体路（交叉ずみ）の変性による症状．

図12-9 左側の脊髄半側障害（ブラウン・セカール症候群）

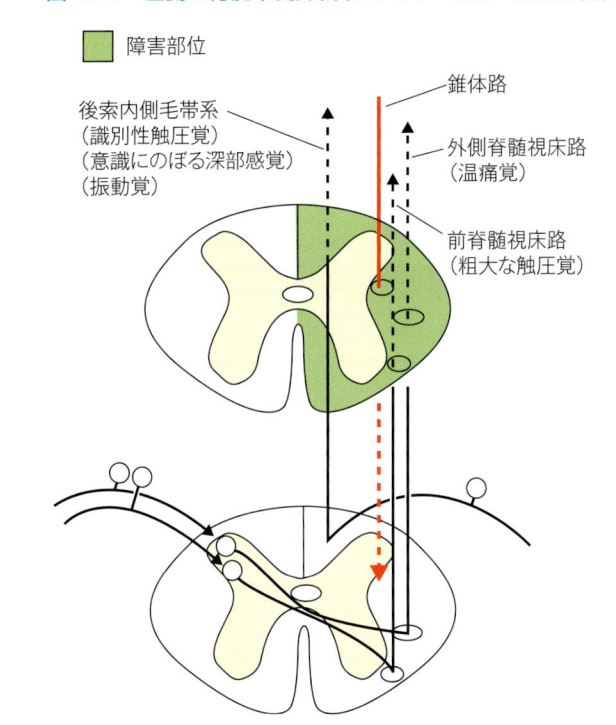

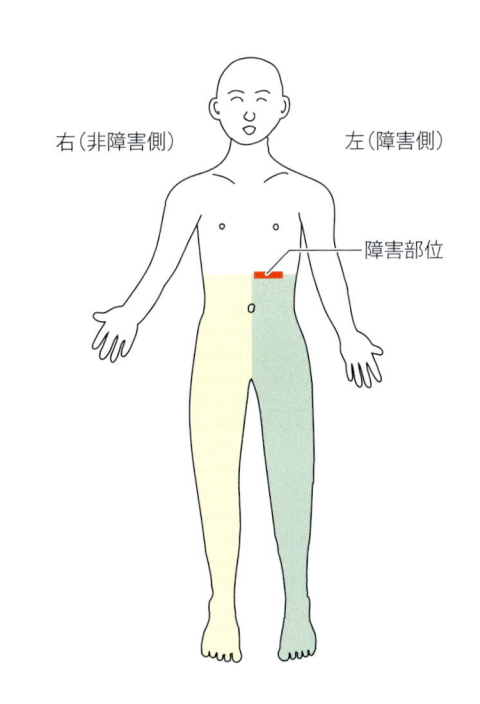

神経回路	感覚の種類・運動	右	左
後索・内側毛帯系	識別性触圧覚	（＋）	（－）
	意識にのぼる深部感覚	（＋）	（－）
	振動覚	（＋）	（－）
脊髄毛帯系（脊髄視床路系）	温痛覚	（－）	（＋）
	粗大な触圧覚	（－）	（＋）
錐体路	運動	（＋）	（－）

❷脊髄空洞症 syringomyelia（図12-10）：下部頸髄の中心管に空洞ができるために，障害部位と同じレベルで起こる症状として：
　a）両側上肢の粗大な触圧覚の脱出：白（前）交連で交叉する両側の前脊髄視床路の変性による症状．
　b）両側上肢の温痛覚の脱出：白（前）交連で交叉する両側の外側脊髄視床路の変性による症状．
　なお後索は障害されないので，識別性触圧覚，（意識にのぼる）深部感覚，振動覚は正常である．また側索と前索は障害を免れるために，障害部位より下方の粗大な触圧覚と温痛覚は正常である．

❸脊髄癆 tabes dorsalis（図12-11）：梅毒による両側後索の障害により，障害部位より下方の両側の識別性触圧覚と意識にのぼる深部感覚が脱出する．側索と前索は障害されないので，温痛覚や粗大な触圧覚は正常である．

❹前脊髄動脈症候群（図12-12）：脊髄の前2/3を栄養する前脊髄動脈の閉塞により，両側の前索と側索が障害される．障害部位より下方のレベルで起こる症状として：
　a）両側の粗大な触圧覚と温痛覚の脱出：それぞれ前脊髄視床路と外側脊髄視床路の変性による症状．
　b）両側下肢の対マヒ diplegia：錐体路（皮質脊髄路）の変性による症状．
　なお前脊髄動脈症候群では後索は障害されないので，識別性触圧覚と意識にのぼる深部感覚は残る．

3　（意識にのぼらない）深部感覚を伝える神経回路　（図12-13）

- 下半身の（意識にのぼらない）深部感覚は後脊髄小脳路を介して，上半身のそれは楔状束核小脳路を介して同側の小脳に投射する．
  - ❶後（背側）脊髄小脳路 posterior (dorsal) spinocerebellar tract：側索の後外側縁を占める伝導路．下半身の固有知覚（筋紡錘やゴルジ腱器官）は，脊髄神経節ニューロンの中枢枝によりクラーク氏背核（胸髄核）に伝えられる．同核ニューロンの軸索が同側側索を後脊髄小脳路として上行し，下小脳脚を通って同側の小脳皮質に終わる．下半身の（意識にのぼらない）固有知覚（深部感覚）を小脳に伝える．
  - ❷前（腹側）脊髄小脳路 anterior (ventral) spinocerebellar tract：前脊髄小脳路は後脊髄小脳路の腹側で側索の前部を上行する伝導路．後脊髄小脳路と

図12-10　脊髄空洞症

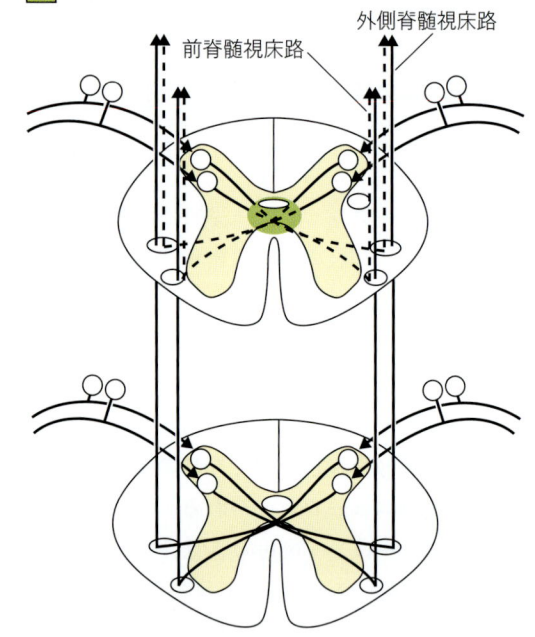

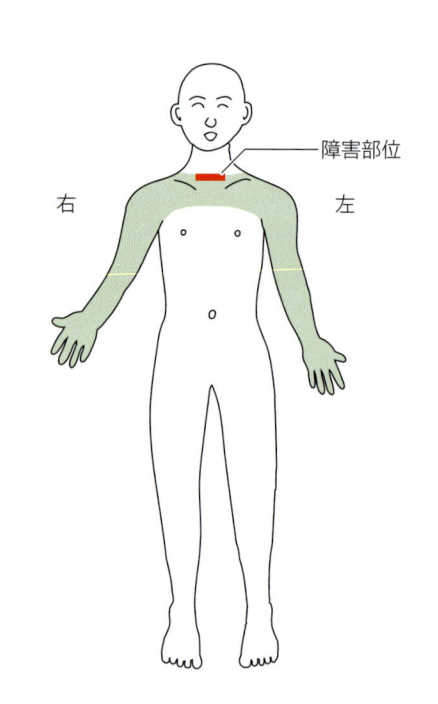

■ 障害部位

神経回路	感覚の種類・運動	右	左
後索・内側毛帯系	識別性触圧覚	(+)	(+)
	意識にのぼる深部感覚	(+)	(+)
	振動覚	(+)	(+)
脊髄毛帯系（脊髄視床路系）	温痛覚	(−)	(−)
	粗大な触圧覚	(−)	(−)
錐体路	運動	(+)	(+)

図 12-11　脊髄癆

障害部位 ■

後索・内側毛帯系

右　左

障害部位

神経回路	感覚の種類・運動	右	左
後索・内側毛帯系	識別性触圧覚	(−)	(−)
	意識にのぼる深部感覚	(−)	(−)
	振動覚	(−)	(−)
脊髄毛帯系 (脊髄視床路系)	温痛覚	(+)	(+)
	粗大な触圧覚	(+)	(+)
錐体路	運動	(+)	(+)

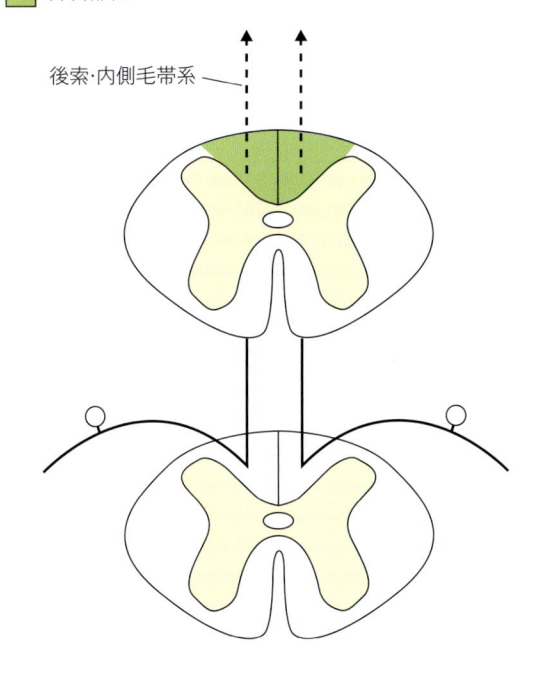

図 12-12　前脊髄動脈症候群

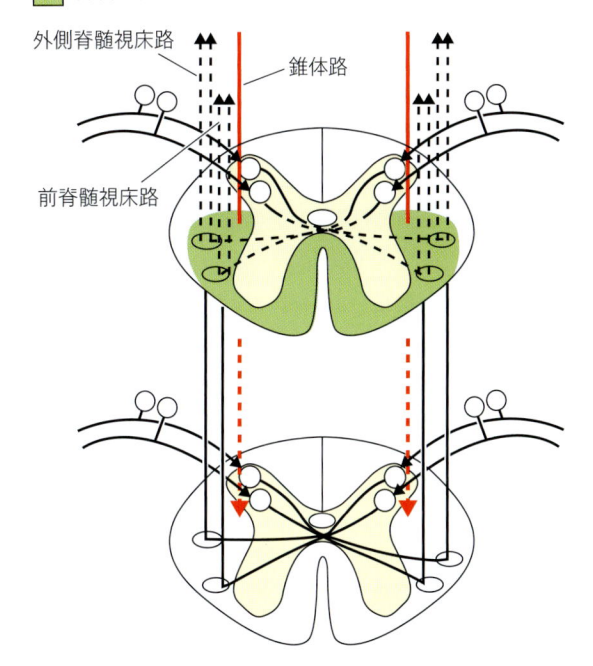

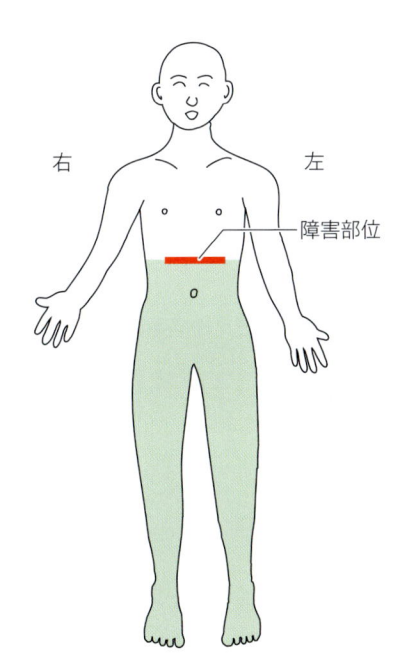

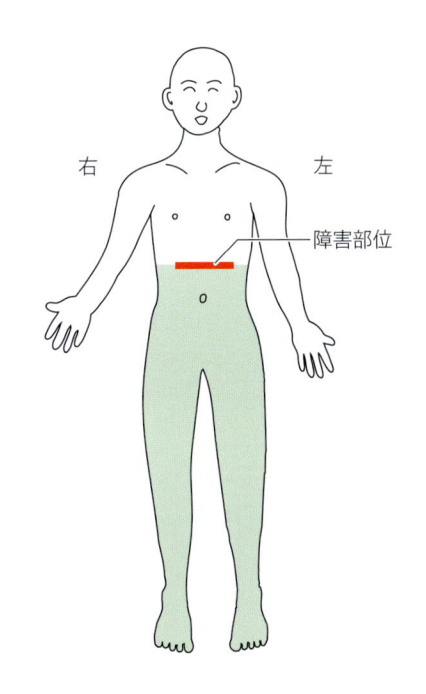

障害部位 ■

外側脊髄視床路　錐体路
前脊髄視床路

右　左

障害部位

神経回路	感覚の種類・運動	右	左
後索・内側毛帯系	識別性触圧覚	(+)	(+)
	意識にのぼる深部感覚	(+)	(+)
	振動覚	(+)	(+)
脊髄毛帯系 (脊髄視床路系)	温痛覚	(−)	(−)
	粗大な触圧覚	(−)	(−)
錐体路	運動	(−)	(−)

比べて線維数も圧倒的に少なく，まばら．腰髄，仙髄，尾髄の前角の周辺および後角の基部のニューロンから起こり，同側の脊髄側索を上行し，上小脳脚を通って，小脳皮質に終止する．一部の前脊髄小脳路線維は，脊髄の白（前）交連で交叉した後に反対側の脊髄側索を上行して，上小脳脚より小脳に入った後，小脳内部で再度交叉する（結局，同側小脳に投射）．下半身の（意識にのぼらない）深部感覚を小脳に伝える．

❸ **楔状束核小脳路**：上半身の深部感覚を伝える神経線維は，全ての頸神経と上部胸神経（C2〜T6）の後根を通過し，脊髄の後索の楔状束を上行して，同側の副楔状束核 accessory cuneate nucleus に終止する．副楔状束核からの二次線維は，同側の小脳へ投射する（楔状束核小脳路 cuneocerebellar tract）．この系は，本来ならば副楔状束核小脳路というべきであるが，伝統的に楔状束核小脳路という．なお楔状束核から小脳への投射は乏しい．

> **Question**
> なぜ C2〜T6 であって C1〜T6 ではないのか？
>
> **Answer**
> 第1頸神経（C1）には後根がない．つまり第1頸神経は運動性のみで知覚性成分はない．

頭部の体性感覚系（三叉神経毛帯系）

1 頭部の温痛覚と粗大な触圧覚を伝える伝導路 （図12-14, 15）

● 3つのニューロンからなる．

❶ 第1次ニューロン：三叉神経節にある偽単極性ニューロンの末梢枝の端末（樹状突起に相当する）は顔面の温痛覚と粗大な触圧覚の受容器としての性格をもつ．故に受容器＝第1次ニューロンである．端末の興奮は，末梢枝を経て中枢枝に伝えられ，三叉神経知覚根を経て橋に入り，直ちに下行枝として三叉神経脊髄路中を下行し，三叉神経脊髄路核に終わる．

❷ 第2次ニューロン：三叉神経脊髄路核より起こる軸索は，交叉して，反対側の脳幹を三叉神経毛帯を形成して上行し，視床の後内側腹側核（VPM）に終わる．

❸ 第3次ニューロン：視床のVPM核ニューロンより起こる軸索は，大脳皮質の第1次体性感覚野（中心後回；ブロードマンの3-1-2野）に終わる．

図 12-13 意識にのぼらない深部感覚の回路

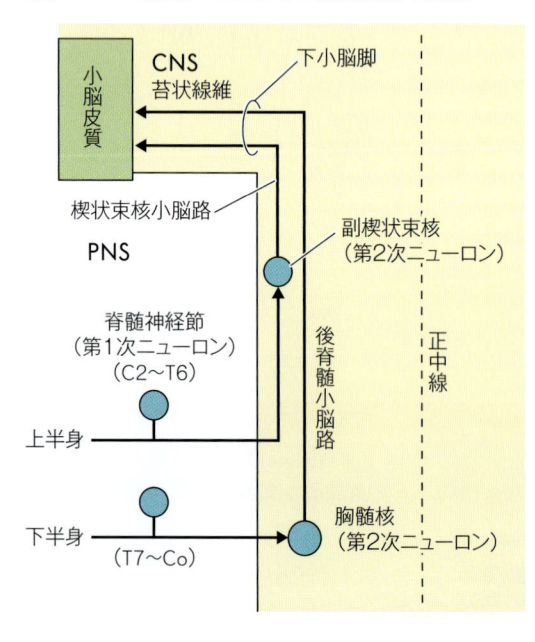

図 12-14 頭部の知覚の伝導路（三叉神経毛帯系）

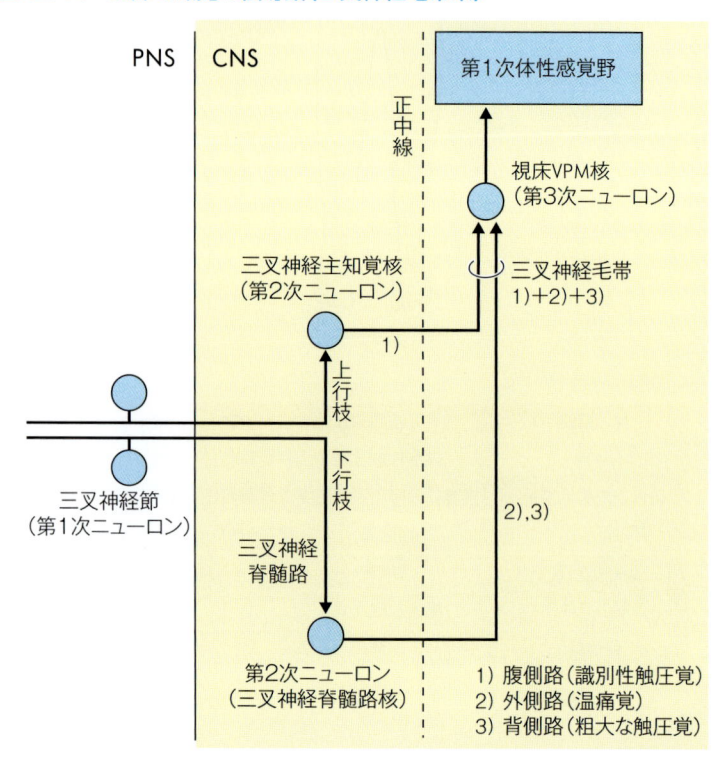

B 体性感覚を伝える神経回路 | 2 頭部の識別性触圧覚を伝える伝導路

図12-15 頭部の体性知覚の伝導路

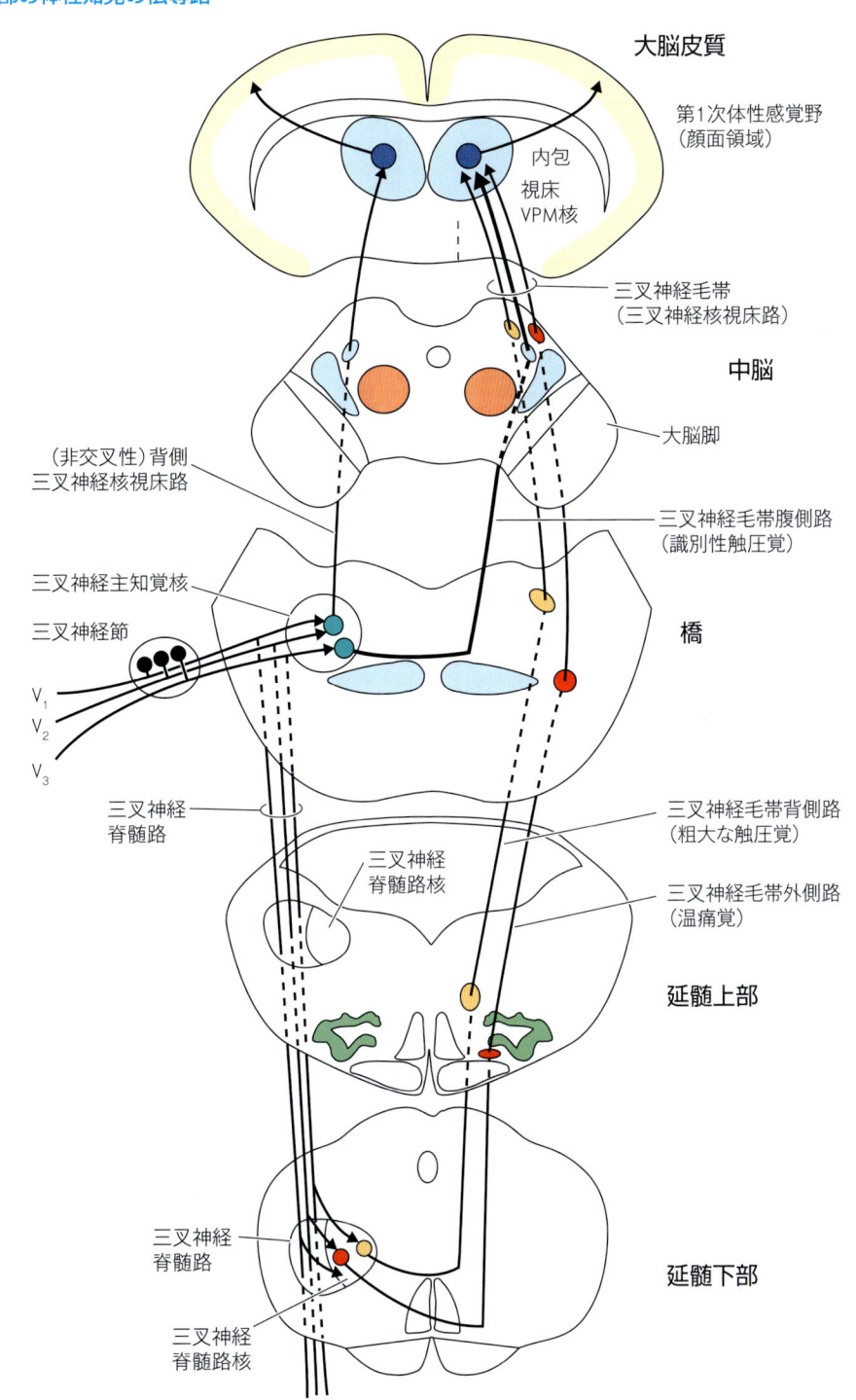

2 頭部の識別性触圧覚を伝える伝導路
（図12-14, 15）

- 3つのニューロンからなる．
  ❶第1次ニューロン：三叉神経節にある偽単極性ニューロンの末梢枝の端末（樹状突起に相当する）は顔面の識別性触圧覚の受容器としての性格をもつ．故に受容器＝第1次ニューロンである．偽単極性ニューロンの端末が興奮すると，その興奮は三叉神経知覚根を経て橋に入り，上行して（三叉神経根の上行枝），三叉神経主知覚核に終わる．
  ❷第2次ニューロン：三叉神経主知覚核より起こる軸索は交叉して，脳幹を三叉神経毛帯（あるいは三叉神経毛帯腹側路）として上行し，視床の後内側腹側核（VPM）に終わる．一部の線維は，同側の脳幹を背側三叉神経核視床路として上行して，視床のVPM核に終わる．

12 神経回路（2）感覚路

図 12-16 延髄外側症候群（ワレンベルグ症候群）

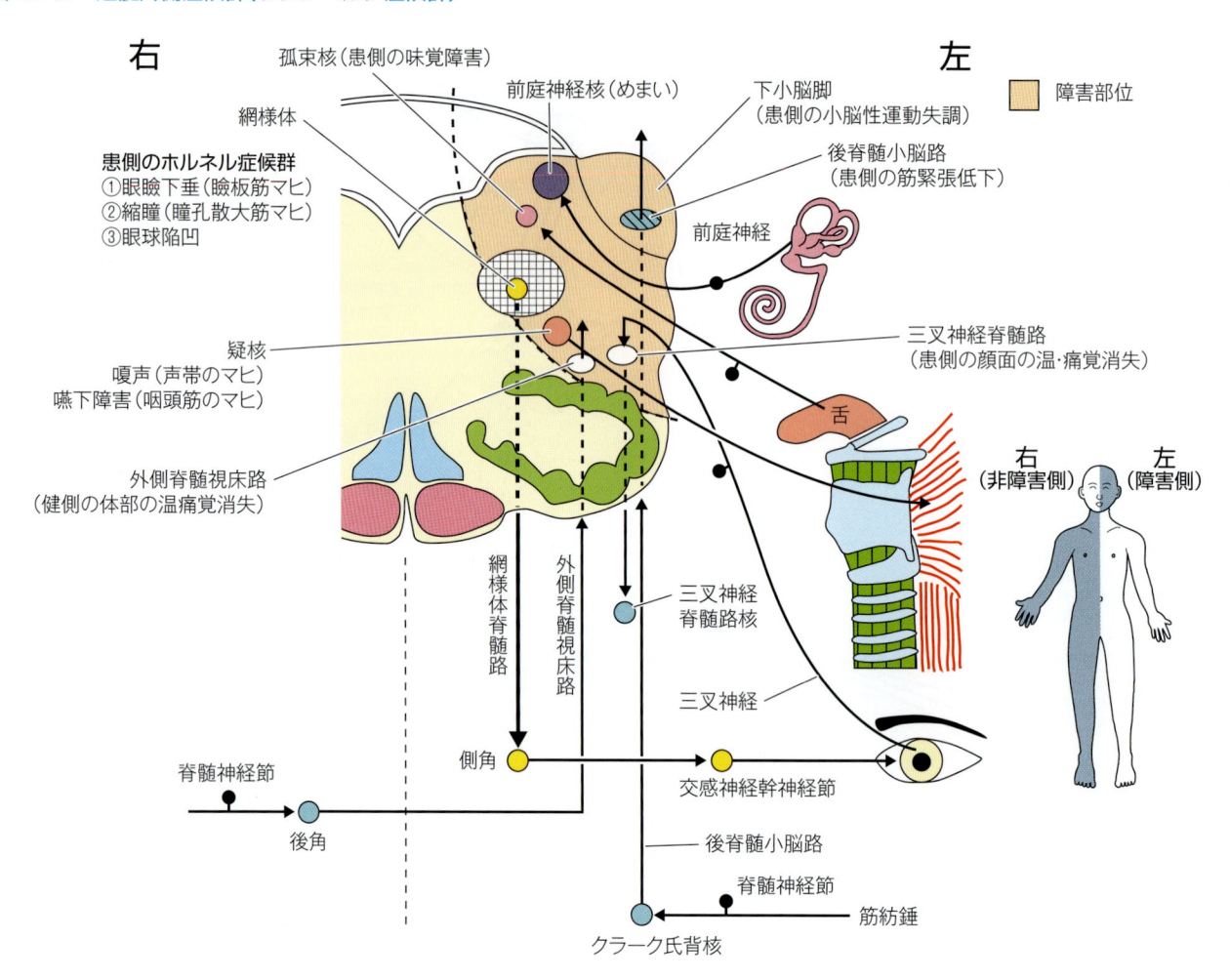

右　　　　　　　　　　　　　　　　　　　左

- 孤束核（患側の味覚障害）
- 前庭神経核（めまい）
- 下小脳脚（患側の小脳性運動失調）
- 網様体
- 後脊髄小脳路（患側の筋緊張低下）
- 患側のホルネル症候群
  ①眼瞼下垂（瞼板筋マヒ）
  ②縮瞳（瞳孔散大筋マヒ）
  ③眼球陥凹
- 前庭神経
- 三叉神経脊髄路（患側の顔面の温・痛覚消失）
- 疑核
  嗄声（声帯のマヒ）
  嚥下障害（咽頭筋のマヒ）
- 外側脊髄視床路（健側の体部の温痛覚消失）
- 舌
- 右（非障害側）　左（障害側）
- 網様体脊髄路
- 外側脊髄視床路
- 三叉神経脊髄路核
- 三叉神経
- 脊髄神経節
- 後角
- 側角
- 交感神経幹神経節
- 後脊髄小脳路
- 脊髄神経節
- 筋紡錘
- クラーク氏背核
- 障害部位

---

❸**第3次ニューロン**：視床のVPM核ニューロンより起こる軸索は，大脳皮質の第1次体性感覚野（中心後回：3-1-2野）に終わる．

> **Memo 12-3　三叉神経毛帯**
> 三叉神経毛帯 trigeminal lemniscus（三叉神経核視床路 trigeminothalamic tract ともいう）を外側路，背側路，腹側路の3つに分けることが多い．
> ①三叉神経毛帯外側路：三叉神経脊髄路核より出た線維は，交叉してオリーブ核と錐体の間を上行し，橋では内側毛帯の外側端部を上行し，中脳では外側脊髄視床路と混じ，反対側のVPM核に終わる．温痛覚を伝える．体部における外側脊髄視床路に相当する．
> ②三叉神経毛帯背側路：三叉神経脊髄路核より出た線維は，交叉して内側毛帯の背外側を上行し，中脳では前脊髄視床路と混じ，反対側のVPM核に終わる．粗大な触圧覚を伝える．体部における前脊髄視床路に相当する．
> ③三叉神経毛帯腹側路：三叉神経主知覚核から出た線維は交叉して，反対側の内側毛帯の内側端部の背側を上行し，VPM核に終わる．識別性触圧覚を伝える．体部における後索・内側毛帯系に相当する．

●頭部の感覚（知覚）解離として延髄外側症候群 lateral medullary syndrome（ワレンベルグ症候群 Wallenberg's syndrome）が有名である（図12-16）．これは後下小脳動脈 posterior inferior cerebellar artery（PICA）の閉塞による延髄背外側部の障害による神経症状を特徴とする．障害側における症状として①顔面の温痛覚消失，②角膜反射低下，③ホルネル症候群，④めまいと眼振，⑤発声困難（嗄声）と嚥下困難，⑥小脳失調と筋緊張低下が起こる．非障害側では⑦頭部を除く体の温痛覚の消失が起こる．以下，ワレンベルグ症候群の症状を神経回路の面から説明する．

（1）障害側における症状

❶**顔面の温痛覚消失**：延髄背外側部の障害により，同部位を下行する三叉神経脊髄路が障害され，障害側の頭部の温痛覚が消失する．頭部の識別性触圧覚を伝える経路は橋以上を上行するため延髄レベルの障害では障害を免れる（感覚解離）．

❷**角膜反射低下**：角膜反射の経路は，角膜→眼神経→三叉神経節→三叉神経知覚根→三叉神経脊髄路

→三叉神経脊髄路核→顔面神経核→眼輪筋である．三叉神経脊髄路中を下行することより患側で障害側で角膜反射が低下する．

❸ ホルネル症候群 Horner's syndrome：ホルネルの3徴 Horner's triad（障害側の眼瞼下垂，縮瞳，顔面の発汗低下）で特徴づけられる症候群で交感神経系の障害で起こる．すなわち眼瞼下垂は上瞼板筋（ミューラー筋；交感神経支配）のマヒによる．縮瞳は，瞳孔散大筋のマヒによる．障害側の顔面の発汗低下（あるいは無汗症）は汗腺（交感神経支配）の分泌低下が原因である．なお眼球陥凹は，眼瞼下垂による眼瞼狭小のために見かけ上のものとされている．なお上瞼板筋マヒに加えて，下眼瞼の中にある下瞼板筋もマヒするために下眼瞼は挙上し，その結果，いっそう，眼瞼が狭くなる．ワレンベルグ症候群におけるホルネル症候群は，患側において延髄網様体が障害されるからである．延髄網様体は，脊髄側角の交感神経節前ニューロンに至る網様体脊髄路を出す（延髄網様体→網様体脊髄路→側角の交感神経節前ニューロン→交感神経幹→上頚神経節→瞳孔散大筋・上および下瞼板筋・汗腺）．

❹ 眼振とめまい：前庭神経核の障害による症状である．前庭神経核からの線維は内側縦束（MLF）を上行し，外眼筋を支配する外眼筋支配運動ニューロンにシナプス接続し，眼球の運動を支配する．そのため前庭神経核の障害で，異常な眼球運動が出現する（眼振）．また前庭神経核はめまいに関係している．

❺ 発声困難（嗄声）と嚥下困難：疑核の障害による症状である．疑核より起こる運動線維は，迷走神経や舌咽神経を介して喉頭や咽頭，軟口蓋の横紋筋を支配する．その障害により，喉頭の筋がマヒすれば発声困難（嗄声）が起こり，咽頭の筋がマヒすれば嚥下困難となる．

❻ 小脳性運動失調と筋緊張低下：下小脳脚の障害により小脳への入力線維（後脊髄小脳路，楔状束核小脳路など）が障害され，小脳性運動失調や筋緊張が低下する．後脊髄小脳路や楔状束核小脳路は非交叉性であるから，障害側の上・下肢の筋緊張の低下が起こる（障害側に倒れる）．

(2) 非障害側における症状

❼ 頭部を除く体の温痛覚の消失：障害側の外側脊髄視床路が障害されるために非障害側の（頭部を除く体部の）温痛覚が消失する．外側脊髄視床路は既に脊髄レベルで交叉済みだからである．延髄の腹内側を上行する後索・内側毛帯は障害されないために，識別性触圧覚は障害側・非障害側ともに障害されない（感覚解離）．

C 視覚の伝導路 visual pathway

- 受容器と3つのニューロンからなる（図12-17）．
  ❶ 受容器 receptors：光を受容するのは，網膜の深部にある受容器（杆状体と錐状体）である．杆状体は明暗を，錐状体は色彩を受容する．
  ❷ 第1次ニューロン：受容器の興奮は，双極細胞に伝えられる．
  ❸ 第2次ニューロン：双極細胞の興奮は神経節細胞 ganglion cell に伝達される．神経節細胞の軸索は視神経円板 optic disc を貫いて，視神経 optic nerve を形成する．視神経はトルコ鞍の前で交叉（視神経交叉）した後，視索 optic tract と名前をかえて外側膝状体（LGB）に終わる．
  ❹ 第3次ニューロン：外側膝状体のニューロンの軸索は，後頭葉の鳥距溝の上下にある第1次視覚野（ブロードマン17野）に終わる．この経路を視放線 optic radiation あるいは外側膝状体鳥距溝路という．

> **Memo 12-4** 視神経交叉 optic chiasm
> 両棲類，魚類，鳥類では視神経は完全に交叉するが（完全交叉），食肉類（ネコなど）や霊長類では50％の視神経のみが交叉する（半交叉）．すなわち鼻側半の網膜に由来する線維（視野からみれば耳側半）は交叉するが，耳側半の網膜に由来する線維（視野からみれば鼻側半）は交叉しない．

視野障害 visual field defect （図12-17）

- 視覚の回路が障害されると視野障害が生じる．
  ❶ 患眼の全盲 total blindness：一側眼球あるいは視神経の完全な損傷により，患眼の視野は完全に失われる（図12-17A）．
  ❷ 同名半盲 homonymous hemianopsia：右の視索が損傷されると，右眼の耳半側の網膜に由来する線維と，左眼の鼻半側の網膜に由来する線維が侵されるので，視野からいうと両眼の視野の左半が欠損する（図12-17B）．同様の理由で，左の視索が損傷すると，両眼の視野の右半が失われる．
  ❸ 両耳側半盲 bitemporal hemianopsia：例えば下垂体腫瘍により視神経交叉の中央部のみ損傷を受け

12 神経回路(2) 感覚路

図12-17 視覚系の神経回路

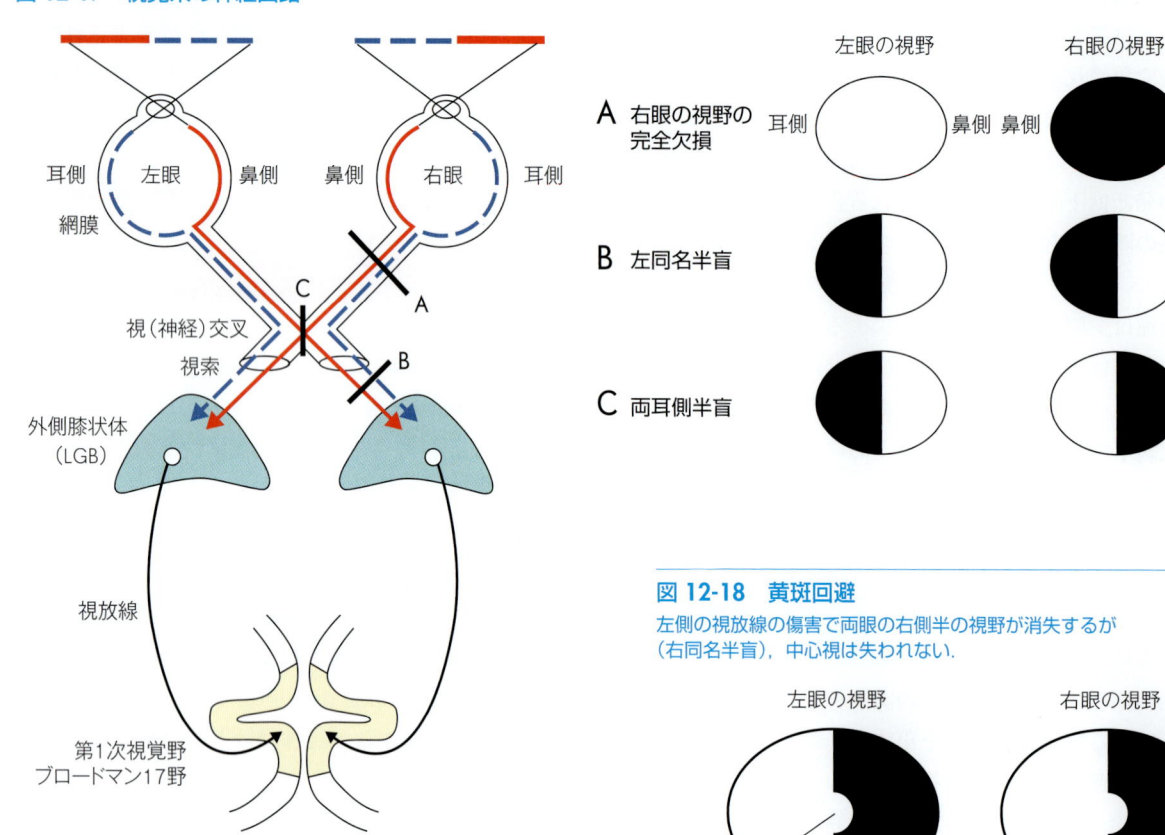

図12-18 黄斑回避
左側の視放線の傷害で両眼の右側半の視野が消失するが(右同名半盲)，中心視は失われない．

ると，両眼の鼻半側の網膜に由来する視神経成分が侵されるので，視野からいうと両眼の視野の耳側半が欠損する（図12-17C）．

> **Memo 12-5 同名と異名**
> ここで②の同名半盲の同名 homonymous とは，両眼の視野の同じサイド（つまり右半分あるいは左半分）が欠損するという意味である．また③の両耳側半盲のことを異名半盲ということがあるが，この異名 heteronymous とは左右の眼において欠損する視野のサイドが異なるという意味である．

> **Memo 12-6 黄斑回避 macular sparing**
> 黄斑部による視覚を中心視といい，非常に感度が高い．黄斑部網膜に由来する視神経は，後頭葉視覚野において他の網膜部位とは比較にならないほど広い領域に投射する．したがって視放線や視覚野の障害において，黄斑部の視覚（中心視）は損なわれないことが多い（図12-18）．

D 聴覚の伝導路 auditory pathway

- 聴覚の伝導路は，①経路中のあらゆるレベルで左右の聴覚中継核が交連線維により結合し，また②経路中に交叉性と非交叉性線維が混在する複雑な系である（図12-19, 20）．
- 聴覚の伝導路は受容器と4ないし7個のニューロンからなる．
  1. 受容器 receptors：コルチ器の有毛細胞 hair cells.
  2. 第1次ニューロン：有毛細胞の興奮はラセン神経節 spiral ganglion 中の双極型ニューロンの末梢枝にシナプス伝達され，その興奮は末梢枝より中枢枝に至り，蝸牛神経として脳幹に進入し，背側・腹側蝸牛神経核 dorsal and ventral cochlear nuclei に終わる．
  3. 第2次ニューロン：背側蝸牛神経核からの線維は背側聴条 dorsal acoustic stria となり，下小脳脚の背側を廻って，内側縦束（MLF）の腹側で交叉し反対側の台形体に参加する．腹側蝸牛神経核からの線維は中間聴条 intermediate acoustic stria と腹側聴条 ventral acoustic stria となる．中間聴条は下小脳脚の背側を廻り台形体に加わる．腹側聴条は下小脳脚の腹側を廻り，台形体を形成し，台形体交叉にて交叉して反対側に至り，さらに反対側脳幹を外側毛帯 lateral lemniscus として上行して，下丘に至る．台形体の中に台形体核 trapezoid nucleus，外側毛帯の中に上オリーブ核

図 12-19 聴覚系の神経回路

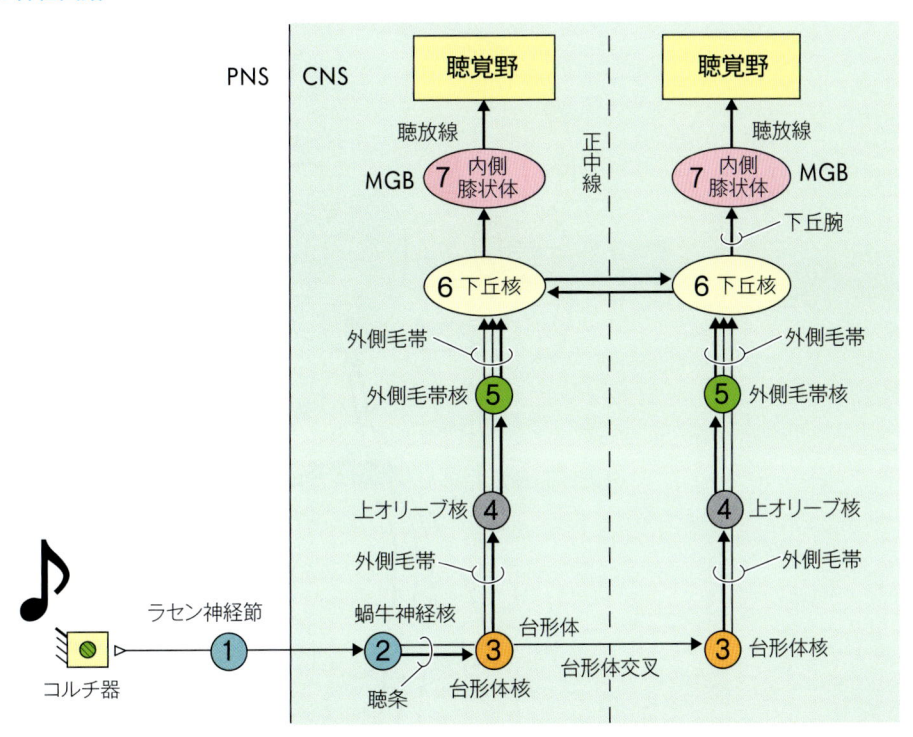

superior olivary nucleus や外側毛帯核 nucleus of lateral lemniscus がある.

❹第3～第5次ニューロン：上述のように聴条が終止する第3～5次ニューロンは，台形体核，上オリーブ核，外側毛帯核などを介して下丘核に終止する．ただし，経路中，これらの中継核をバイパスすることも多いので，どれが第何次ニューロンかは聴覚系の場合あまり意味がない．

❺第6次ニューロン：下丘から起こる線維は下丘腕 inferior collicular brachium を通って，視床の内側膝状体（MGB）に終わる．

❻第7次ニューロン：内側膝状体から起こる線維は，聴放線 acoustic radiation を通って聴覚野（横側頭回；ブロードマンの41, 42野）に終わる．

- 以上の他に，聴覚路は同側性の投射も多い．しかも交叉のレベルも台形体交叉以外にあらゆる箇所での交叉がある．このように聴覚伝導路は，中継するニューロン数が多いこと，交叉性・非交叉性線維が混在することなど複雑なことが特徴である．音源を特定するために，このような複雑な回路が必要なのだろう．

E 前庭感覚（平衡感覚）の伝導路
vestibular pathway

- 前庭感覚 vestibular sensation とは平衡感覚 sense of equilibrium のことで，頭部の空間的位置 space orientation（静的位置）と加速度，すなわち角加速度（回転運動）と直線加速度を受容する感覚である．
- 前庭感覚の主要な投射先は前庭神経核と小脳である．

❶受容器 receptors：角加速度（回転運動）は三半規管の膨大部稜，頭部の空間的位置と直線加速度は卵形嚢斑と球形嚢斑の有毛細胞で感知される．

❷第1次ニューロン：有毛細胞の興奮は，前庭神経節の双極型ニューロンの末梢枝に伝えられ，興奮はさらに中枢枝（＝前庭神経）を経て脳幹に入り，前庭神経核に伝えられる（一次前庭線維 primary vestibular fibers）．ただし一次前庭線維の一部は前庭神経核を経ずに直接小脳に投射する（直接前庭小脳線維 direct vestibulo-cerebellar fibers）．

❸第2次ニューロン：前庭神経核から起こる二次前庭小脳線維 secondary vestibulo-cerebellar fibers は，小脳に投射する．

Memo 12-7 めまいの皮質中枢
めまい vertigo の感覚は意識することができるので，前庭感覚は大脳皮質に投射していると思われるが，その経路の詳細は不明である．

12 神経回路（2）感覚路

図12-20 聴覚の神経回路

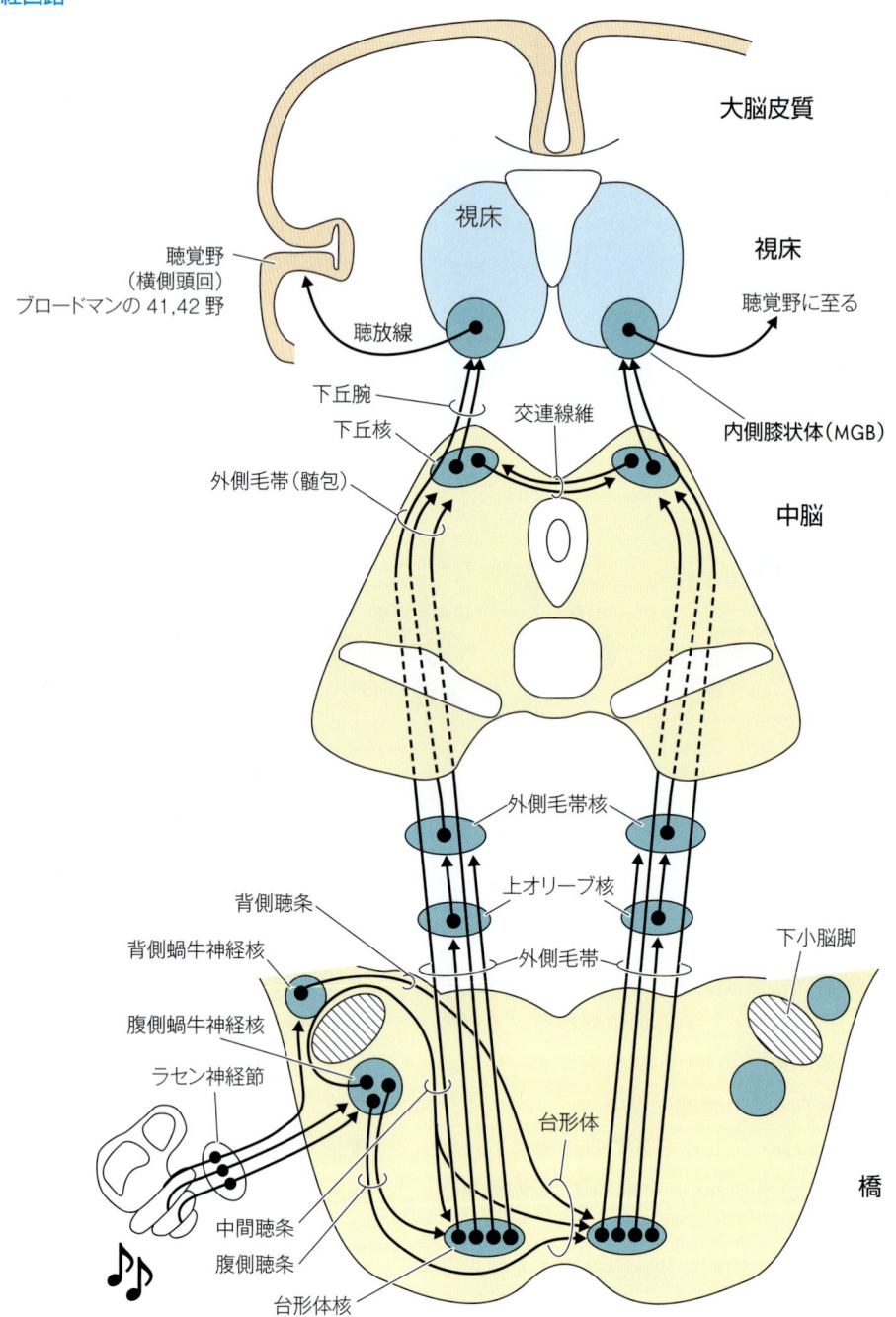

（図中ラベル：大脳皮質／視床／聴覚野（横側頭回）ブロードマンの41, 42野／聴放線／下丘腕／下丘核／交連線維／外側毛帯（髄包）／内側膝状体（MGB）／聴覚野に至る／中脳／外側毛帯核／上オリーブ核／外側毛帯／下小脳脚／背側聴条／背側蝸牛神経核／腹側蝸牛神経核／ラセン神経節／中間聴条／腹側聴条／台形体／台形体核／橋）

F 味覚の伝導路
gustatory pathway

- 味覚を伝える神経回路は受容器と3つのニューロンからなる（図12-21）.
  - ❶ **受容器 receptors**：味覚の受容器は味蕾 taste bud 中の味蕾細胞で舌乳頭，特に葉状乳頭，有郭乳頭に多い.
  - ❷ **第1次ニューロン**：味分子により興奮した味蕾細胞は，膝神経節と舌咽・迷走神経の下神経節にある偽単極型ニューロンの末梢枝の端末（樹状突起に相当）を興奮させる．末梢枝の興奮は，中枢枝に伝えられるが，その経路は，下記のとおり：
    - a）舌前2/3の味覚：鼓索神経→膝神経節→中間神経の根.
    - b）舌後方1/3の味覚：舌咽神経→舌咽神経の下神経節→舌咽神経の根.
    - c）喉頭蓋の味覚：迷走神経→迷走神経の下神経節→迷走神経の根.
  - これらの第1次ニューロンの中枢枝は，中間神経の根（Ⅶ），舌咽・迷走神経の根（Ⅸ，Ⅹ）として

F 味覚の伝導路

図 12-21 味覚の神経回路

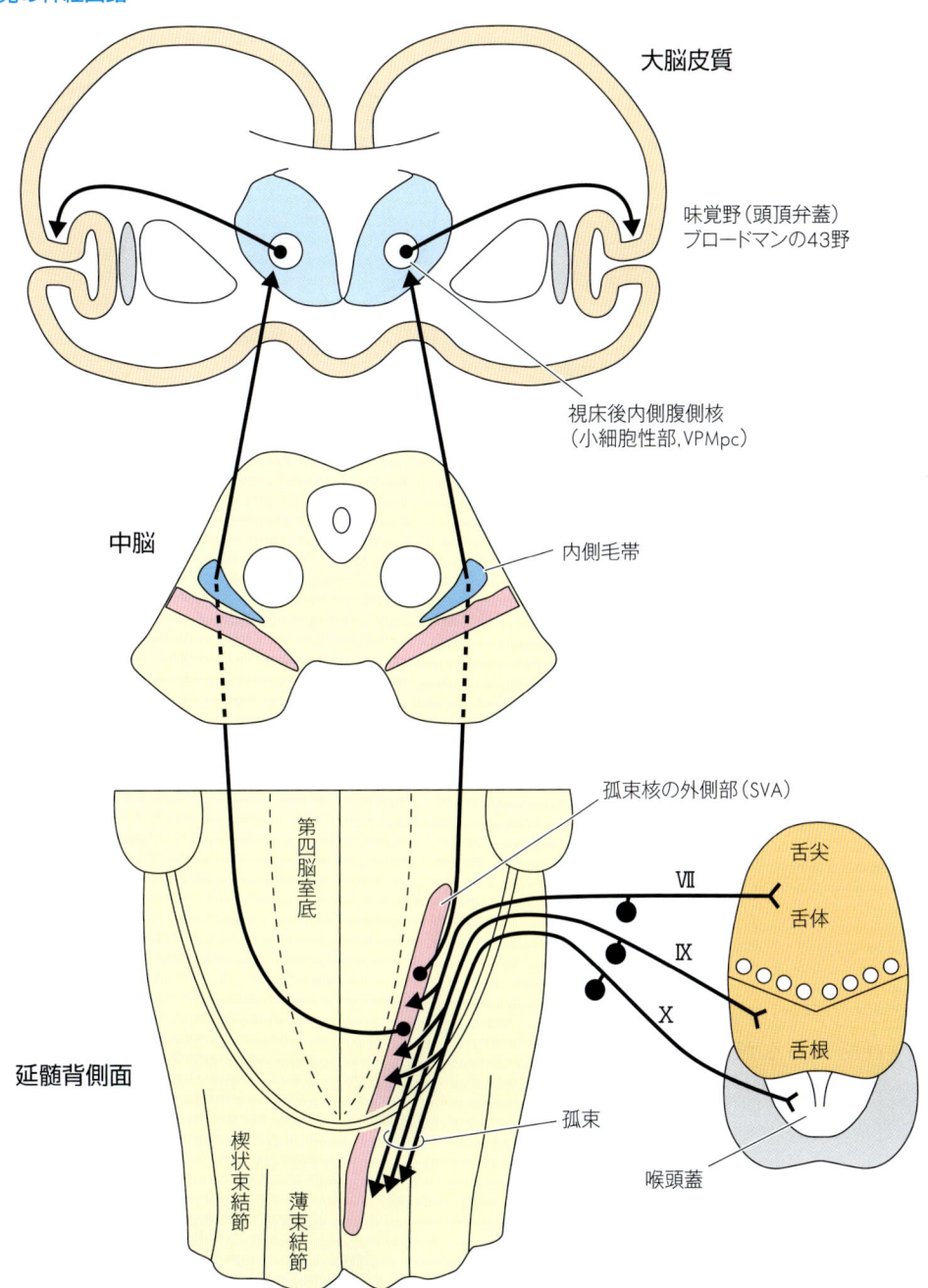

脳幹に進入し，脳幹を下行しながら孤束 solitary fasciculus を形成する．孤束は最終的に孤束核 nucleus of solitary fasciculus の外側部に終わる．

❸ **第 2 次ニューロン**：孤束核外側部のニューロンは，同側の視床後内側腹側核（VPM）の最内側部を占める小細胞性部 parvocellular subdivision of VPM（VPMpc）に終わる．

❹ **第 3 次ニューロン**：VPM 核小細胞性部ニューロンの軸索は，中心前回および中心後回の下端融合部および頭頂弁蓋 parietal operculum（島を覆う頭頂葉の部分）にある第 1 次味覚野 primary gustatory area（ブロードマンの 43 野）に終わる．

12 神経回路(2) 感覚路

図 12-22 嗅覚の神経回路

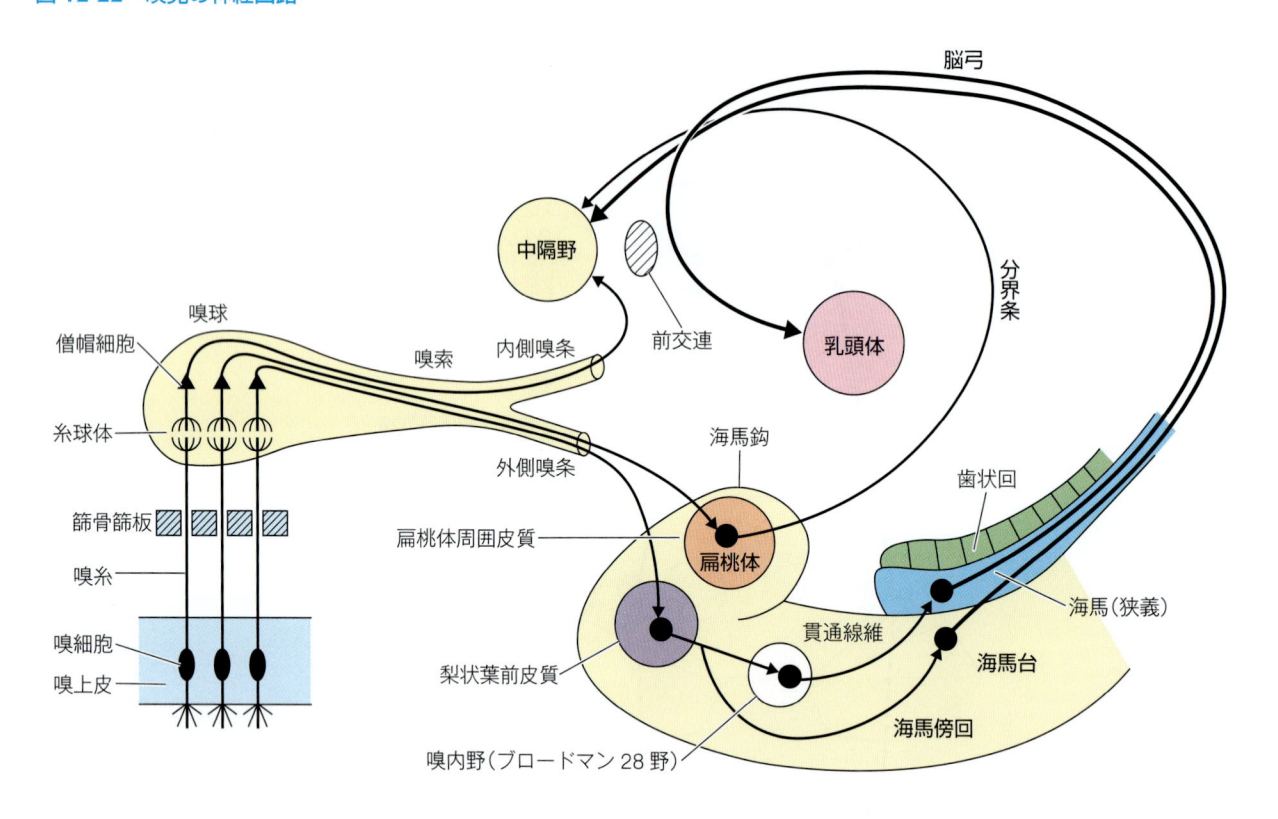

図 12-23 嗅脳(嗅球，嗅索，内側・外側嗅条)

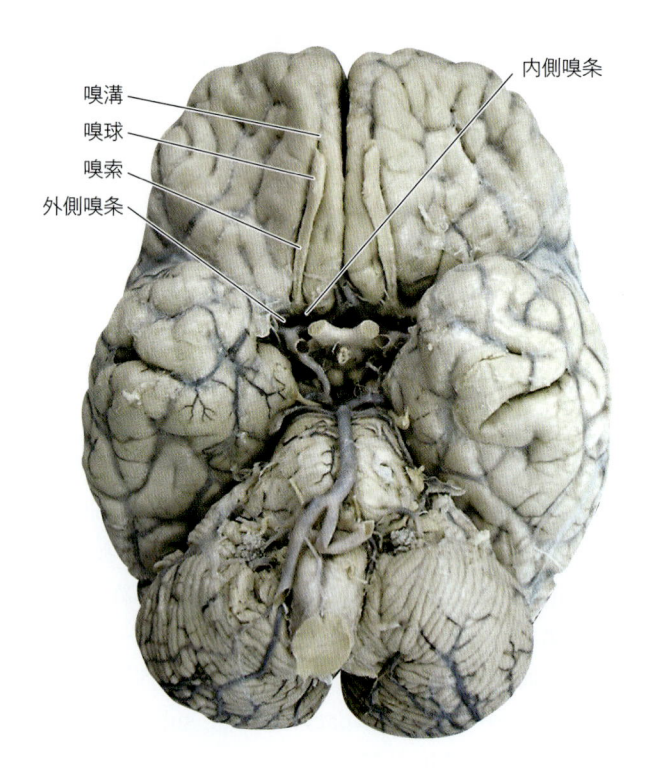

G 嗅覚の伝導路
olfactory pathway

- 嗅覚の第1次ニューロンは，嗅覚の受容器である嗅細胞 olfactory cells である（図12-22, 23）．すなわち鼻腔の嗅上皮内にある嗅細胞の軸索は，嗅糸となり，鼻腔の天井を形成する篩骨篩板を貫いて嗅球に進入し，ここで僧帽細胞 mitral cells にシナプス接続する（嗅糸球体）．嗅球は嗅覚の一次中枢である．
- 嗅覚の第2次ニューロンである僧帽細胞の軸索は，嗅索を通って，多くは外側嗅条に入り，海馬鉤 uncus の前端の梨状葉前皮質および扁桃体に終わるが，一部は内側嗅条を通り，中隔野に終わる．

> **Memo 12-8** 嗅覚は視床を経由しない？
> 嗅覚は，五感の中で唯一視床を経由しないと長い間信じられてきた．しかし，最近では，梨状葉前皮質や扁桃体に伝えられた嗅覚情報は，視床背内側核（MD）を経て，前頭葉の眼窩面皮質（眼窩前頭皮質）に至るという．

- 嗅覚情報は嗅内野や扁桃体を介して海馬や乳頭体にも伝えられる．したがって嗅覚は大脳辺縁系とも関係が深い（図12-22）．

練習問題

下記の文が正しければ○，誤っていれば×をつけなさい．

- ☐ 問1　体性感覚系の伝導路は2個のニューロンからなる．
- ☐ 問2　嗅神経は嗅覚受容器細胞の軸索である．
- ☐ 問3　上半身の意識にのぼる深部感覚は副楔状束核に伝えられる．
- ☐ 問4　頭部を除く体部の識別性触圧覚を伝える伝導路の第2次ニューロンは視床VPL核にある．
- ☐ 問5　脊髄癆（両側の後索の障害）では両側の温痛覚と粗大な触圧覚が脱出する．
- ☐ 問6　前脊髄動脈症候群では両側の下肢の識別性触圧覚は正常である．
- ☐ 問7　第7胸髄の高さにおける右側の脊髄半切障害により，右下肢の運動性マヒと識別性触圧覚の脱出，左下肢の温痛覚と粗大な触圧覚の脱出が生じる．
- ☐ 問8　下垂体腫瘍により両耳側半盲が生じる．
- ☐ 問9　蝸牛神経核からの出力線維を外側毛帯という．
- ☐ 問10　右視神経切断された場合，左眼に光を入れると右眼の瞳孔は縮瞳しない．

解答 p.234

13

髄膜と脳脊髄液
Meninges and Cerebrospinal Fluid

● 脳と脊髄は，それぞれ頭蓋骨と脊柱管の内部にあり，これらの骨により保護されている．さらに外方より硬膜，クモ膜，軟膜からなる髄膜により保護される（図13-2）．脳と脊髄は「脳脊髄液（髄液）に浸されている環境」を必要としているが，その環境を維持し，内外を遮蔽する構造的主役はクモ膜である．

1 脳髄膜 meninges encephali （図13-3）

❶ **脳硬膜 dura mater encephali**：密着した2層（内葉と外葉）からなる強靭な結合組織からなる．外葉は頭蓋骨の内面に密着して骨膜としても機能する．内葉の最内層は数層の細長い扁平な細胞からなる．この細胞を硬膜境界（辺縁）細胞 dural border cells という．

❷ **脳クモ膜 arachnoidea encephali**：クモ膜はクモ膜関門細胞 arachnoid barrier cells という扁平な細胞が2ないし3層ほど積み重なった細胞層（クモ膜関門細胞層）からなる薄く透明な膜．クモ膜関門細胞は細胞同士がタイトジャンクションにより堅く結合する．またクモ膜細胞間のデスモゾームの存在は，この細胞が上皮性由来であることを強く示唆する．クモ膜細胞は神経堤に由来するが，むしろ神経板（神経上皮）由来の特徴を色濃く残しているといえよう．クモ膜と軟膜の間には両者を結合する小束がある（クモ膜小柱 arachnoid trabeculae）．

❸ **脳軟膜 pia mater encephali**：脳を直接包む薄い線維性結合組織．軟膜は脳の実質に密着しているため，脳溝に沿ってその深部に入り込む．軟膜は1ないし2層の軟膜細胞（一種の線維芽細胞）が上皮様に配列してできる．この軟膜細胞層の直下に血管と膠原線維からなるスペースを挟んで基底膜がある．基底膜の直下（脳の実質側）はアストロサイトの突起により遮蔽される（グリア性境界膜）．

> 日本人に特有の遺伝性疾患である福山型筋ジストロフィーでは，この脳の表面のバリヤ構造が破綻して，脳の実質が，グリア性境界膜，基底膜，さらに軟膜を越えてクモ膜下腔に広がる（図13-1）（参考文献：小林千浩・戸田達史：蛋白質核酸酵素 49(15)：2457-2462, 2004）．

図 13-1 福山型筋ジストロフィーの大脳皮質異常
A：福山型筋ジストロフィー患者の大脳皮質の低倍像（光顕）．脳実質が基底膜（矢印）の破綻部位を越えて脳表面に広がる（★印）．
B，C：脳表面を含む領域の準超薄切片の光顕像（B）と隣接の電顕像（C）．グリア性境界膜（＊印）と基底膜（矢印）の破綻部位を越えて脳実質が脳表面に湧出する（★印）．

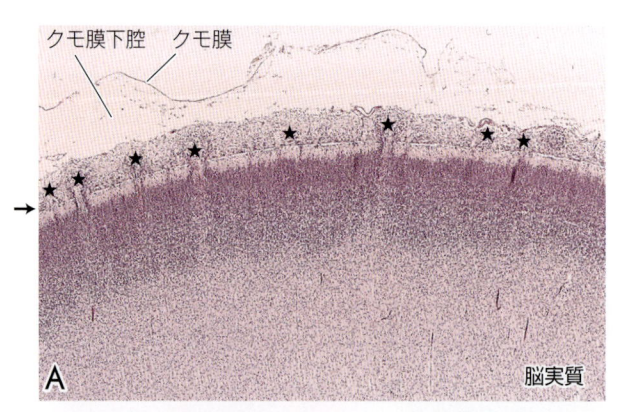

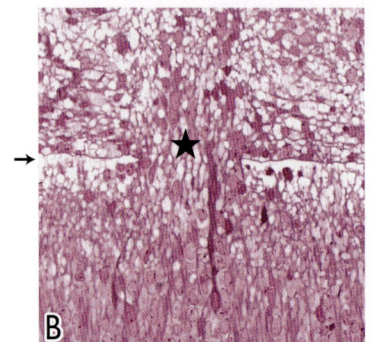

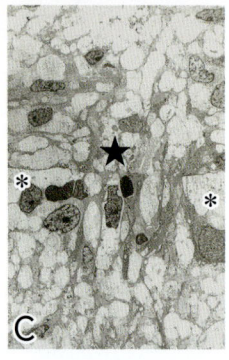

（自治医科大学 中野今治教授 恵与）

図 13-2 脳髄膜と脊髄髄膜の構成

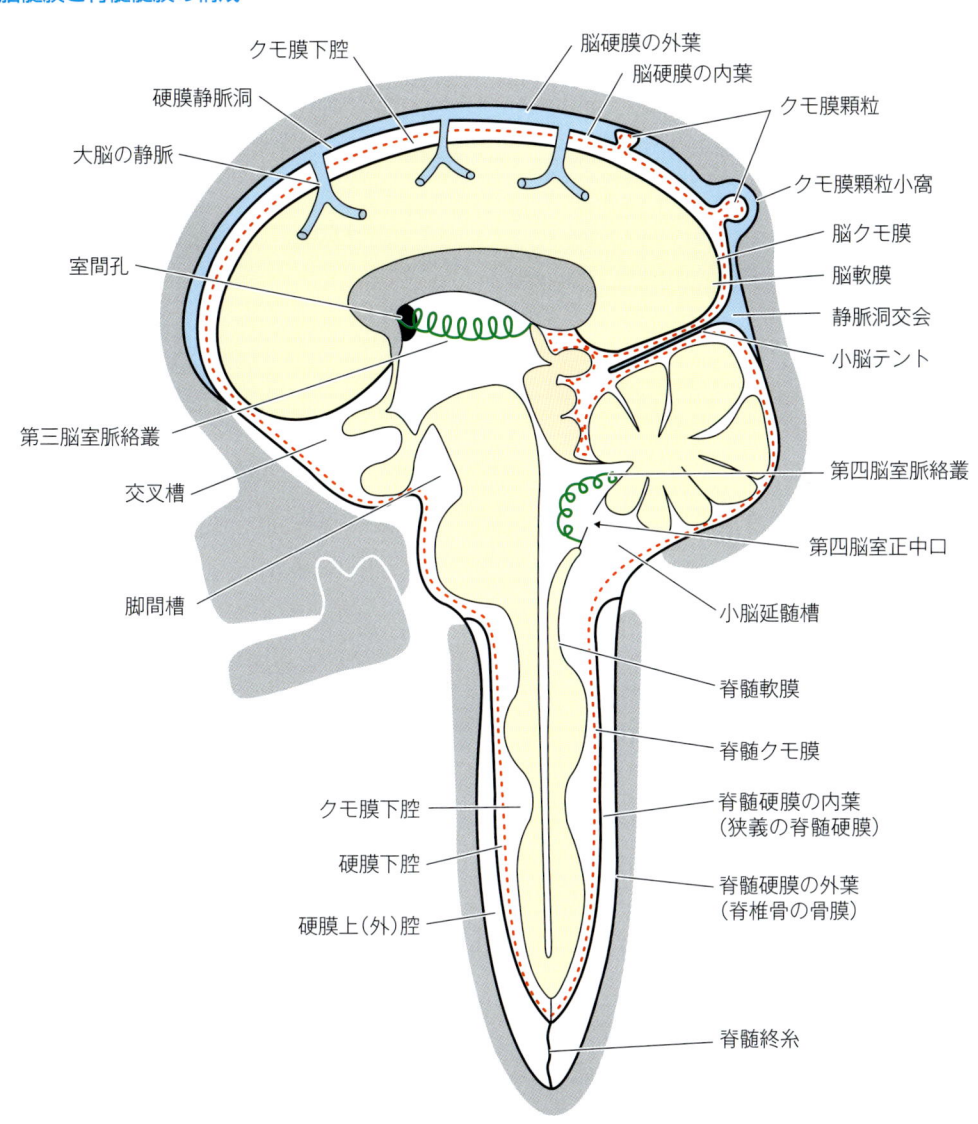

図 13-3 脊髄(A)と脳(B)の髄膜の違い(硬膜上腔に注意)

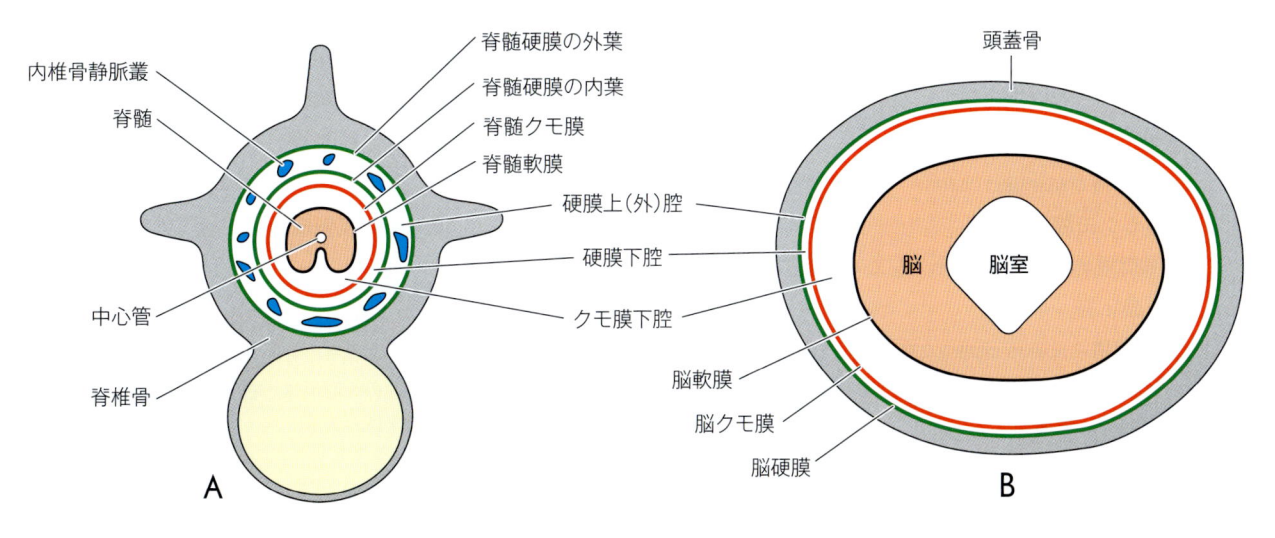

図 13-4 硬膜静脈洞

A：左右の大脳半球の前額断面を後方より見る．2 枚の硬膜（内葉と外葉）は 1 枚となって頭蓋骨に癒着しているが，一部で内葉と外葉は離解して硬膜静脈洞（ここでは上矢状静脈洞）となる．2 枚の硬膜の内葉同士が正中面で癒着して 1 枚となり大脳鎌となる．
B：硬膜静脈洞を右後上方より見る．

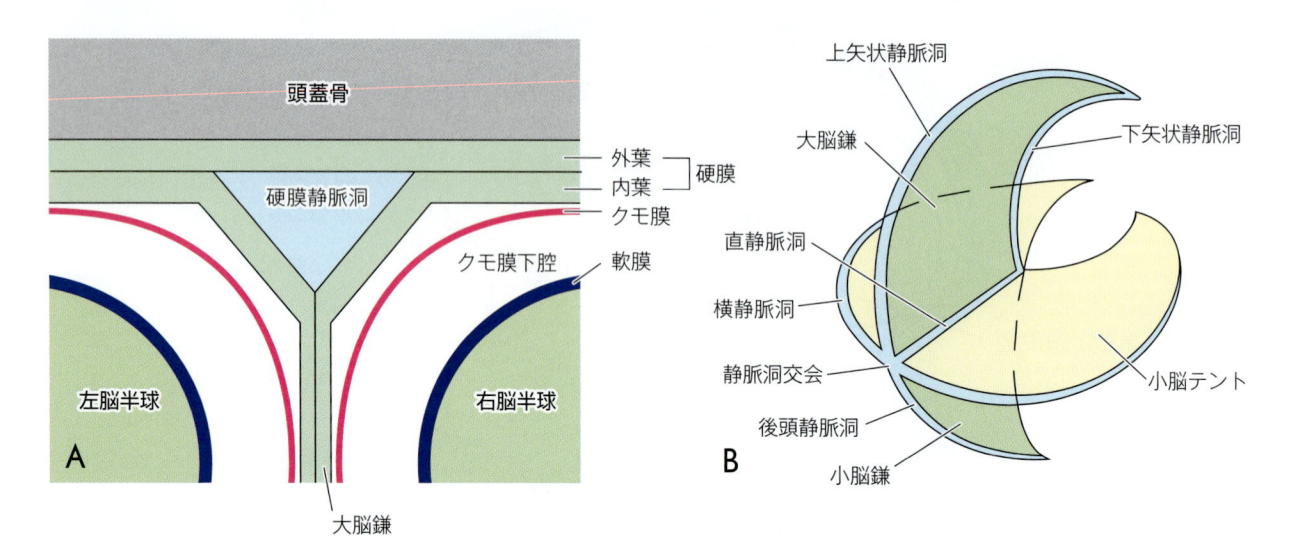

2 脳髄膜の間のスペース （図13-3）

❶ **硬膜上腔 epidural space**：頭蓋骨と硬膜の間のスペースであるが，正常状態ではすき間はあいていない．

❷ **硬膜下腔 subdural space**：硬膜とクモ膜の間のスペースであるが，ほとんどすき間はない．

❸ **クモ膜下腔 subarachnoid space**：クモ膜と軟膜の間の広いスペース．脳脊髄液 cerebrospinal fluid（CSF）が流れる．クモ膜下腔の特に広くなった所をクモ膜下槽 subarachnoid cistern といい，以下のものがある．

a) 小脳延髄槽 cerebellomedullary cistern：大槽ともいう．小脳の後方と延髄背側の間の広い空間．
b) 大脳外側窩槽 cistern of lateral cerebral fossa：大脳半球外側面の外側溝に沿う広いクモ膜下腔のこと．この外側溝に沿うくぼみを大脳外側窩という．
c) 交叉槽 chiasmatic cistern：視神経交叉の前方にあるクモ膜下腔．
d) 脚間槽 intercrural cistern：左右の大脳脚の間のクモ膜下腔．
e) 迂回槽 ambiens cistern：中脳外側面において大大脳静脈槽と脚間槽を結ぶクモ膜下腔．
f) 大大脳静脈槽 cistern of great cerebral vein：大大脳静脈の周囲のクモ膜下腔．
g) 脳梁槽 cistern of corpus callosum：脳梁の周囲のクモ膜下腔．

3 脳硬膜の特殊な形態 （図13-4）

● 硬膜の内葉と外葉は密着して，頭蓋骨の内面に貼りついているが，ときに 2 枚の硬膜が分かれて，特殊な装置を作る．

❶ **大脳鎌 falx cerebri**：正中面で硬膜の内葉同士が融合してできる．左右大脳半球の間（大脳縦裂）に進入し，左右の大脳半球を分ける．

❷ **小脳テント tentorium cerebelli**：水平面で硬膜内葉同士が融合してできる．大脳半球と小脳の間（大脳横裂）に進入し，大脳と小脳を分ける．

❸ **小脳鎌 falx cerebelli**：小脳の虫部に入る浅いヒダ．左右の小脳半球を分ける．

❹ **鞍隔膜 diaphragma sellae**：トルコ鞍の蓋をして，下垂体と視床下部を境する硬膜．

❺ **硬膜静脈洞 sinus of dura mater**：2 枚の硬膜（内葉と外葉）は，通常は融合して頭蓋骨の内面にぴったりと張り付いているが，部分的に 2 枚の硬膜が開いて，その間のスペースが静脈血を入れる構造がある．これを硬膜静脈洞という．

> **Memo 13-1** 頭蓋腔の 4 つのコンパートメント
> 大脳鎌，小脳テント，小脳鎌により，頭蓋腔は 4 つのコンパートメント（区画）に不完全に分かれる．右上区画に右の大脳半球，左上区画に左の大脳半球，右下区画に右の小脳半球，左下区画に左の小脳半球が入る．

図 13-5 脳室系の側面図(A)と背面図(B)

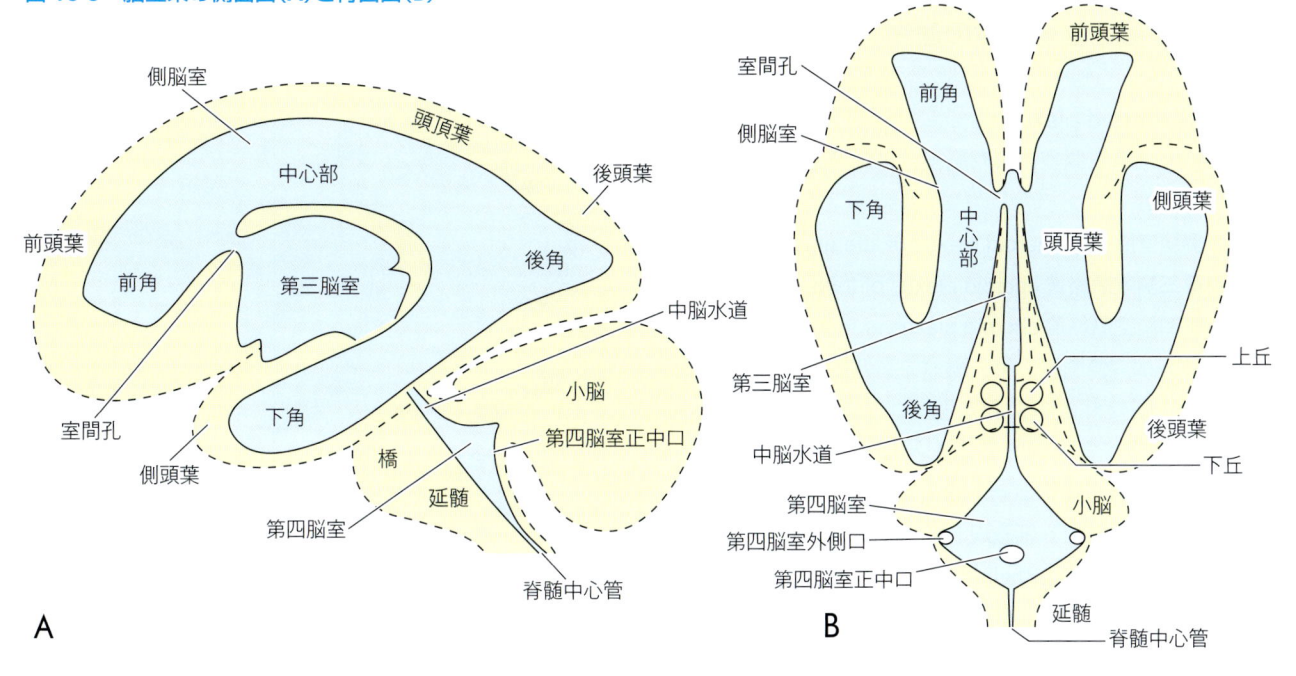

4 脊髄髄膜 meninges spinalis

- 脊髄髄膜は脳髄膜の連続と考えてよい（図13-3，ただし Memo 13-2 を参照）．
  ① 脊髄硬膜 spinal dura mater：硬膜の下端は脊髄硬膜終糸 filum terminale として尾骨に停止する．
  ② 脊髄クモ膜 spinal arachnoid mater
  ③ 脊髄軟膜 spinal pia mater：軟膜のヒダが後根と前根の間に伸びたものを歯状靭帯 denticulate ligaments といい，脊髄の固定に関与している．およそ 20 ほどある．また脊髄の下端より終糸 filum terminale となって尾骨に達する．

Memo 13-2　脳硬膜と脊髄硬膜の違い
2 葉の脳硬膜（内葉と外葉）は，しっかり癒着し，そして頭蓋骨内面に貼り付く．故に脳硬膜と骨の間の硬膜上腔は，ほとんどスペースがない．ところが大後頭孔の所で脳硬膜は分離して，脊髄硬膜の内葉（狭義の脊髄硬膜）と外葉（脊椎骨の骨膜）に移行し，両葉の間に広い空間ができる（硬膜上腔）．この空間は脂肪組織と静脈叢に充たされる．すなわち脊髄では広い硬膜上腔が存在する．故に，この空間に麻酔液を注入して脊髄神経をマヒさせることが可能である（硬膜外麻酔）．

5 脳室 ventricle　　　（図13-5）

- 神経管の頭方は，脳の発達とともに拡大，変形して脳室 ventriculus を形成する．後方は，形態をあまり変えず脊髄中心管 central canal になる．

脳室の区分
① 側脳室 lateral ventricle：左右の大脳半球（終脳）にある空所．大脳半球の外方および下方への発育に伴い，左右の側脳室は下記のような複雑な形となる．
  a) 前角 anterior horn：前頭葉の深部に位置する．
  b) 中心部 central portion：頭頂葉の深部に位置する．
  c) 後角 posterior horn：後頭葉の深部に位置する．
  d) 下角 inferior horn：側頭葉の深部に位置する．
② 第三脳室 third ventricle：左右の間脳の間の正中部にある脳室．不対．側脳室は第三脳室と室間孔 interventricular foramen（モンロー孔 foramen of Monro）により交通する．
③ 中脳水道 cerebral aqueduct：中脳の中心灰白質に囲まれる細い管．
④ 第四脳室 fourth ventricle：橋，延髄の菱形窩が底部を作り，小脳が天井を作る．

Memo 13-3　脳室と画像診断学
脳室の形態を理解することは，画像診断学（コンピューター断層撮影 computed tomography; CT，核磁気共鳴画像 magnetic resonance imaging; MRI）上，特に重要である．脳室の形態異常により脳腫瘍や脳出血の診断が可能だからである．

6 脈絡叢と脳脊髄液の産生　　　（図13-2）

脈絡叢 choroid plexus
- 側脳室，第三脳室，第四脳室には脈絡叢が存在する（図13-6）．
  1. 側脳室脈絡叢 choroid plexus of lateral ventricle
  2. 第三脳室脈絡叢 choroid plexus of third ventricle
  3. 第四脳室脈絡叢 choroid plexus of fourth ventricle
- 脈絡叢は，側脳室，第三脳室，第四脳室の天井の部分で，脳の外部の血管が脳室上衣細胞 ependymal cells を伴って脳室内部に進入してできる．血管の進入部の脳の蓋板 roof plate は非常に薄く，ここでは1層の脳室上衣細胞層しかない．この層を特に脈絡上皮 choroid epithelium という．脈絡叢の毛細血管は脳実質の毛細血管と異なり，有窓性で，血液と脈絡叢実質は自由に交通し，ここには血液脳関門に相当する障壁はない．そのかわりに，脈絡叢を覆う上衣細胞間に発達したタイトジャンクションがあり，これが血液と脳脊髄液（髄液）の間の障壁となる．この障壁を血液脳脊髄液関門（あるいは血液髄液関門）blood cerebrospinal fluid barrier という．上衣細胞は盛んな分泌作用を営み，脳脊髄液 cerebrospinal fluid（CSF）を産生する．
- 脳室とクモ膜下腔は，第四脳室の天井にある下記の孔により連絡する．したがってクモ膜下腔にも脳脊髄液が流れることになる．
  1. 第四脳室正中口（マジャンディー孔）median aperture of 4th ventricle（foramen of Magendie）：正中に1つ．
  2. 第四脳室外側口（ルシュカ孔）lateral aperture of fourth ventricle（foramen of Luschka）：2つ．

7 クモ膜顆粒 arachnoid granulation と脳脊髄液の吸収　　　（図13-2）

- 硬膜静脈洞の内腔へ突出するクモ膜の小粒のことをクモ膜顆粒という．板間静脈 diploic veins がクモ膜顆粒小窩に流入する所にも，これがある．顆粒内の弁構造が静脈圧と髄液圧との静力学的な圧力差によって開閉し，脳脊髄液を静脈内へ排出する．

> このように脳脊髄液の吸収はクモ膜顆粒とするのが定説であるが，その根拠は存外に乏しい．最近では，脳脊髄液の吸収部位として①脈絡叢，②脳室周囲器官，③末梢神経が注目されている．脈絡叢は脳脊髄液を産生する部位であるが，脈絡叢を形成する毛細血管の静脈側（静脈性毛細血管という）の血管内皮は窓あき型で血圧も低く，脳脊髄液の吸収に都合が良い．また脳室周囲器官（終板器官，脳弓下器官，松果体，交連下器官，下垂体，最後野など）では血液脳関門を欠くため，ここで脳脊髄液は自由に血管内に進入できる．また末梢神経中の神経周膜は神経根のところでクモ膜と連続しているため，神経周膜で囲まれた空間（神経周膜管という）はクモ膜下腔と連続している．したがってクモ膜下腔中の脳脊髄液は，末梢神経内の神経周膜管を経て，その末端で組織液として排泄される．ちょうどワイシャツの袖のように，神経周膜管はその遠位端で開放しているからである．

図 13-6　脈絡叢（サル）
脈絡叢の脈絡上皮の直下には豊富な毛細血管と小静脈（★）がある

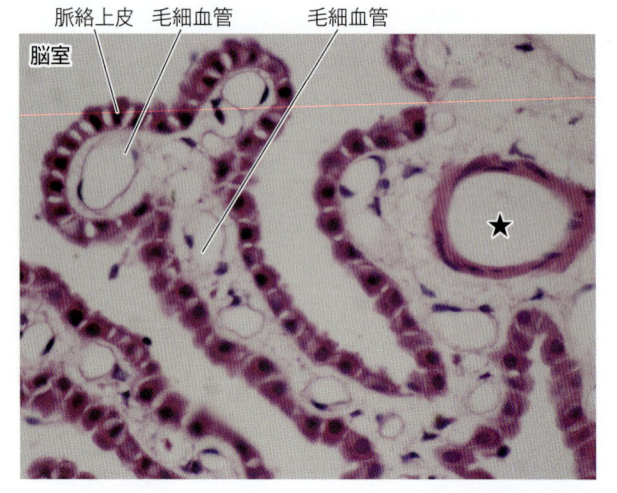

（神戸大学医学部標本）

8 脳脊髄液の循環と排出障害

- 脈絡叢で産生された脳脊髄液は1日あたり400〜500 ml であるが，脳脊髄液の全量が100〜150 ml であることより，脳脊髄液は1日当たり3回以上も入れ替わっていることになる．側脳室脈絡叢，第三脳室脈絡叢，第四脳室脈絡叢で産生された脳脊髄液は，各脳室を経て第四脳室の天蓋にある第四脳室正中口（マジャンディー孔）と外側口（ルシュカ孔）よりクモ膜下腔に入るが，一部の脳脊髄液は第四脳室から脊髄中心管を経て，脊髄終糸の背側に空いた小さな孔（中山の孔）からクモ膜下腔に出る．脳脊髄液は，この循環中に，脈絡叢，脳室周囲器官，末梢神経中の神経周膜管を経て吸収・排泄される．
- 例えば中脳水道が腫瘍や先天性奇形のために閉塞すると，脈絡叢で産生される脳脊髄液が脳室に貯留し，脳室拡大，水頭症 hydrocephalus，頭蓋内圧亢進症などになる．

成人の場合，脳脊髄液の過剰な産生あるいは吸収障害があると，頭蓋内圧が亢進するが，小児の場合，頭蓋骨の縫合が大泉門・小泉門として閉鎖していないため，頭囲が拡大する（水頭症）．個人差があるが，大泉門が閉鎖するのは，およそ生後1年半であり，小泉門が閉鎖するのは生後半年である．

練習問題

下記の文が正しければ○，誤っていれば×をつけなさい．

- ☐ 問1 脳実質を直接包む髄膜をクモ膜という．
- ☐ 問2 クモ膜下腔とはクモ膜と硬膜の間のスペースをいう．
- ☐ 問3 クモ膜下槽とはクモ膜下腔が特に狭くなった箇所をいう．
- ☐ 問4 大脳縦裂に入る脳硬膜を小脳テントという．
- ☐ 問5 2葉の硬膜が密接しているため，脊髄の硬膜上腔はスペースとしては存在しない．
- ☐ 問6 第四脳室正中孔のことをルシュカ孔ともいう．
- ☐ 問7 中脳水道には脈絡叢がない．
- ☐ 問8 側脳室下角とは後頭葉の内部にある脳室である．
- ☐ 問9 側脳室と第三脳室を連絡する孔（あな）をマジャンディー孔という．
- ☐ 問10 硬膜静脈洞とはクモ膜と硬膜の間の空所のことである．

解答 p.234

14

脳の血管
Blood Supply of the Brain

- 脳の機能を支えるエネルギー代謝系は，グルコースの好気的酸化に依存している．ところが脳にはグリコーゲンやグルコースの貯蔵がほとんどないため，豊富な血流によるグルコースと酸素の供給が，脳の機能維持に必要不可欠である．
- 故に，ある部位の脳の活動性とその部位を灌流する血流量の間には相関がある．これを利用して，脳が活動している部位を探し出す方法がある：
  1. **機能的核磁気共鳴画像法 functional MRI（fMRI）**：酸素と結合していない還元型ヘモグロビンはMRIの信号強度を減弱し，酸素と結合した酸化型ヘモグロビンはMRI信号を増強する．神経組織が興奮すると興奮部位への血流量が増加し，血中の酸化型ヘモグロビンが多くなる．その結果，MRI信号は増強される．この2つの状態の差を神経活動のON/OFFに起因するものとして取り扱う．
  2. **^{14}C-2-deoxyglucose法**：グルコースと拮抗して取り込まれ，かつ分解されない^{14}C-2-deoxyglucoseを投与し，脳がその時点で活発に活動している部位を探し出す方法．
- 本章では脳に分布する血管について説明する．

A 脊髄の動脈

- 第3章脊髄（☞ p.47, 5 脊髄の動脈）を参照．

B 脳の動脈

- 内頸動脈 internal carotid artery と椎骨動脈 vertebral artery の2本，左右合計4本の動脈によってのみ脳は栄養される．
- 脳の血管障害（脳出血 cerebral hemorrhage や脳硬塞 cerebral infarct）により重篤な神経症状を呈するから，脳の血管の解剖は臨床医学上重要である．

1 内頸動脈 internal carotid artery（図14-1）

- 走行部位により以下のごとく区分される．
  1. **頸部 cervical segment**：外頸動脈との分岐部から側頭骨錐体の下面に至る部分．内頸動脈は頸部では枝を出さない．
  2. **錐体内部 intrapetrosal segment**：側頭骨錐体内部の頸動脈管 carotid canal 内を走る部分．
  3. **海綿静脈洞内部 intracavernous segment**：海綿静脈洞内をその内側壁に沿って平行に走る部分．
  4. **前床突起上部 supraclinoid segment**：海綿静脈洞を出て，眼動脈を分枝した後，前床突起の内側を通り，その上後方で分岐するまでの部分．
- ③＋④は後方に開いたU字型をしている．これを頸動脈サイフォン carotid siphon という．

図 14-1　内頚動脈の区分

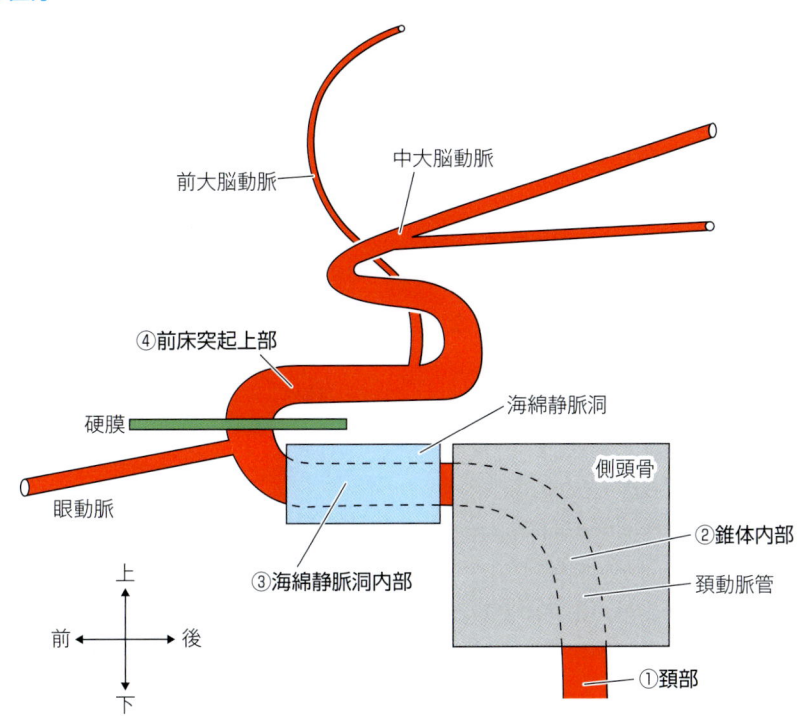

Memo 14-1　海綿静脈洞症候群
cavernous sinus syndrome
海綿静脈洞内部を内頚動脈が通過することは極めて重要である．海綿静脈洞の炎症や内頚動脈の動脈瘤により眼球が心拍に同調して拍動する．海綿静脈洞の上壁や外側壁を動眼神経，滑車神経，外転神経が通過するために全外眼筋のマヒが生じる．さらに三叉神経も通過するため，顔面の知覚マヒが生じる．海綿静脈洞は上眼静脈，下眼静脈を介して顔面の静脈と結合しているので，眼瞼浮腫が生じる．以上を海綿静脈洞症候群という．

2　椎骨動脈 vertebral artery　（図14-2, 3）

鎖骨下動脈の枝
- 第6頚椎の横突孔に入り，これより上位の頚椎の横突孔を順次上行する．環椎の横突孔を貫いた後に，大後頭孔より頭蓋内に入る．左右の椎骨動脈は合して脳底動脈となる（図3-14）．

椎骨動脈の枝
1. 前脊髄動脈 anterior spinal artery：左右1対あるが，合して1本となり，脊髄の前正中裂を下行する．
2. 後脊髄動脈 posterior spinal artery：左右1対あり，後外側溝（後根が脊髄に入るところ）に沿って下行する．
3. 後下小脳動脈 posterior inferior cerebellar artery（PICA）：椎骨動脈の枝で，小脳半球後部，小脳虫部，小脳核，第四脳室脈絡叢へいく．後下小脳動脈が閉塞すると延髄外側部が障害される（延髄外側症候群＝ワレンベルグ症候群 Wallenberg's syndrome ☞ p.172）．

3　脳底動脈 basilar artery　（図14-2）

- 左右の椎骨動脈は延髄の腹側正中部で合流し，脳底動脈となる．

脳底動脈の枝
1. 前下小脳動脈 anterior inferior cerebellar artery（AICA）：脳底動脈のはじめの枝．小脳皮質の前下面，小脳白質，小脳核の一部を栄養する．小さな側枝は脳幹を栄養する．
2. 迷路動脈 labyrinthine artery：脳底動脈の枝で，内耳に入る．
3. 上小脳動脈 superior cerebellar artery：脳底動脈が左右の後大脳動脈に分かれる直前に出る枝．小脳の上面，小脳核の一部，橋の吻側，上小脳脚，下丘を栄養する．

4 大脳動脈輪（ウイリス）　(図14-2〜4)
cerebral arterial circle of Willis

- 左右の内頸動脈と脳底動脈が吻合して形成されるリングをウイリスの大脳動脈輪という．
- 内頸動脈は，中大脳動脈 middle cerebral artery と前大脳動脈 anterior cerebral artery を分岐して終わる．脳底動脈は終枝として左右の後大脳動脈となる．左右の前大脳動脈が前交通動脈 anterior communicating artery にて交通し，後大脳動脈が後交通動脈 posterior communicating artery にて中大脳動脈と交通して大脳動脈輪が完成する．
- この動脈輪は，一見，側副循環 collateral circulation としての機能をもつように思えるが，実際は有効ではない．一側の内頸動脈や椎骨動脈の閉鎖による循環障害をこの動脈輪は代償しえないからである．
- 大脳半球の血管は皮質枝と中心枝に分かれる（図14-2〜5）．
  1. **皮質枝 cortical branches**：大脳動脈輪から出て，脳の表面に沿って走り，脳の各部に至る．
     1) 前大脳動脈 anterior cerebral artery：前頭葉の底面（眼窩回，直回），嗅球，嗅索，前頭葉と頭頂葉の内側面に分布する．
     2) 中大脳動脈 middle cerebral artery：主に大脳半球の外側面に分布する．すなわち眼窩回（外側部），下および中前頭回，中心前回と中心後回，上および下頭頂小葉，上側頭回，中側頭回，下側頭回，外側後頭側頭回など．
     3) 後大脳動脈 posterior cerebral artery：下側頭回，後頭葉，上頭頂小葉に分布する．
  2. **中心枝 central branches**（図14-3〜5）：貫通動脈 perforating arteries ともいう．間脳，大脳基底核，内包に分布する．これを4群に分けるが，さらに前および後脈絡叢動脈が加わる．
     1) 前内側中心枝 anteromedial group：前大脳動脈，前交通動脈から出る．
     2) 前外側中心枝 anterolateral group：前大脳動脈と中大脳動脈から起こる．内側枝と外側枝がある．
        a) 内側枝（内側線条体動脈 medial striate arteries）：前大脳動脈から出る．ホイブナー氏反回動脈 recurrent artery of Heubner ともいう．
        b) 外側枝（外側線条体動脈 lateral striate arteries）：中大脳動脈より起こる．線条体枝 striate branches，レンズ核線条体動脈 lenticulostriate artery あるいはシャルコー脳出血動脈 Charcot's cerebral hemorrhage artery などと呼ばれる動脈である．
     3) 後内側中心枝 posteromedial group：後大脳動脈の枝．後大脳動脈が後交通動脈を出す部より内側で出る．この1枝に視床穿通動脈 thalamoperforating artery が含まれる．
     4) 後外側中心枝 posterolateral group：後大脳動脈の枝．後大脳動脈が後交通動脈を出す部より外側で出る．この1枝に視床膝状体動脈 thalamogeniculate artery がある．
     5) 前脈絡叢動脈 anterior choroidal artery：内頸動脈より分かれ，後走し，側頭葉前端の内側面に達し，側脳室下角に達する．側脳室脈絡叢，海馬，淡蒼球，内包後脚に分布する．
     6) 後脈絡叢動脈 posterior choroidal artery：後大脳動脈より分かれ，松果体，第三脳室脈絡叢，視床に分布する．

図14-2　脳底の動脈

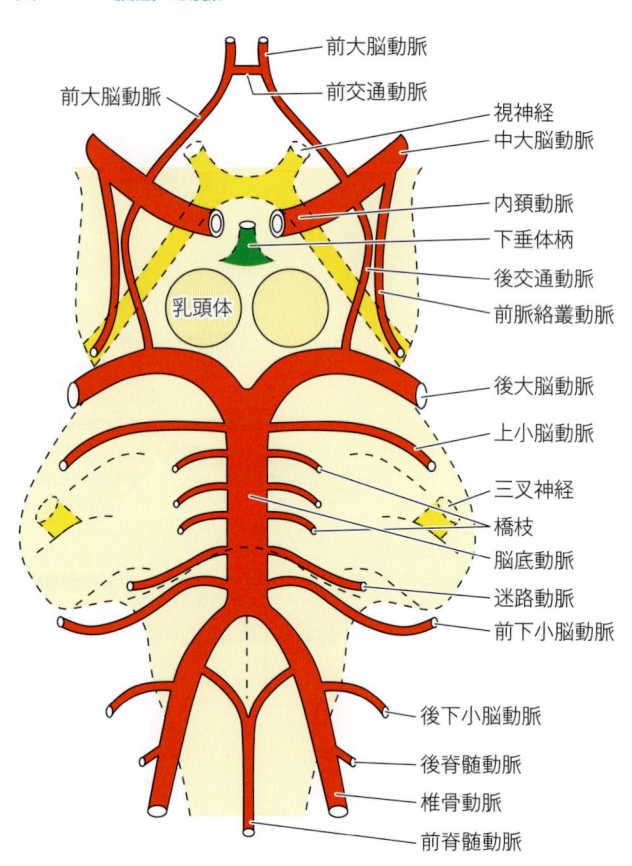

B　脳の動脈 | 4　大脳動脈輪（ウイリス）

図 14-3　大脳動脈輪（ウイリス）

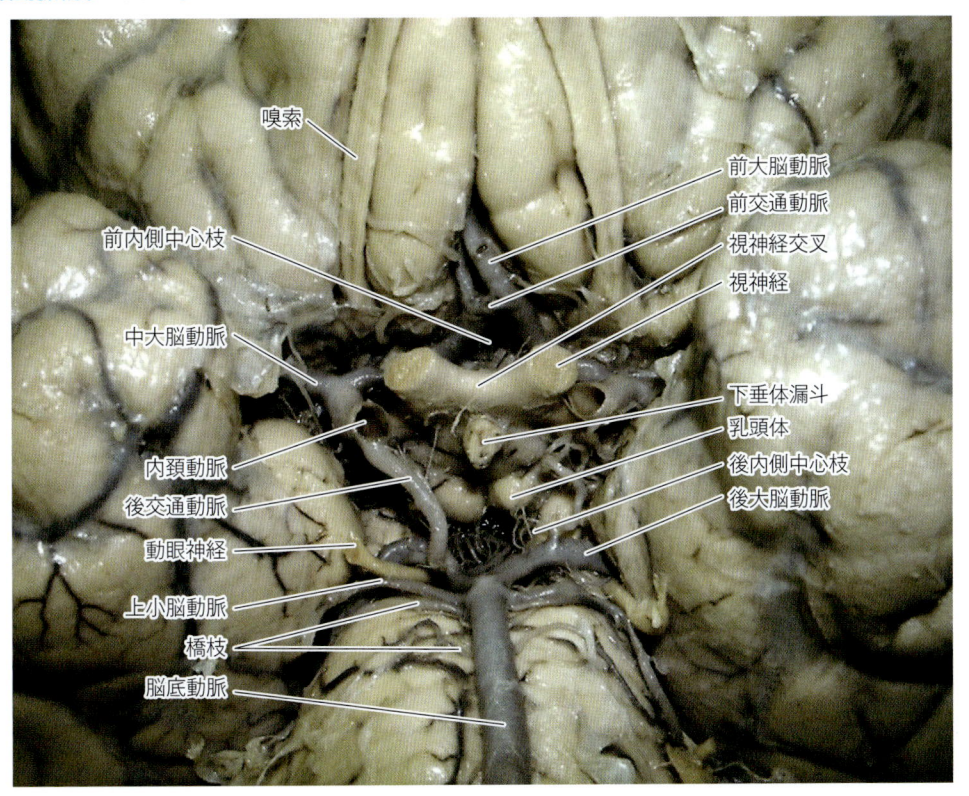

図 14-4　大脳動脈輪と中心枝

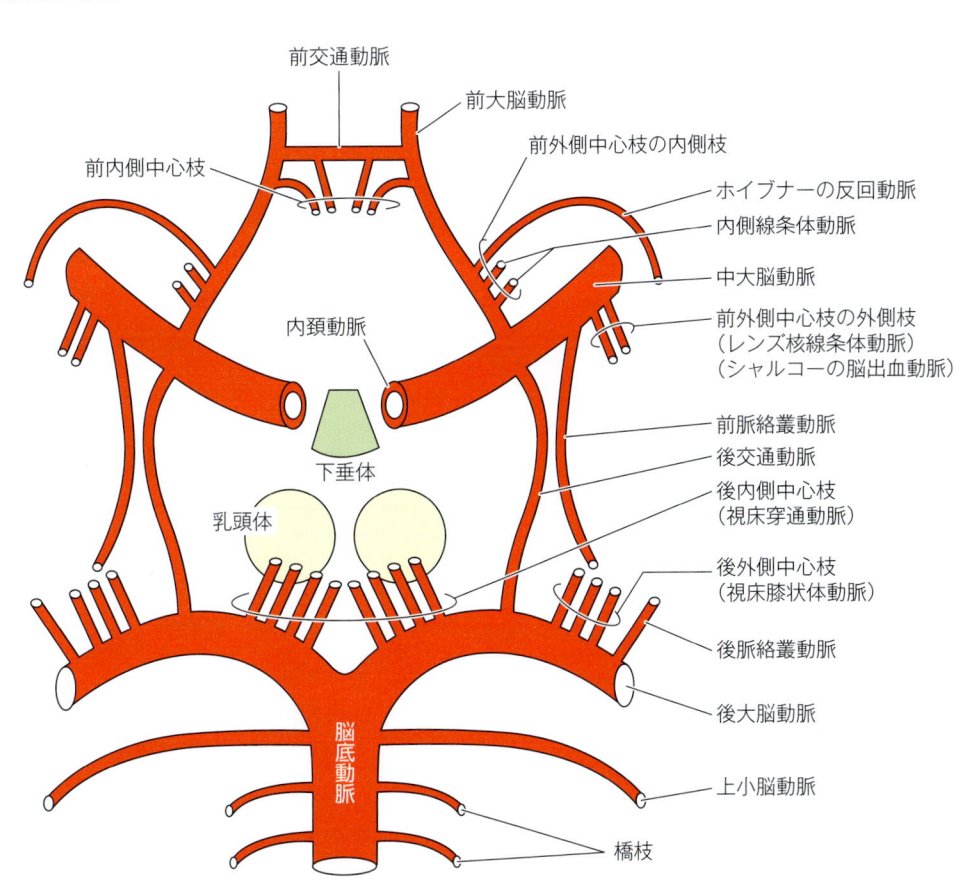

図14-5 内包・レンズ核・視床に分布する動脈（左側面図）

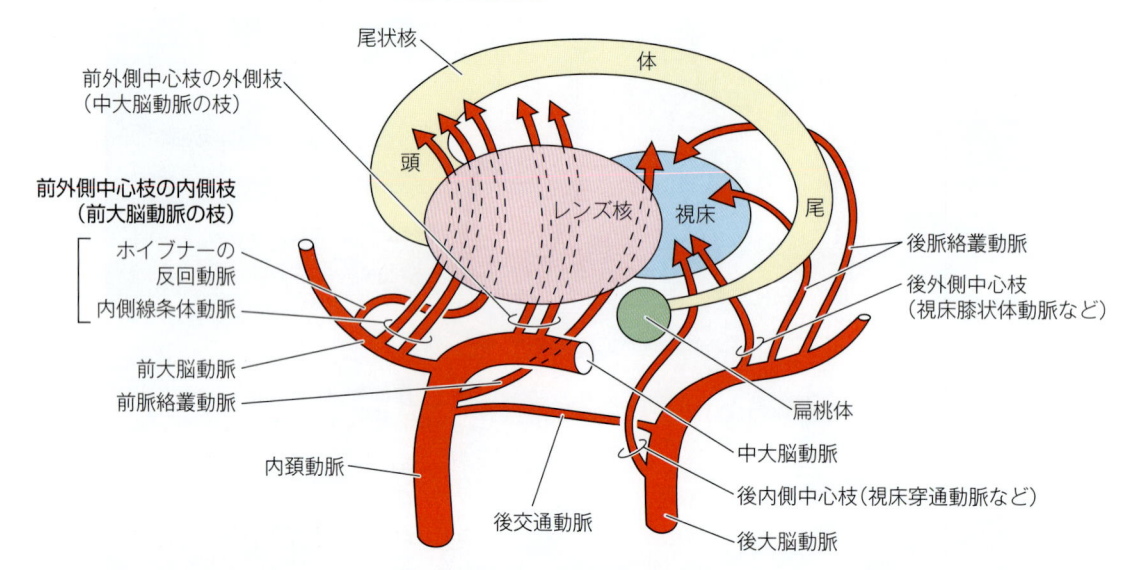

5 硬膜に分布する動脈

❶ **前硬膜動脈** anterior meningeal artery：前篩骨動脈 anterior ethmoidal artery の枝．前頭蓋窩の硬膜に分布する．

❷ **中硬膜動脈** middle meningeal artery：顎動脈の枝．棘孔より入り，中頭蓋窩の硬膜に分布する．

❸ **後硬膜動脈** posterior meningeal artery：上行咽頭動脈の枝．頸静脈孔より入り，後頭蓋窩の硬膜に分布する．

その他，後頭動脈 occipital artery の枝の硬膜枝が乳突孔より頭蓋に入る．

C 大脳の静脈

● 大脳の静脈は表在静脈系（表在大脳静脈）と深部静脈系（深部大脳静脈）に2大別される．いずれも橋静脈 bridging veins を介して硬膜静脈洞 dural sinus へ流入する．

1 表在大脳静脈 superficial cerebral veins （図14-6）

● 外大脳静脈 external cerebral veins ともいう．上矢状静脈洞を中心に硬膜静脈洞に流入する．3大静脈群として以下のものがある：

❶ **上大脳静脈** superior cerebral veins：大脳半球の外側面上部と内側面に分布する（6～15本ある）．上矢状静脈洞，横静脈洞に注ぐが，内面の一部は下矢状静脈洞に流入する．

❷ **下大脳静脈** inferior cerebral veins：大脳半球の下面と外側面下部に分布する．前方では海綿静脈洞，後方では横静脈洞などに注ぎ，下方では頭蓋底部の硬膜静脈洞に流入する．

❸ **浅中大脳静脈** superficial middle cerebral veins：外側溝表面に沿って走り，半球外側面に分布する．海綿静脈洞に流入する．この静脈と他の静脈を互いに吻合する静脈として次の発達した静脈がある．
　1) 上吻合静脈（トロラード）superior anastomotic vein of Trolard：上大脳静脈と吻合．
　2) 下吻合静脈（ラベ）inferior anastomotic vein of Labbé：下大脳静脈と吻合．

2 深部大脳静脈 deep cerebral veins
（図14-6, 7）

● 大脳の深部および大脳半球下面の静脈や脈絡叢の静脈からなり，最終的には大大脳静脈に集まり，直静脈洞に注ぐ．

❶ **大大脳静脈（ガレン）** great cerebral vein of Galen：内大脳静脈，脳底静脈，後頭静脈，上小脳静脈を集める．

❷ **内大脳静脈** internal cerebral veins：第三脳室脈絡叢中を走る．
　1) 視床線条体静脈 thalamostriate vein（分界条静脈 terminal vein）

図 14-6 大脳の静脈　A：外側面，B：内側面

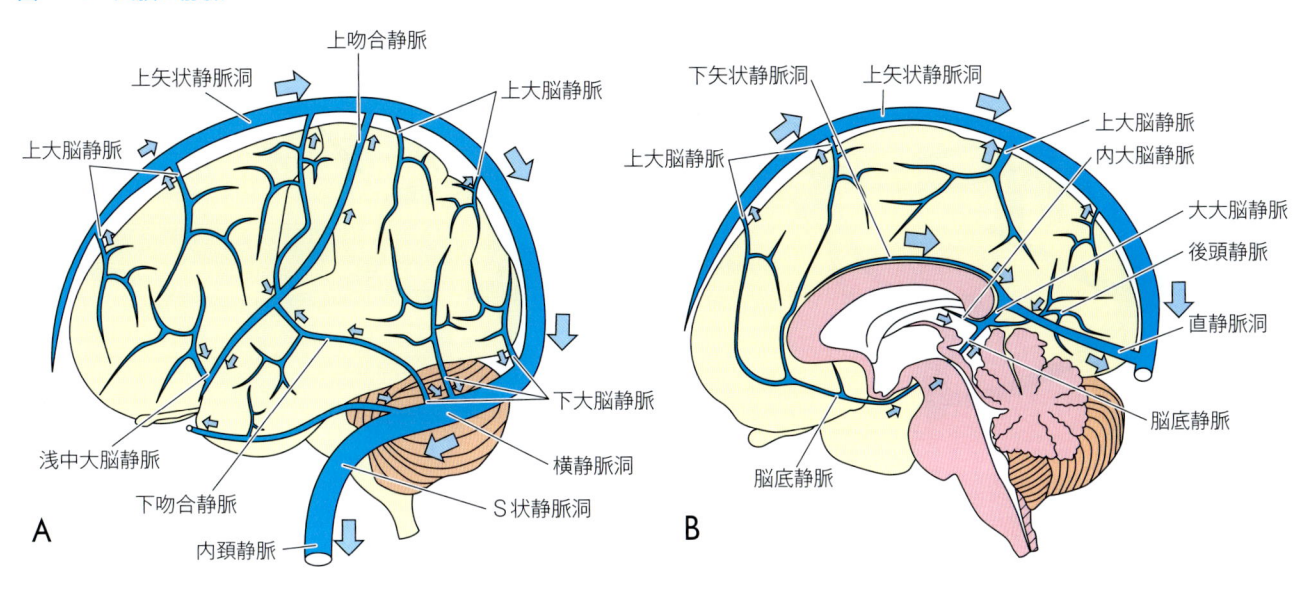

図 14-7 大大脳静脈（ガレン）とその枝　A：大脳半球を取り除き，上方より見る．B：血管のみを表示する．

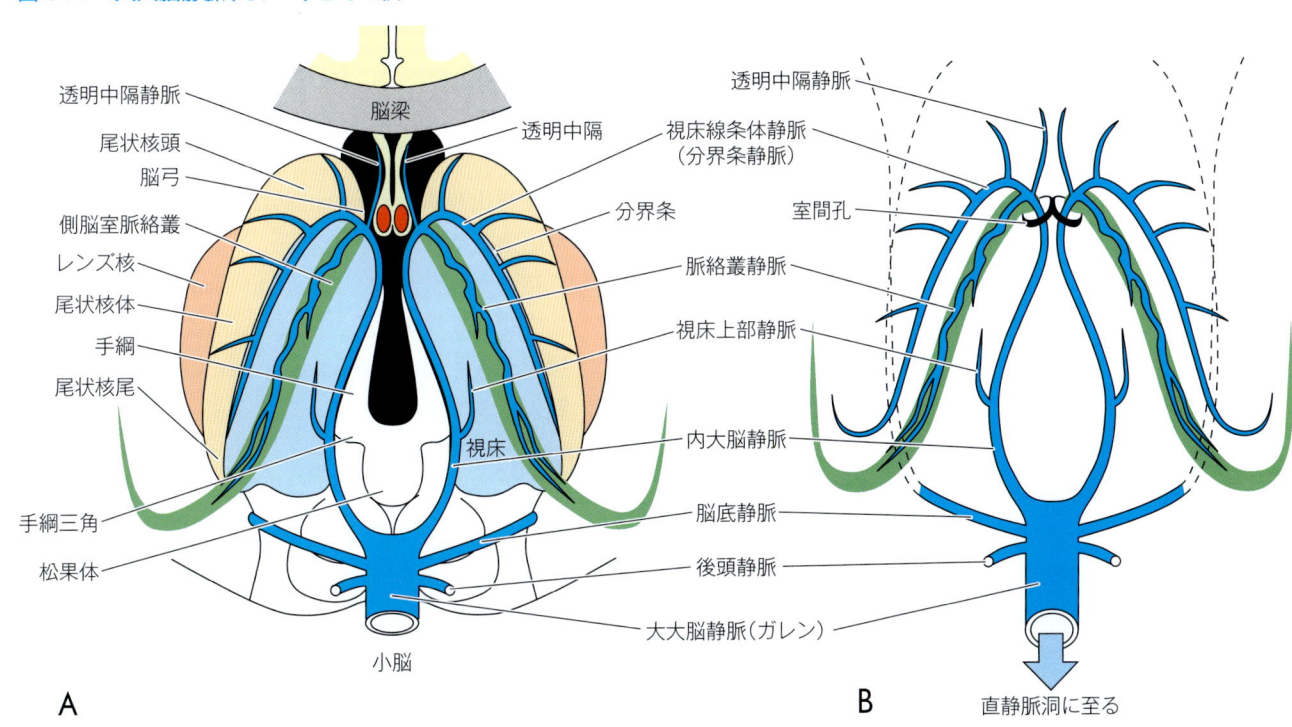

2）脈絡叢静脈 choroidal vein
3）透明中隔静脈 septal vein

❸ 脳底静脈（ローゼンタール）basal vein of Rosenthal：前頭葉の内面より起こる．下記の静脈が流入する：

1）前大脳静脈 anterior cerebral veins：前大脳動脈に伴行する．
2）深中大脳静脈 deep middle cerebral veins：外側溝の深部を走る．
3）線条体静脈 striate veins

❹ 後頭静脈 occipital veins

3　小脳の静脈

❶ 上小脳静脈 superior cerebellar veins：直静脈洞，内大脳静脈，横静脈洞に注ぐ．

❷ 下小脳静脈 inferior cerebellar veins：横静脈洞，上錐体静脈洞，後頭静脈洞に注ぐ．

図 14-8　硬膜静脈洞(A)と導出静脈(B)

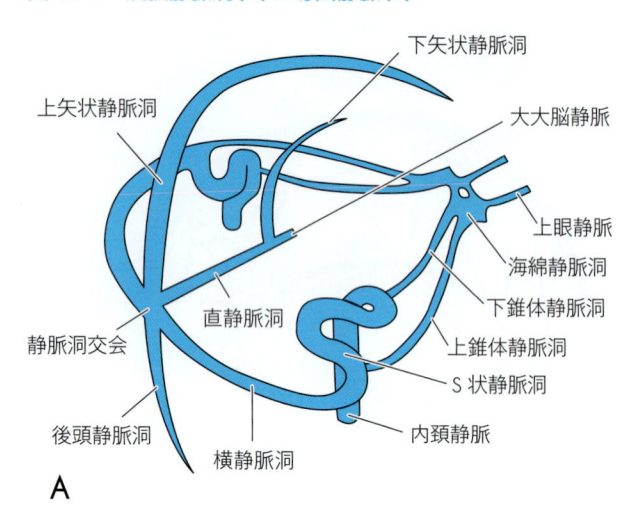

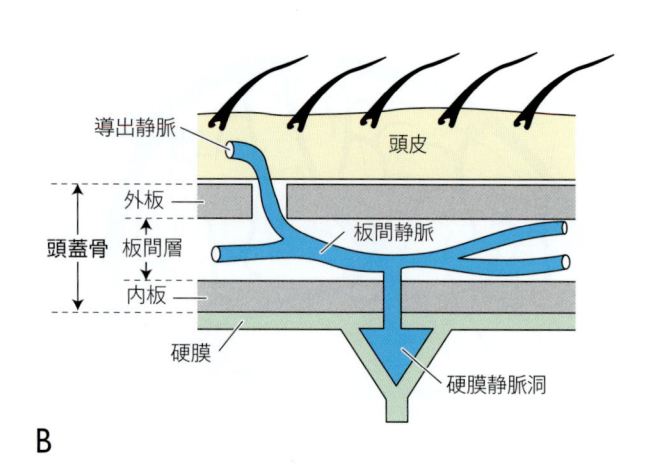

A

B

4　硬膜静脈洞
sinus of dura mater or cerebral sinus

- 脳硬膜は強靭な結合組織で，内葉と外葉の2枚からなる（図13-4）．外葉は頭蓋骨の内面に密着し，骨膜に相当する．外葉は内葉に密着するが，部分的に両者が開くところがあり，中に静脈血を容れる．この2枚の硬膜の間の空間を硬膜静脈洞という．硬膜静脈洞は，内面は内皮細胞で覆われるが，固有の静脈壁をもたない特殊な静脈である．脳の静脈血は大脳の静脈に集められ，さらに各所の硬膜静脈洞に注ぎ，S状静脈洞を介して内頸静脈に注ぐ．次の静脈洞がある（図14-6, 8A）：
  - ❶ 横静脈洞 transverse sinus と S 状静脈洞 sigmoid sinus：静脈洞交会 confluence of sinus に始まり，後頭骨内面の横洞溝に沿って横行し（横静脈洞），S状に曲がって（S状静脈洞），頸静脈孔で内頸静脈に注ぐ．
  - ❷ 上矢状静脈洞 superior sagittal sinus：大脳鎌の上縁にある．
  - ❸ 下矢状静脈洞 inferior sagittal sinus：大脳鎌の下縁にある．
  - ❹ 直静脈洞 straight sinus：大脳鎌と小脳テントの会合する線上に一致してある．
  - ❺ 後頭静脈洞 occipital sinus：小脳テントの付着部にある静脈洞で，静脈洞交会に注ぐ．
  - ❻ 海綿静脈洞 cavernous sinus：蝶形骨体の両側にある．左右の海綿静脈洞は前・後海綿間静脈洞 anterior and posterior intercavernous sinus で交通する．上錐体静脈洞 superior petrosal sinus と下錐体静脈洞 inferior petrosal sinus を介してS状静脈洞に注ぐ．

5　導出静脈 emissary veins

- 頭蓋骨を貫いて内外にある静脈を結合する短い静脈を導出静脈（図14-8B）という．次の導出静脈がある：
  - ❶ 頭頂導出静脈 parietal emissary vein：浅側頭静脈⇄頭頂孔⇄上矢状静脈洞．
  - ❷ 乳突導出静脈 mastoid emissary vein：後頭静脈⇄乳突孔⇄S状静脈洞．
  - ❸ 顆導出静脈 condylar emissary vein：椎骨静脈叢⇄顆管⇄S状静脈洞．

> **Memo 14-2　導出静脈と髄膜炎**
> 導出静脈中の血流の方向は必ずしも一定していないので，頭蓋外で起こった炎症が導出静脈を仲介して容易に硬膜静脈洞に伝えられ，その結果，髄膜炎を起こすことがある．なお硬膜静脈洞は血流が緩徐のため血栓ができやすい（硬膜静脈洞血栓症）．

練習問題

下記の文が正しければ○，誤っていれば×をつけなさい．

- ☐ 問1　内頚動脈は側頭骨内部で眼動脈を出す．
- ☐ 問2　椎骨動脈は海綿静脈洞内を前進する．
- ☐ 問3　左右の前大脳動脈は前交通動脈により交通する．
- ☐ 問4　ウイリス動脈輪を構成する血管を全て直線で表示すれば，6角形となる．
- ☐ 問5　シャルコーの脳出血動脈は，皮質枝の1つである．
- ☐ 問6　前脈絡叢動脈は，中心枝の1つである．
- ☐ 問7　後下小脳動脈は，脳底動脈の枝である．
- ☐ 問8　右後下小脳動脈の閉塞により，左半身の識別性触圧覚がマヒする．
- ☐ 問9　大大脳静脈は左右1対ある．
- ☐ 問10　右延髄内側症候群において，左半身の識別性触圧覚がマヒする．

解答 p.234

15

化学的神経解剖学
Chemical Neuroanatomy

- 錐体路や脳弓などの伝導路（神経回路）は，肉眼的にも周囲から区別することができる．また多くの伝導路は，肉眼的には区別できなくとも，特殊なヘマトキシリンを用いたワイゲルト髄鞘染色法などでよく染まり，光学顕微鏡的には弱拡大で観察可能である．
- しかし脳の中には伝導路として認識しがたい神経回路が多数ある．例えば，無髄線維からなる神経回路は髄鞘をもたないから，ワイゲルト髄鞘染色法では染色されない．またごく少数の軸索からなる神経回路は周囲から区別できない．
- 神経伝達物質の組織内における所在を明らかにする組織化学法や，抗体を用いた免疫組織化学法の開発により，古典的伝導路学では全く手のつけようがない神経回路を同定することができるようになった．このような方法論を用いて神経回路を神経伝達物質の面から研究する学問を化学的神経解剖学 chemical neuroanatomy といい，認知症，内因性精神病，さらに心の本質を知る上で非常に重要な知見をもたらした．本章ではコリン作動系，モノアミン系に絞って説明する．

1 コリン作動系 cholinergic system

- アセチルコリン acetylcholine（Ach）を神経伝達物質とするニューロンをコリン作動性ニューロン cholinergic neuron という．アセチルコリンは最初に見つかった神経伝達物質である．
- アセチルコリン合成酵素のコリン O-アセチルトランスフェラーゼ（choline O-acetyltransferase; ChAT）は，アセチル CoA とコリンよりアセチルコリンと補酵素 A（coenzyme A; CoA）を生成する反応を触媒する酵素で，コリン作動性ニューロンに特異的に存在する（図15-1）．したがって ChAT に対する抗体を用いた免疫組織化学によりコリン作動性ニューロンを選択的に染色することができる（図15-2）．
- コリン作動性神経回路として重要なのは以下のとおりである（図15-4, 5）：
  ❶ 基底核-皮質コリン作動系 basal nucleus-cortex cholinergic system：前脳の基底部にあるマイネルト基底核 basal nucleus of Meynert（Ch4）からの

図 15-1　アセチルコリンの生合成

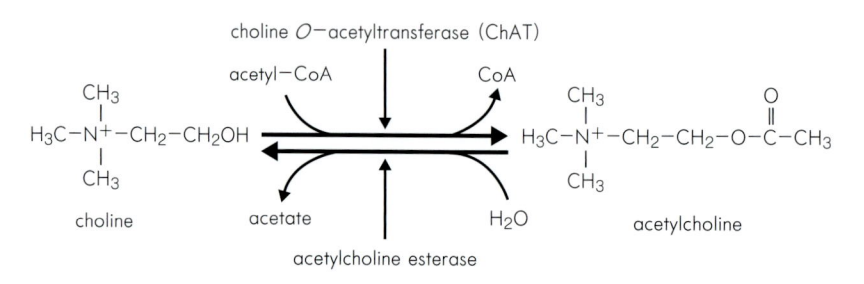

図 15-2　マウス顔面神経核（ChAT 免疫組織化学）

運動ニューロンはコリン作動性なので，顔面神経核ニューロンはコリン O-アセチルトランスフェラーゼ（ChAT）抗体で選択的に染めることができる．

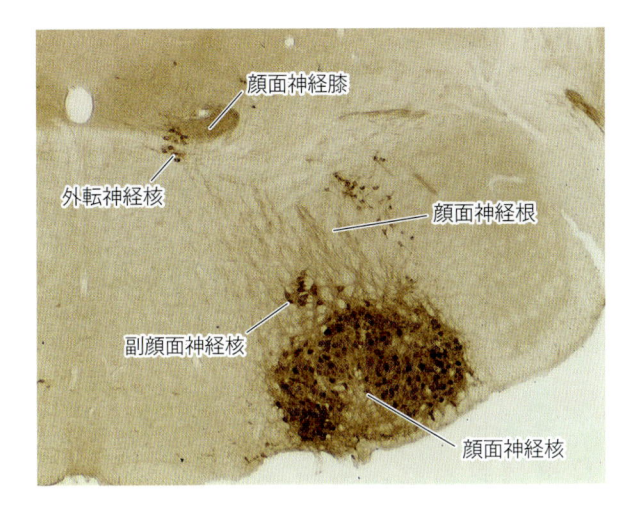

図 15-3　上部胸髄のコリン作動性ニューロン

ラットの上部胸髄の横断切片を交感神経コリン O-アセチルトランスフェラーゼ ChAT 抗体で染めた免疫染色．中間外側核（IML）中の交感神経節前ニューロンは ChAT 陽性であることより，コリン作動性である．CAN：中心自律性神経核，cc：中心管，DF：後索，DH：後角，IC：介在核，LF：側索．

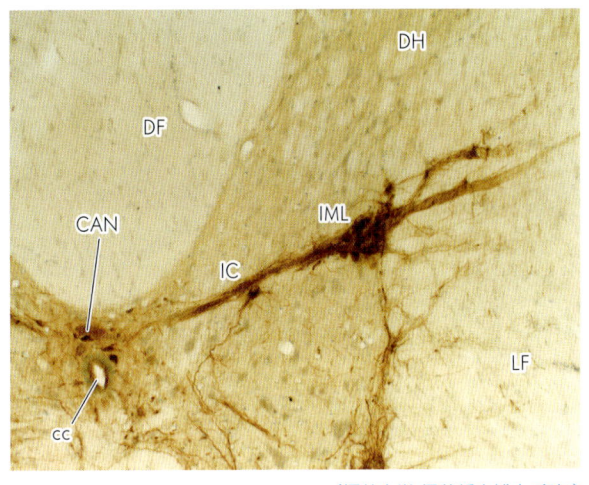

（福井大学　伊藤哲史博士　恵与）

図 15-4　コリン作動系

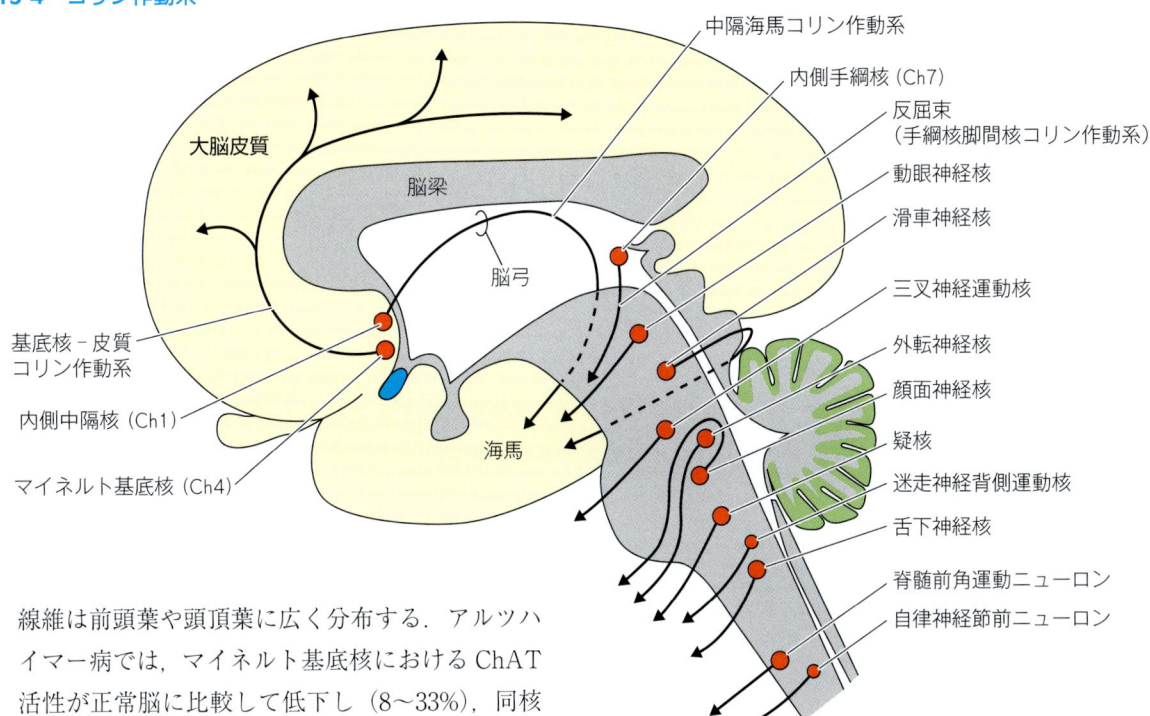

線維は前頭葉や頭頂葉に広く分布する．アルツハイマー病では，マイネルト基底核における ChAT 活性が正常脳に比較して低下し（8〜33％），同核のニューロン数が減少するため，これらの疾患との関係で注目されている．

❷ **中隔海馬コリン作動系** septo-hippocampal cholinergic system：内側中隔核 medial septal nucleus（Ch1）からの線維は脳弓を経て海馬に至る．

❸ **手綱核脚間核コリン作動系** habenulointerpeduncular cholinergic system：内側手綱核 medial habenular nucleus（Ch7）からの線維はマイネルトの反屈束（手綱核脚間核路）を経て，中脳脚間核に至る．

❹ **運動性脳神経核** motor nuclei of cranial nerves：運動性脳神経核（GSE, SVE, GVE）はいずれもコリン作動性である（図15-2, 5）．当然，脊髄前角運動ニューロン（GSE）や脊髄の自律神経節前ニューロン（GVE）もコリン作動性である（図15-3）．

● 脳におけるコリン作動性ニューロンは Ch1 から Ch8 までの 8 つの集団に分類される．

- Ch1（内側中隔核）と Ch2（対角帯垂直部）：海馬に投射する．
- Ch3（対角帯水平部）：嗅脳に投射する．
- Ch4（マイネルト基底核）：新皮質全域と扁桃体に投射する．

図 15-5 コリンアセチルトランスフェラーゼ(ChAT)抗体を用いたコリン作動系(マウス)
A：ニッスル染色
B：抗 ChAT 抗体を用いた免疫染色

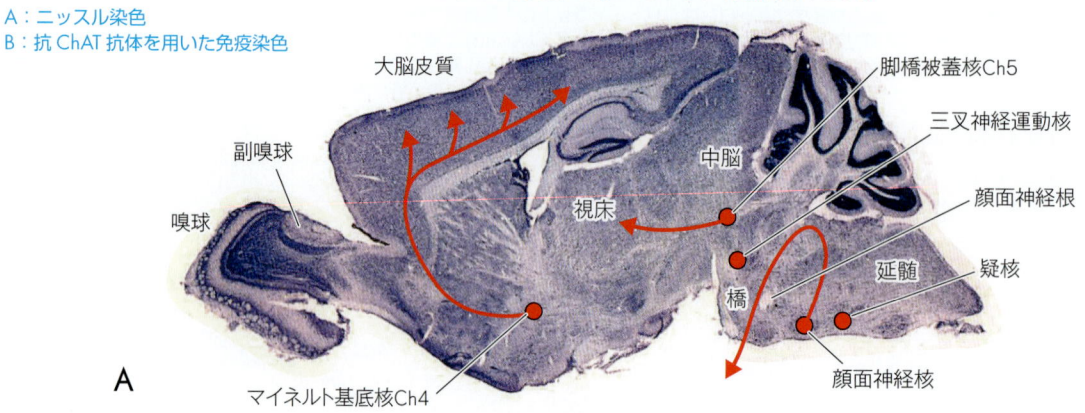

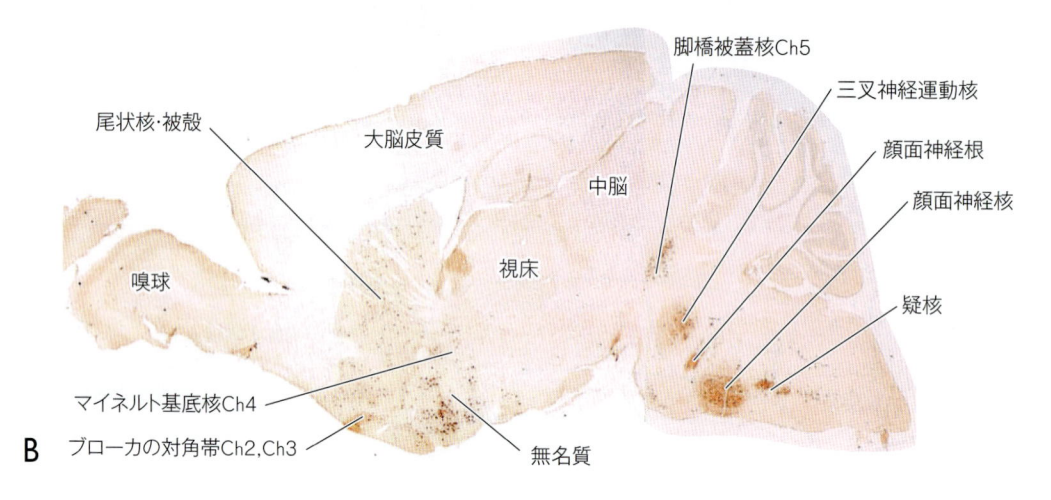

- Ch5（脚橋被蓋核）と Ch6（背側外側被蓋核）：視床の神経核（内側膝状体，外側膝状体，髄板内核群，視床前核，視床外側核）に投射する．
- Ch7（内側手綱核）：反屈束を経て脚間核に投射する．
- Ch8（二丘体傍核）：上丘に投射する．

- モノアミン作動性ニューロンの一般的特徴：
  ①細胞体は少ないのに，終末領域が膨大である．
  ②軸索は無髄で，分岐を繰り返す．
  ③軸索に念珠状終末 varicosity という多数の膨らみをもつ．
  ④典型的なシナプス構造が乏しい．

> **Memo 15-1　神経液性伝達**
> このような形態学的特徴から理解できるように，モノアミン作動性ニューロンは典型的なシナプス伝達ではなく，ホルモンのようにニューロン間に広く拡散して標的ニューロンの活動を調節する．このような伝達形式を神経液性伝達（あるいは単に液性伝達）neurohumoral transmission という．神経液性伝達に関わる物質を神経調節物質 neuromodulator という．

2　モノアミン作動系 monoaminergic system

- モノアミンには，カテコールアミン，インドールアミン（セロトニン），イミダゾールアミン（ヒスタミン）の3種の別がある：
  ①カテコールアミン catecholamine
  - ドーパミン dopamine
  - ノルアドレナリン noradrenaline
  - アドレナリン adrenaline
  ②インドールアミン indoleamine
  - セロトニン serotonin（5-ヒドキシトリプタミン 5-hydroxytryptamine: 5-HT）
  ③イミダゾールアミン imidazoleamine
  - ヒスタミン histamine

2-1　カテコールアミン作動系 catecholaminergic system

- カテコールアミン作動系は，カテコール基（図15-6）をもつ生体アミンで，ドーパミン dopamine，ノルアドレナリン noradrenaline，アドレナリン adrenaline の3種からなる．
- カテコールアミンは，チロシン→ドーパ→ドーパミン→ノルアドレナリン→アドレナリンの経路で生成される（図15-7）．各ステップを触媒する酵素は以

下のとおり：

❶ チロシンヒドロキシラーゼ tyrosine hydroxylase（TH）：チロシン→ドーパを触媒する酵素．

❷ 芳香族アミノ酸デカルボキシラーゼ（脱炭酸酵素）aromatic amino-acid decarboxylase（AADC）：ドーパ→ドーパミンを触媒する酵素．

❸ ドーパミンβヒドロキシラーゼ dopamine β-hydroxylase（DBH）（同義 dopamine β-monooxygenase）：ドーパミン→ノルアドレナリンを触媒する酵素．

❹ フェニールエタノールアミン N-メチルトランスフェラーゼ phenylethanolamine-N-methyltransferase：ノルアドレナリン→アドレナリンを触媒する酵素．

ドーパミン作動系 dopaminergic system

- ドーパミン dopamine はドーパ dopa より芳香族アミノ酸デカルボキシラーゼ aromatic amino-acid decarboxylase（AADC）の作用により最初に生成されるカテコールアミン．ドーパミンを産生するニューロンは黒質，中脳腹側被蓋野，視床下部に分布する．
- ドーパミン作動系神経回路として重要なのは以下のとおり（図15-8）：

  ❶ 黒質線条体系 nigrostriatal system：黒質緻密部 A9 より起こり線条体に投射する系（黒質線条体路）．この系の障害で線条体のドーパミン量が減少するとパーキンソン病になる．

  ❷ 中脳辺縁系ドーパミン作動系 mesolimbic dopaminergic system：中脳腹側被蓋野 A10 や赤核後核 A8 より起こり，内側前脳束，反屈束を通って，線条体腹側部（中隔側坐核），辺縁系（中隔野，扁桃体，梨状葉皮質，嗅内野），辺縁系の中継核（外側手綱核）に投射する．

  > **Memo 15-2** 中脳皮質ドーパミン作動系
  > 中脳腹側被蓋野 A10 より前頭前野に投射する系を中脳皮質ドーパミン作動系 mesocortical dopaminergic system という．前頭前野は視床背内側核との結合を介して辺縁系と密接な関係がある．したがって中脳皮質ドーパミン作動系を中脳辺縁系ドーパミン作動系に含めることもある．

  ❸ 隆起漏斗ドーパミン作動系 tuberoinfundibular dopaminergic system：下垂体漏斗の付着部位にある正中隆起内の弓状核（漏斗核ともいう）A12 より起こり，正中隆起，下垂体中間葉，後葉に終わる．放出されたドーパミンは下垂体門脈系を介して前葉に至り，プロラクチンの分泌を抑制し，一部は中間葉に至りメラニン細胞刺激ホルモンを抑制する．

  ❹ 視床下部脊髄ドーパミン作動系 hypothalamospinal dopaminergic system：視床下部の後部 A11 より起こり，脊髄側角と後角に投射する．視床下部の上位自律神経中枢機能と内分泌機能を脊髄の下位自律神経中枢に伝える系．

- ドーパミン作動系ニューロンは A8～A14 の 7 つの集団に分類される．なお略号 A1～A7 はノルアドレナリン作動系ニューロンに配当される．
  - A8（赤核後核）：辺縁系に投射する（中脳辺縁系ドーパミン作動系）．
  - A9（黒質緻密部）（図15-9）：新線条体（尾状核と被殻）に投射する（黒質線条体路ドーパミン作動系）．

図 15-6 カテコール基

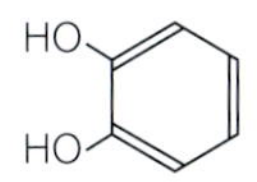

図 15-7 カテコールアミンの生合成過程

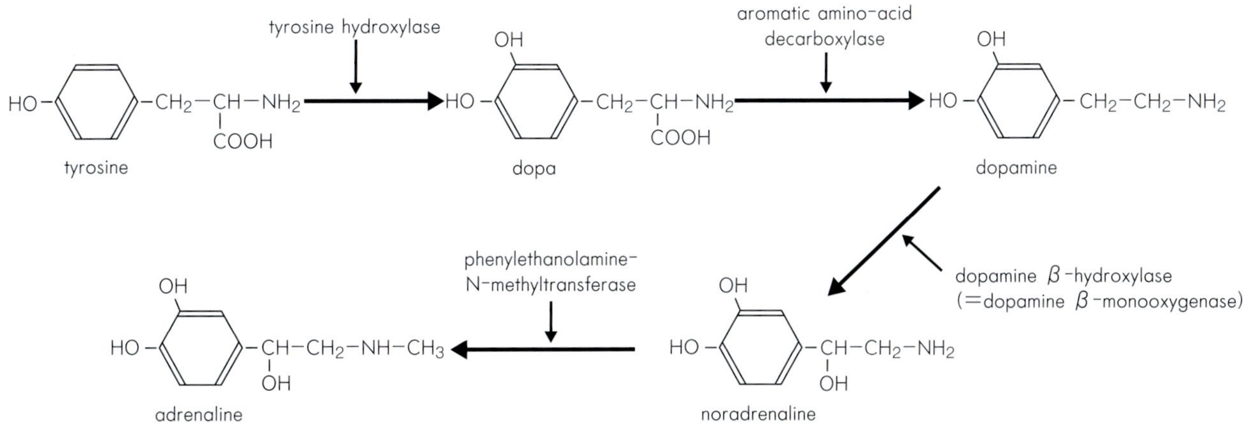

15 化学的神経解剖学

図15-8 ドーパミン作動系

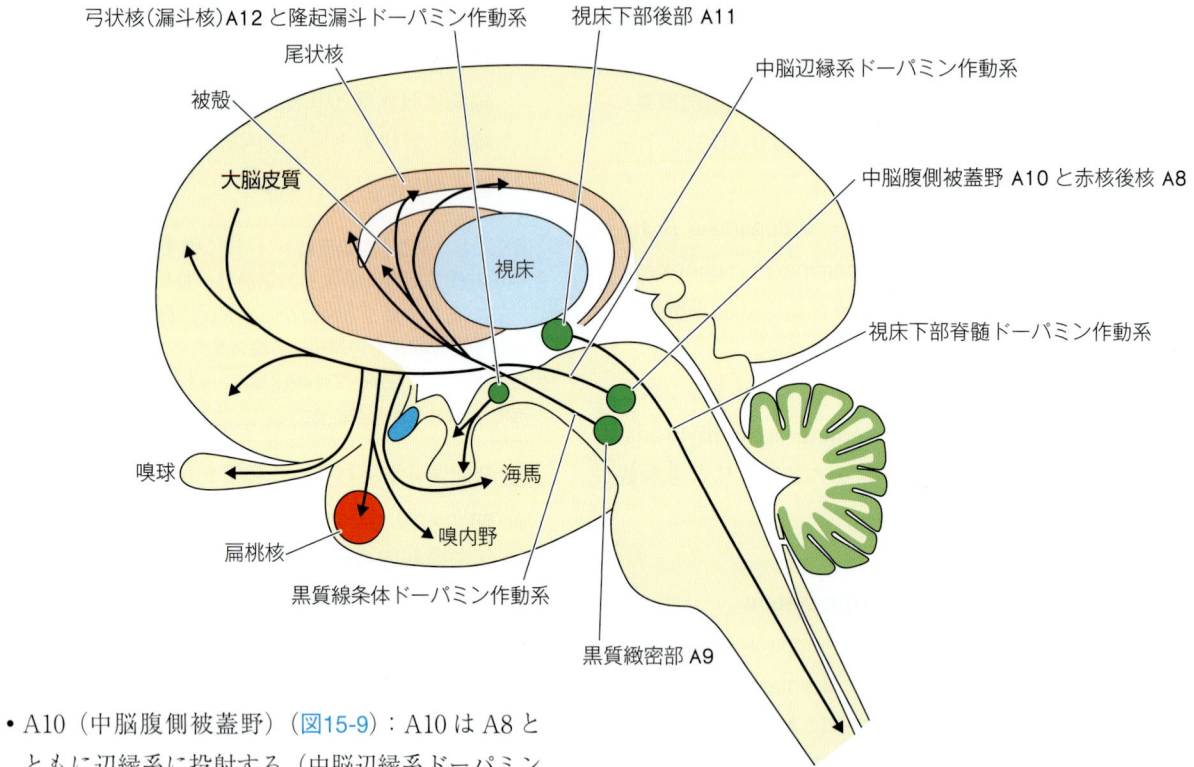

ラベル：弓状核（漏斗核）A12と隆起漏斗ドーパミン作動系、尾状核、被殻、大脳皮質、視床、視床下部後部A11、中脳辺縁系ドーパミン作動系、中脳腹側被蓋野A10と赤核後核A8、視床下部脊髄ドーパミン作動系、嗅球、海馬、嗅内野、扁桃核、黒質線条体ドーパミン作動系、黒質緻密部A9

- A10（中脳腹側被蓋野）（図15-9）：A10はA8とともに辺縁系に投射する（中脳辺縁系ドーパミン作動系）．またA9の一部とともに前頭前野に投射する（中脳皮質系ドーパミン作動系）．
- A11（間脳後部）：A11はA13, A14とともに視床下部に投射する．またA11は脊髄側角に投射する（視床下部脊髄路ドーパミン作動系）．
- A12（弓状核）：弓状核（漏斗核）より起こるドーパミン作動性線維は正中隆起，下垂体中間葉，後葉に終わる（隆起漏斗ドーパミン作動系）．
- A13とA14（不確帯）：不確帯はA11の一部とともに視床下部に投射する（不確帯視床下部ドーパミン作動系）．

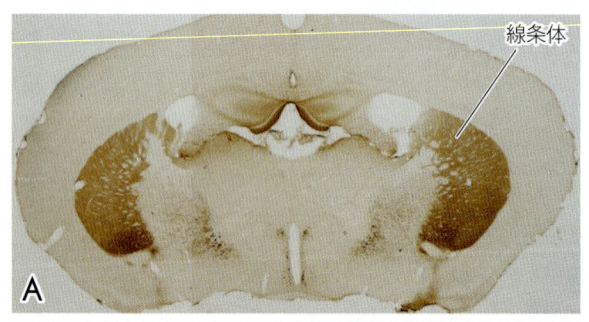

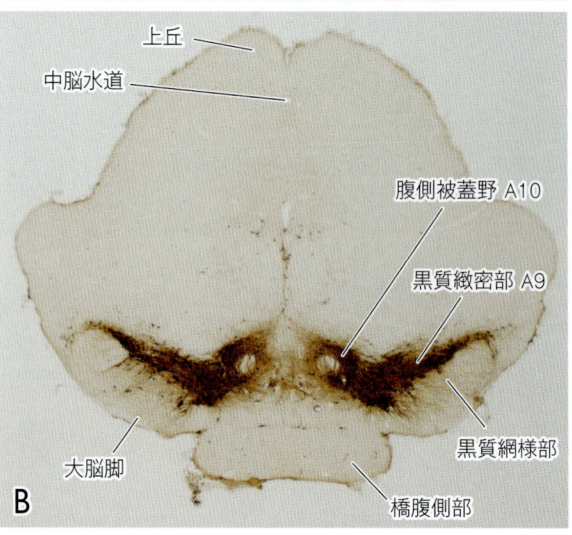

ノルアドレナリン作動系 noradrenergic system

- ノルアドレナリン noradrenalin は，ドーパミン dopamine よりドーパミン β-ヒドロキシラーゼ dopamine β-hydroxylase（DBH）（＝ドーパミン β-モノオキシゲナーゼ dopamine β-monooxygenase と同義）の作用で生成するカテコールアミンである．

> **Memo 15-3　モノオキシゲナーゼ**
> モノオキシゲナーゼは1原子酸素添加酵素ともいい，酸素分子 O_2 から酸素1原子を基質に導入する反応を触媒するオキシゲナーゼの一種である（$S+O_2+AH_2 \rightarrow SO+H_2O+A$）．ここでSは基質，$AH_2$ は水素供与体を表す．反応には酸素分子が関与し，1原子は基質原子に取り込まれ，他の1原子は反応に必要な水素供与体により還元されて水となる．代表的なものに水酸化酵素（ヒドロキシラーゼ）hydroxylase がある．

図15-9 黒質線条体路はドーパミン作動性

tyrosine hydroxylase（TH）に対する抗体を用いた免疫組織化学（マウス）．
A：視交叉を通る大脳前額断，B：上丘を通る中脳前額断

A：線条体

B：上丘、中脳水道、腹側被蓋野A10、黒質緻密部A9、大脳脚、黒質網様部、橋腹側部

- ノルアドレナリン作動性ニューロンのほぼ半数は青斑（核）locus c(o)eruleus にある．青斑核より起こるノルアドレナリン作動性線維終末は脳の広い領域に終止し，意識，知覚，運動などを調節している．また脳の血管に終止し，脳の血管の循環調節を行っている．
- ノルアドレナリン作動系として重要なのは以下のとおり：
  ① 背側ノルアドレナリン作動性神経束 dorsal noradrenergic bundle：青斑核（A6）より起こり中脳，間脳，大脳皮質等に広く投射する上行路．
  ② 腹側ノルアドレナリン作動性神経路 ventral noradrenergic pathway（腹側ノルアドレナリン作動性神経束 ventral noradrenergic bundle）：延髄から橋にかけて網様体の外側部（A1, A2, A3, A5, A7）より起こり，内側前脳束を経て視床下部に終わる上行路．
  ③ 青斑核脊髄路 coeruleospinal pathway：青斑核より起こり脊髄の運動ニューロン，感覚ニューロン，自律神経節前ニューロンに投射する下行路（図15-10）．
- ノルアドレナリン作動系ニューロンはA1〜A7の7つの集団に分類される．
  - A1：延髄の外側網様核を囲むニューロン群．
  - A2：孤束核の近傍のニューロン群．
  - A3：延髄の下オリーブ核の背方のニューロン群．
  - A4：第四脳室の直下にて上小脳脚に沿うニューロン群．
  - A5：顔面神経核と上オリーブ核を囲むニューロン群．
  - A6：青斑（核）．青斑は第四脳室底の直下にあり，肉眼的にも青黒色に区別できる．
  - A7：橋の吻側レベルの網様体外側部にある．

アドレナリン作動系 adrenergic system
- アドレナリンは，副腎髄質ホルモンとして同定されたカテコールアミンで，副腎髄質細胞とアドレナリン作動性ニューロンで生合成される．中枢神経系にアドレナリンニューロン（＝アドレナリン作動性ニューロン）があることが証明されたのは合成酵素のPNMTに対する抗体による免疫組織化学法の導入以後である．
- アドレナリンはノルアドレナリンより生成される．ノルアドレナリン→アドレナリンの生合成には酵素フェニールエタノールアミン N-メチルトランスフェラーゼ phenylethanolamine-N-methyltransferase（PNMT）を必要とする．

図15-10　青斑核脊髄路（マウス）
青斑核（LC）ニューロンは脊髄に下行路を出す．マウス脊髄に LacZ 組み換えアデノウイルスを注入後，逆行性に標識された青斑核ニューロン．青斑核ニューロンは青斑核脊髄路（矢印）を出す．矢状断切片．4V：第四脳室，Cb：小脳，me5：三叉神経中脳路，MVe：前庭神経内側核，Mo5：三叉神経運動核，scp：上小脳脚

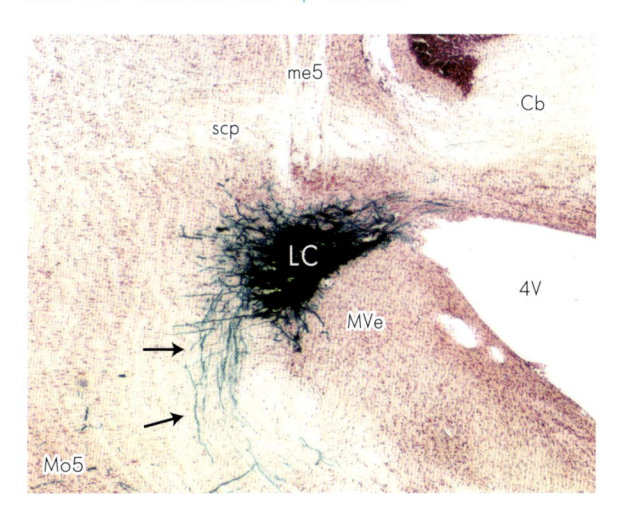

- アドレナリン作動系として重要なのは以下のとおり：
  ① 上行性線維：主に延髄網様体外側部 C1 より起こり，腹側ノルアドレナリン作動性神経束とともに走り，迷走神経背側運動核，青斑核，中脳中心灰白質，視床（正中核群），視床下部（室傍核），終脳基底部に終わる．
  ② 下行性線維：主に延髄網様体腹外側部 C1 より起こり，脊髄側索を下行して，脊髄側角に終わる．

  > 延髄網様体外側部 C1 は舌咽神経や迷走神経より臓性知覚を多シナプス的に受け，上行性線維，下行性線維により上記の神経核の興奮性を制御している．特に視床下部と脊髄側角を結合して自律機能と内分泌を制御している．

- アドレナリン作動系ニューロンは，C1〜C3の3つの集団に分類される．いずれも延髄尾部に集中しており，カテコールアミンニューロンとしては独特な分布を示す．
  - C1：延髄網様体腹外側部（下オリーブ核と外側網様核の間）にある最大のニューロン群．
  - C2：延髄網様体の背側部で孤束核の近傍．一部は孤束核にある．
  - C3：縫線核背側部で舌下神経起始部の付近．

> **Memo 15-4　高峰譲吉（1854〜1922）**
>
> 高峰譲吉（たかみねじょうきち）1854年生まれ．1890年，清酒の醸造に関し元麹（もとこうじ）改良法の特許を得て渡米．モルトを使用せず元麹を使いトウモロコシを原料にしてアルコールをつくる方法を開発したが，モルト業者の焼打に遭い事業は失敗した．しかし1894年小麦ふすまの麹からタカジアスターゼの抽出に成功，特許を得，パーク・デービス社などから強力消化剤として発売した．
>
> ついで上中啓三とウシの副腎から有効成分の抽出・結晶化をはかり，1900年6月29日に成功し，アドレナリンと命名した．これはホルモンの結晶化に関する世界で初の仕事にも関わらず，米国の研究者の研究成果を盗んだという嫌疑をかけられ，以後，米国と日本ではアドレナリンではなく「エピネフリン」という用語が広く用いられた（ヨーロッパでのみアドレナリンという用語が使われた）．高峰の業績に詳しい北海道大学教授菅野富夫は，2006年，厚生労働省に強く働きかけ，我が国でも正式にアドレナリンという用語が認められた．アドレナリンの発見から実に106年の歳月を経て，高峰の業績は母国でようやく日の目を見ることになった．高峰はビジネスの世界で成功し，理化学研究所の設立にも貢献した．1922年ニューヨークで没した（享年67歳）．（参考文献：井上圭三，他編：生化学辞典第3版．東京化学同人，1998）

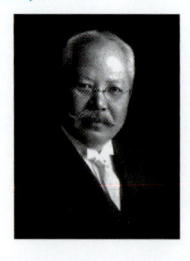

2-2 セロトニン作動系
serotonergic system

- セロトニン serotonin はインドール基（図15-11）をもつ生体アミンで，5-ヒドロキシトリプタミン 5-hydroxytryptamine（略号5HT）ともいう．脳，松果体，腸管のエンテロクロマフィン細胞に含まれるインドールアミン indoleamine である．
- セロトニンはトリプトファン tryptophan → 5-ヒドロキシトリプトファン 5-hydoroxytryptophan → 5-ヒドロキシトリプタミン 5-hydroxytryptamine（セロトニン serotonin）という経路で生合成される（図15-12）．各ステップの合成酵素は以下のとおり：

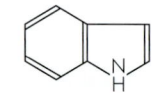

❶ トリプトファンヒドロキシラーゼ（＝トリプトファン5-モノオキシゲナーゼ）tryptophan hydroxylase（TryH）（tryptophan 5-monooxygenase）：トリプトファン → 5-ヒドロキシトリプトファン

❷ 芳香族-L-アミノ酸デカルボキシラーゼ aromatic amino-acid decarboxylase（AADC）：5-ヒドロキシトリプトファン → 5-ヒドロキシトリプタミン

- セロトニン含有ニューロンは中脳，橋，延髄において常に正中部および傍正中部の縫線核に分布する．
- セロトニン作動系として重要なのは以下のとおり：

❶ 上行性セロトニン作動系神経路 ascending serotonergic pathways：これに2つの成分を分ける．

　a) 腹側上行性セロトニン作動性神経路 ventral ascending serotonergic pathway：上中心核（ベヒテレフ）superior central nucleus（Bechterew）（B6〜B8）より起こり，中脳被蓋の腹側を上行し，視床下部外側野を経て，さらに尾状核，被殻を越え大脳皮質に至る．途中，中脳脚間核，黒質，視床のさまざまな神経核や乳頭体に側枝を出す．

　b) 背側上行性セロトニン作動性神経路 dorsal ascending serotonergic pathway：大縫線核B3，橋縫線核B5，中脳の背側縫線核B7より起こり，シュッツの背側縦束とともに上行して中脳中心灰白質と視床下部の後部に終わる．

❷ 小脳性セロトニン作動性神経路 cerebellar serotonergic pathway：橋縫線核B5と上中心核（ベヒテレフ）B6より起こり，中小脳脚を経て小脳に入り，小脳皮質と小脳核に終わる．

❸ 下行性セロトニン作動性神経路 descending serotonergic pathway：これに2つの成分を分ける．

　a) 下行性延髄固有性セロトニン作動性神経路 descending propriobulbar serotonergic pathway：上中心核（ベヒテレフ）B6とB8，橋縫線核B5，大縫線核B3より起こり脳幹を下行して延髄の背側被蓋核，青斑，橋および延髄の網様体，下オリーブ核などに終わる．

　b) 延髄脊髄セロトニン作動性神経投射 bulbospinal serotonergic projections：延髄の腹側部にあるB1

図15-11　インドール基

図15-12　セロトニンの生合成過程

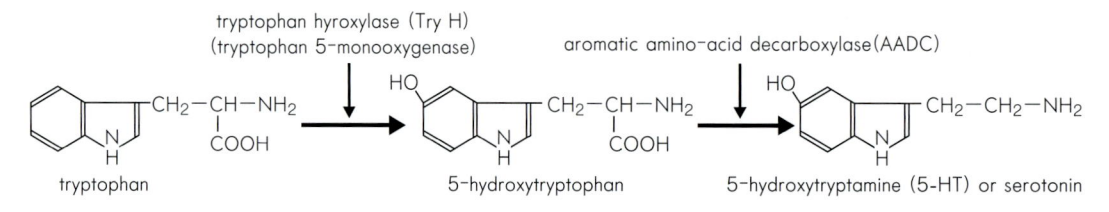

tryptophan → (tryptophan hyroxylase (Try H) / tryptophan 5-monooxygenase) → 5-hydroxytryptophan → (aromatic amino-acid decarboxylase (AADC)) → 5-hydroxytryptamine (5-HT) or serotonin

～B3（淡蒼縫線核 B1，不確縫線核 B2，大縫線核 B3）より起こり，下行して脊髄の前角，中間質外側核，後角に終わる．
- セロトニン作動系の機能：延髄大縫線核等より脊髄に投射する脊髄下行路（＝延髄脊髄セロトニン作動性神経投射）は，脊髄後角に終わる痛覚一次線維の神経伝達を抑制することにより，痛みを弱くする作用がある．また上行路は睡眠に関係しているらしい．縫線核の障害や抗セロトニン薬により不眠が生じるからである．さらに上行路は大脳辺縁系にも投射することより，感情や行動の調節にも関与している．
- セロトニン作動性ニューロンは B1～B9 までの 9 群に分類される．
  - B1：延髄の腹側で錐体路の背側にある淡蒼縫線核 pallidal raphe nucleus 中のセロトニン作動性ニューロン群．
  - B2：延髄腹側で B1 と同じレベルにあるが，その背側を占める不確縫線核 obscurus raphe nucleus 中のセロトニン作動性ニューロン群．
  - B3：延髄と橋の境界部にある大縫線核 magnus raphe nucleus 中のセロトニン作動性ニューロン群．
  - B4：舌下神経前位核と前庭神経内側核の近縁に分布する境界不明瞭なセロトニン作動性ニューロン群．
  - B5：三叉神経運動核の高さにある橋縫線核 pontine raphe nucleus にあるセロトニン作動性ニューロン群．
  - B6：橋被蓋の吻側部にある正中縫線核 median raphe nucleus（ベヒテレフの上中心核 superior central nucleus）中のセロトニン作動性ニューロン群．
- B7：中脳被蓋にある背側縫線核 dorsal raphe nucleus 中のセロトニン作動性ニューロン群．

2-3 ヒスタミン作動系
histaminergic system

- ヒスタミン histamine は，イミダゾール基（図15-13）をもつ生体アミンで，マスト細胞，好塩基球，類エンテロクロマフィン細胞 enterochromaffin-like cells（ECL細胞），脳内のヒスタミンニューロンに含まれる．
- ヒスタミン histamine は酵素ヒスチジン・デカルボキシラーゼ histidine decarboxylase の触媒作用により L-ヒスチジン L-histidine より生合成される（図15-14）．
- ヒスタミン作動性ニューロンは視床下部後部の乳頭体付近（隆起乳頭体核）に分布する．その投射は，嗅球より脊髄に至る広い範囲に瘤 varicosities をもって分布する．

図 15-13 イミダゾール基

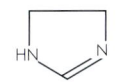

図 15-14 ヒスタミンの生合成過程

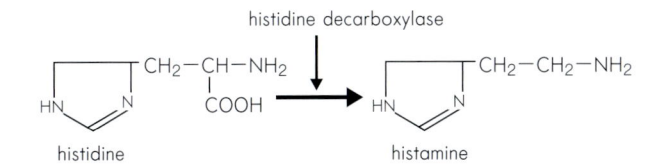

練習問題
下記の文が正しければ○，誤っていれば×をつけなさい．
- 問1 コリンを神経伝達物質とする神経回路をコリン作動系という．
- 問2 アセチルコリン・エステラーゼの抗体を用いた免疫組織化学によりコリン作動系ニューロンは証明できる．
- 問3 マイネルト基底核のアドレナリン作動系ニューロンが認知症で減少する．
- 問4 ノルアドレナリン作動系として最も重要なのは黒質である．
- 問5 芳香族-L-アミノ酸デカルボキシラーゼ AADC は，ヒスタミンの生合成に必須である．
- 問6 脊髄セロトニン作動性の脊髄下行路系は運動に関与する．
- 問7 運動性脳神経核のニューロンはヒスタミン作動性である．
- 問8 黒質線条体路はアドレナリン作動系である．
- 問9 モノアミン作動性ニューロンは典型的なシナプス構造をもつ．

解答 p.234

16 中枢神経系の肉眼解剖学
Gross Anatomy of Central Nervous System

1 中枢神経系の構成　　（図16-1）

- 中枢神経系 central nervous system（CNS）は脳と脊髄からなる．
  1. 脳 brain：頭蓋腔 cranial cavity 内にある．
  2. 脊髄 spinal cord：脊柱管 vertebral canal 内にある．

  大［後頭］孔 foramen magnum を通じて頭蓋腔と脊柱管は連絡する．

2 脳の区分　　（図16-2）

- 発生から見ると，一本の管状を呈する神経管の吻側部に前脳胞 prosencephalon，中脳胞 mesencephalon，菱脳胞 rhombencephalon の3つの膨らみが出来て脳の原基になる（3脳胞期）．ついで前脳胞は終脳胞 telencephalon と間脳胞 diencephalon に分かれ，中脳胞は変わらず，菱脳胞は後脳胞 metencephalon と髄脳胞 myelencephalon になる（5脳胞期）．最終的に終脳胞は大脳半球に，間脳胞は間脳（視床下部と視床）に，中脳胞は中脳になる．後脳胞は腹側が橋になり背側が小脳になる．髄脳胞は延髄になる．髄脳胞の後方の神経管は中心管として原始的な形状を保ち脊髄となる．
- すなわち脳は前方より，終脳（大脳半球）—間脳—中脳—橋—延髄と連続し，橋の背側に小脳が付着していることになる．そして脊髄が延髄に連続する．また，脳のうちで中脳，橋，延髄を脳幹 brainstem（または brain stem）と呼ぶ．

図 16-1 中枢神経系の構成

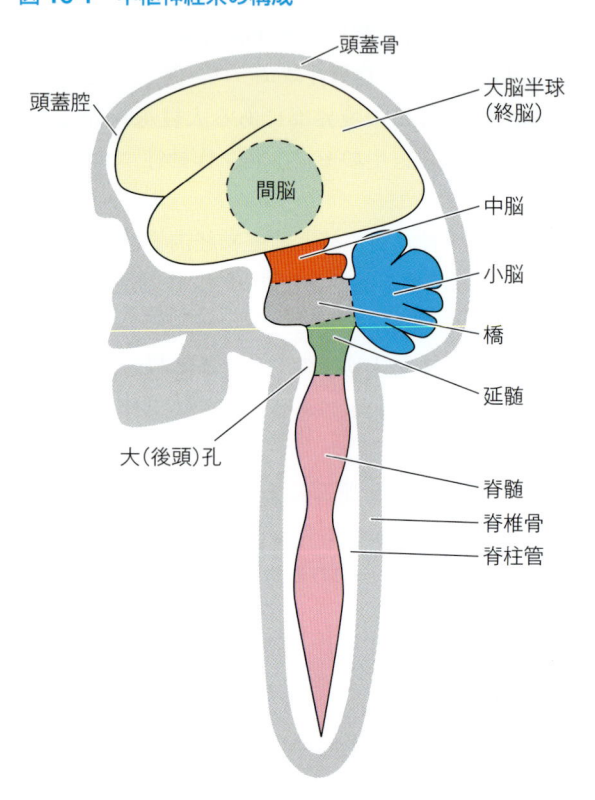

3 終脳 telencephalon（＝大脳半球 cerebral hemisphere）の外観

- 終脳は大脳縦裂 longitudinal cerebral fissure によって左右の大脳半球に分けられ，次の3部からなる（図16-3）．

図 16-2 神経管の発生
A：一次脳胞期（3脳胞期）
B：二次脳胞期（5脳胞期）

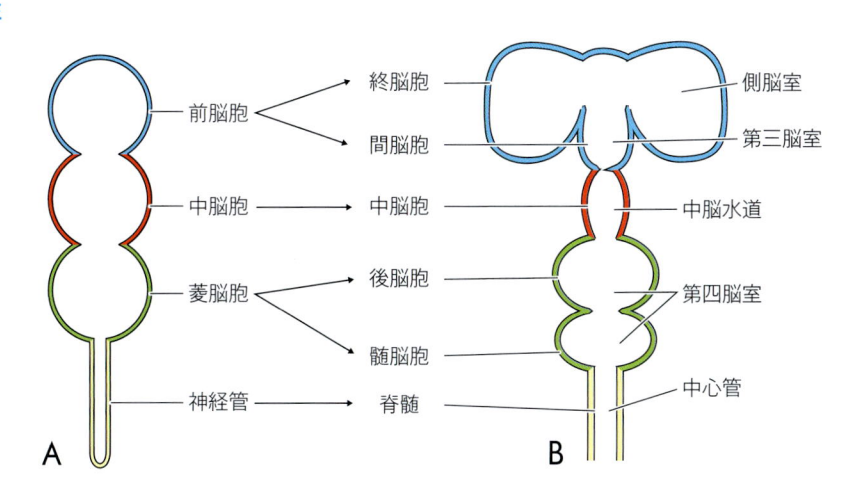

図 16-3 終脳（＝大脳半球）の外観

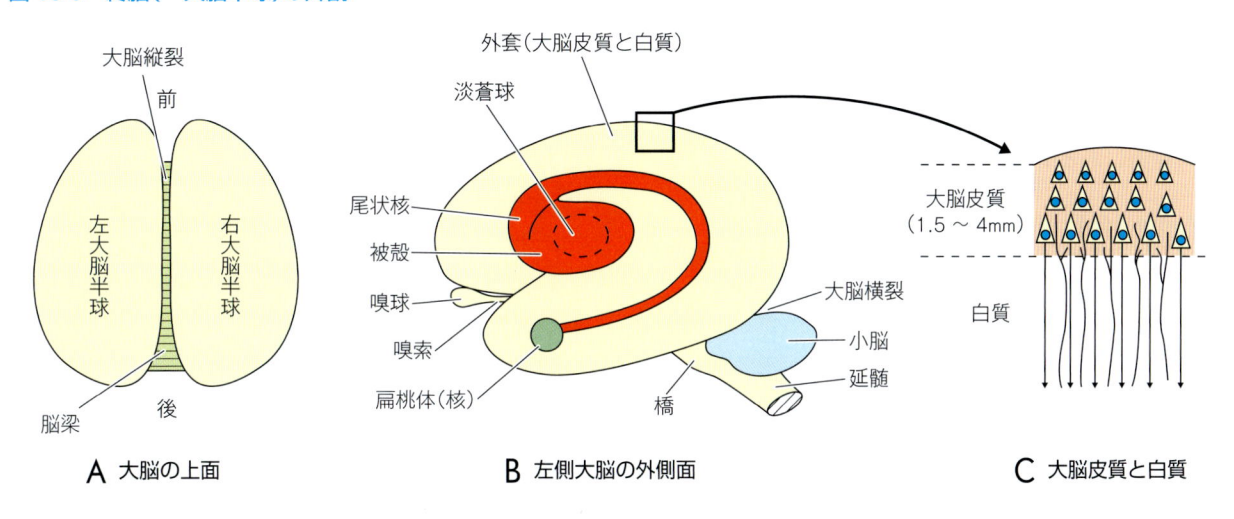

A 大脳の上面　　B 左側大脳の外側面　　C 大脳皮質と白質

① **外套 pallium**：大脳皮質 cerebral cortex（灰白質）と髄質 medulla（白質）からなる．
② **嗅脳 rhinencephalon**：嗅覚に関係ある脳の部位．嗅球や嗅索など．
③ **大脳基底核 basal ganglia**：大脳皮質の深部にある灰白質塊．尾状核，被殻，前障，淡蒼球，扁桃体（核）など．

3-1 大脳皮質の外観　　（図16-4）

脳葉 lobus
- 大脳半球はおおまかに次のような脳葉に分ける．
  ① **前頭葉 frontal lobe**：中心溝の前方に広がる領域．先端部を前頭極 frontal pole という．
  ② **頭頂葉 parietal lobe**：中心溝と頭頂後頭溝の間をいう．
  ③ **後頭葉 occipital lobe**：頭頂後頭溝より後方に広がる領域．後端部を後頭極 occipital pole という．
  ④ **側頭葉 temporal lobe**：外側溝より下部で，先端部を側頭極 temporal pole という．
  ⑤ **島 insula**：外側溝の深部で前頭葉，頭頂葉，側頭葉に覆われて外部からは見えない皮質を島という．外側溝をそっと押し分けるとその深部に見ることができる．

- 大脳半球 cerebral hemisphere の表面には多くの脳溝 sulcus とその間に形成される脳回 gyrus（回転 convolution）が存在する．
- 脳溝の中でも，特に前頭葉，頭頂葉，側頭葉，後頭葉を境界する脳溝を葉間溝といい，下記のものがある：
  ① **外側溝（シルビウス溝）lateral sulcus (of Sylvius)**：大脳半球の外表面にある最も顕著な溝で，前頭葉および頭頂葉と側頭葉を境界する．外側溝から前頭葉側へ2本の溝の分岐がある（前枝と上行枝）．

図 16-4　大脳半球の区分　A：外側面，B：内側面

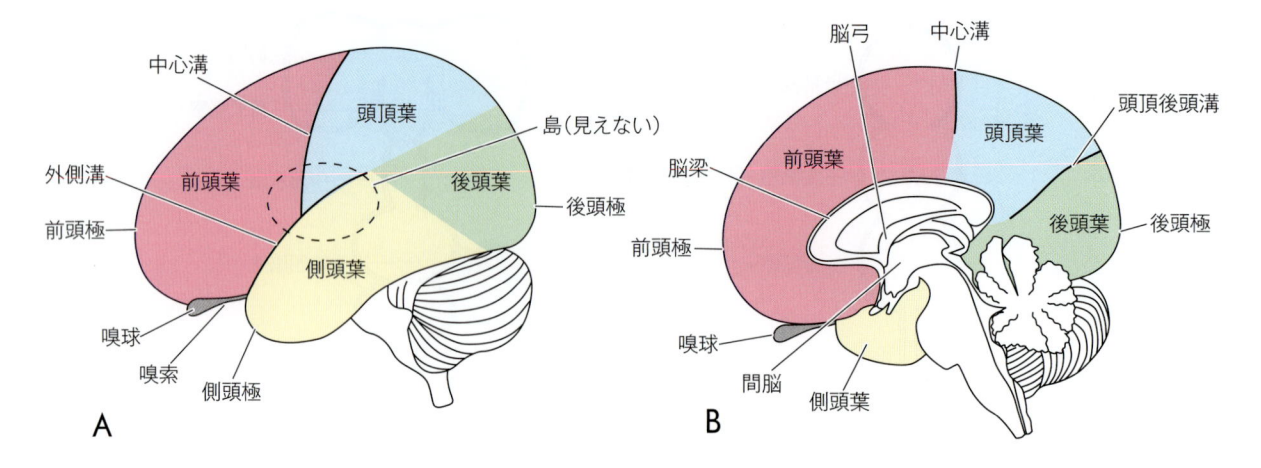

外側溝の後端を後枝という．
❷ 中心溝（ローランド溝）central sulcus（of Rolando）：大脳皮質外側面の中央を縦走する溝で，前頭葉と頭頂葉を分ける．
❸ 頭頂後頭溝 parieto-occipital sulcus：大脳半球の内側面にある溝で頭頂葉と後頭葉を分ける．

> **Memo 16-1**　脳葉の区分と葉間溝
> 大脳半球の外側面では頭頂葉と後頭葉間，側頭葉と後頭葉間の葉間溝はないので，その境界は明瞭ではない．

3-2　大脳半球外側面の脳溝と脳回
（図16-4A, 5, 6）

前頭葉外側面
1）脳溝
❶ 上前頭溝 superior frontal sulcus：前後方向に水平に走る溝．
❷ 下前頭溝 inferior frontal sulcus：上前頭溝の下方でこれと平行に走る溝．
❸ 中心前溝 precentral sulcus：中心溝の前方にあり，これと平行な脳溝．

2）脳回
❶ 上前頭回 superior frontal gyrus：中心前溝の前方で上前頭溝の上方．
❷ 中前頭回 middle frontal gyrus：中心前溝の前方で上前頭溝と下前頭溝の間．
❸ 下前頭回 inferior frontal gyrus：中心前溝の前方で下前頭溝の下方．外側溝前枝と上行枝によりさらに3部に分けられる：
　1）眼窩部 orbital part：外側溝前枝の前方の領域．
　2）三角部 triangular part：外側溝前枝と上行枝の間．
　3）弁蓋部 opercular part：外側溝上行枝と中心前溝の間．なお弁蓋部はブローカ氏運動性言語中枢に相当する（図16-9A）．
❹ 中心前回 precentral gyrus：中心溝と中心前溝の間の脳回．第1次運動野に相当する（図16-9A）．

頭頂葉外側面
1）脳溝
❶ 中心後溝 precentral sulcus：中心溝の後方でこれと平行に縦走する溝．
❷ 頭頂間溝 interparietal sulcus：頭頂葉を前後方向に走る溝．

2）脳回
❶ 中心後回 postcentral gyrus：中心溝と中心後溝の間の脳回で，第1次体性感覚野に一致する（図16-9A）．
❷ 上頭頂小葉 superior parietal lobule：中心後溝の後方で頭頂間溝の上方の脳回．ここに上頭頂連合野があり，自己周囲の定位（オリエンテーション）に関係している．
❸ 下頭頂小葉 inferior parietal lobule：中心後溝の後方で頭頂間溝の下方の脳回．ここに下頭頂連合野（視覚性言語中枢）がある．下頭頂小葉は，さらに前半部の縁上回と後半部の角回に分かれる．
　1）縁上回 supramarginal gyrus：外側溝後枝を上方より取り囲む脳回．
　2）角回 angular gyrus：上側頭溝を取り囲む脳回．

側頭葉外側面
1）脳溝
❶ 上側頭溝 superior temporal sulcus：外側溝に平行に走る溝．
❷ 下側頭溝 inferior temporal sulcus：上側頭溝の下方でこれと平行に走る溝．

図16-5 大脳半球の外側面

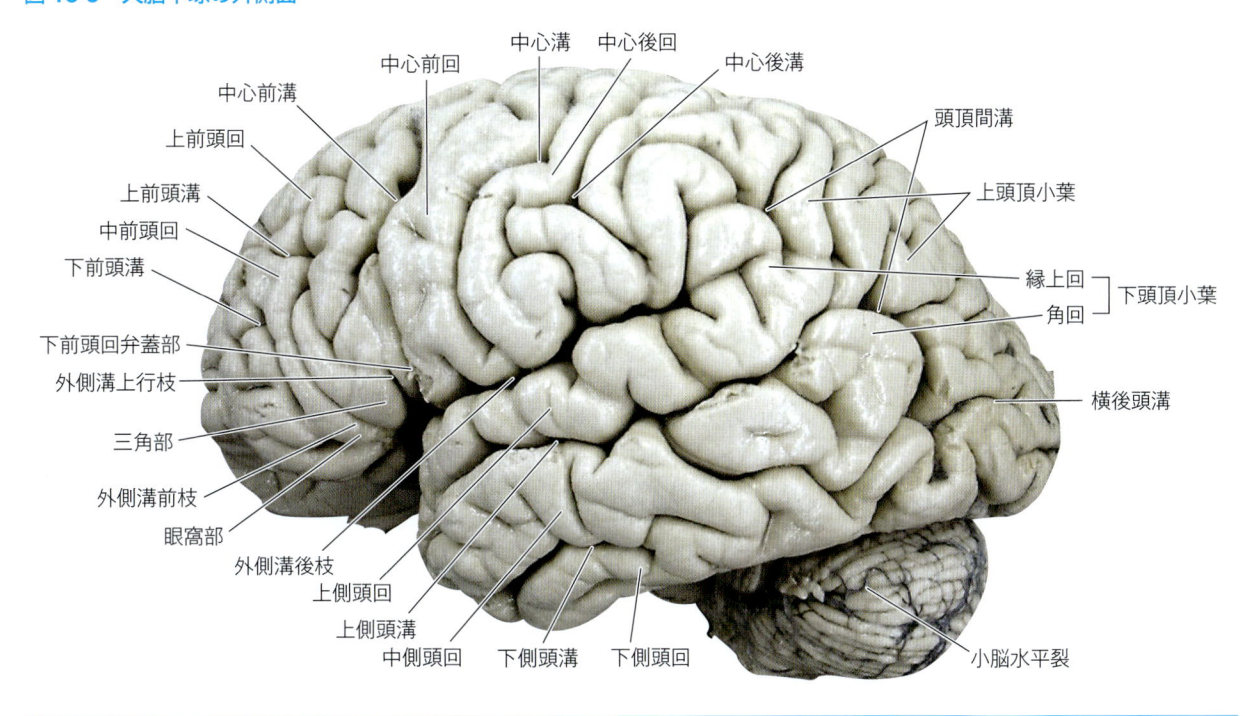

図16-6 大脳半球外側面の脳溝と脳回

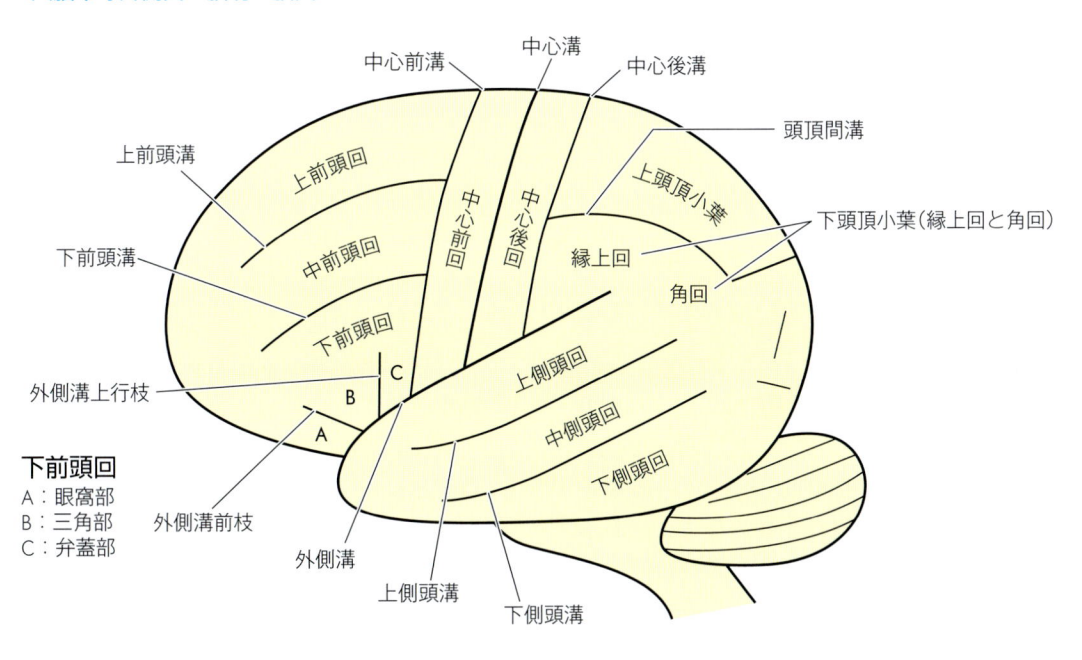

2) 脳回

❶ 上側頭回 superior temporal gyrus：外側溝と上側頭溝の間の脳回．その後部にウエルニッケ氏感覚性言語中枢がある（図16-9A）．

❷ 中側頭回 middle temporal gyrus：上側頭溝と下側頭溝の間の脳回．

❸ 下側頭回 inferior temporal gyrus：下側頭溝より下方の脳回．

3-3 大脳半球内側面の脳溝と脳回

（図16-4B, 7, 8）

● 大脳半球の内側面を特徴づける構造として脳梁 corpus callosum がある．脳梁は左右の大脳半球を結合する交連線維からなる．脳梁は前方より脳梁吻 rostrum, 脳梁膝 genu, 脳梁幹 trunk, 脳梁膨大 splenium から構成される．

図16-7 大脳正中断面

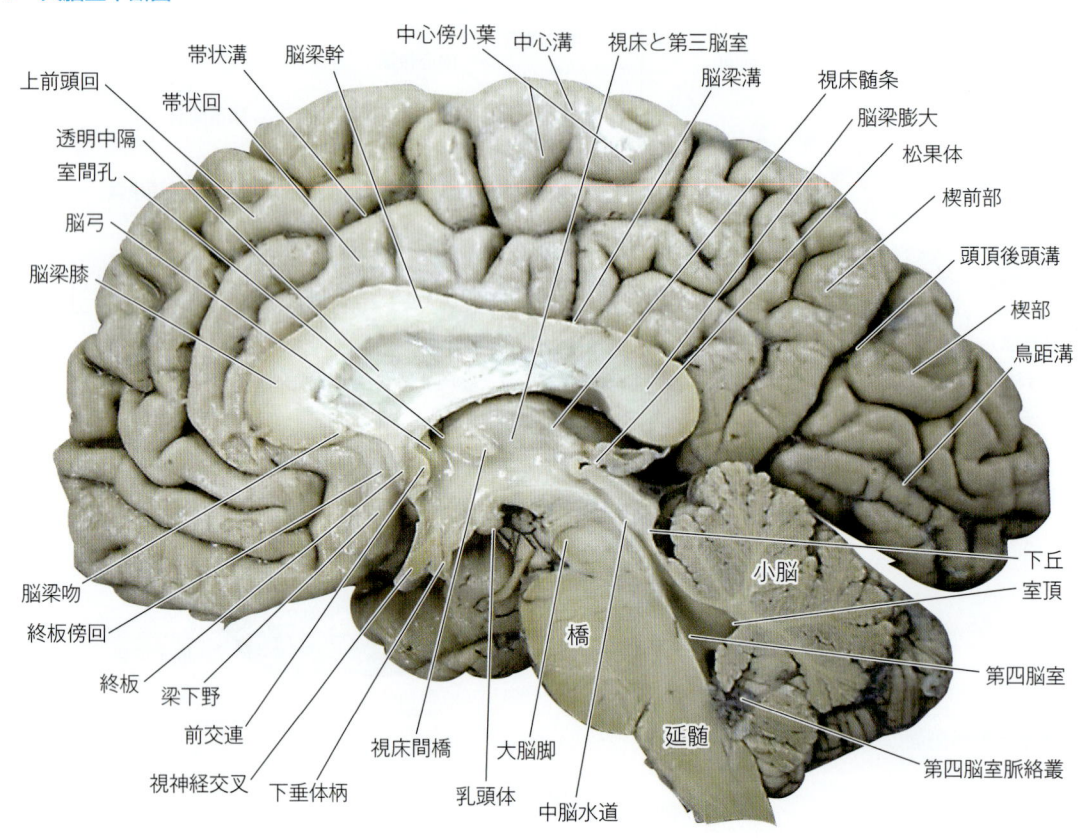

大脳半球内側面の脳溝と脳回

1) 脳溝

❶ **脳梁溝** sulcus of corpus callosum：脳梁と帯状回の間の溝.

❷ **海馬溝** hippocampal sulcus：脳梁溝はその後端で海馬溝に接続する.

❸ **帯状溝** cingulate sulcus：脳梁溝に沿い，これを上方より囲むように走る溝. 帯状溝の前半部を帯状溝前頭下部という. 帯状溝は脳梁膨大のやや前方で後上方に向い，中心溝の上端の後方に終わる（帯状溝縁部）.

❹ **頭頂下溝** subparietal sulcus：帯状溝の後方の延長部とみなすことができる溝.

❺ **鳥距溝** calcarine sulcus：後頭極に向かって水平に走る溝. 鳥距溝を夾む脳回を有線領といい，第1次視覚野がある（図16-9B）.

2) 脳回

❶ **上前頭回** superior frontal gyrus：前頭葉で帯状溝（前頭下部）の上方にある領域. 大脳半球外側面にある上前頭回の内側面への延長部である.

❷ **中心傍小葉** paracentral lobule：大脳半球外側面の中心溝は，わずかながら内側面にまで伸びる. この中心溝を前後に夾む領域を中心傍小葉という. 中心傍小葉の前半部（中心溝の前方）は中心前回の大脳半球内側面への延長部であり，ここに第1次運動野（足の支配領域）がある（図16-9B）. 中心傍小葉の後半部（中心溝の後方），すなわち中心溝と帯状溝縁部の間の領域は中心後回の大脳半球内側面への延長部で，ここに第1次体性感覚野（足の支配領域）がある（図16-9B）.

❸ **楔前部** precuneus：帯状溝，頭頂下溝，頭頂後頭溝に囲まれた領域.

❹ **楔部** cuneus：頭頂後頭溝と鳥距溝の間の三角形の脳回.

❺ **帯状回** cingulate gyrus：脳梁溝と帯状溝（および頭頂下溝）の間の領域.

> **Memo 16-2** 脳弓回 fornicate gyrus
> 脳梁溝（後方では海馬溝）と帯状溝前頭下部，頭頂下溝，鳥距溝前端部，側副溝などでかこまれた回を脳弓回という. すなわち帯状回，帯状回峡 isthmus of cingulate gyrus（鳥距溝と海馬溝の間），海馬傍回（海馬溝と側副溝の間）からなる.

3-4 側頭葉と後頭葉の下面の脳溝と脳回
（図16-8）

1) 脳溝

❶ **海馬溝** hippocampal sulcus：脳梁溝の後端に続く脳溝で側頭葉の内側面の最内側にある.

❷ **側副溝** collateral sulcus：海馬溝の外側でこれと平

図 16-8 大脳半球内側面の脳溝と脳回

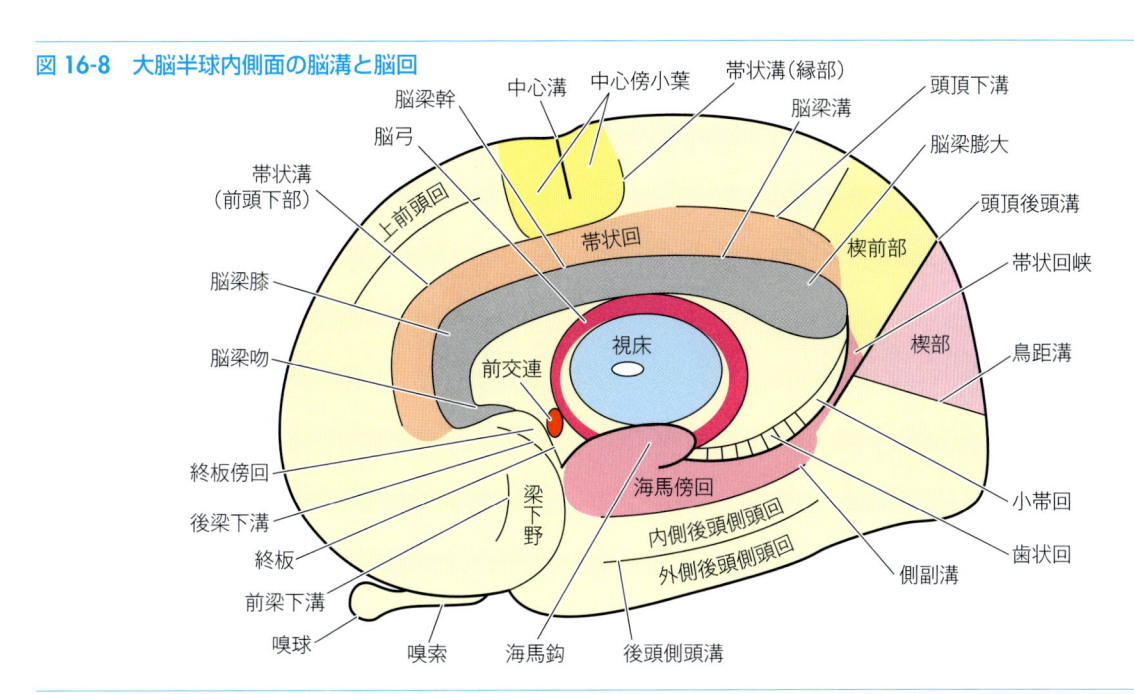

（図中ラベル：中心溝，中心傍小葉，帯状溝（縁部），頭頂下溝，脳梁幹，脳梁溝，脳梁膨大，帯状溝（前頭下部），頭頂後頭溝，上前頭回，帯状回，楔前部，脳梁膝，帯状回峡，脳梁吻，視床，楔部，前交連，鳥距溝，終板傍回，海馬傍回，小帯回，後梁下溝，梁下野，歯状回，終板，内側後頭側頭回，前梁下溝，外側後頭側頭回，側副溝，嗅球，嗅索，海馬鉤，後頭側頭溝）

図 16-9 大脳皮質の諸中枢　A：外側面，B：内側面

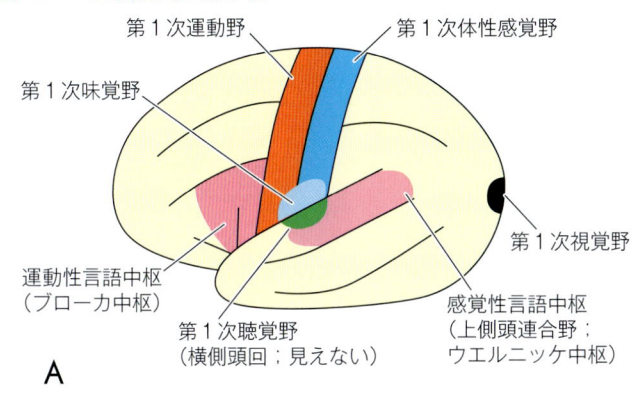

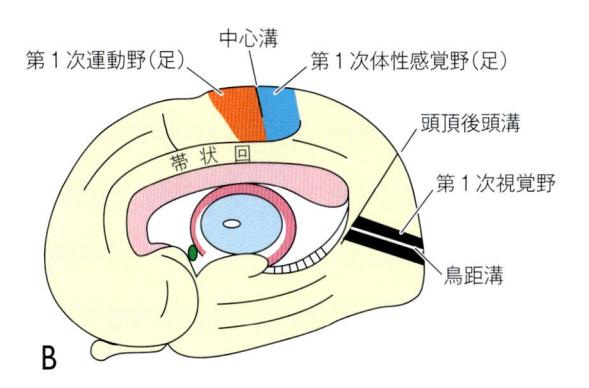

A：第1次運動野，第1次体性感覚野，第1次味覚野，運動性言語中枢（ブローカ中枢），第1次聴覚野（横側頭回；見えない），感覚性言語中枢（上側頭連合野；ウエルニッケ中枢），第1次視覚野

B：第1次運動野（足），中心溝，第1次体性感覚野（足），帯状回，頭頂後頭溝，第1次視覚野，鳥距溝

行して前後に走る溝．

❸ **後頭側頭溝** occipitotemporal sulcus：側副溝の外側で，これと平行に走る溝．

2）脳回

❶ **海馬傍回** parahippocampal gyrus：海馬溝と側副溝の間の脳回．海馬傍回の前端は後内方にまがるがこれを海馬鉤 uncus という．なお海馬傍回の後頭葉への延長部で鳥距溝と側副溝に挟まれる皮質を舌状回という．

❷ **歯状回** dentate gyrus：海馬溝を押し開くと海馬溝の内方でこれに隠れた歯状回が見える．

❸ **内側後頭側頭回** medial occipitotemporal gyrus：側副溝と後頭側頭溝の間の脳回．

❹ **外側後頭側頭回** lateral occipitotemporal gyrus：後頭側頭溝の外側の脳回で側頭葉外側面の下側頭回に連続する．

【補】内側および外側後頭側頭回の定義はテキストにより一定しない．例えば外側後頭側頭回を下側頭回の内側面への連続と見なしてこれを区別せず，内側後頭側頭回を後頭側頭回とする．この後頭側頭回（つまり内側後頭側頭回）を紡錘状回という．紡錘状回は色覚と顔認識に関与している．

3-5 前頭葉の底面（眼窩面）の脳溝と脳回

● 前頭葉眼窩面の脳溝は不規則で，全体として X 字状あるいは Y 字状である（眼窩溝 orbital sulci）．したがってこれに区切られる眼窩回 orbital gyri も不規則な形態である．しかし，眼窩面の内側で前後に走る嗅溝 olfactory sulcus は，常に一定して認められる．嗅溝の内側の皮質を直回 rectal gyrus という．嗅溝には嗅球〜嗅索がのる．

3-6 島の脳溝と脳回

● 外側溝深部に見られる大脳皮質を島という．島は前頭葉，頭頂葉，側頭葉に属し，それぞれ前頭弁蓋 frontal operculum，前頭頭頂弁蓋 frontoparietal operculum，側頭弁蓋 temporal operculum という．島を境界する脳溝を輪状溝 circular sulcus of insula

図 16-10 投射線維，連合線維，交連線維

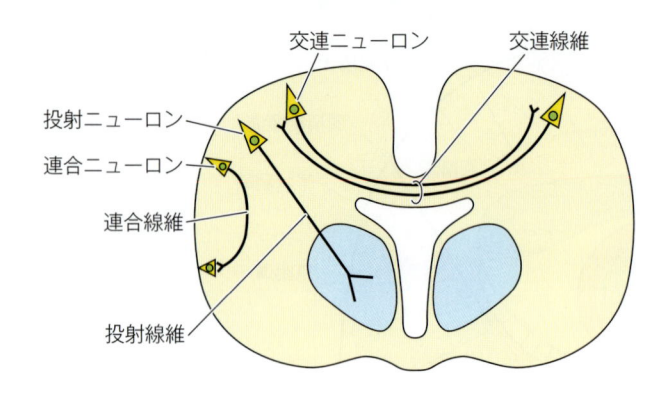

図 16-11 大脳髄質(白質)の投射線維

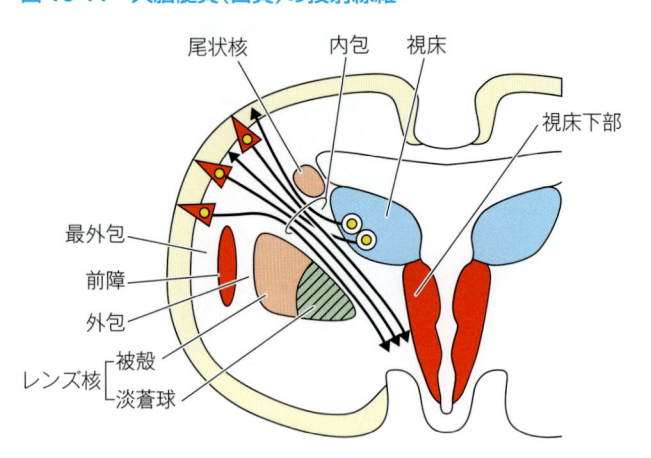

図 16-12 交連線維(脳梁と前交連) A：前額断，B：矢状断

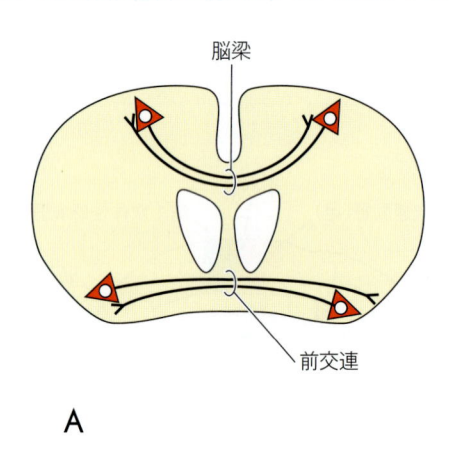

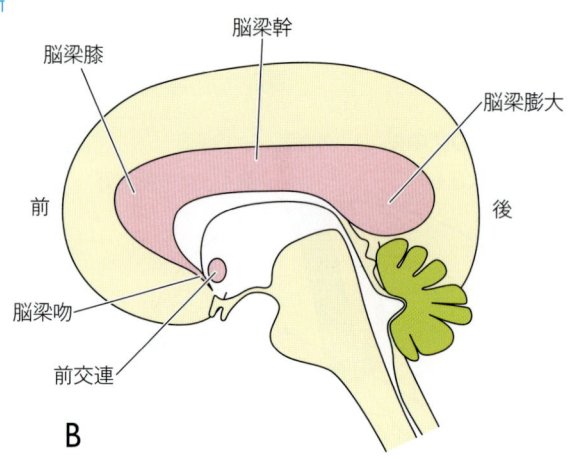

という．島には後上方より前下方に向かういくつかの脳溝があり，これを島溝という．島溝により島はいくつかの島回に分かれる．

3-7 大脳髄質（白質）の構成

- 大脳髄質は神経線維よりなる．有髄神経線維が主体をなすので肉眼的に白く見える．3つの線維からなる（図16-10）：
  - ❶投射線維 projection fibers：上・下行する長い神経線維群のこと．
  - ❷交連線維 commissural fibers：左右の大脳半球を連絡する神経線維のこと．
  - ❸連合線維 association fibers：同側の大脳半球内を連絡する神経線維のこと．
- 投射線維 projection fibers（図16-11）：主たる線維は以下のものである．
  - ❶放線冠 corona radiata：髄質中の神経線維が内包を中心に皮質の方向に扇の様に広がっている所．扇のかなめの部位が内包にあたる．
  - ❷視放線 optic radiation：外側膝状体（LGB）から有線領（第1次視覚野）に向う視覚路の神経線維束．外側膝状体鳥距溝路ともいう．
  - ❸聴放線 acoustic radiation：内側膝状体（MGB）から横側頭回に向う聴覚路の神経線維束．
  - ❹内包 internal capsule：終脳と間脳以下の部位とを結ぶ神経線維が通る部位で中脳の大脳脚に続く．
  - ❺外包 external capsule：前障 claustrum とレンズ核の間の白質からなる薄板．
  - ❻最外包 extreme capsule：前障の外側部の白質からなる薄板．
- 交連線維 commissural fibers（図16-12）：主たるものは次のものである．
  - ❶脳梁 corpus callosum：左右大脳半球を広く結ぶ白質束．脳梁吻，脳梁膝，脳梁幹，脳梁膨大から構成される．
  - ❷前交連 anterior commissure：脳梁吻の下部にある白質束．左右の嗅脳系あるいは海馬傍回などを結ぶ交連線維束である．
- 連合線維 association fibers（図16-13）：主たるものは次のものである．
  - ❶弓状線維 arcuate fibers：近隣の脳回の間を連絡す

3 終脳(＝大脳半球)の外観

図 16-13 連合線維　A：外側面，B：内側面

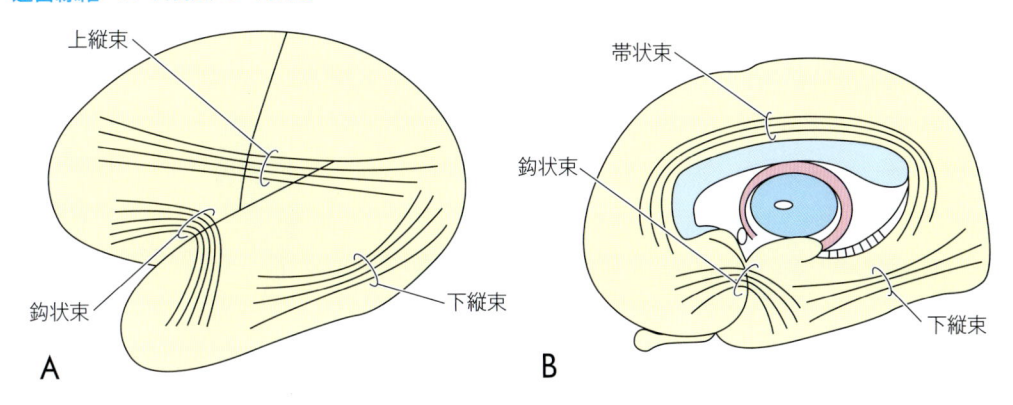

(A：上縦束，鉤状束，下縦束)
(B：帯状束，鉤状束，下縦束)

図 16-14 乳頭体を通る大脳半球前額断

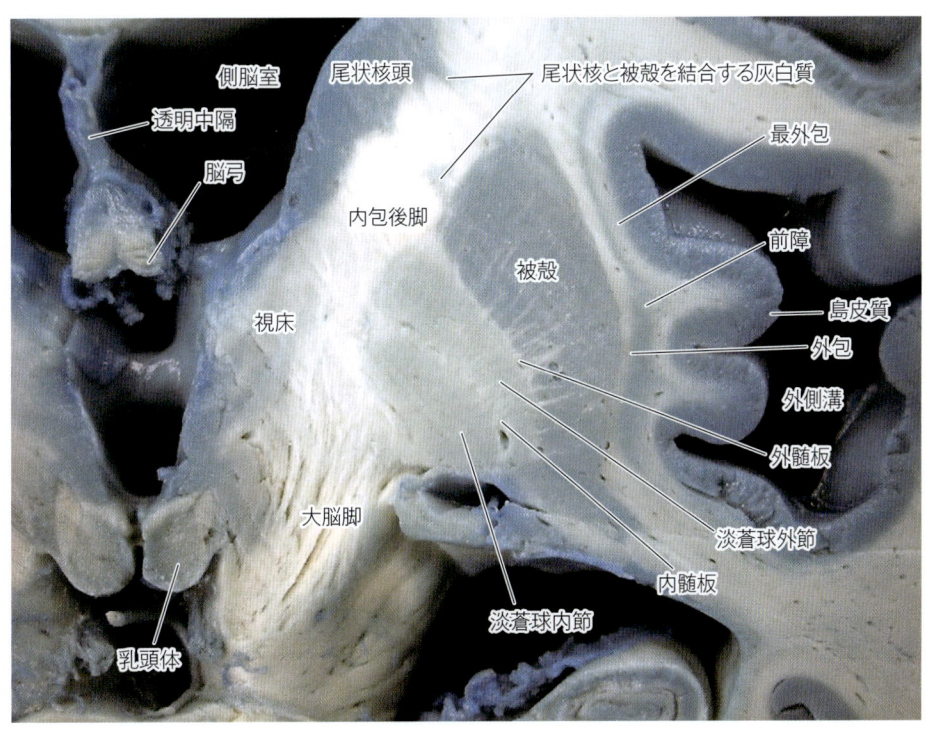

(ラベル：側脳室，透明中隔，脳弓，尾状核頭，尾状核と被殻を結合する灰白質，最外包，前障，被殻，島皮質，外包，外側溝，外髄板，内包後脚，視床，淡蒼球外節，内髄板，淡蒼球内節，大脳脚，乳頭体)

る．

❷**鉤状束 uncinate fasciculus**：前頭葉の底面にある眼窩回と側頭葉の吻側部を結合する線維束で，外側溝の基部を鉤状に走る．

❸**上縦束 superior longitudinal fasciculus**：前頭葉と頭頂葉・後頭葉・側頭葉を結合する線維束．

❹**下縦束 inferior longitudinal fasciculus**：側頭葉と後頭葉を結合する線維束．

3-8　大脳基底核 basal ganglia　（図16-14, 15）

● 運動の調整作用に関与する神経核で，次のものからなる．
①尾状核 caudate nucleus
②被殻 putamen
③淡蒼球 globus pallidus
④前障 claustrum
⑤扁桃体 amygdaloid body

> **Memo 16-3**　線条体とレンズ核
> 尾状核と被殻を合わせて線条体 corpus striatum（あるいは新線条体 neostriatum）という．また被殻と淡蒼球を合わせてレンズ核 lentiform nucleus という．

● これらの神経核は大脳半球の割面を作ったときに観察できる（図16-11）．レンズ核は内包の外側にある．尾状核の頭部は被殻と融合しているが，頭部以外は内包によって被殻と分けられるようになり，その尾部は側脳室に沿って側頭葉前端の海馬鉤内にある扁桃体に達する（図16-15）．レンズ核の外方に薄い灰白質からなる前障がある（図16-11）．

図 16-15　左の線条体（尾状核と被殻）と扁桃体核

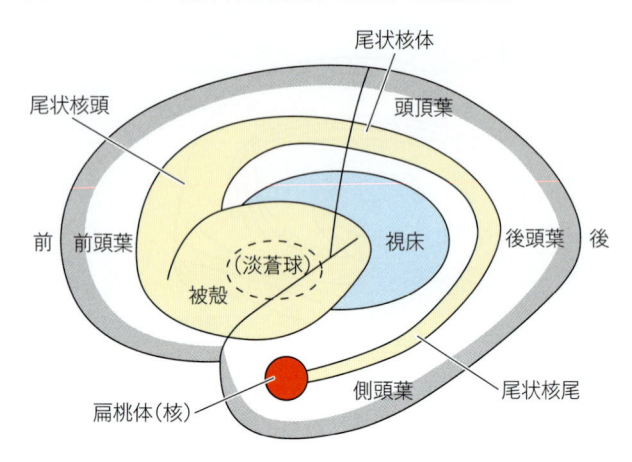

図 16-16　間脳の発生と区分

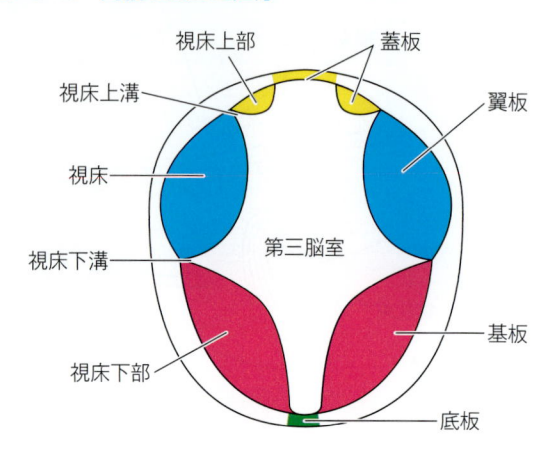

4　間脳の外観

- 間脳 diencephalon は視床上溝, 視床下溝により視床上部 epithalamus, 視床 thalamus, 視床下部 hypothalamus の3部に分ける（図16-16）.

4-1　視床 thalamus

- 視床は背側視床と腹側視床からなる. 一般に視床といえば背側視床を指す.
  ① 背側視床 dorsal thalamus：正中断面に次のものが観察される（図16-17）.
    ①視床間橋 interthalamic adhesion
    ②室間孔（モンロー孔）interventricular foramen (of Monro)
    ③後交連 posterior commissure

> **Memo 16-4**　視床後部 metathalamus
> 背側視床の後部を特に視床後部ということがある. 外側膝状体 lateral geniculate body（LGB）と内側膝状体 medial geniculate body（MGB）が含まれる.

  ② 腹側視床 ventral thalamus：視床と中脳の赤核 red nucleus に挟まれた位置にあり, 切断面からしか観察できない. 視床下核（ルイ体）subthalamic nucleus（Luys）などがある.

4-2　視床上部 epithalamus　　　（図16-18）

- 背側視床の背部に位置する. 次のものが観察される.
  ① 視床髄条 stria medullaris of thalamus：視床前核, 視床下部, 中隔野（核）から起こり手綱核に終わる線維束.
  ② 手綱 habenula：視床髄条の後方への延長部で, 松果体の前外側にある手綱三角に至る. 手綱三角の中に手綱核がある.
  ③ 松果体 pineal body：第三脳室の天井にあり, その前方は脳梁膨大, 後方は上丘に境される. およそ 8 mm 大の内分泌器官. 無対. 松ボックリに似る.

4-3　視床下部 hypothalamus

- 視床の腹側にあり視床下溝 hypothalamic sulcus によって視床と分けられる. 次のものが観察される（図16-19）：
  ①乳頭体 mammillary body
  ②視［神経］交叉 optic chiasm
  ③漏斗 infundibulum
  ④灰白隆起 tuber cinereum
  ⑤終板 lamina terminalis
  ⑥視索 optic tract
  ⑦脳弓 fornix

5　中脳の外観

- 中脳の背側に見えるものを挙げる（図16-23）.
  ① 中脳蓋 mesencephalic tectum：中脳水道より背側の部分（図16-20）.
    1) 上丘 superior colliculus：運動性視覚反射の中枢.
    2) 下丘 inferior colliculus：聴覚の中継核.
  ② 上丘腕 superior collicular brachium：上丘と外側膝状体を結合する線維群.
  ③ 下丘腕 inferior collicular brachium：下丘と内側膝状体を結合する線維群.

図 16-17　脳の正中断面

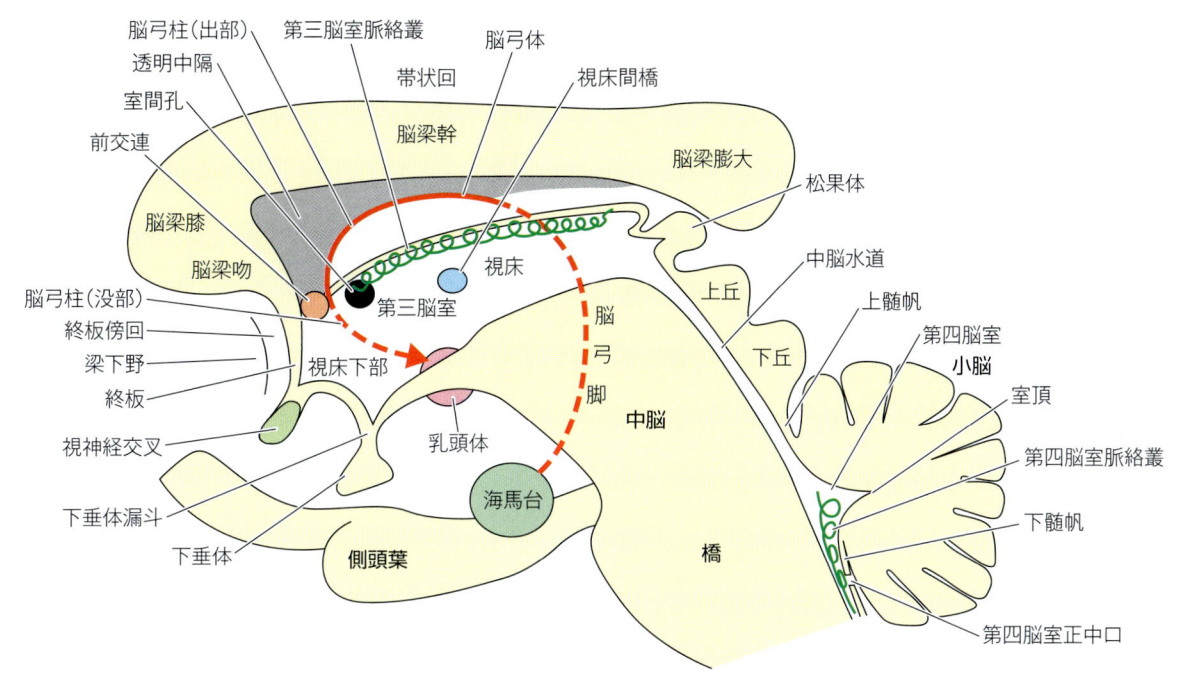

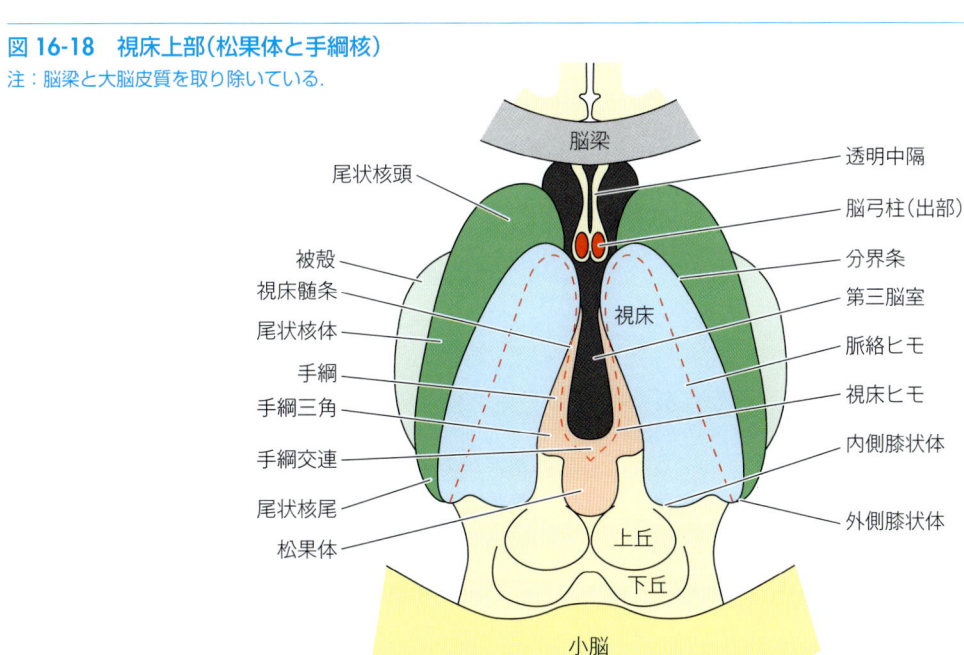

図 16-18　視床上部（松果体と手綱核）
注：脳梁と大脳皮質を取り除いている．

❹**滑車神経** trochlear nerve：下丘の尾側から出る脳神経．

❺**上髄帆** superior medullary velum：小脳と中脳の間で第四脳室の天井を作る薄い板．

❻**上小脳脚** superior cerebellar peduncle：小脳を切断したときに観察される線維束で小脳核より中脳赤核あるいは視床外側腹側核（VL）に至る小脳遠心性線維からなる．

● 中脳の腹側に見えるものを挙げる（図16-24）．

❶**大脳脚** crus cerebri：大脳皮質の遠心性線維（皮質脊髄路と皮質橋核路）は放線冠を形成後，内包を通過し，中脳腹側にて大脳脚（狭義）を形成する（図16-20）．大脳脚の神経線維束はさらに橋腹側に連続し（縦橋線維），延髄では錐体に続く．

❷**脚間窩** interpeduncular fossa：左右の大脳脚の間のくぼみ（図16-20）．

❸**後有孔質** posterior perforated substance：脚間窩の底部は多数の細い血管で貫かれるため小さい孔を有し，そのため後有孔質と呼ばれる．

❹**動眼神経** oculomotor nerve：動眼神経核より起こり，脚間窩から脳外に出る．

図 16-19 視床下部の正中断

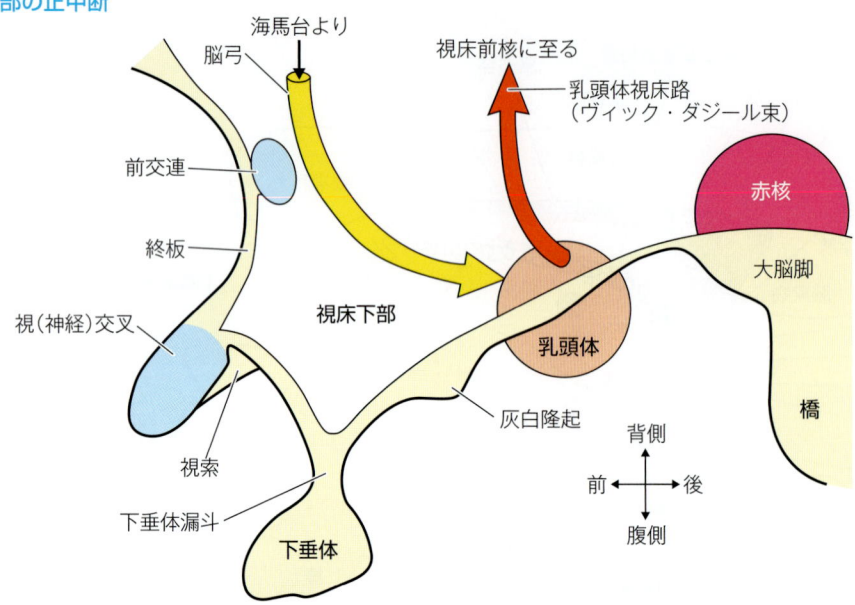

図 16-20 中脳を通る断面（上丘レベル）

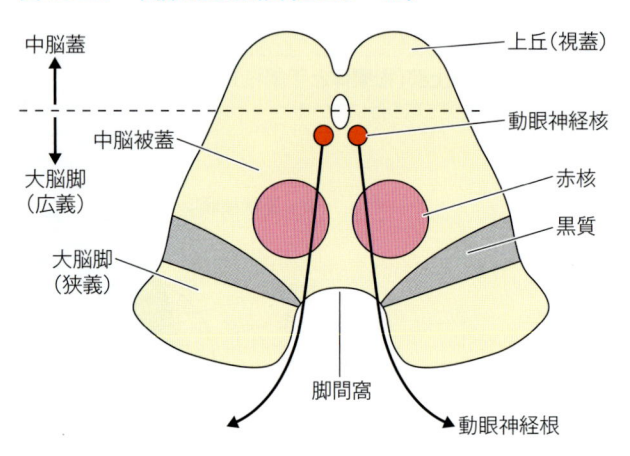

6 橋と延髄の外観

- 閉じた延髄と開いた延髄（図16-21）：延髄の下半部は脳室が閉じている（閉じた延髄 closed medulla）．一方，延髄の上半部の背側部分はアジの開きのように左右に分かれ，脳室が広がる（開いた延髄 open medulla）．第四脳室は延髄上半部の脳室と橋の脳室からなる．

6-1 橋と延髄上半部の背側面

- 左右の上・中・下小脳脚を切断して小脳を脳幹から切り離すと第四脳室底が見える．第四脳室底は全体として菱形であることより，菱形窩 rhomboid fossa という（図16-22, 23）．菱形窩内には以下の構造が観察される：

  ❶ 正中溝 median sulcus：正中にある溝．
  ❷ 内側隆起 medial eminence：正中溝と境界溝の間の細長い隆起．
  ❸ 境界溝 sulcus limitans：基板（運動性）と翼板（知覚性）の境界となる溝．
  ❹ 顔面神経丘 facial colliculus：内側隆起の上部（橋に属する部分）の高まりでその直下は外転神経核があるが，この神経核を顔面神経根が取囲んでいる．
  ❺ 舌下神経三角 hypoglossal trigone：その下に舌下神経核がある．
  ❻ 迷走神経三角 vagal trigone：下窩に位置する．迷走神経背側運動核と孤束核がある．
  ❼ 前庭神経野 vestibular area：前庭神経核がある．菱形窩の両側の陥凹部．
  ❽ 青斑 locus c(o)eruleus：上窩に位置する．その下に青斑核がある．ニューロンの細胞体がメラニンを含むために青く見える．
  ❾ 第四脳室外側陥凹 lateral recess of fourth ventricle：菱形窩の外側角に位置する．
  ❿ 第四脳室外側口（ルシュカ孔）lateral aperture of fourth ventricle (Luschka)：第四脳室外側陥凹の先端部の第四脳室蓋の開口でクモ膜下腔に通じる．
  ⓫ 第四脳室正中口（マジャンディー孔）median aperture of fourth ventricle (Magendie)：閂（カンヌキ）の直上部の第四脳室蓋の開口でクモ膜下腔に通じる．
  ⓬ 筆尖 calamus scriptorius：菱形窩の下部先端で，ペン先のような形をしている．
  ⓭ 閂（カンヌキ）obex：後正中溝の上端部にあり，筆尖を覆う小板状構造物．

6 橋と延髄の外観

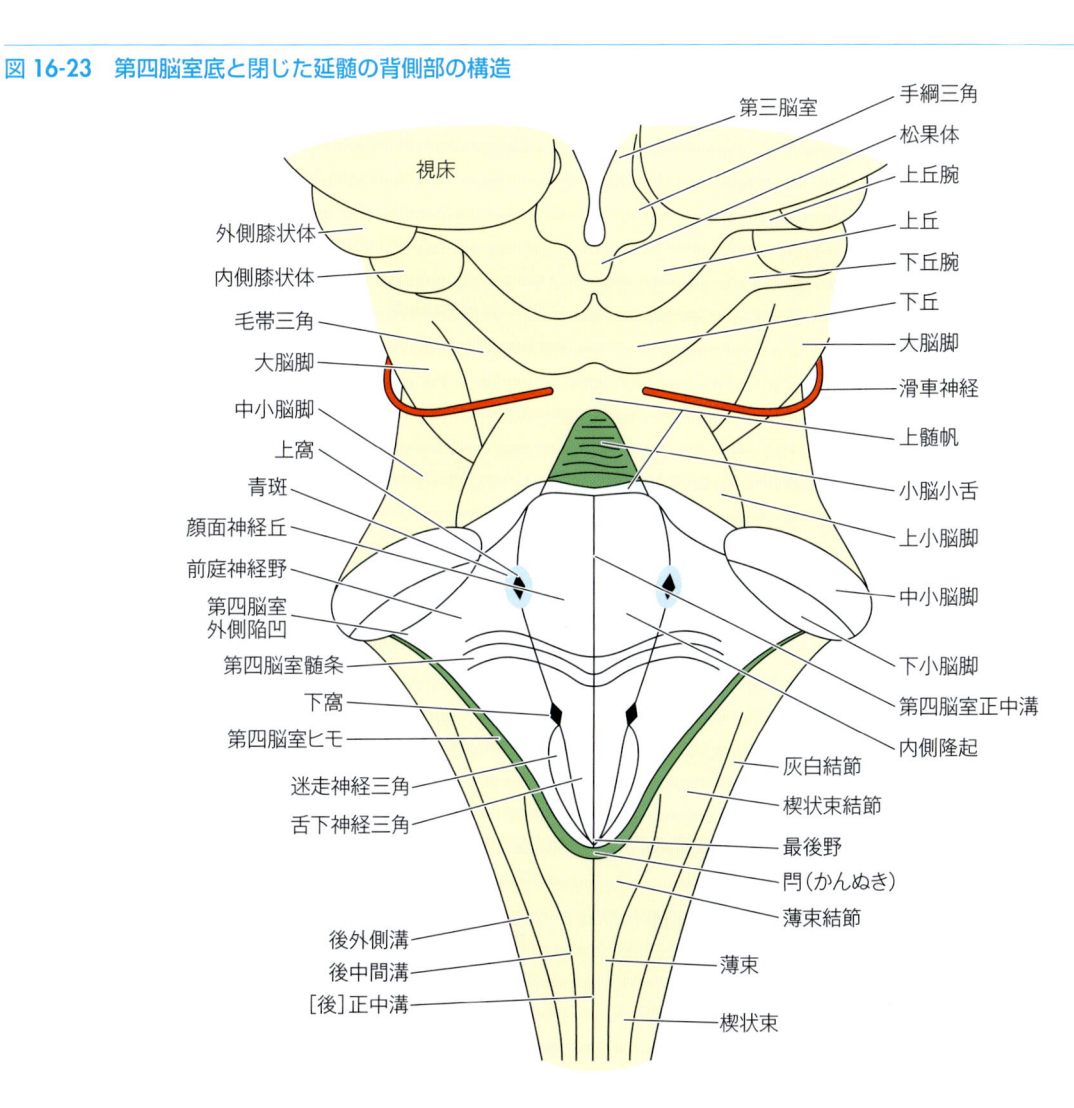

図 16-21 開いた延髄と閉じた延髄

閉じた延髄／開いた延髄

（ラベル）蓋板、翼板、境界溝、基板、中心管、底板、第四脳室、腹方、背方

図 16-22 第四脳室底（菱形窩）の概念図

- 中脳 Midbrain（上丘、下丘）
- 橋 Pons
- 開いた延髄 Open Medulla
- 閉じた延髄 Closed Medulla

ラベル：第四脳室正中溝、境界溝、前庭神経野、内側隆起、迷走神経三角、舌下神経三角、後正中溝、閂

図 16-23 第四脳室底と閉じた延髄の背側部の構造

左側ラベル：外側膝状体、内側膝状体、毛帯三角、大脳脚、中小脳脚、上窩、青斑、顔面神経丘、前庭神経野、第四脳室外側陥凹、第四脳室髄条、下窩、第四脳室ヒモ、迷走神経三角、舌下神経三角、後外側溝、後中間溝、[後]正中溝

中央上部ラベル：第三脳室、視床

右側ラベル：手綱三角、松果体、上丘腕、上丘、下丘腕、下丘、大脳脚、滑車神経、上髄帆、小脳小舌、上小脳脚、中小脳脚、下小脳脚、第四脳室正中溝、内側隆起、灰白結節、楔状束結節、最後野、閂（かんぬき）、薄束結節、薄束、楔状束

16 中枢神経系の肉眼解剖学

図 16-24 脳幹の腹側面

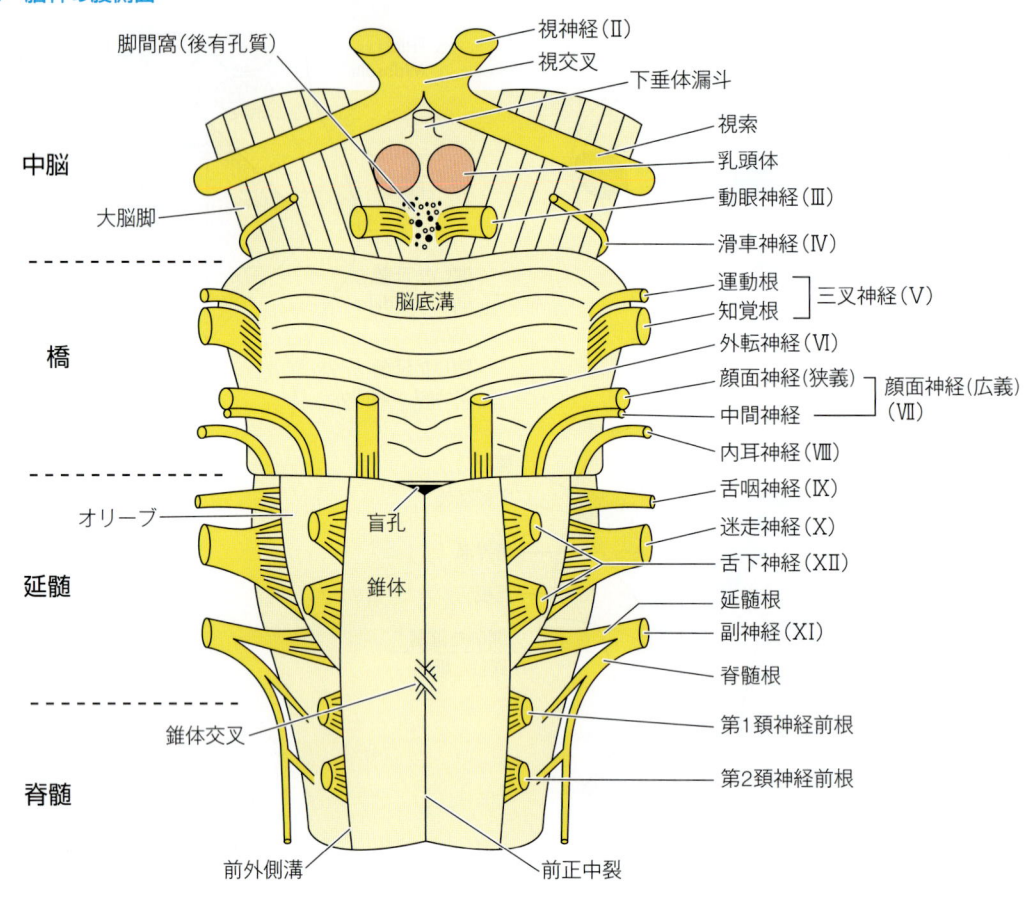

脳幹の腹側面の図（中脳・橋・延髄・脊髄の区分と脳神経の位置を示す）

ラベル：
- 中脳：脚間窩（後有孔質），視神経（Ⅱ），視交叉，下垂体漏斗，視索，乳頭体，動眼神経（Ⅲ），滑車神経（Ⅳ），大脳脚
- 橋：脳底溝，運動根・知覚根（三叉神経 Ⅴ），外転神経（Ⅵ），顔面神経（狭義）・中間神経（顔面神経（広義）Ⅶ），内耳神経（Ⅷ）
- 延髄：オリーブ，盲孔，錐体，舌咽神経（Ⅸ），迷走神経（Ⅹ），舌下神経（Ⅻ），延髄根・脊髄根（副神経 Ⅺ）
- 脊髄：錐体交叉，第1頸神経前根，第2頸神経前根，前外側溝，前正中裂

---

⑭ **第四脳室髄条** medullary striae of fourth ventricle：橋と延髄の境界に一致して横走する白質の線条構造物．弓状核から小脳へ向かう線維からなる．

6-2 延髄下部の背側面 （図16-23）

● 延髄下部の中心管は，第四脳室として開放していないので，closed medulla（閉じた延髄）ともいう．その背側面には以下の溝と結節があるが，内部構造との関連が大切である．

❶ [後] 正中溝 posterior median sulcus：脊髄の後正中溝の延長部．

❷ 後外側溝 posterior lateral sulcus：脊髄の後外側溝の延長部．

❸ 後中間溝 posterior intermediate sulcus：脊髄の後中間溝の延長部．

❹ 薄束結節 gracile tubercle：後正中溝と後中間溝の間．薄束核 gracile nucleus がある．

❺ 楔状束結節 cuneate tubercle：後中間溝と後外側溝の間．楔状束核 cuneate nucleus がある．

❻ 灰白結節 tuberculum cinereum：三叉神経脊髄路核 spinal nucleus of trigeminal nerve がある．

6-3 橋と延髄の腹側面 （図16-24）

● 橋の膨らみとそれに続く延髄および脳幹から出る脳神経が見られる．

❶ 橋の腹側面：橋腹側部は大脳脚の直接の続きであるが，その表面は横走線維束のため横縞の凹凸が見える．ここに次のものが存在する．
 1) 脳底溝 basilar sulcus：脳底動脈 basilar artery がある．
 2) 中小脳脚 middle cerebellar peduncle：橋と小脳を結合する線維束からなる．
 3) 三叉神経 trigeminal nerve：細い運動根と太い知覚根からなる．

❷ 延髄の腹側面：橋腹側部の直接の続きは錐体とオリーブである．次のものが存在する．
 1) [前] 正中裂 anterior median fissure
 2) 錐体 pyramid：中に皮質脊髄路 corticospinal tract（錐体路 pyramidal tract）が通る．
 3) オリーブ olive：中にオリーブ核を入れる隆起．
 4) 錐体交叉 pyramidal decussation：延髄の下端．脊髄との移行部．ここで皮質脊髄路（錐体路）線維が交叉する．

図 16-25　小脳の解剖学的区分

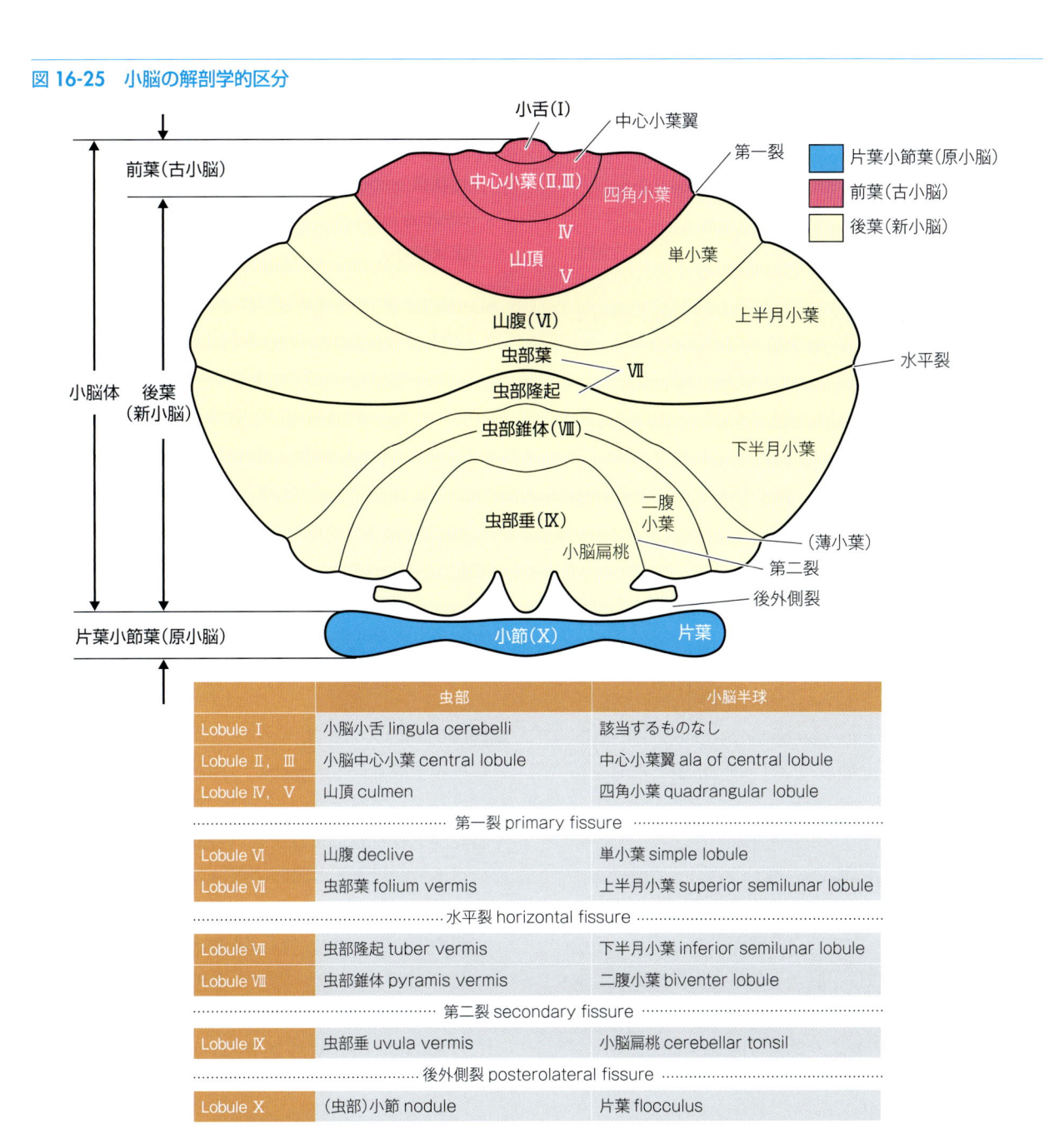

	虫部	小脳半球
Lobule Ⅰ	小脳小舌 lingula cerebelli	該当するものなし
Lobule Ⅱ, Ⅲ	小脳中心小葉 central lobule	中心小葉翼 ala of central lobule
Lobule Ⅳ, Ⅴ	山頂 culmen	四角小葉 quadrangular lobule
………第一裂 primary fissure………		
Lobule Ⅵ	山腹 declive	単小葉 simple lobule
Lobule Ⅶ	虫部葉 folium vermis	上半月小葉 superior semilunar lobule
………水平裂 horizontal fissure………		
Lobule Ⅶ	虫部隆起 tuber vermis	下半月小葉 inferior semilunar lobule
Lobule Ⅷ	虫部錐体 pyramis vermis	二腹小葉 biventer lobule
………第二裂 secondary fissure………		
Lobule Ⅸ	虫部垂 uvula vermis	小脳扁桃 cerebellar tonsil
………後外側裂 posterolateral fissure………		
Lobule Ⅹ	(虫部)小節 nodule	片葉 flocculus

5) 前外側溝 anterior lateral sulcus：脊髄の前外側溝の延長部．舌下神経根が出る．

7　小脳の外観　　　　　　　　　（図16-25）

7-1　小脳皮質 cerebellar cortex

● 小脳は外側部の小脳半球 cerebellar hemisphere と中央部の虫部 vermis に分けられる．さらに小脳皮質は小脳溝 cerebellar fissures によって細かい小脳回 cerebellar folia が形成され，ヒダの多い外観を呈する．この細かいヒダのために小脳皮質の85%は表から見えず，また表面の面積は大脳皮質のそれの3/4に当ると言われている．小脳半球と虫部の皮質は小脳溝によって図16-25のように区分される．

● 小脳を次のように分類することがある．

① 原小脳 archicerebellum：後外側裂より後方の片葉と（虫部）小節を併せた部分で，片葉小節葉ともいう．系統発生的に最も古く，前庭神経系と関係が深い．

② 古小脳 paleocerebellum：第一裂の前方の部分（前葉）に相当する．脊髄と関係が深い．

③ 新小脳 neocerebellum：第一裂と後外側裂の間の部分．発生的に新しく，特にその外側部は橋を介してに大脳皮質と関係が深い．霊長類で発達し，ヒトで最大となる．

7-2 小脳髄質 cerebellar medulla

- 小脳の各小葉と深部と小脳の中心部を占める線維群.
  1. 髄体 corpus medullare：小脳の中心部（小脳核の周り）の白質.
  2. 白質板 laminae albae：髄体から各小脳葉へ放射する白質をいう．矢状断切片にて小脳を観察すると，各小脳葉へ入る白質が木の枝のように分れて見えるので，小脳活樹 arbor vitae cerebelli（英・ラ）という．

7-3 小脳脚 cerebellar peduncles （図16-26）

- 次の3つの小脳脚がある.
  1. 下小脳脚 inferior cerebellar peduncle：索状体 restiform body ともいう．脊髄・延髄と小脳を結合する.
  2. 中小脳脚 middle cerebellar peduncle：橋腕 pontine brachium ともいい，橋と小脳を結合する.
  3. 上小脳脚 superior cerebellar peduncle：結合腕 conjunctive brachium ともいい，小脳と中脳を結合する.

7-4 小脳核 cerebellar nuclei （図16-27）

- 小脳髄質（髄体）内に灰白質塊があり，それを小脳核と言う．小脳核は小脳からの出力線維を出すニューロン群として重要である．前頭断面から次の4核を観察できる．内側より外側に向かって：
  1. 室頂核 fastigial nucleus（内側核 medial nucleus）
  2. 球状核 globose nucleus（後中位核 posterior interpositus nucleus）
  3. 栓状核 emboliform nucleus（前中位核 anterior interpositius nucleus）
  4. 歯状核 dentate nucleus（外側核 lateral nucleus）

> **Memo 16-5** 小脳核の覚え方
> アメリカの医学生はこの配列を内側から外側にむかって"Fatty Girls Eat Doughnuts（太った少女はドーナツを食べる）."と憶える．

8 髄膜 meninges （図16-28）

脳髄膜 meninges encephali （☞ p.180, 1 脳髄膜）
1. 脳硬膜 dura mater encephali
2. 脳クモ膜 arachnoid mater encephali
3. 脳軟膜 pia mater encephali

脳髄膜の間のスペース
1. 硬膜上腔 epidural space：頭蓋骨と硬膜の間のスペース．隙間はない．
2. 硬膜下腔 subdural space：硬膜とクモ膜の間のスペース．ほとんど隙間はない．
3. クモ膜下腔 subarachnoid space：クモ膜と軟膜の間の広いスペース．脳脊髄液を容れる．クモ膜下腔の特に広くなった所をクモ膜下槽 subarachnoid cistern という．特に小脳の後方と延髄背側の間にある小脳延髄槽 cerebellomedullary cis-

図 16-26 小脳脚

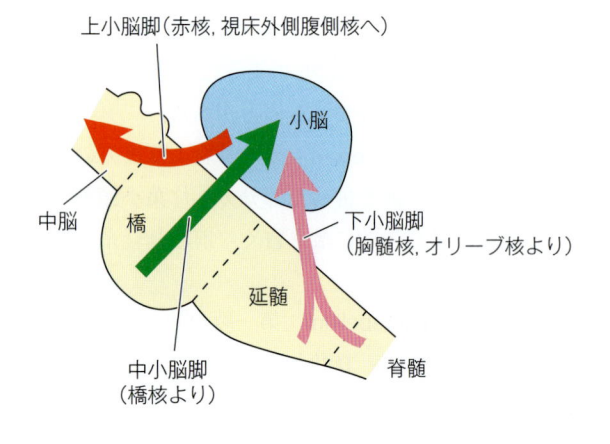

図 16-27 小脳核（背側より見る）

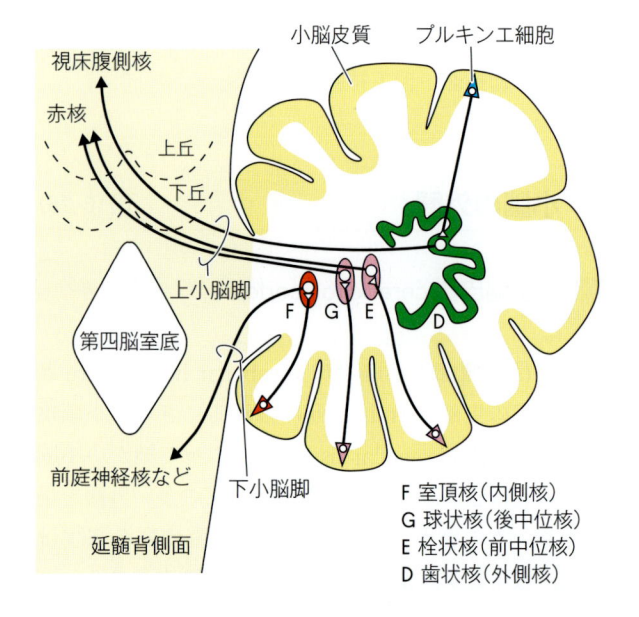

F 室頂核（内側核）
G 球状核（後中位核）
E 栓状核（前中位核）
D 歯状核（外側核）

図 16-28 脊髄（A）と脳（B）の髄膜の違い（硬膜上腔に注意）

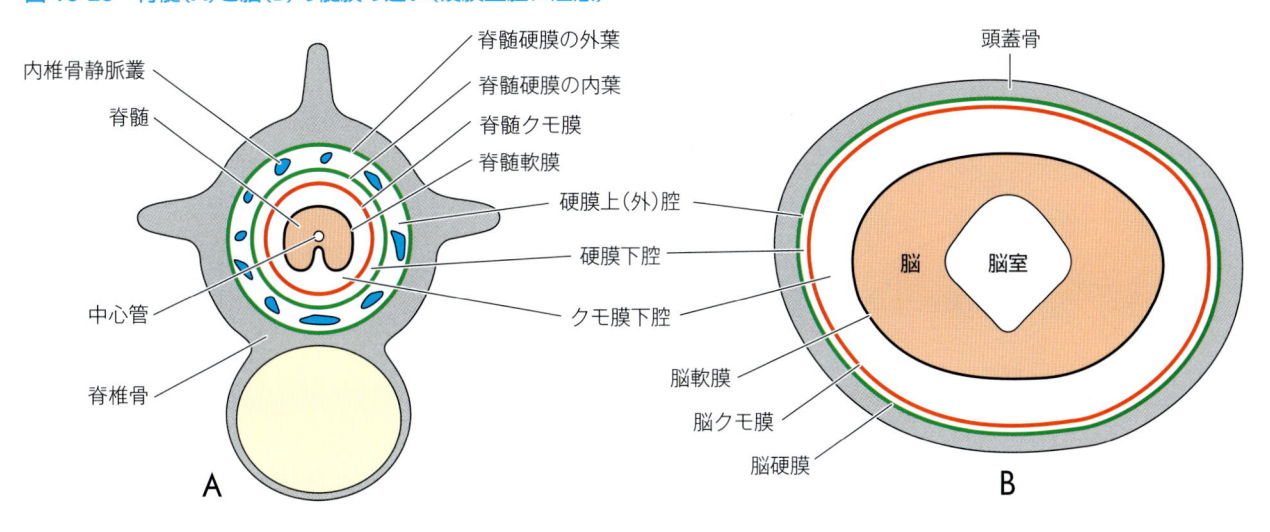

図 16-29 硬膜静脈洞
A：左右の大脳半球の前額断面を後方より見る．2枚の硬膜（内葉と外葉）は1枚となって頭蓋骨に癒着しているが，一部で内葉と外葉は離解して硬膜静脈洞（ここでは上矢状静脈洞）となる．2枚の硬膜の内葉同士が正中面で癒着して1枚となり大脳鎌となる．
B：硬膜静脈洞を右後上方より見る．

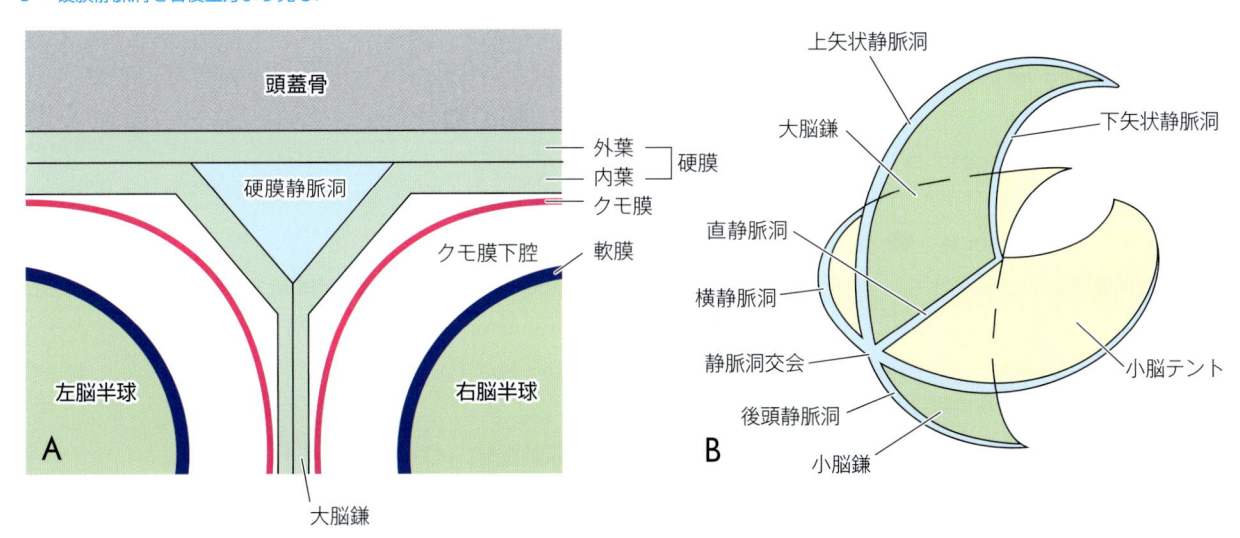

tern（大槽 cisterna magna）が最大である．

脳硬膜の特殊な形態 （図16-29）

❶ **大脳鎌 falx cerebri**：左右大脳半球の間（大脳縦裂）に進入する脳硬膜の部分．

❷ **小脳テント tentorium cerebelli**：大脳半球と小脳の間（大脳横裂）に進入する脳硬膜の部分．

❸ **小脳鎌 falx cerebelli**：小脳の虫部に入る浅いヒダ．左右の小脳半球を分ける．

❹ **硬膜静脈洞 sinus of dura mater**：硬膜の内葉と外葉の間のスペース．静脈血を容れる．

9 脳室 ventricle （図16-30）

脳室の区分

❶ **側脳室 lateral ventricle**：左右の大脳半球（終脳）の内部にある空所．全体として「つ」の形をしている．

1) **前角 anterior horn**：前頭葉の内部
2) **中心部 central portion**：頭頂葉の内部
3) **後角 posterior horn**：後頭葉の内部
4) **下角 inferior horn**：側頭葉の内部

> **Memo 16-6** 室間孔（モンロー孔）
> 側脳室は第三脳室と室間孔（モンロー孔 foramen of Monro）により交通する．

図 16-30　脳室系の側面図(A)と背面図(B)

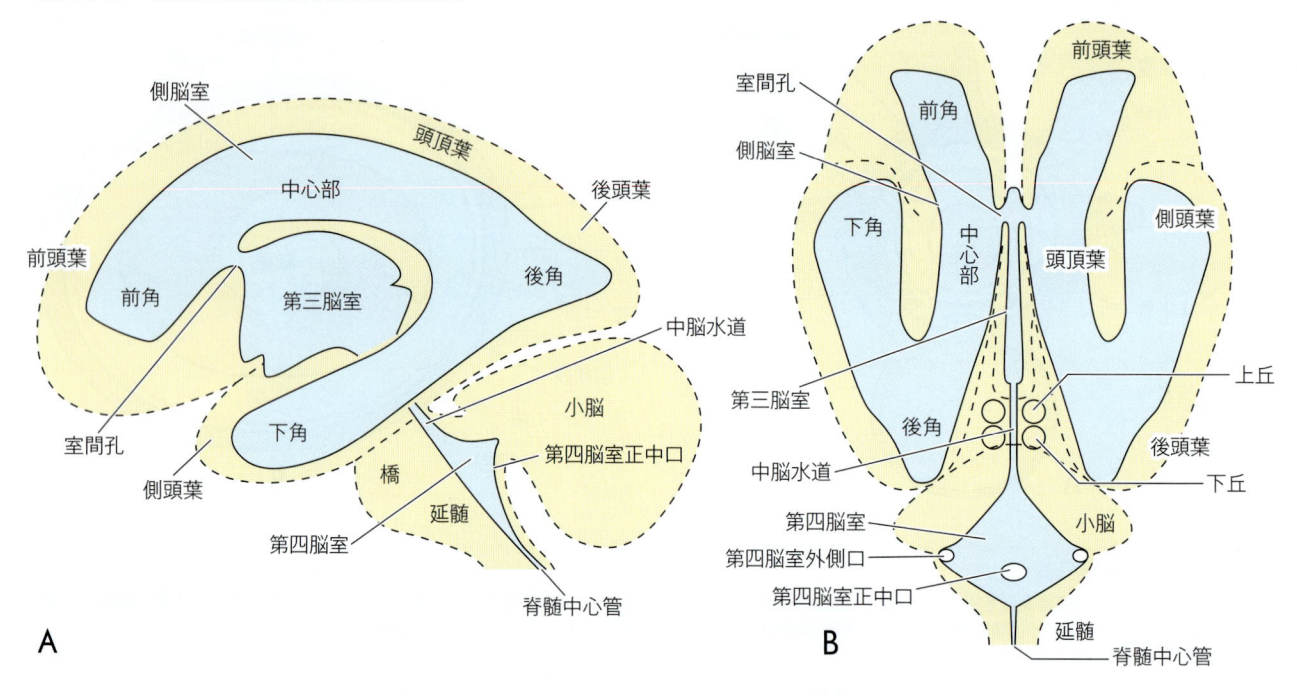

❷第三脳室 third ventricle：左右の間脳の間の正中部にある脳室．不対．
❸中脳水道 cerebral aqueduct：中脳の中心灰白質に囲まれる細い管．
❹第四脳室 fourth ventricle：橋，延髄上半（開いた延髄）の菱形窩が底部を作り，小脳が天井を作る．

脈絡叢 choroid plexus　　　　　　　　　　（図16-31）

- 側脳室，第三脳室，第四脳室には脈絡叢が存在する．脳脊髄液を産生する．
  ❶側脳室脈絡叢 choroid plexus of lateral ventricle
  ❷第三脳室脈絡叢 choroid plexus of third ventricle
  ❸第四脳室脈絡叢 choroid plexus of fourth ventricle

- 脳室とクモ膜下腔は，第四脳室の天井にある下記の孔により連絡する．したがってクモ膜下腔にも脳脊髄液が流れることになる．
  ❶第四脳室正中口（マジャンディー）median aperture of fourth ventricle（Magendie）：正中に1つ．
  ❷第四脳室外側口（ルシュカ）lateral aperture of fourth ventricle（Luschka）：2つ．

クモ膜顆粒 arachnoid granulation

- 硬膜静脈洞の内腔へ突出するクモ膜の小粒をクモ膜顆粒という．脳脊髄液を静脈内へ排出する装置といわれているが確証はない．

10　脳の血管

10-1　脳の動脈

- 内頸動脈 internal carotid artery と椎骨動脈 vertebral artery の2系統，左右合計4本の動脈によってのみ脳は栄養される．

大脳動脈輪（ウイリス）
cerebral arterial circle of Willis

- 左右の内頸動脈と脳底動脈が吻合して形成されるリングをウイリスの大脳動脈輪という（図16-32, 33）．
- 内頸動脈は，中大脳動脈 middle cerebral artery と前大脳動脈 anterior cerebral artery を分岐して終わる．脳底動脈は左右の後大脳動脈となる．左右の前大脳動脈が前交通動脈 anterior communicating artery にて交通し，左右の後大脳動脈が中大脳動脈と後交通動脈 posterior communicating artery にて交通して動脈輪が完成する．
- 大脳半球の血管は皮質枝と中心枝に分かれる．皮質枝は脳の表面，中心枝は脳の深部を栄養する．
  ❶皮質枝 cortical branches：大脳動脈輪から出て，脳の表面に沿って走り，脳の各部に至る．以下の動脈がある．
  　1) 前大脳動脈 anterior cerebral artery
  　2) 中大脳動脈 middle cerebral artery
  　3) 後大脳動脈 posterior cerebral artery

図 16-31 脳髄膜と脊髄髄膜の構成

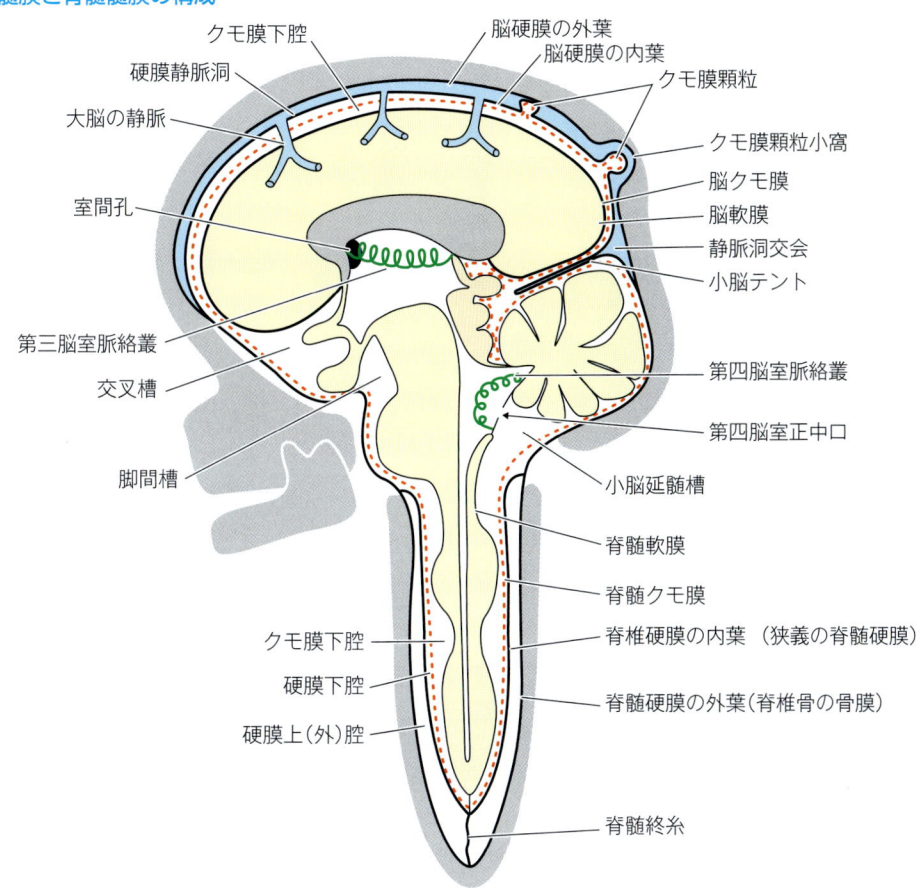

❷**中心枝** central branches（図16-34）：貫通動脈 perforating arteries あるいは貫通枝 perforating branches ともいう．間脳，大脳基底核，内包に分布する．これに4群を分けるが，さらに前および後脈絡叢動脈が加わる．

1) **前内側中心枝** anteromedial group：前大脳動脈，前交通動脈から出る．
2) **前外側中心枝** anterolateral group：前大脳動脈と中大脳動脈から起こる．前大脳動脈より起こる枝を内側枝（内側線条体動脈），中大脳動脈より起こる枝を外側枝（外側線条体動脈）という．
3) **後内側中心枝** posteromedial group：後大脳動脈の枝．後大脳動脈が後交通動脈を出す部より内側で出る．
4) **後外側中心枝** posterolateral group：後大脳動脈の枝．後大脳動脈が後交通動脈を出す部より外側で出る．
5) **前脈絡叢動脈** anterior choroidal artery：内頸動脈より分かれ，後走し，側頭葉前端の内側面に達し，側脳室下角に達する．
6) **後脈絡叢動脈** posterior choroidal artery：後大脳動脈より分かれ，松果体に向かい，第三脳室脈絡叢，視床に分布する．

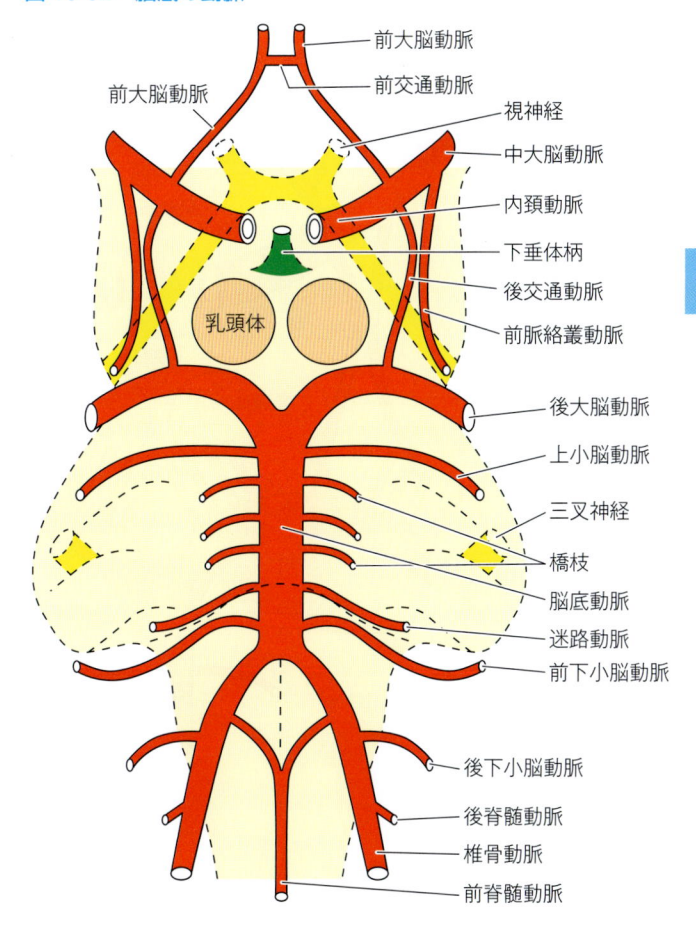

図 16-32 脳底の動脈

16 中枢神経系の肉眼解剖学

図 16-33 大脳動脈輪（ウイリス）

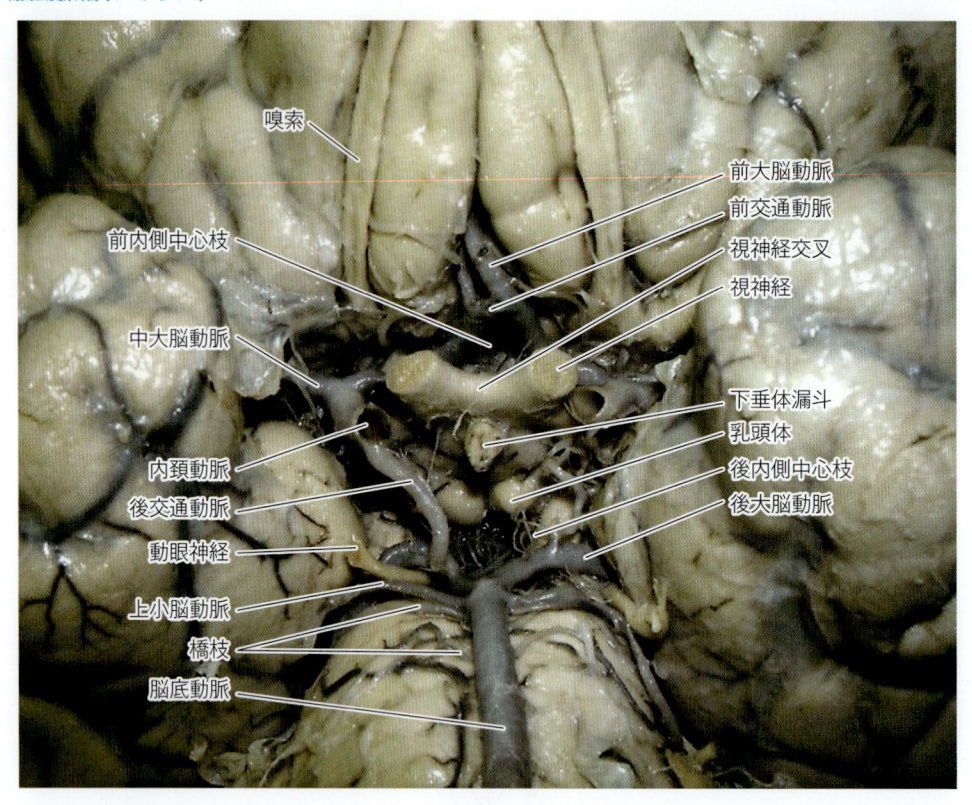

図 16-34 動脈輪と中心枝

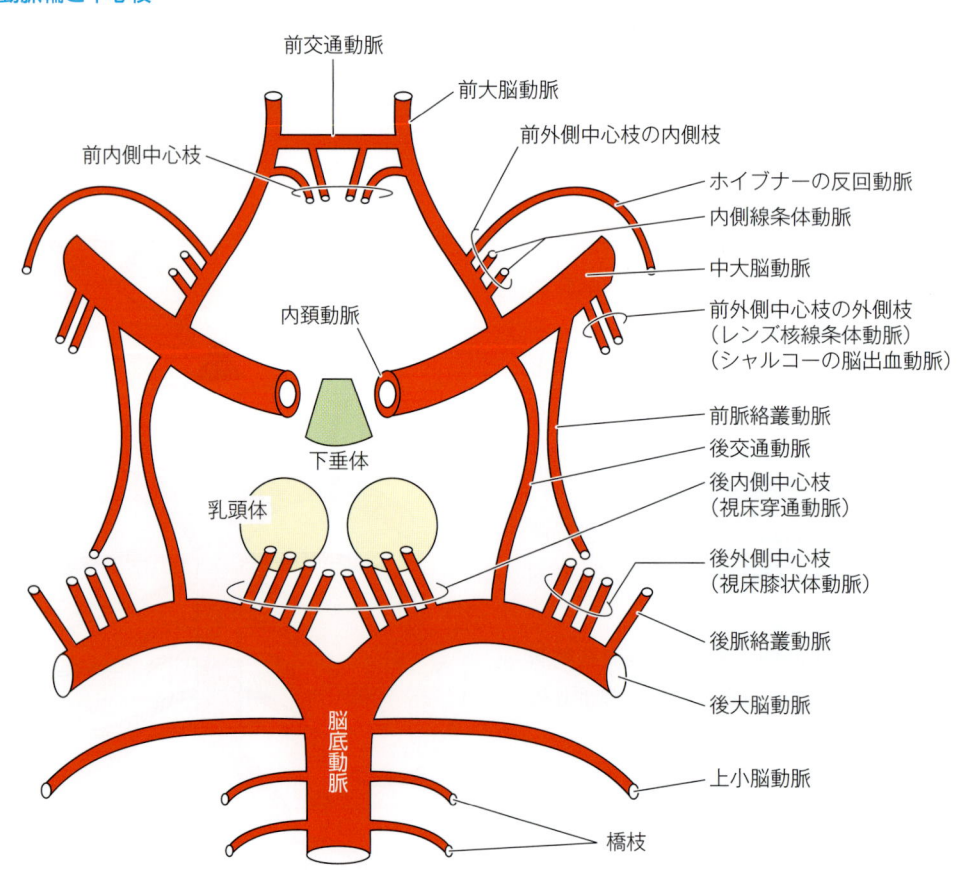

脳底動脈 basilar arteryと椎骨動脈 vertebral artery （図16-32, 33, 34）

- 左右の椎骨動脈は前および後脊髄動脈を出した後に延髄の腹側で合流し，脳底動脈となる．脳幹への動脈は以下のとおり：

❶ 後下小脳動脈 posterior inferior cerebellar artery (PICA)：椎骨動脈の枝．

❷ 前下小脳動脈 anterior inferior cerebellar artery (AICA)：脳底動脈のはじめの枝．

❸ 迷路動脈 labyrinthine artery：脳底動脈の枝で，内耳に入る．

❹ 橋枝 pontine branches：脳底動脈の枝で，橋に至る．

❺ 上小脳動脈 superior cerebellar artery：脳底動脈が左右の後大脳動脈になる直前に出す枝．

10-2 脳の静脈

大脳の静脈

- 大脳の静脈は表在静脈系（表在大脳静脈）と深部静脈系（深部大脳静脈）に2大別される．いずれも硬膜静脈洞 sinus of dura materへ流入する．

❶ 表在大脳静脈 superficial cerebral veins：上矢状静脈洞を中心に硬膜静脈洞に流入する．脳表面の静脈と硬膜静脈洞を結合するので橋静脈 bridging veinsという．以下のものがある（図16-35）：

1) 上大脳静脈 superior cerebral veins：大脳半球外側面と大脳半球内側面に分布する（6〜15本ある）．

2) 下大脳静脈 inferior cerebral veins：大脳半球下面と外側面の腹側部に分布し，頭蓋底部の硬膜静脈洞に流入する（前方は海綿静脈洞，後方は横静脈洞）．

3) 浅中大脳静脈 superficial middle cerebral veins：外側溝表面に沿って走り，半球外側面に分布する．海綿静脈洞に流入する．この静脈と他の静脈を互いに吻合する静脈として以下の静脈がある：

a) 上吻合静脈（トロラード）superior anastomotic vein of Trolard：上大脳静脈と吻合．

b) 下吻合静脈（ラベ）inferior anastomotic vein of Labbé：下大脳静脈と吻合．

❷ 深部大脳静脈 deep cerebral veins：大脳の深部および大脳半球下面の静脈系，脈絡叢の静脈からなり，最終的には大大脳静脈に集まり，直静脈洞に入る（図16-36）．

1) 大大脳静脈（ガレン）great cerebral vein of Galen：内大脳静脈，脳底静脈，後頭静脈，上・下小脳静脈を集める．

2) 内大脳静脈 internal cerebral veins：第三脳室脈絡叢中を走る．

3) 脳底静脈（ローゼンタール）basal vein of Rosenthal：前頭葉の内側面より起こる．

4) 後頭静脈 occipital veins：後頭葉の下面と内側面の静脈を集め，大大脳静脈に注ぐ．

図 16-35 大脳の静脈　A：外側面，B：内側面

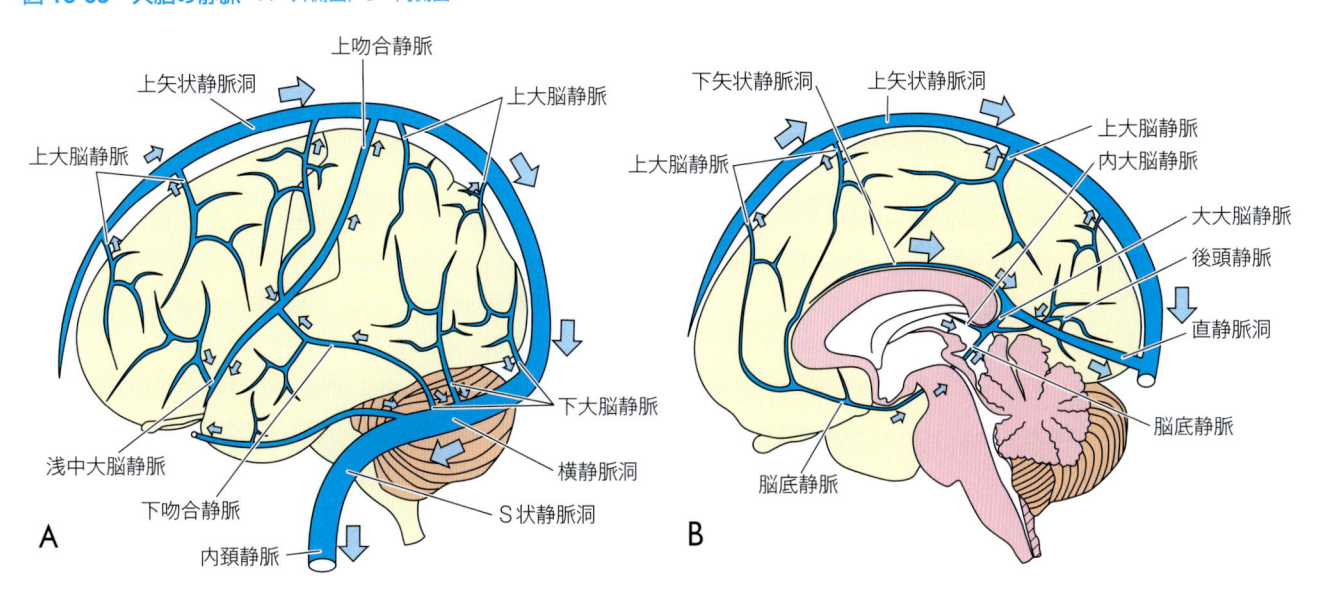

図16-36 大大脳静脈（ガレン）とその枝　A：大脳半球を取り除き，上方より見る．B：血管のみを表示する．

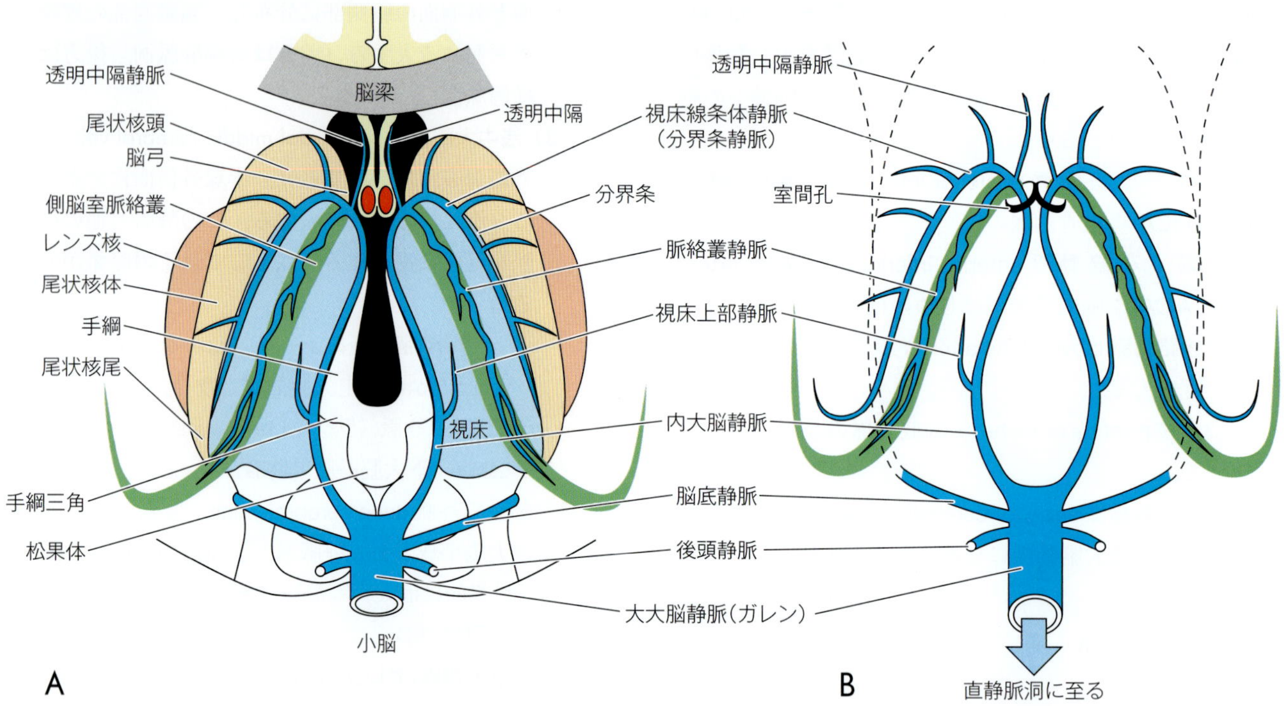

小脳の静脈

❶ 上小脳静脈 superior cerebellar veins：直静脈洞，内大脳静脈，横静脈洞 に注ぐ．

❷ 下小脳静脈 inferior cerebellar veins：横静脈洞，上錐体静脈洞，後頭静脈洞に注ぐ．

脳幹の静脈

● 中脳の静脈は脳底静脈を経て，内大脳静脈もしくは大大脳静脈に注ぐ．延髄上部〜橋の静脈はS状静脈洞もしくは錐体静脈洞に注ぐ．延髄下部の静脈は前・後脊髄静脈に注ぐ．

10-3 硬膜に分布する動脈

❶ 前硬膜動脈 anterior meningeal artery：前篩骨動脈 anterior ethmoidal artery の枝．

❷ 中硬膜動脈 middle meningeal artery：顎動脈の枝の中硬膜動脈 middle meningeal artery は棘孔より頭蓋内に入り，中頭蓋窩の硬膜に分布する．

❸ 後硬膜動脈 posterior meningeal artery：上行咽頭動脈の枝．

その他，後頭動脈 occipital artery の枝の硬膜枝が乳突孔より頭蓋に入る．

10-4 硬膜静脈洞
sinus of dura mater or cerebral sinus

● 脳硬膜は強靭な結合組織で内葉と外葉からなる（図16-29）．外葉は頭蓋骨の内面に密着し，骨膜に相当する．外葉は内葉に密着するが部分的に両者が開くところがあり，中に静脈血を容れる．この硬膜外葉と内葉の間の空間を硬膜静脈洞 sinus of dura mater という．脳の静脈血は局所の静脈を経て，各所の硬膜静脈洞に注ぎ，S状静脈洞を介して内頸静脈に注ぐ．次の静脈洞がある（図16-35, 37A）：

❶ 横静脈洞 transverse sinus：静脈洞交会に始まり，S状静脈洞に注ぐ．

❷ S状静脈洞 sigmoid sinus：横静脈洞と連続し，S状に曲って頸静脈孔にて内頸静脈に注ぐ．

❸ 上矢状静脈洞 superior sagittal sinus：大脳鎌の上縁にある．

❹ 下矢状静脈洞 inferior sagittal sinus：大脳鎌の下縁にある．

❺ 直静脈洞 straight sinus：大脳鎌と小脳テントの会合する線上に一致して存在する．

❻ 後頭静脈洞 occipital sinus：小脳鎌の後頭骨への付着部にある静脈洞．静脈洞交会に注ぐ．

❼ 海綿静脈洞 cavernous sinus：蝶形骨体の両側にある静脈洞．

図 16-37　硬膜静脈洞（A）と導出静脈（B）

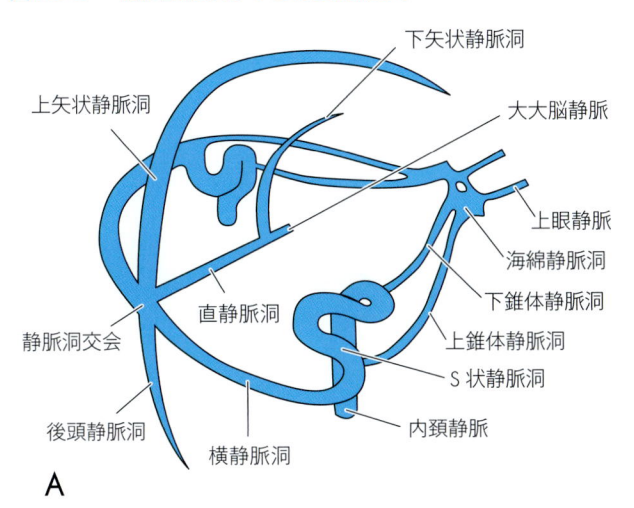

A

B

10-5　導出静脈 emissary veins （図16-37B）

- 頭蓋骨の外面にある静脈と頭蓋腔内の硬膜静脈洞を結合する短い静脈．以下の導出静脈がある：
  ❶ **頭頂導出静脈** parietal emissary vein：頭頂骨にある頭頂孔を貫く．浅側頭静脈と上矢状静脈を結合する．
  ❷ **乳突導出静脈** mastoid emissary vein：乳突孔を貫く．後頭静脈とＳ状静脈洞を結合する．
  ❸ **顆導出静脈** condylar emissary vein：後頭骨の顆管を貫く．椎骨静脈叢とＳ状静脈洞を結合する．

練習問題

下記の文が正しければ○，誤っていれば×をつけなさい．

- □ 問1　延髄，小脳，橋，中脳をまとめて脳幹という．
- □ 問2　頭頂後頭溝を押し分けると，その底部に島があるのが見える．
- □ 問3　下前頭回の弁蓋部はウエルニッケ中枢に相当する．
- □ 問4　鳥距溝をはさむ皮質を有線領といい，視覚中枢がここにある．
- □ 問5　海馬溝と側副溝の間の脳回を歯状回という．
- □ 問6　松果体や手綱は背側視床に分類される．
- □ 問7　第四脳室底の境界溝の外側にあるのは基板である．
- □ 問8　第四脳室底の顔面神経丘の直下に顔面神経核がある．
- □ 問9　橋の腹側下端に錐体交叉がある．
- □ 問10　小脳の第1裂より後方を片葉小節葉という．
- □ 問11　中小脳脚は小脳と延髄を結合する線維からなる．
- □ 問12　小脳内側核は室頂核と同義である．
- □ 問13　大脳横裂に進入する硬膜を大脳鎌という．
- □ 問14　前大脳動脈は中心枝に分類される．

解答 p.234

付録 1　脳の断面（水平断面）
Appendix 1

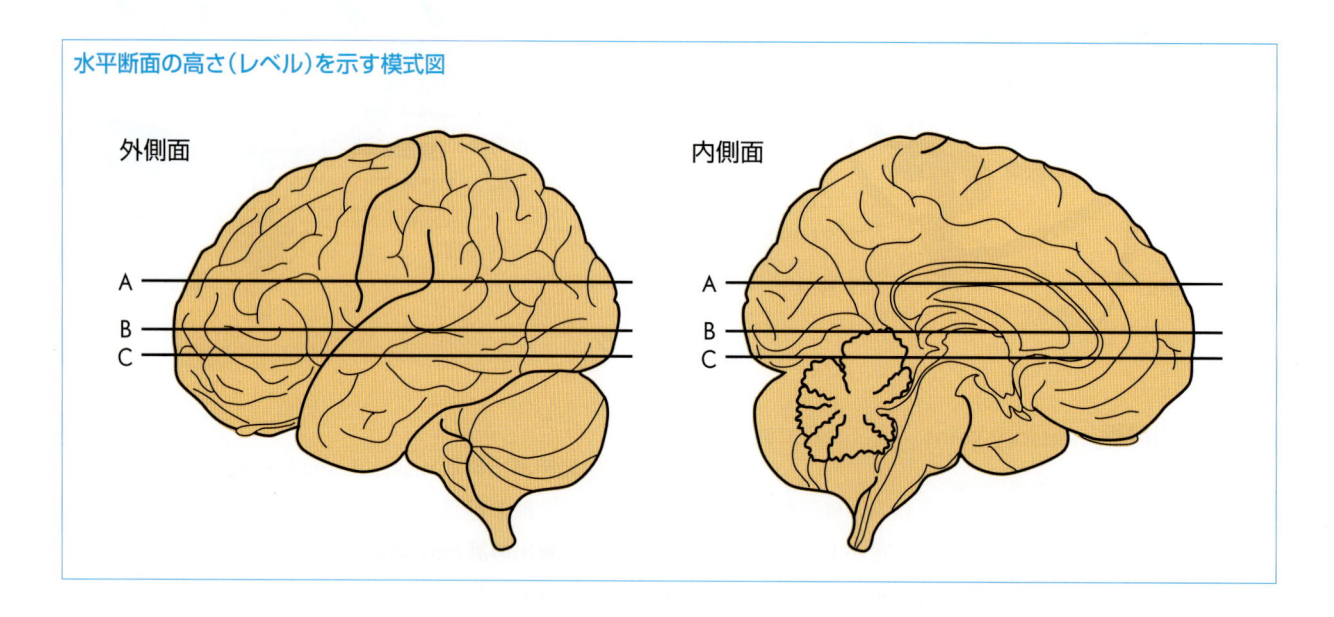

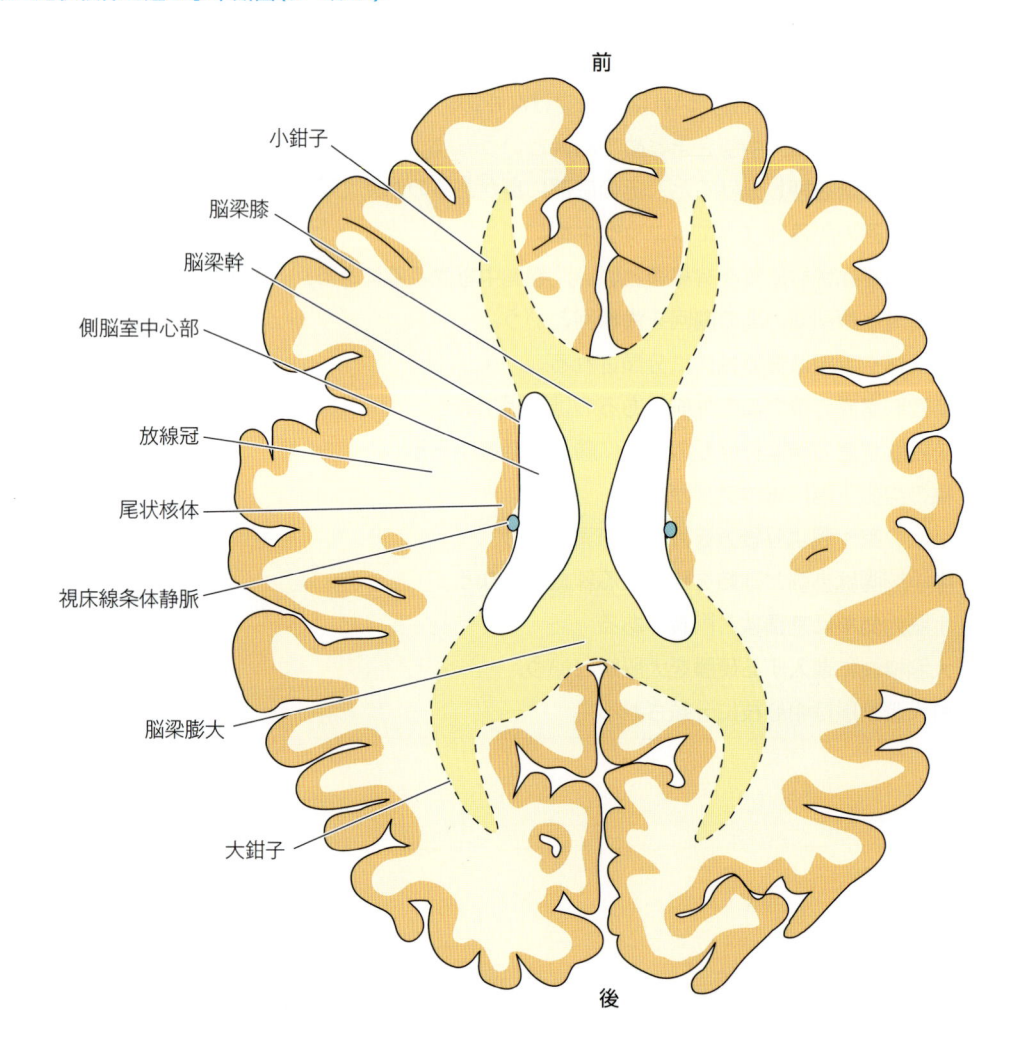

水平断面の高さ（レベル）を示す模式図

外側面　　　　　　　　　　　内側面

A
B
C

図1　脳梁と尾状核体を通る水平断面（レベルA）

前

- 小鉗子
- 脳梁膝
- 脳梁幹
- 側脳室中心部
- 放線冠
- 尾状核体
- 視床線条体静脈
- 脳梁膨大
- 大鉗子

後

脳の断面（水平断面） 225

図2 線条体，視床および内包を通る水平断面（レベルB）

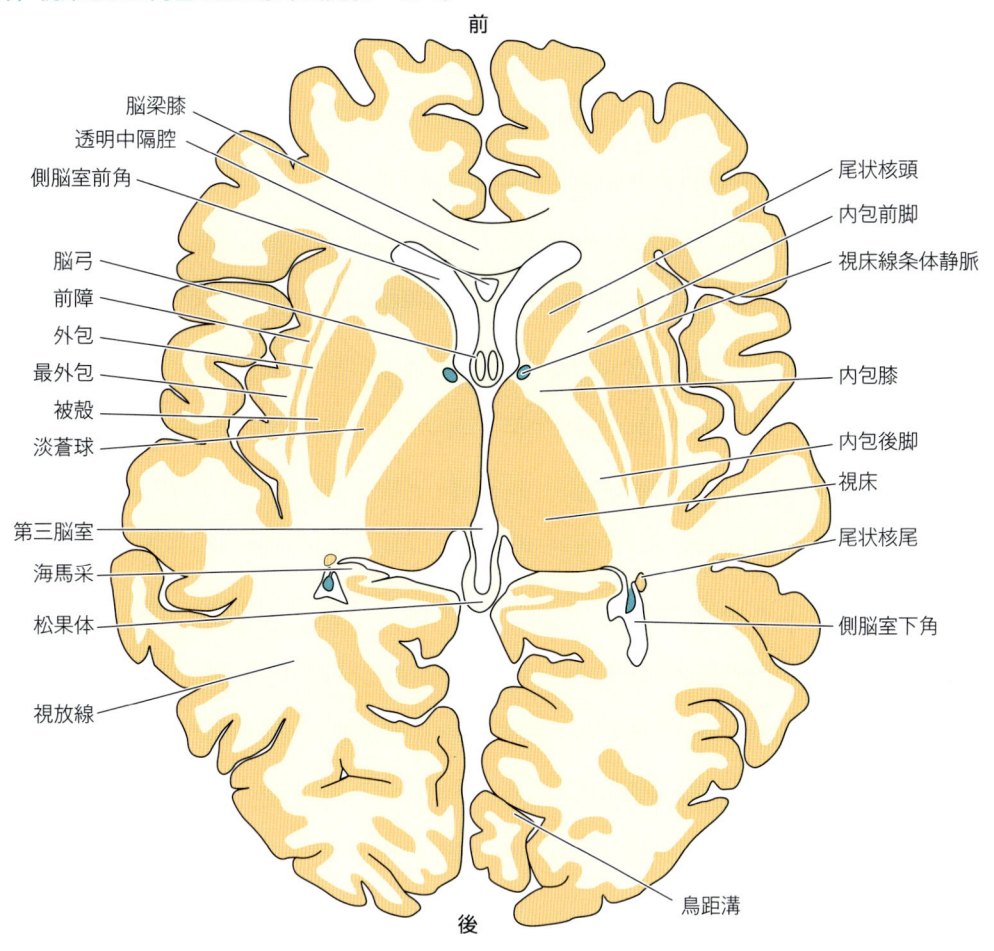

前

脳梁膝
透明中隔腔
側脳室前角
脳弓
前障
外包
最外包
被殻
淡蒼球
第三脳室
海馬采
松果体
視放線

尾状核頭
内包前脚
視床線条体静脈
内包膝
内包後脚
視床
尾状核尾
側脳室下角
鳥距溝

後

図3 線条体，前交連および上丘を通る断面（レベルC）

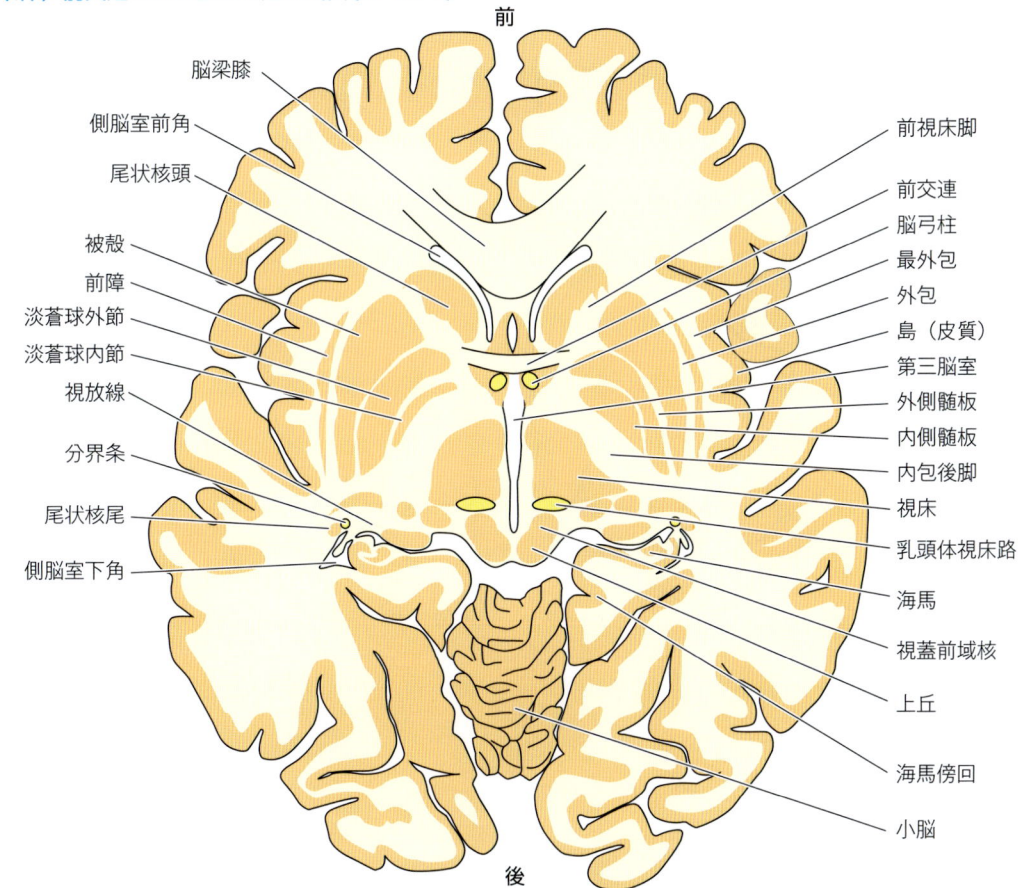

前

脳梁膝
側脳室前角
尾状核頭
被殻
前障
淡蒼球外節
淡蒼球内節
視放線
分界条
尾状核尾
側脳室下角

前視床脚
前交連
脳弓柱
最外包
外包
島（皮質）
第三脳室
外側髄板
内側髄板
内包後脚
視床
乳頭体視床路
海馬
視蓋前域核
上丘
海馬傍回
小脳

後

脳の断面（前額断面）

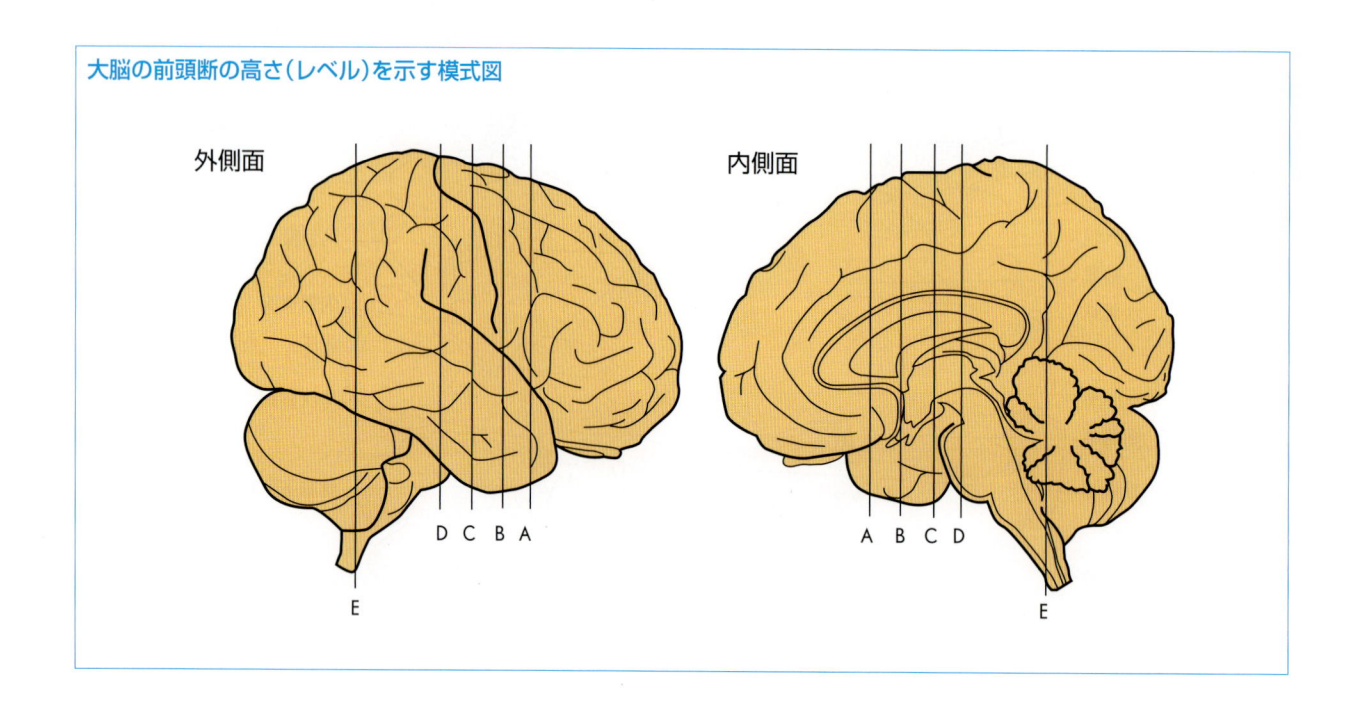

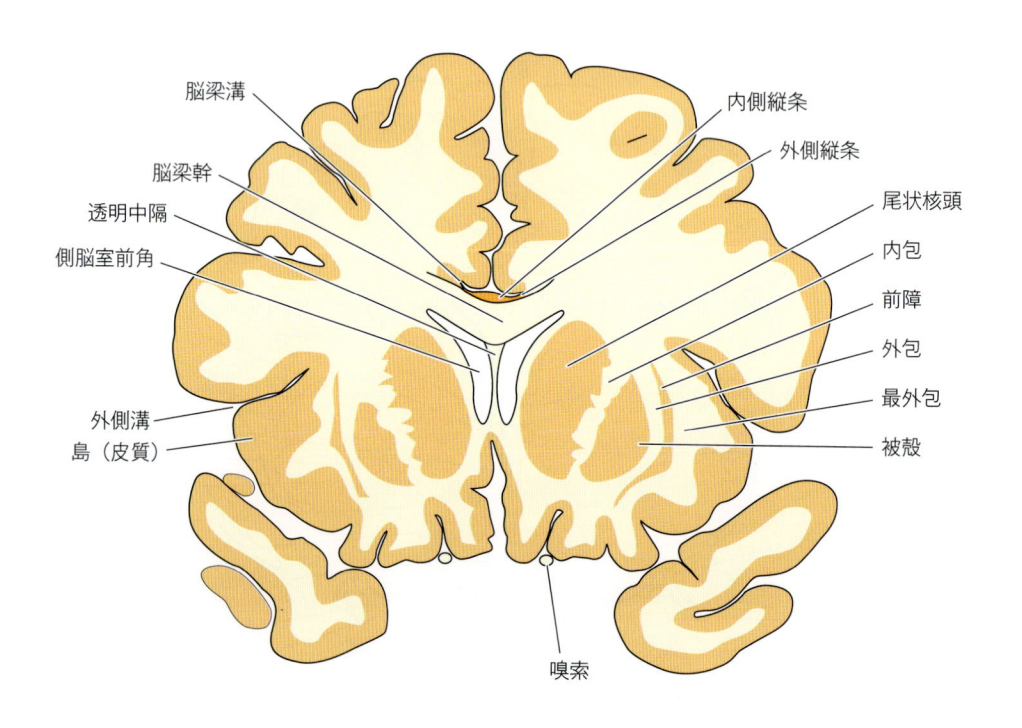

大脳の前頭断の高さ（レベル）を示す模式図

図4 尾状核頭および被殻を通る前額断面（レベルA）

脳の断面（前額断面） 227

図5 前交連と視交叉を通る前額断面（レベルB）

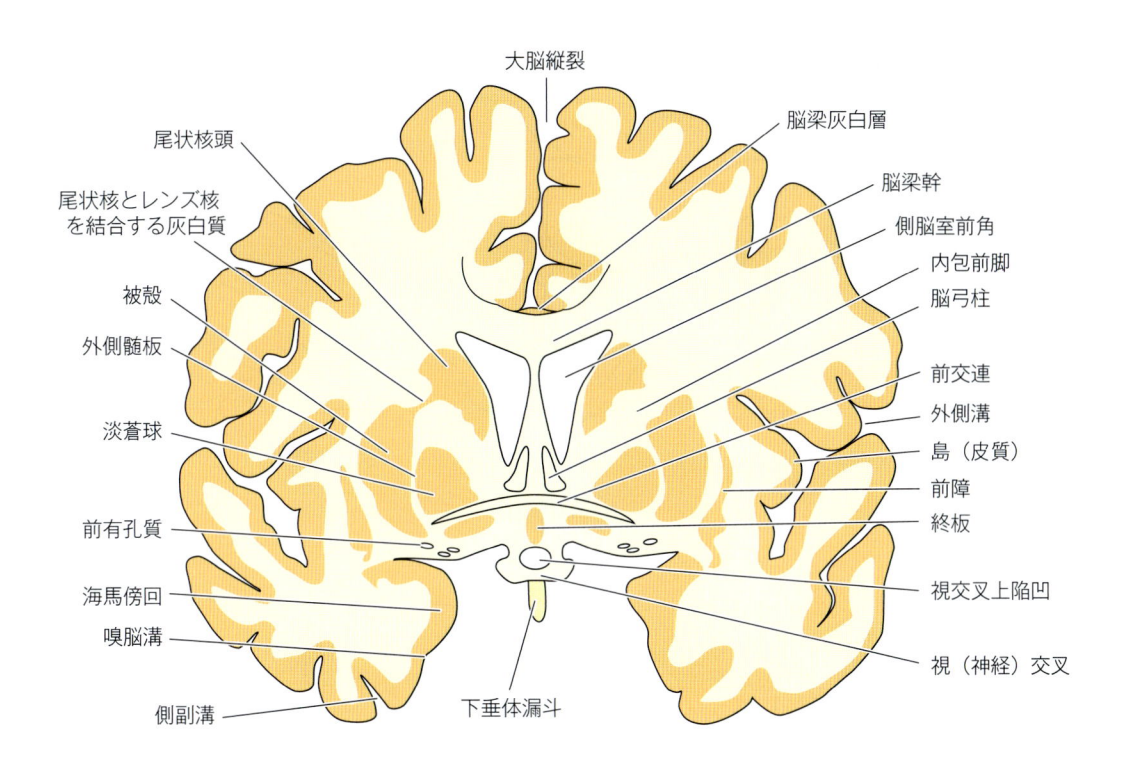

図6 海馬の前端，乳頭体，乳頭（体）視床路を通る前額断面（レベルC）

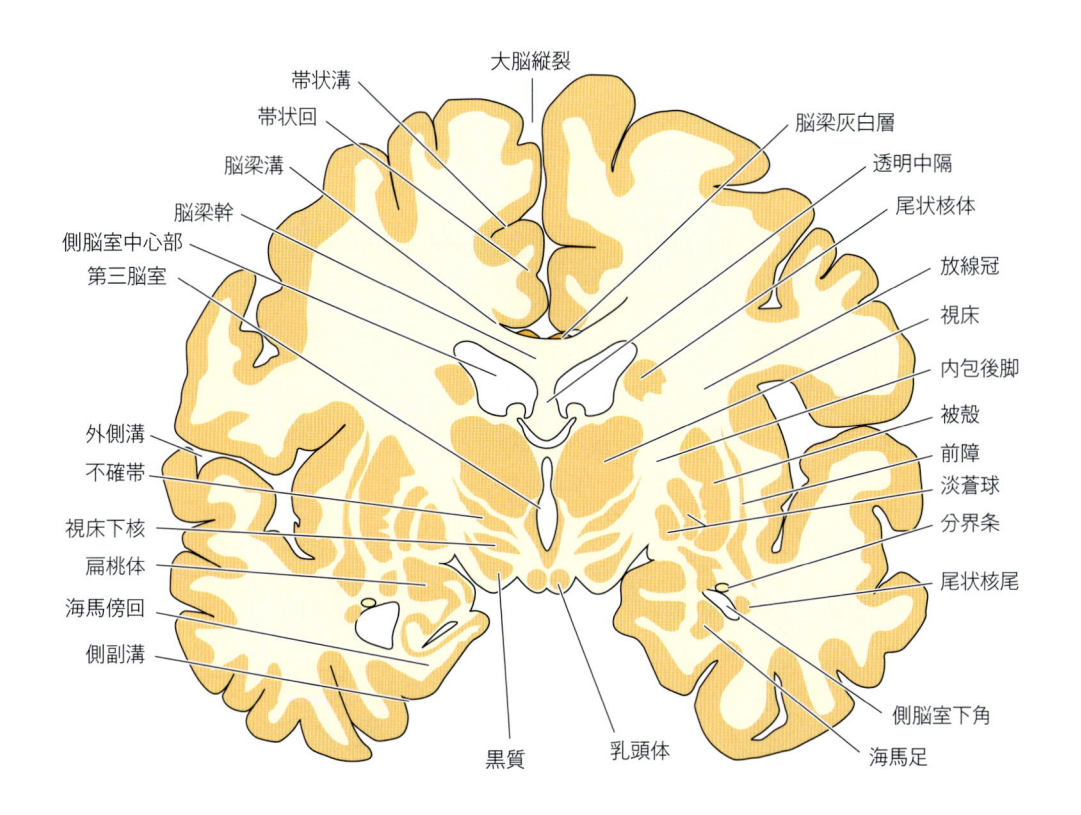

Appendix 脳の断面・脳切片

図7 視床，大脳脚および橋を通る前額断面（レベルD）

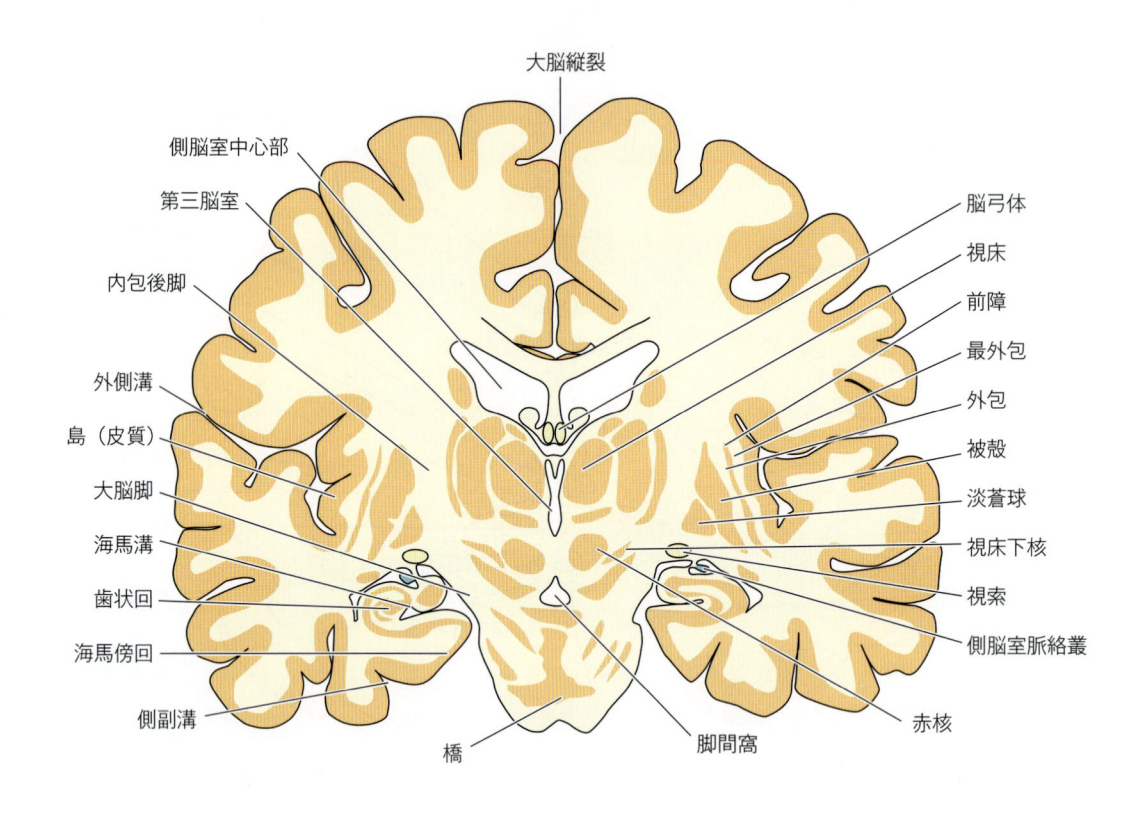

図8 側脳室後角と小脳核を通る前額断面（レベルE）

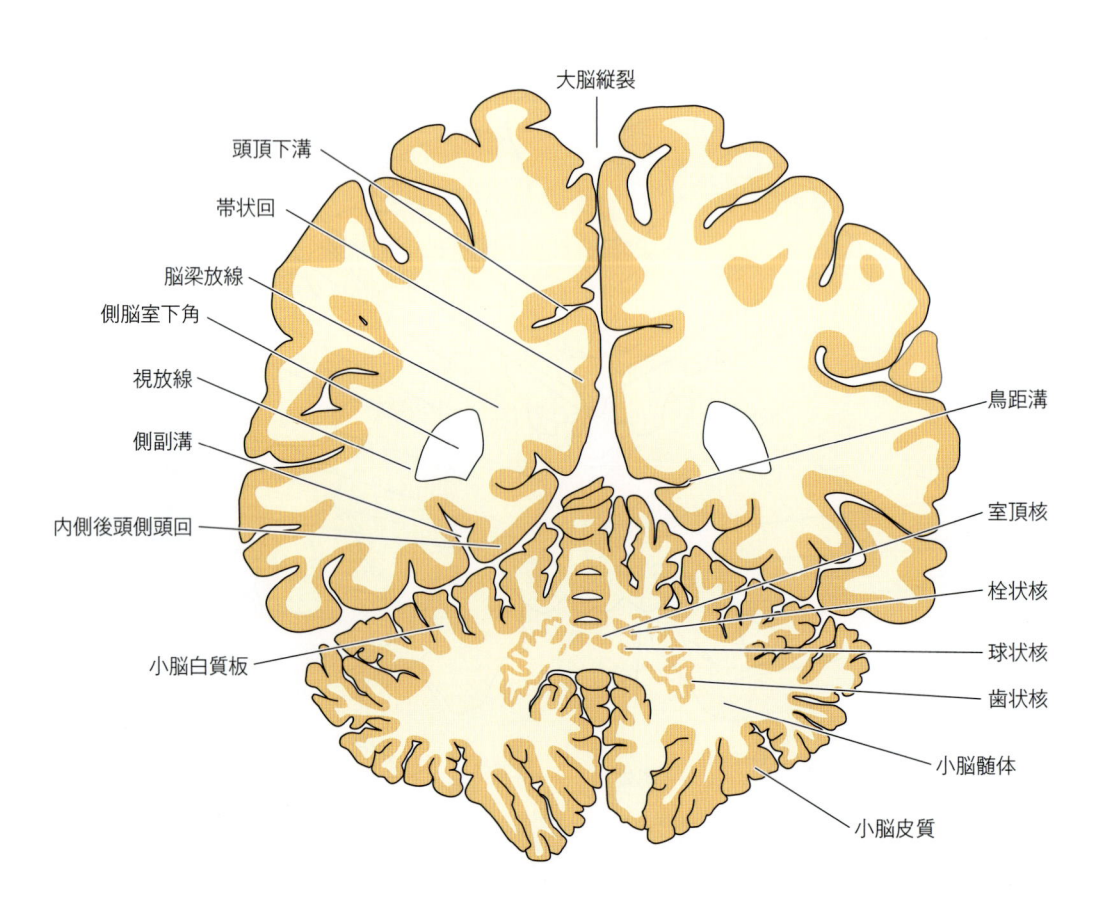

付録2 脳切片
Appendix 2

図1　延髄下端（錐体交叉）を通る横断面

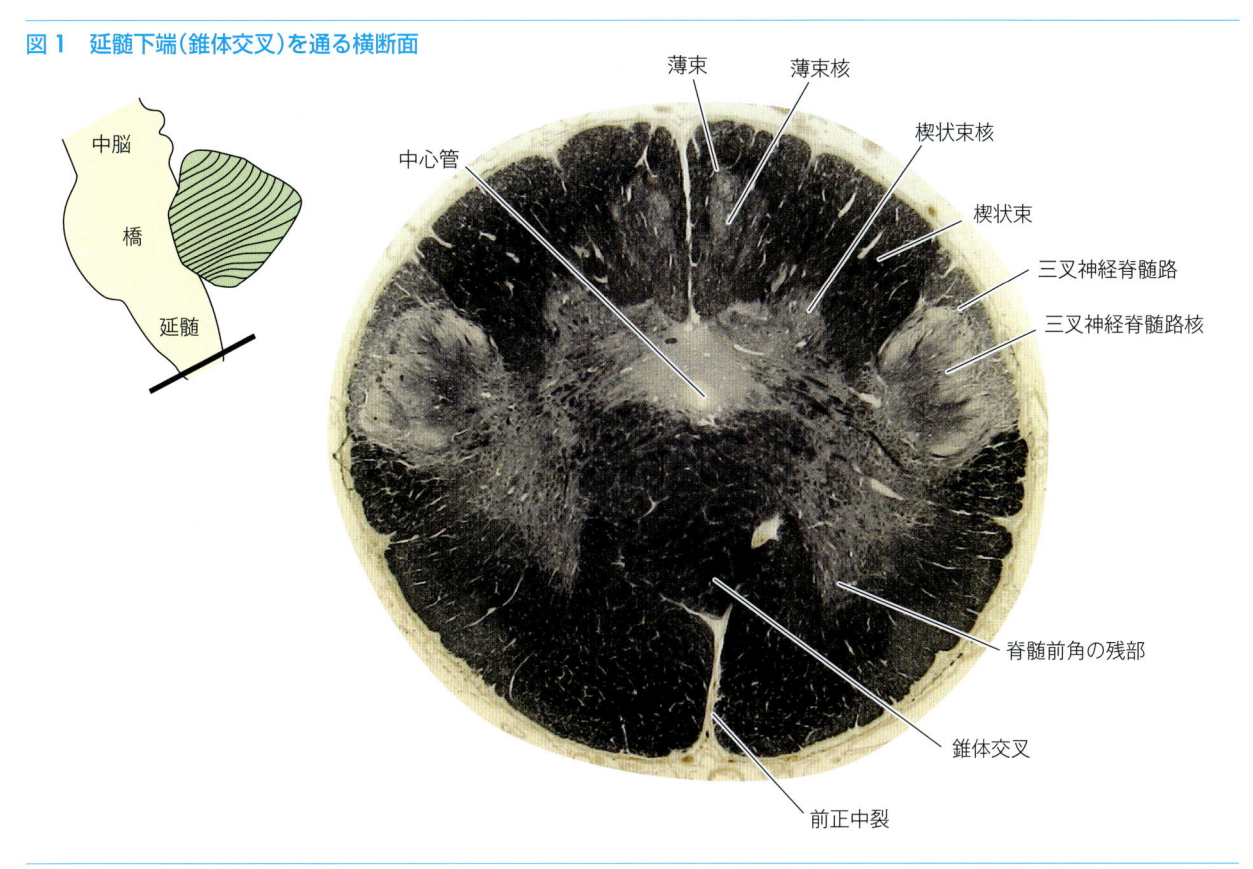

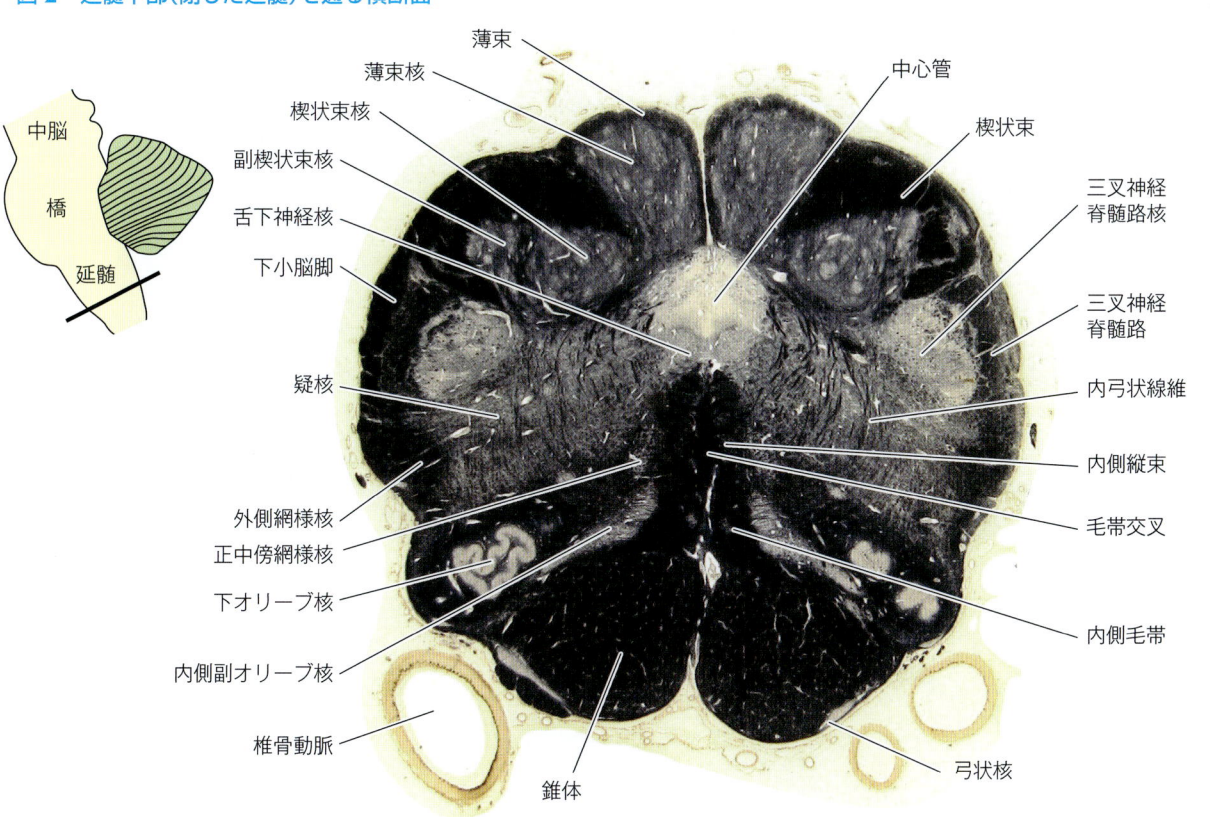

中脳/橋/延髄

薄束
薄束核
楔状束核
楔状束
三叉神経脊髄路
三叉神経脊髄路核
中心管
脊髄前角の残部
錐体交叉
前正中裂

図2　延髄下部（閉じた延髄）を通る横断面

中脳/橋/延髄

薄束
薄束核
楔状束核
副楔状束核
舌下神経核
下小脳脚
疑核
外側網様核
正中傍網様核
下オリーブ核
内側副オリーブ核
椎骨動脈
錐体
中心管
楔状束
三叉神経脊髄路核
三叉神経脊髄路
内弓状線維
内側縦束
毛帯交叉
内側毛帯
弓状核

230　Appendix　脳の断面・脳切片

図3　延髄上部（開いた延髄）を通る横断面

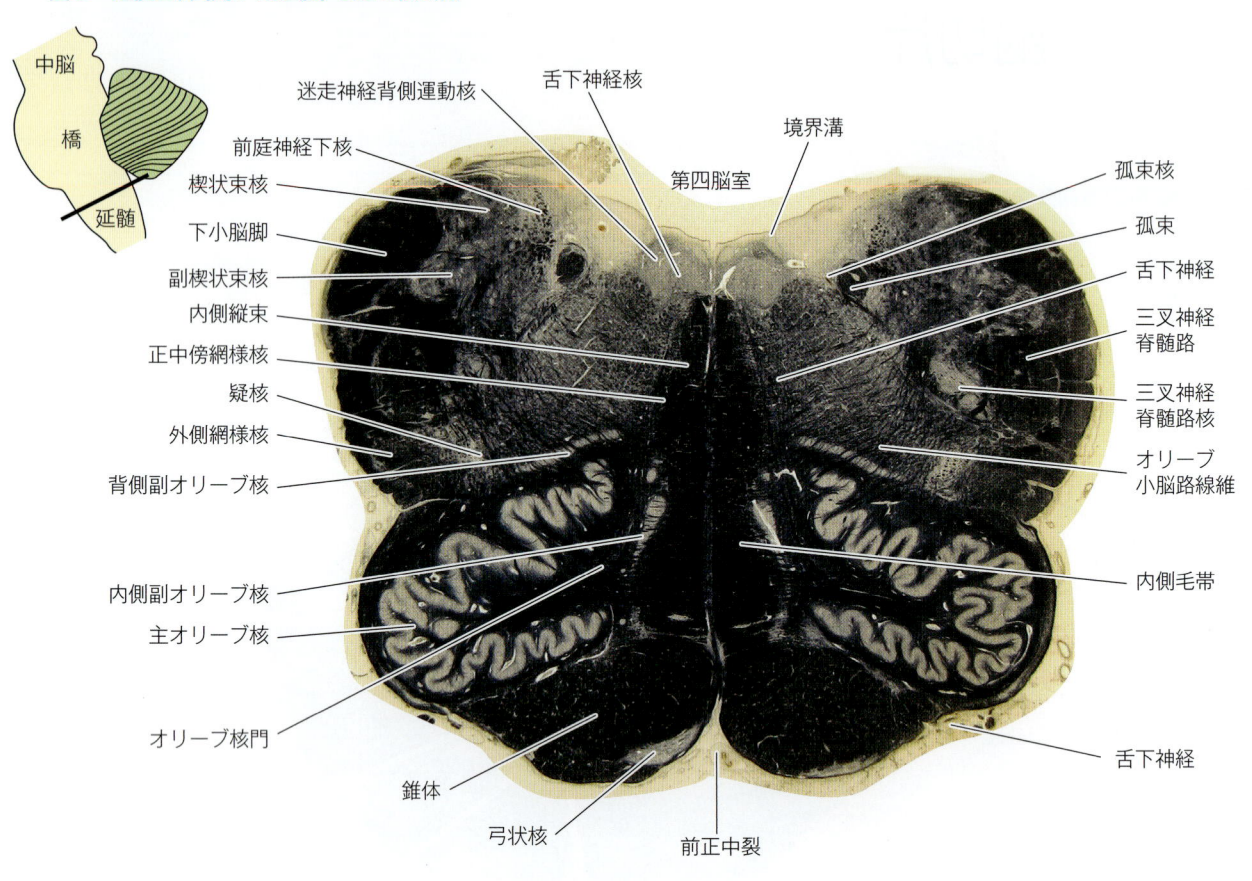

迷走神経背側運動核／舌下神経核／境界溝／孤束核／孤束／舌下神経／三叉神経脊髄路／三叉神経脊髄路核／オリーブ小脳路線維／内側毛帯／舌下神経

前庭神経下核／楔状束核／下小脳脚／副楔状束核／内側縦束／正中傍網様核／疑核／外側網様核／背側副オリーブ核／内側副オリーブ核／主オリーブ核／オリーブ核門／錐体／弓状核／前正中裂

第四脳室

中脳／橋／延髄

図4　外転神経核を通る高さの橋横断面

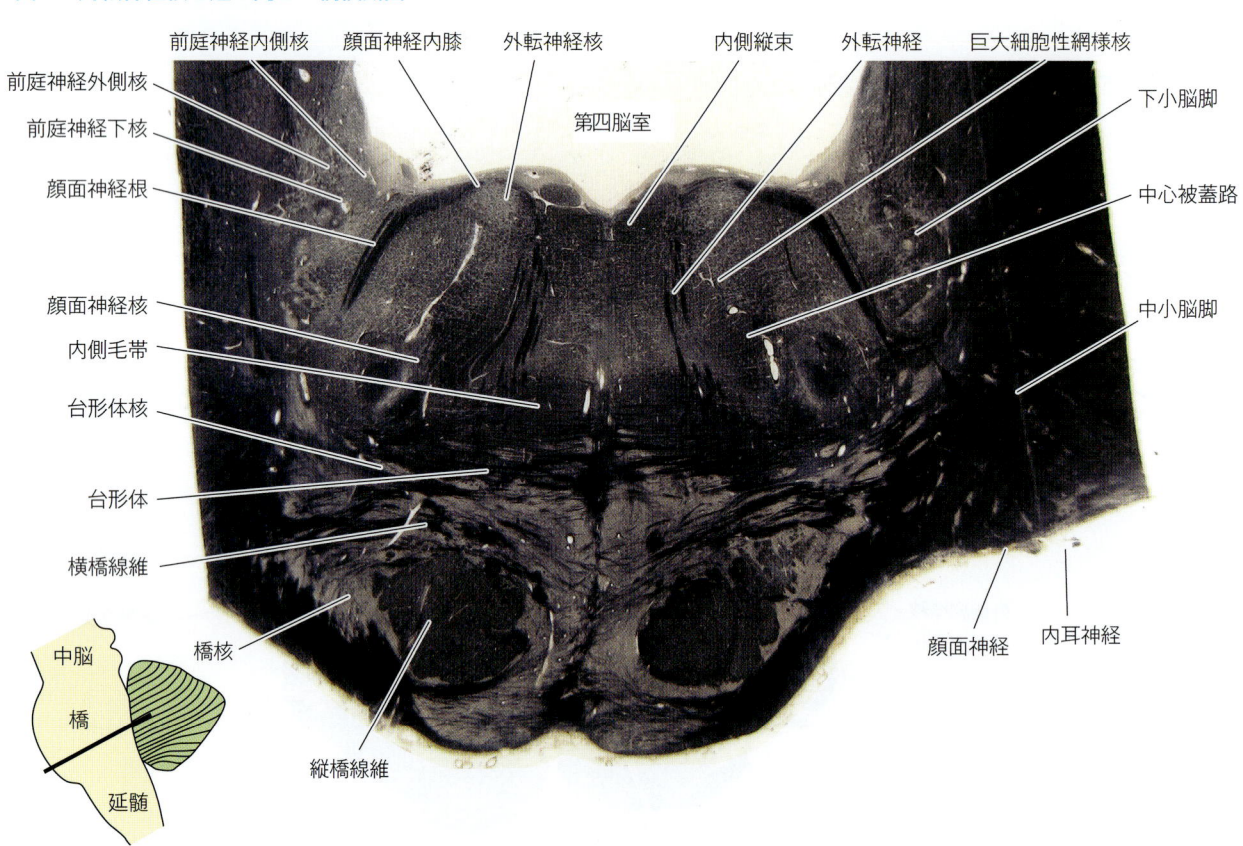

前庭神経内側核／顔面神経内膝／外転神経核／内側縦束／外転神経／巨大細胞性網様核／下小脳脚／中心被蓋路／中小脳脚／顔面神経／内耳神経

前庭神経外側核／前庭神経下核／顔面神経根／顔面神経核／内側毛帯／台形体核／台形体／横橋線維／橋核／縦橋線維／第四脳室

中脳／橋／延髄

脳切片　231

図5　滑車神経交叉を通る橋上部横断面

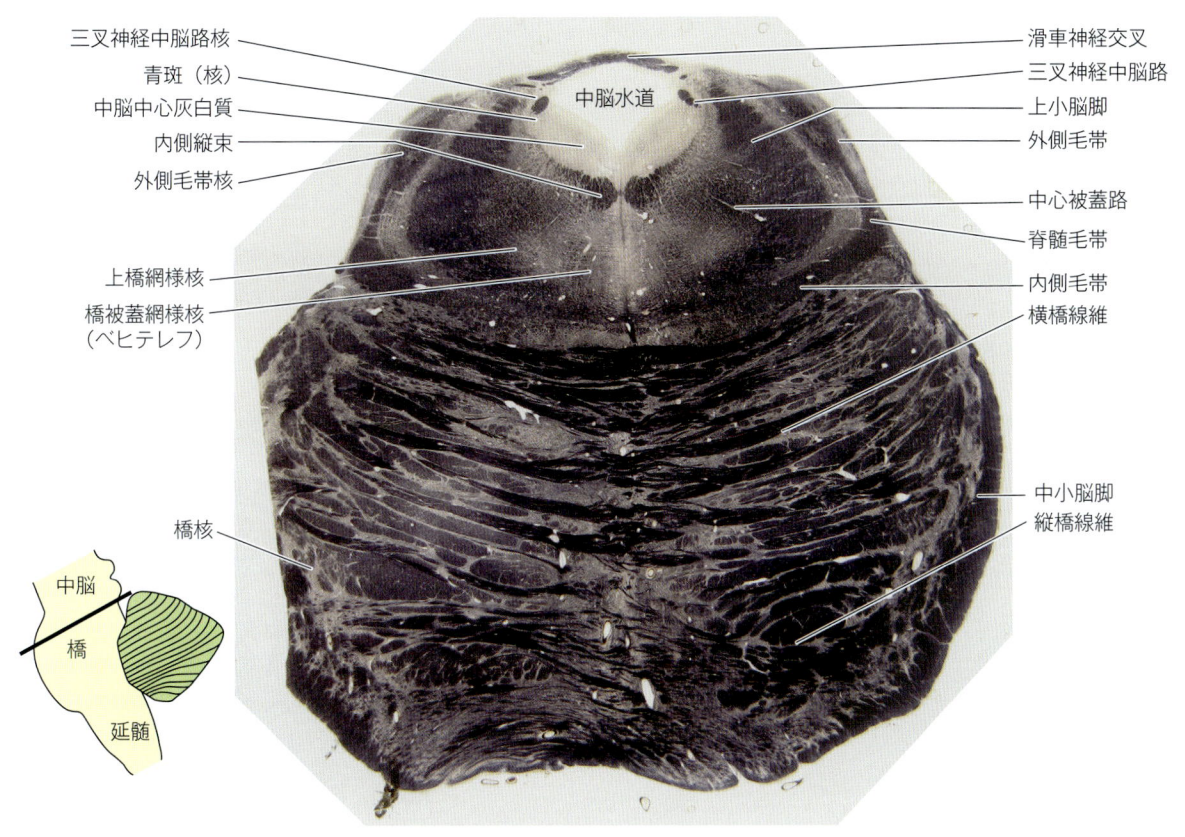

ラベル：三叉神経中脳路核／青斑（核）／中脳中心灰白質／内側縦束／外側毛帯核／上橋網様核／橋被蓋網様核（ベヒテレフ）／橋核／中脳水道／滑車神経交叉／三叉神経中脳路／上小脳脚／外側毛帯／中心被蓋路／脊髄毛帯／内側毛帯／横橋線維／中小脳脚／縦橋線維

図6　下丘を通る中脳横断面

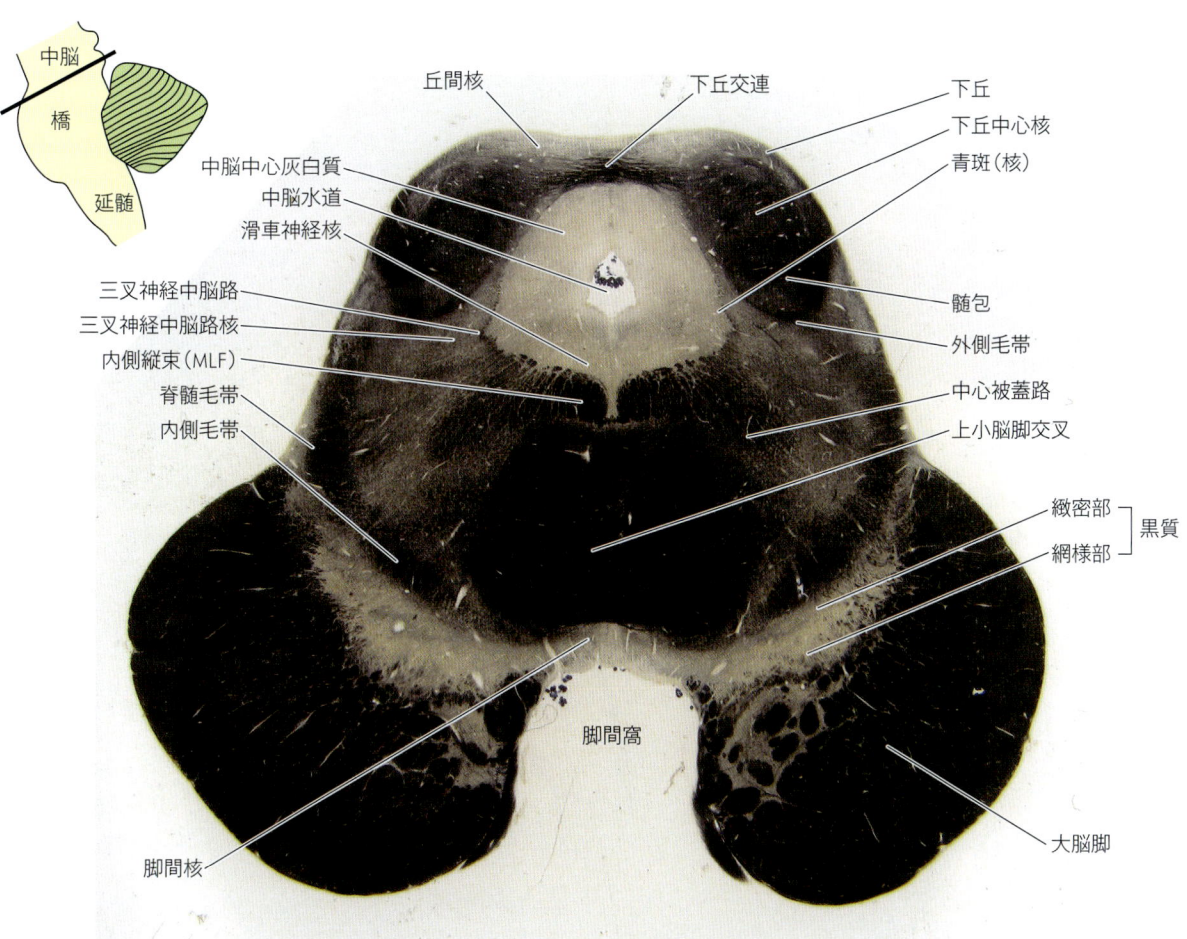

ラベル：丘間核／中脳中心灰白質／中脳水道／滑車神経核／三叉神経中脳路／三叉神経中脳路核／内側縦束（MLF）／脊髄毛帯／内側毛帯／脚間核／下丘交連／下丘／下丘中心核／青斑（核）／髄包／外側毛帯／中心被蓋路／上小脳脚交叉／緻密部／網様部／黒質／大脳脚／脚間窩

Appendix 脳の断面・脳切片

図7 上丘を通る横断面

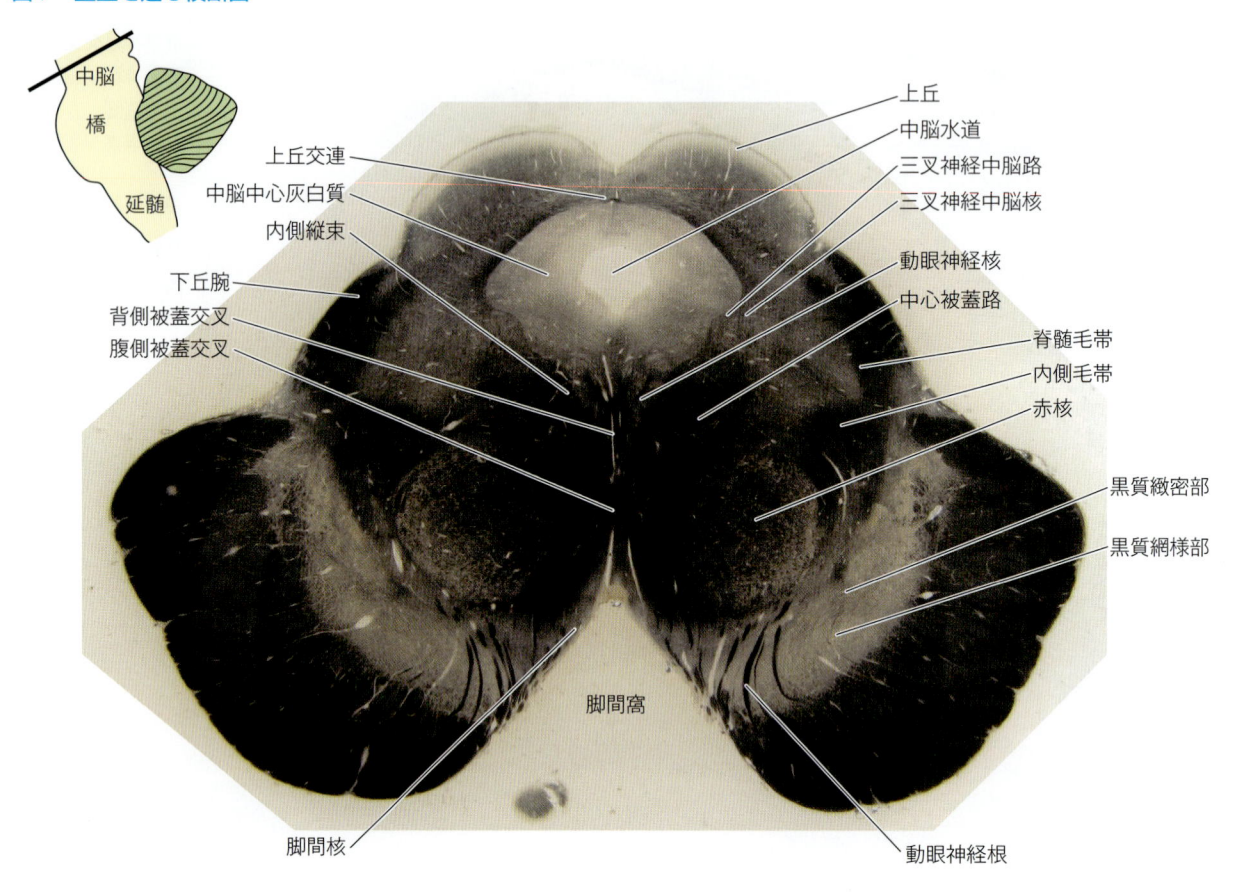

ラベル：上丘交連、中脳中心灰白質、内側縦束、下丘腕、背側被蓋交叉、腹側被蓋交叉、脚間核、脚間窩、上丘、中脳水道、三叉神経中脳路、三叉神経中脳核、動眼神経核、中心被蓋路、脊髄毛帯、内側毛帯、赤核、黒質緻密部、黒質網様部、動眼神経根

図8 小脳歯状核を通る矢状断

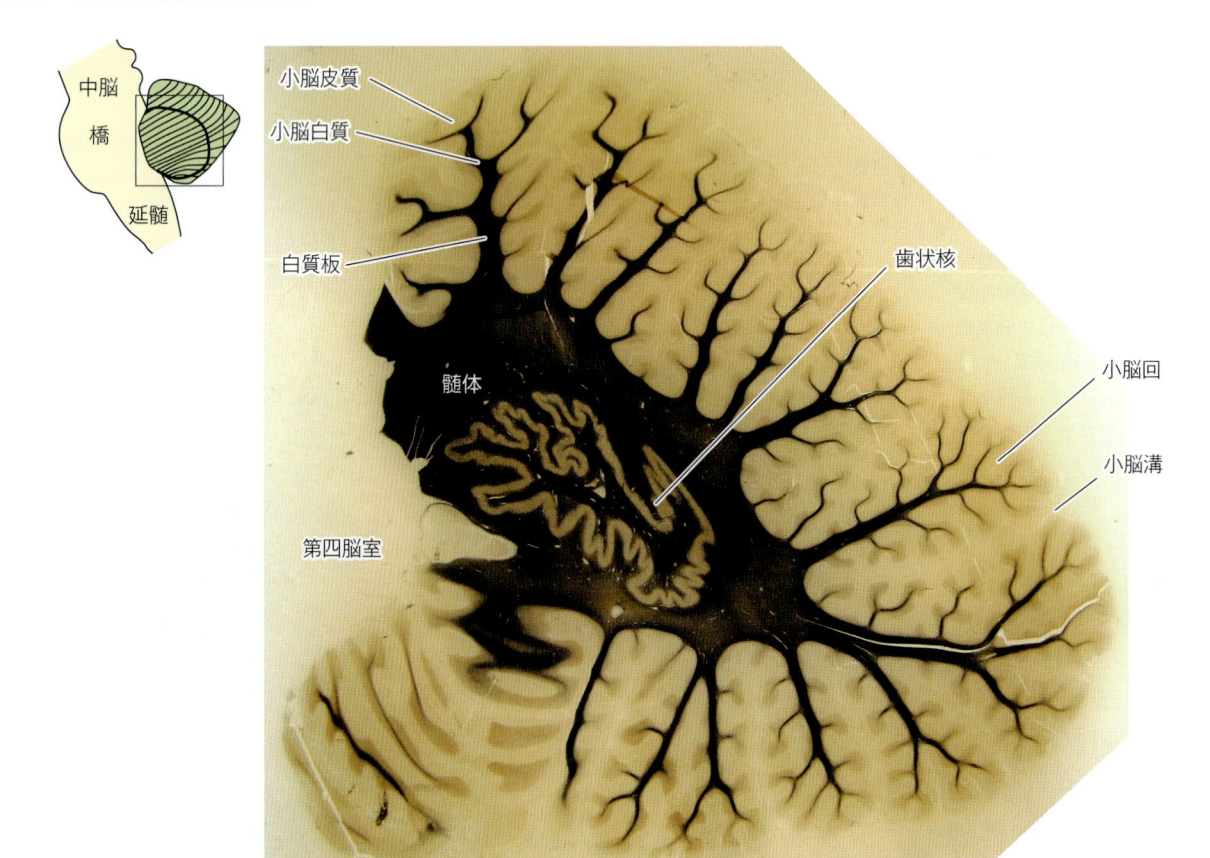

ラベル：小脳皮質、小脳白質、白質板、髄体、第四脳室、歯状核、小脳回、小脳溝

練習問題の解答

1 神経組織学 (p.17)
問 1 × 解説 アストロサイトの血管足が血管に接して血液脳関門を形成するので，ニューロンは血管には直接接することはない．
問 2 ○
問 3 × Ⅱ型→Ⅰ型
問 4 × ニューロフィラメント→粗面小胞体と自由（遊離）リボソーム
問 5 × 軸索小丘→軸索初節
問 6 × Ⅰ型→Ⅱ型
問 7 × 短い→長い
問 8 ○
問 9 × 1つの髄節→複数の髄節
問 10 × 解説 前角運動ニューロンの軸索が中枢神経系の内部にとどまる範囲ではオリゴデンドログリアがその髄鞘を形成するが，前根に進入後はシュワン細胞が髄鞘を形成する．
問 11 ○
問 12 × Y染色体→X染色体
問 13 × 外胚葉→中胚葉
問 14 × 速い→遅い
問 15 ○
問 16 × 複数の髄節→1つの髄節
問 17 × 不明瞭→明瞭
問 18 × 1本→複数

2 神経系の発生，再生，変性 (p.39)
問 1 × 1倍体（ハプロイド）→2倍体（ディプロイド）
問 2 × 卵管峡部→卵管膨大部
問 3 × 胚盤葉下層→胚盤葉上層
問 4 ○
問 5 × 解説 脊索突起は脊索前板を越えて伸長できない．
問 6 × 胚盤葉下層→胚盤葉上層（あるいは（胚性）外胚葉）
問 7 × 背方→腹方
問 8 × 卵黄嚢と羊膜腔は脊索管を介して一時的に連絡する．
問 9 × 解説 神経管は，胎生初期にその前端と後端がそれぞれ前神経孔と後神経孔として開放していて，ここで一時的に羊膜腔と連続する．
問 10 × 解説 中脳胞は発生過程において大きな変化を示さず原型をとどめる．
問 11 × 後脳胞→菱脳胞
問 12 × 前脳胞→菱脳胞
問 13 × 橋→小脳
問 14 ○
問 15 × 解説 神経芽細胞は最終分裂を終えた若いニューロンのことであり，二度と分裂サイクルに入らないから幹細胞ではない．
問 16 × オリゴデンドログリア→上衣細胞
問 17 × ワーラー変性→逆行性細胞変性
問 18 ○
問 19 × 副腎皮質→副腎髄質
問 20 × 順行性→逆行性

3 脊髄 (p.51)
問 1 ○
問 2 ○
問 3 ○
問 4 × 第4あるいは第5腰椎→第1腰椎あるいは第2腰椎
問 5 × 副交感神経→交感神経
問 6 ○
問 7 ○
問 8 × 解説 脊髄終糸は，脊髄下端の脊髄円錐より脊髄軟膜を伴って下行し，尾骨に付着するヒモ状構造物で，神経成分を含まない．尾骨神経は尾髄に出入りする脊髄神経であって，脊髄終糸とは全く異なる構造物である．
問 9 × 意識にのぼる→意識にのぼらない
問 10 × 解説 特に発達した前根動脈のことを大前根動脈あるいはアダムキービックの動脈という．左方の第9胸髄〜第3腰髄レベルに見られることが多い．

4 延髄 (p.67)
問 1 × 右の錐体→左の錐体
問 2 × 右の下オリーブ核→左の下オリーブ核
問 3 × 副オリーブ核→主オリーブ核の外側部
問 4 × 2カ所→1カ所
問 5 × 2カ所→1カ所
問 6 ○
問 7 × 下がる→上がる
問 8 × 外側→内側，内側→外側
問 9 ○
問 10 × 交感性→副交感性

5 橋 (p.81)
問 1 × 赤核オリーブ路→皮質脊髄路
問 2 × 2カ所→1カ所
問 3 × 顔面神経核→外転神経核（顔面神経内膝も正解）
問 4 × 三叉神経運動核→顔面神経核
問 5 × 蝸牛神経核→前庭神経核
問 6 × VPL→VPM
問 7 × 交叉性→非交叉性
問 8 × 同一である→反対である
問 9 × 過分極→脱分極
問 10 ○

6 中脳 (p.93)
問 1 × 中脳被蓋→中脳蓋
問 2 × 上丘→下丘
問 3 ○
問 4 × LGB→MGB
問 5 ○
問 6 × バリスムス→パーキンソン病
問 7 × 非交叉性→交叉性
問 8 × 背側→腹側
問 9 ○
問 10 × 外側毛帯→内側毛帯

7 小脳 (p.107)
問 1 × 平行→直交（垂直も正解）
問 2 × 小脳虫部→片葉小節葉
問 3 × 第1裂→後外側裂
問 4 ○
問 5 × 前額面→矢状面
問 6 ○
問 7 ○
問 8 ○
問 9 ○
問 10 ○

8 間脳 (p.125)
問 1 × 背側視床＋腹側視床→視床＋視床下部
問 2 × 視床網様核→髄板内核群
問 3 ○
問 4 ○
問 5 ○
問 6 ○
問 7 × 後葉→前葉
問 8 ○
問 9 × 入力→出力
問 10 × 前脚→後脚の前端
解説 ちなみに皮質核路は内包膝を下行する．

9 大脳基底核 (p.135)
問1 ○
問2 × 近縁である→無縁である
　解説 淡蒼球は古線条体に分類され，被殻は新線条体に分類されることより，両者は発生的に異なる．
問3 ○
問4 × 解説 基底核の主経路は運動野→線条体→淡蒼球→VL核→運動野である．
問5 × 大脳基底核→小脳
問6 × 前頭葉→側頭葉
問7 × 扁桃体→嗅球
　解説 嗅覚の1次中枢は嗅球で，ここでほとんどの嗅覚情報の中枢処理は終わると考えられている．
問8 × アテトーゼ→バリスムス
問9 ○
問10 × 淡蒼球→線条体

10 大脳皮質 (p.151)
問1 × 少ない→大きい
　解説 連合野は霊長類で最も発達し，その占める割合が最大となる．
問2 × 右である→左である
問3 × 第6層→第4層
問4 ○
問5 × アンモン角→広義の海馬
　解説 アンモン角は狭義の海馬のこと．
問6 × 長期→短期
　解説 海馬が障害されると記憶障害が起こるが，昔の記憶は消失しない．海馬はおそらく短期記憶の場であり，長期記憶は海馬以外の部位たとえば連合野に蓄えられている．
問7 × 扁桃体→アンモン角（狭義の海馬も正解）
問8 × 頭頂後頭溝→鳥距溝
問9 × 解説 言語野のある側の脳半球を「利き脳」という．利き手が右であれば，多くの場合，左脳半球に言語野があるので，左が「利き脳」となる．
問10 × CA1→CA3

11 神経回路 (1) 運動路 (p.161)
問1 × 第6層→第5層
問2 ○ 解説 臨床における錐体路障害は，多くの場合，錐体路以外の神経回路の障害を伴うため，実験的な錐体路障害とは症状が異なる．
問3 × 皮質脊髄路→皮質核路
　解説 延髄錐体を下行する皮質脊髄路を錐体路と定義する．大脳皮質より起こり脳幹の運動性脳神経核に終わる皮質核路は延髄錐体を通過しないので定義からいえば錐体路ではない．しかし皮質核路も皮質脊髄路と同様に下位運動ニューロンに接続して骨格筋の随意運動を支配するから，両者は機能的には類似した神経回路である．そこで定義からずれるが皮質核路も錐体路としてみなすのが一般的である．
問4 × 良いことだ→良くない
　解説 わが国では錐体路＝随意運動，錐体外路＝不随意運動として対比的に扱うことが多いが，大脳基底核の障害による不随意運動は錐体路を切断することにより消失するし，錐体路を切断しても随意運動は完全には消失することはない．このように錐体路と錐体外路は密接に関係していることより，単純に両者の機能を分けることはできない．
問5 ○
問6 ○
問7 ○
問8 × 右半分→左半分
問9 × 出現する→消失する
　解説 バビンスキー反射は生後1年～2年で消失する．
問10 × 収縮して→麻痺して

12 神経回路 (2) 感覚路 (p.179)
問1 × 2個→3個
問2 ○
問3 × 意識にのぼる→意識にのぼらない
問4 × 視床VPL核→後索核（薄束核と楔状束核）
問5 × 温痛覚と粗大な触圧覚→識別性触圧覚，意識にのぼる深部感覚，振動覚
問6 ○
問7 ○
問8 ○
問9 × 外側毛帯→（背側・中間・腹側）聴条
問10 × 縮瞳しない→縮瞳する

13 髄膜と脳脊髄液 (p.185)
問1 × クモ膜→軟膜
問2 × 硬膜→軟膜
問3 × 狭くなった→広くなった
問4 × 小脳テント→大脳鎌
問5 × 脊髄→脳
問6 × ルシュカ孔→マジャンディー孔
問7 ○
問8 × 後頭葉→側頭葉
問9 × マジャンディー孔→モンロー孔
問10 × クモ膜と硬膜の間の空所→2枚の硬膜が部分的に開いた空所

14 脳の血管 (p.193)
問1 × 解説 内頚動脈は頚部および側頭骨内部で枝を出さない．
問2 × 椎骨動脈→内頚動脈
問3 ○
問4 × 6角形→7角形
問5 × 皮質枝→中心枝（穿通枝も正解）
問6 ○
問7 × 脳底動脈→椎骨動脈
問8 × 解説 後下小脳動脈の閉塞によりワレンベルグ症候群が起こる．右の延髄外側部が障害されることにより脊髄毛帯が障害され，左半身の温痛覚と粗大な触圧覚が失われる．しかし後索・内側毛帯系は障害を免れるので，識別性触圧覚，意識にのぼる深部感覚，振動覚は左右とも正常である．
問9 × 左右1対→不対
問10 ○

15 化学的神経解剖学 (p.201)
問1 × コリン→アセチルコリン
問2 × アセチルコリン・エステラーゼ→コリン O-アセチルトランスフェラーゼ ChAT
問3 × アドレナリン作動系→コリン作動系
問4 × 黒質→青斑核
問5 × ヒスタミン→セロトニン
問6 × 運動に関与する→痛覚の抑制に関与する
　解説 セロトニン作動性の脊髄下行系は，脊髄後角に投射して痛覚の伝達を抑制して痛みを抑える作用がある．
問7 × ヒスタミン作動系→コリン作動系
問8 × アドレナリン作動系→ドーパミン作動系
問9 × 典型的なシナプス構造をもつ→典型的なシナプス構造をもたない

16 中枢神経系の肉眼解剖学 (p.223)
問1 × 解説 小脳は脳幹に含まれない．
問2 × 頭頂後頭溝→外側溝
問3 × ウエルニッケ中枢→ブローカ中枢
問4 ○
問5 × 歯状回→海馬傍回
問6 × 背側視床→視床上部
問7 × 基板→翼板
問8 × 顔面神経核→顔面神経内膝（さらにその深層の外転神経核も正解）
問9 × 橋→延髄
問10 × 第1裂→後外側裂
問11 × 延髄→橋
問12 ○
問13 × 大脳鎌→小脳テント
問14 × 中心枝→皮質枝

索引

■あ

アーガイル・ロバートソン瞳孔	Argyll-Robertson pupil	86
アクチンフィラメント	actin filament	7
アクティブゾーン	active zone	9
アストログリア	astroglia	12
アストロサイト	astrocyte	12
アセチルコリン	acetylcholine	194
アダムキービックの動脈	artery of Adamkiewicz	47
圧受容器反射	baroreceptor reflex	66
アテトーゼ	athetosis	131
アドレナリン	adrenaline	196
アドレナリン作動系	adrenergic system	199
アポトーシス	apoptosis	32
アルツハイマー病	Alzheimer disease	134, 195
鞍隔膜	diaphragma sellae	182
アンモン角	cornu ammonis	146
安静時の振戦	tremor at rest	131

■い

イオンチャネル型受容体	ionotropic receptor	10
一次前庭線維	primary vestibular fibers	76, 100
一次脳胞期	primary brain vesicle	23
一次卵黄嚢	primitive yolk sac	19
一次ワーラー変性	primary Wallerian degeneration	35
一般臓性遠心性	general visceral efferent	60
一般臓性求心性	general visceral afferent	60
一般体性遠心性	general somatic efferent	60
一般体性求心性	general somatic afferent	60
イミダゾールアミン	imidazoleamine	196
異名半盲	heteronymous hemianopsia	174
咽頭弓	pharyngeal arch	27
咽頭絞扼反射	gag reflex	65
インドールアミン	indoleamine	196

■う

ヴィック・ダジール束（乳頭体視床束）	bundle of Vicq d'Azyr	119, 120
ウイリス（大脳動脈輪）	cerebral arterial circle of Willis	188, 218
ウエルニッケ失語	Wernicke's aphasia	144
ウエルニッケ中枢	Wernicke's center	144
迂回槽	ambiens cistern	182
運動交叉	motor decussation	156
運動性言語中枢	motor speech center	142
運動性失語症	motor aphasia	142
運動性神経	motor nerve	2
運動性中継核	motor relay nuclei	110
運動性(遠心性)脳神経核	motor nuclei of cranial nerves	61, 195
延髄の――		61
橋の――		71
中脳の――		91
運動性皮質	motor cortex	139
運動前野	premotor area	140
運動反射	motor reflex	150
運動マヒ	motor paralysis	140
運動路	motor pathway	45, 150, 155

■え

衛星細胞	satellite cell	13
エディンガー・ウエストファール氏核	Edinger-Westphal nucleus	92
エフリン	ephrin	32
エレベーター運動	elevator movement	27
嚥下反射	swallowing reflex	65
縁上回	supramarginal gyrus	144, 204
遠心性神経	efferent nerve	2
延髄	medulla oblongata	52
――の弓状核	arcuate nucleus	56
――の前外側溝	anterior lateral sulcus	215
――の知覚性脳神経核	sensory nuclei of cranial nerves	64
――の運動性脳神経核	motor nuclei of cranial nerves	61
延髄外側症候群	lateral medullary syndrome	172
延髄網様体	medullary reticular formation	57
縁帯	marginal zone	44

■お

横橋線維	transverse pontine fibers	68
横静脈洞	transverse sinus	192, 222
黄体化ホルモン	luteinizing hormone (LH)	118
黄体化ホルモン放出ホルモン	luteinizing hormone-releasing hormone (LH-RH, LHR)	117
嘔吐反射	vomitting reflex	65
黄斑回避	macular sparing	174
オーガナイザー	organizer	21
オートファジー細胞死	autophagic cell death	33
オキシトシン	oxytocin	117
オリーブ	olive	54, 214
オリーブ小脳路	olivocerebellar tract	54, 98
オリゴデンドログリア	oligodendroglia	12
オリゴデンドロサイト	oligodendrocyte	12
温度受容器	thermoreceptors	165

■か

外顆粒細胞層（大脳新皮質の）	external granular cell layer	136
外弓状線維	external arcuate fibers	56
外細胞塊	outer cell mass	18
概日リズム	circadian rhythm	119
外受容器	exteroceptors	163
外錐体細胞層（大脳新皮質の）	external pyramidal cell layer	138
外髄板	external medullary lamina	108
咳嗽反射	cough reflex	66
外側核（小脳核の）	lateral nucleus	98, 216
外側核群（視床の）	lateral nuclear group	108
外側嗅条	lateral olfactory stria	131, 144
外側溝	lateral sulcus	203
外側後頭側頭回	lateral occipitotemporal gyrus	207
外側膝状体	lateral geniculate body (LGB)	109, 110, 210
外側膝状体鳥距溝路	geniculocalcarine tract	140
外側仙骨動脈	lateral sacral arteries	47
外側線条体動脈	lateral striate arteries	124, 188
外側前庭脊髄路	lateral vestibulospinal tract	76, 160
外側中隔核	lateral septal nuclei	145
外側皮質脊髄路	lateral corticospinal tract	156
外側部（小脳の）	lateral area	95
外側腹側核（視床の）	ventral lateral nucleus (VL)	108, 110
外側毛帯	lateral lemniscus	78, 82
外側毛帯核	nucleus of lateral lemniscus	78
外側網様核	lateral reticular nucleus	58
外側網様体脊髄路	lateral reticulospinal tract	58, 160
外椎骨静脈叢	external vertebral venous plexus	49
外転神経核	abducens nucleus	71
外套	pallium	203

索引 （か～き）

海馬	hippocampus	146
──の苔状線維	mossy fibers	148
灰白結節	tuberculum cinereum	214
灰白質	gray matter	43
灰白隆起	tuber cinereum	210
海馬形成	hippocampal formation	146
海馬溝	hippocampal sulcus	206
海馬鉤	uncus	131, 145
海馬鉤回	uncus	145
海馬支脚	subiculum	146
海馬台	subiculum	146
海馬白板	alveus	147
海馬傍回	parahippocampal gyrus	145, 207
蓋板	roof plate	29
外包	external capsule	208
外方注視	lateral gaze	71
海綿質	substantia spongiosa	44
海綿静脈洞	cavernous sinus	192, 222
海綿静脈洞症候群	cavernous sinus syndrome	187
下オリーブ核	inferior olivary nuclei	54
下オリーブ核群	inferior olivary complex	53
下角（側脳室の）	inferior horn	183, 217
化学向性仮説	chemotropism	31
化学シナプス	chemical synapse	11
化学受容器	chemoreceptor	66, 164
化学受容器反射	chemoreceptor reflex	66
化学的神経解剖学	chemical neuroanatomy	194
化学的親和性	chemoaffinity	32
化学的親和性仮説	chemoaffinity theory	32
化学誘引物質	chemical attractants	31
下丘	inferior colliculus	82, 210
蝸牛神経核	cochlear nucleus	78
蝸牛神経背側核	dorsal cochlear nucleus	78
蝸牛神経腹側核	ventral cochlear nucleus	78
下丘腕	inferior collicular brachium	82, 210
下橋網様体	inferior pontine reticular formation	79
核	nucleus	6
角回	angular gyrus	144, 205
核間ニューロン	internuclear neuron	71
核周囲部	perikaryon	4
角膜反射	corneal reflex	72
下行性セロトニン作動性神経路	descending serotonergic pathway	200
下矢状静脈洞	inferior sagittal sinus	192, 222
下縦束	inferior longitudinal fascicle	209
下小脳脚	inferior cerebellar peduncle	103, 216
下小脳脚内側部	innere Abteilung des unten Kleinhirnstiels (IAK)	103
下小脳静脈	inferior cerebellar veins	191, 222
下錐体静脈洞	inferior petrosal sinus	192
下垂体前葉ホルモン	hormones of anterior lobe	117, 118
放出ホルモン	releasing hormone (RH)	117
下前頭回	inferior frontal gyrus	204
──の三角部	triangular part	204
──の弁蓋部	opercular part	204
下前頭溝	inferior frontal sulcus	204
下側頭溝	inferior temporal sulcus	204
下側頭回	inferior temporal gyrus	205
下側頭連合野	inferior temporal association cortex	144
可塑性	plasticity	38
下大脳静脈	inferior cerebral veins	190, 221
下唾液核	inferior salivatory nucleus	62
割球	blastomere	18
滑車神経	trochlear nerve	211
滑車神経核	nucleus of trochlear nerve	91
滑車神経交叉	decussation of trochlear nerve	91
滑車神経マヒ	trochlear nerve paralysis	91
カテコールアミン	catecholamine	196
カテコールアミン作動系	catecholaminergic system	196
顆導出静脈	condylar emissary vein	192, 223
下頭頂小葉	inferior parietal lobule	144, 204
下頭頂連合野	inferior parietal association cortex	144
カハール	Cajal, S. R.	9, 30, 36
カハール・レチウス水平細胞	horizontal cell of Cajal-Retzius	136
カハール間質核	interstitial nucleus of Cajal	87, 161
下胚盤葉	hypoblast	19
下半月小葉	inferior semilunar lobule	95, 215
下吻合静脈（ラベ）	inferior anastomotic veins of Labbe	190, 221
カラム構造（脳神経核の）	columnar structure	60
顆粒細胞（小脳皮質の）	granule cell	98
顆粒細胞層（歯状回の）	granule cell layer	148
顆粒層（小脳皮質の）	granular layer	98
ガレン大静脈（大大脳静脈）	great cerebral vein of Galen	190, 221
眼窩回	orbital gyri	207
感覚性言語中枢	sensory speech center	144
感覚性失語	sensory aphasia	144
感覚性中継核	sensory relay nuclei	110
感覚性皮質	sensory cortex	140
感覚路	sensory pathway	45, 162
眼窩溝	orbital sulci	207
眼窩前頭皮質	orbitofrontal cortex	141
眼窩部	orbital part	204
幹細胞	stem cell	29
間質核脊髄路	interstitiospinal tract	161
間質細胞刺激ホルモン	interstitial cell stimulationg hormone	118
眼振	nystagmus	71, 106
間接対光反射	indirect pupillary light reflex	86
貫通線維	perforating fibers	148
閂（かんぬき）	obex	212
間脳	diencephalon	108, 210
間脳胞	diencephalon	23
顔面神経外膝	external genu of facial nerve	72
顔面神経核	facial nucleus	71
顔面神経丘	facial colliculus	212
顔面神経膝	genu of facial nerve	72
顔面神経内膝	internal genu of facial nerve	72

■き

機械受容器	mechanoreceptors	164
疑核	ambiguus nucleus	61
利き脳	dominant hemisphere	143
偽単極性ニューロン	pseudounipolar neuron	4
拮抗性運動反復不能	dysdiadochokinesis, adiadochokinesis	106
拮抗抑制	antagonistic inhibition	153
基底核-皮質コリン作動系	basal nucleus-cortex cholinergic system	134, 194
基底樹状突起	basal dendrite	6
稀突起膠細胞	oligodendroglia	12
企図振戦	intention tremor	106, 131
キネシン	kinesin	38
機能的核磁気共鳴画像法	functional MRI	186
基板	basal plate	29
脚間窩	interpeduncular fossa	211
脚間核	interpeduncular nucleus	114
脚間槽	intercrural cistern	182
逆伸張反射	inverse myotatic reflex	154
逆行性軸索輸送	retrograde axonal transport	38
逆行性健忘	retrograde amnesia	149
逆行性シグナル伝達	retrograde transmission	11
逆行性飛び越え変性	retrograde transneuronal degeneration	36
逆行性変性	retrograde degeneration	35
吸引反射	sucking reflex	72
嗅覚	olfactory sense	145
嗅覚の伝導路	olfactory pathway	178
嗅球	olfactory bulb	144

嗅溝	olfactory sulcus	207
嗅細胞	olfactory cells	145
嗅索	olfactory tract	144
嗅三角	olfactory triangle	144
嗅糸球体	olfactory glomerulus	145
弓状核（延髄の）	arcuate nucleus	56
弓状核（視床下部の）	arcuate nucleus	117
球状核（小脳の）	globose nucleus	98, 216
弓状線維	arcuate fibers	208
求心性神経	afferent nerve	2
嗅脳	rhinencephalon	131, 144, 203
嗅葉	olfactory lobe	144
峡	isthmus	24
橋	pons	68
――の運動性脳神経核	motor nuclei of cranial nerves	71
境界溝	sulcus limitans	29, 212
橋核	pontine nuclei	68
橋（核）小脳路	pontocerebellar tract	69, 100
共感対光反射	consensual pupillary light reflex	86
橋屈	pontine flexure	23
橋枝	pontine branches	221
橋小脳	pontocerebellum	96
橋静脈	bridging veins	190
胸神経	thoracic nerve	42
胸髄核	thoracic nucleus	44
橋底部	ventral portion of pons	68
橋背部	dorsal portion of pons	68
橋被蓋	pontine tegmentum	68
橋腹側部	ventral portion of pons	68
橋網様体	pontine reticular formation	79
橋網様体脊髄路	pontine reticulospinal tract	79
局所回路ニューロン	local circuit neuron	6
巨大細胞性網様核	gigantocellular reticular nucleus	58
近見反射	near reflex	86
筋伸展反射	stretch reflex	153
筋紡錘	muscle spindle	153

■く

空腹中枢	feeding center	120
屈曲反射	flexion reflex	154
屈筋反射	flexor reflex	154
クモ膜下腔	subarachnoid space	50, 182, 216
クモ膜下槽	subarachnoid cistern	182, 216
クモ膜顆粒	arachnoid granulation	184, 218
クラーク氏背核	dorsal nucleus of Clarke	44
グリア芽細胞	glioblast	28
グリア細胞	glial cell	12
クリューヴァー	Klüver, H.	132
クリューヴァ・ビューシー症候群	Klüver-Bucy syndrome	132
グレイⅠ型シナプス	Gray type I synapse	9
グレイⅡ型シナプス	Gray type II synapse	10
クロマトライシス	chromatolysis	35

■け

頚屈	cervical flexure	23
頚神経	cervical nerve	42
形成体	organizer	21
頚動脈サイフォン	carotid siphon	186
頚動脈洞反射	carotid sinus reflex	66
頚膨大	cervical enlargement	40
血液脳関門	blood-brain-barrier	12
楔状束	cuneate fasciculus	43
楔状束核	cuneate nucleus	52, 214
楔状束核小脳路	cuneocerebellar tract	57, 100, 170
楔状束結節	cuneate tubercle	52, 214
楔前部	precuneus	206
楔部	cuneus	206

ケモトロピズム仮説	chemotropism	31
原始窩	primitive pit	20
原始結節（ノード）	primitive node	20
原始溝	pirimitive groove	21
原始線条	primitive streak	20
原小脳	archicerebellum	94
原線条体	archistriatum	126
原腸形成	gastrulation	20
原皮質	archicortex	136, 146
健忘	amnesia	149

■こ

後外側核（視床の）	lateral posterior nucleus（LP）	108, 110
後外側溝	posterior lateral sulcus	214
後外側脊髄静脈	posterolateral spinal vein	49
後外側中心枝	posterolateral group	190, 219
後外側腹側核（視床の）	ventral posterolateral nucleus（VPL）	109, 110
後外側裂	posterolateral fissure	94, 95, 215
鉤回発作	uncinate fit	145
後角	posterior horn	
脊髄の――		44
側脳室の――		183, 217
後角頚	neck of posterior horn	44
後角尖	apex of posterior horn	44
後角底	base of posterior horn	44
後角頭	head of posteriro horn	44
後下小脳動脈	posterior inferior cerebellar artery（PICA）	187, 221
後脚（内包の）	posterior limb	122
後硬膜動脈	posterior meningeal artery	190, 222
後交連	posterior commissure	210
後交連核	nucleus of posterior commissure	87
後根	dorsal root	42
後根静脈	posterior radicular vein	49
後根神経節	dorsal root ganglion	42
後根動脈	posterior radicular artery	47
後索	posterior funiculus	43
後索核	posterior column nuclei	52
後索・内側毛帯系	posterior funiculus-medial lemniscus system	165
交叉性室頂核前庭線維	crossed fastigiovestibular fibers	76
交叉性伸展反射	crossed extension reflex	155
交叉槽	chiasmatic cistern	182
甲状腺刺激ホルモン	thyroid stimulating hormone（TSH）	118
甲状腺刺激ホルモン放出ホルモン	thyrotropin releasing hormone（TRH）	117
鉤状束	uncinate fasciculus	
小脳の――		76, 103
前頭葉の――		209
後神経孔	posterior neuropore	22
口唇傾向	oral tendency	132
［後］正中溝	posterior median sulcus	214
外側脊髄視床路	lateral spinothalamic tract	44
後脊髄小脳路	posterior spinocerebellar tract	100, 168
後脊髄静脈	posterior spinal vein	49
後脊髄動脈	posterior spinal artery	47, 187
後続軸索	follower axon	29
後大脳動脈	posterior cerebral artery	188, 218
後中位核	posterior interpositus nucleus	98, 216
後中間溝（脊髄の）	posterior intermediate sulcus	40
後中間中隔（脊髄の）	posterior intermediate septum	40
後頭静脈	occipital veins	191, 221
後頭静脈洞	occipital sinus	192, 222
後頭側頭溝	occipitotemporal sulcus	207
後頭葉	occipital lobe	203
後頭連合野	occipital association cortex	144
後内側中心枝	posteromedial group	190, 219

索引（こ〜し）

後内側腹側核(視床の)	ventral posteromedial nucleus(VPM)	109, 110
後脳胞	metencephalon	23
後腹側核(視床の)	ventral posterior nucleus(VP)	109, 110
興奮性シナプス	excitatory synapse	9
硬膜下腔	subdural space	50, 182, 216
硬膜上腔	epidural space	50, 182, 216
硬膜静脈洞	sinus of dura mater, cerebral sinus	182, 192, 217, 222
後脈絡叢動脈	posterior choroidal artery	190, 219
後有孔質	posterior perforated substance	211
後葉(小脳の)	posterior lobe	94
抗利尿ホルモン	antidiuretic hormone(ADH)	117
交連後脳弓	postcommissural fornix	120, 149
交連線維	commissure fibers	138, 208
交連前脳弓	precommissural fornix	120, 149
交連ニューロン	commissure neuron	138
黒色素胞	melanophore	112
黒質	substantia nigra	88
——の緻密部	compact part	88
——の網様部	reticular part	88
黒質線条体系	nigrostriatal system	197
黒質線条体路	nigrostriatal tract	88, 129
古小脳	paleocerebellum	94
古線条体	paleostriatum	127
孤束	solitary tract	64
孤束核	solitary tract nucleus	64
虎斑	tigroid	6
古皮質	paleocortex	136, 144
固有受容器	proprioceptors	163
コラプシン	collapsin	31
コリン O-アセチルトランスフェラーゼ	choline O-acetyl transferase	134
コリン作動系	cholinergic system	194
コリン作動性ニューロン	cholinergic neuron	134
ゴルジ	Golgi, C.	9
ゴルジⅠ型ニューロン	Golgi type I neuron	6
ゴルジ細胞(小脳皮質の)	Golgi cell	98
ゴルジⅡ型ニューロン	Golgi type II neuron	6
ゴル束	fasciculus of Goll	43
コンパクション	compaction	18

■さ

サーカディアンリズム	circadian rhythm	114, 119
最外包	extreme capsule	208
鰓弓	branchial arch	27
再構成	reorganization	37
再生	regeneration	36
細胞骨格	cytoskelton	7
細胞体	cell body, soma	4
三角部(下前頭回の)	triangular part	204
三叉顔面神経反射	trigeminofacial reflex	72
三叉神経	trigeminal nerve	214
三叉神経運動核	motor nucleus of trigeminal nerve	72
三叉神経核視床路	trigeminothalamic tract	64, 172
三叉神経主知覚核	principal sensory nucleus of trigeminal nerve	75
三叉神経脊髄路核	spinal nucleus of trigeminal nerve	64, 214
三叉神経中脳路核	mesencephalic nucleus of trigeminal nerve	93
三叉神経毛帯	trigeminal lemniscus	64, 76, 80, 172
三叉神経毛帯外側路	lateral trigeminal(trigeminothalamic)tract	172
三叉神経毛帯背側路	dorsal trigeminal(trigeminothalamic)tract	172
三叉神経毛帯腹側路	ventral trigemnal(trigeminothalamic)tract	172
山頂	culmen	95, 215
山腹	declive	95, 215

■し

シェファーの側枝	Schaffer collateral	148
視蓋	optic tectum	84
視蓋橋核路	tectopontine tract	85
視蓋脊髄路	tectospinal tract	85, 160
視蓋前域	pretectal area	85
四角小葉	quadrangular lobule	95, 215
視覚性失認症	visual agnosia	132
視覚の伝導路	visual pathway	173
色素細胞	melanocyte	27
視空間失認	visual-spacial agnosia	144
軸索	axon	4, 8
軸索固有部	axon proper	9
軸索終末	axon terminal	9
軸索小丘	axon hillock	8
軸索初節	initial segment of axon	8
軸索輸送	axonal transport	38
自原抑制	autogenic inhibition	154
視交叉上核	suprachiasmatic nucleus	119
視索	optic tract	210
視索上核	supraoptic nucleus	117
視索前域	preoptic area	117
視索前野	preoptic area(POA)	117, 120
思春期早発症	precocious puberty	112
視床	thalamus	108, 210
——外側核群	lateral nuclear group	108
——外側腹側核	ventral lateral nucleus(VL)	108, 110
——後外側核	lateral posterior nucleus(LP)	108, 110
——後外側腹側核	ventral posterolateral nucleus(VPL)	109, 110
——後内側腹側核	ventral posteromedial nucleus(VPM)	109, 110
——後腹側核	ventral posterior nucleus(VP)	109, 110
——前核群	anterior nuclear group(A)	108
——前外側腹側核	ventral anterolateral nucleus(VAL)	129
——前内側核	anteromedial nucleus(AM)	108
——前背側核	anterodorsal nucleus(AD)	108
——前腹側核	anteroventral nucleus(AV), ventral anterior nucleus(VA)	108, 110
——束傍核	parafascicular nucleus(Pf)	108, 111
——中心正中核	centromedian nucleus(CM)	108, 111
——中心内側核	nucleus medialis centralis	108
——腹側核群	ventral nuclear group	108
歯状回	dentate gyrus	146, 207
——の顆粒細胞層	granule cell layer	148
——の多形細胞層	polymorphic cell layer	148
——の分子層	molecular layer	148
視床下核	subthalamic nucleus(Luys)	112, 113, 127, 210
視床下核淡蒼球路	subthalamopallidal tract	129
歯状核	dentate nucleus	98, 216
視床下溝	hypothalamic sulcus	108
視床下束	subthalamic fasciculus	129
糸状仮足	filopodia	30
視床下部	hypothalamus	108, 114, 210
——外側野	lateral hypothalamic area	117, 120
——後核	posterior hypothalamic nucleus	120
——前核	anterior hypothalamic nucleus	119
——内側野	medial hypothalamic area	114
——背内側核	dorsomedial hypotahlmic nucleus	119
——腹内側核	ventromedial hypothalamic nucleus	119
視床下部下垂体系	hypothalamohypophyseal system	117
視床下部脊髄ドーパミン作動系	hypothalamospinal dopaminergic system	197
視床下部ホルモン	hypothalamic hormone	117
視床間橋	interthalamic adhesion	210
視床後部	metathalamus	109

索引（し）

視床膝状体動脈	thalamogeniculate artery	190
視床上溝	epithalamic sulcus	108
視床上部	epithalamus	108, 112, 210
歯状靭帯	denticulate ligament	51
視床髄条	stria medullaris of thalamus	114, 210
視床髄板内核群	intralaminar nuclear group	58
視床線条体静脈	thalamostriate vein	190
視床穿通動脈	thalamoperforating artery	190
視床枕	pulvinar（P）	109, 110
視床網様核	thalamic reticular nucleus（R）	109, 110, 112
視（神経）交叉	optic chiasm	173, 210
膝（内包の）	genus	122
膝蓋腱反射	patellar tendon reflex	153
室間孔	interventricular foramen	183, 210, 217
失語	aphasia	143
失行	apraxia	144
室周線維	periventricular fibers	120
室周層	periventricular stratum	114
失書	agraphia	144
膝状体外系	extrageniculate system	85
膝状体系	geniculate system	85
室頂核	fastigial nucleus	98, 216
室頂核遠心性線維	fastigial efferent fibers	103
室頂核前庭線維	fasiugio-vestibular fibers	76
失読	alexia	144
失認	agnosia	144
室傍核	paraventricular nucleus	117
シナプス	synapse	9
シナプス間隙	synaptic cleft	9
シナプス後膜肥厚	postsynaptic density	10
シナプス後要素	postsynaptic element	10
シナプス小胞	synaptic vesicle	9
シナプス前要素	presynaptic element	9
視放線	optic radiation	140, 208
シャルコーの脳出血動脈	Charcot's cerebral hemorrhage artery	124, 190
縦橋線維	longitudinal pontine fibers	68
終脳胞	telencephalon	23
終板	lamina terminalis	210
周辺動脈	peripheral artery	49
終末ボタン	terminal bouton	9
主オリーブ核	principal olivary nucleus	54
樹状突起	dendrite	4, 8
樹状突起棘	dendritic spine	8
受精	fertilization	18
シュッツ氏束	dorsal longitudinal fascicle of Schütz	80, 120
腫瘍壊死因子	tumor necrosis factor	33
受容器	receptor	162
受容体	receptor	10
シュワン細胞	Schwann cell	13
順行性健忘	anterograde amnesia	149
順行性軸索輸送	anterograde axonal transport	38
順行性飛び越え変性	anterograde transneuronal degeneration	36
順行性変性	anterograde degeneration	35
上衣細胞	ependymal cell	12, 28
上オリーブ核	superior olivary nucelus	78
松果体	pineal body	108, 112, 210
松果体細胞	pinealocyte	112
上丘	superior colliculus	82, 210
上丘腕	superior collicular brachium	210
上橋網様体	superior pontine reticular formation	79
上行頚動脈	ascending cervical artery	47
小膠細胞	microglia	12
上行性セロトニン作動性神経路	ascending serotonergic pathway	200
上行性網様体賦活系	ascending reticular activating system	58, 111
小細胞性網様核	parvocellular reticular nucleus	58
上矢状静脈洞	superior sagittal sinus	192, 222
上縦束	superior longitudinal fasciculus	209
上昇層	stratum oriens	147
上小脳脚	superior cerebellar peduncle	103, 211, 216
上小脳静脈	superior cerebellar veins	191, 222
上小脳動脈	superior cerebellar artery	187, 221
上錐体静脈洞	superior petrosal sinus	192
上髄帆	superior medullary velum	211
上前頭回	superior frontal gyrus	204, 206
上前頭溝	superior frontal sulcus	204
上側頭溝	superior temporal sulcus	204
上側頭回	superior temporal gyrus	205
上側頭連合野	superior temporal association cortex	144
上大脳静脈	superior cerebral veins	190, 221
上唾液核	superior salivatory nucleus	75
上頭頂小葉	superior parietal lobule	144, 204
上頭頂連合野	superior parietal association cortex	144
小脳	cerebellum	94
——の外側部	lateral area	95
——の球状核	globose nucleus	98, 216
——の鉤状束	uncinate fascicle	76
——の鉤状束	uncinate fasciculus	103
——の後葉	posterior lobe	94
——の前葉	anterior lobe	94
——の苔状線維	mossy fibers	100
——の中心小葉	central lobule	95
——の中心小葉翼	ala of central lobule	95, 215
小脳延髄槽	cerebellomedullary cistern	182, 216
小脳回	cerebellar folia	94, 215
小脳核	cerebellar nuclei	96, 216
——の外側核	lateral nucleus	98, 216
小脳核視床路	cerebellothalamic tact	103
小脳核赤核路	cerebellorubral tract	89, 103
小脳活樹	arbor vitae cerebelli	96, 216
小脳鎌	falx cerebelli	182, 217
小脳脚	cerebellar peduncle	103, 216
小脳溝	cerebellar fissure	94, 215
小脳糸球体	cerebellar glomeruli	100
小脳小舌	lingula cerebelli	95, 215
小脳髄質	cerebellar medulla	96, 216
小脳性運動失調	cerebellar ataxia	106
小脳性言語障害	cerebellar speech disturbance	106
小脳性振戦	cerebellar tremor	131
小脳性セロトニン作動性神経路	cerebellar serotonergic pathway	200
小脳体	corpus cerebelli	94
小脳中心小葉	ala of central lobule	215
小脳テント	tentorium cerebelli	182, 217
小脳半球	cerebellar hemisphere	94, 215
——の中間部	intermediate area	95
小脳皮質	cerebellar cortex	96, 215
——の顆粒細胞	granule cell	98
——の顆粒層	granular layer	98
——の分子層	molecular layer	98
——のゴルジ細胞	Golgi cell	98
小脳皮質小脳核線維	cerebello-nuclear fibers	100
小脳扁桃	cerebellar tonsil	95, 215
上胚盤葉	epiblast	19
上半月小葉	superior semilunar lobule	95, 215
上吻合静脈（トロラード）	superior anastomotic veins of Trolard	190, 221
上方注視マヒ	upward gaze palsy	87
静脈		
脊髄の——	venous drainage of spinal cord	49
脊柱の——	venous drainage of spinal column	49
大脳の——	cerebral veins	190
自律性神経節	autonomic ganglion	6
シルビウス溝	lateral sulcus of Sylvius	203

神経栄養因子	neurotrophic factor	34
神経回路	neural circuit	45
神経核	nucleus	6
神経芽細胞	neuroblast	28
神経冠	neural crest	27
神経管形成	neurulation	22
神経系	nervous system	2
神経原線維	neurofibrils	8
神経溝	neural groove	22
神経膠細胞	neuroglia	12
神経向性仮説	neurotropism	31
神経細管	neurotubule	8
神経細胞	neuron	2
神経上皮細胞	neuroepithelial cell	27
神経成長因子	nerve growth factor(NGF)	38
神経節	ganglion	6
神経腸管	neurenteric canal	21
神経堤	neural crest	27
神経伝達物質	neurotransmitter	9
深頚動脈	deep cervical artery	47
神経内分泌	neuroendocrine	117
神経胚	neurula	22
神経板	neural plate	22
神経ヒダ	neural fold	22
神経分節	neuromere	24
新小脳	neocerebellum	94
新小脳症候群	neocerebellar syndrome	106
振戦	tremor	131
安静時——	tremor at rest	131
動作時——	kinetic tremor	131
新線条体	neostriatum	127
深中大脳静脈	deep middle cerebral veins	191
伸張反射	myotatic reflex	152
深部(腱)反射	deep tendon reflex	153
深部大脳静脈	deep cerebral veins	190, 221
心理的皮質	psychological cortical areas	141

■す

推尺異常	dysmetria	106
髄鞘	myelin sheath	14
錐体	pyramid	52, 214
髄体	corpus medullare	96, 216
錐体型ニューロン	pyramidal neuron	6
錐体交叉	pyramidal decussation	40, 156, 214
錐体細胞層	stratum pyramidale	147
錐体前索路	anterior pyramidal tract	156
錐体側索路	lateral pyramidal tract	156
錐体路	pyramidal tract	52, 155
錐体外路	extrapyramidal tract	159
垂直眼球運動	vertical eye movements	87
髄脳胞	myelencephalon	23
髄板内核群	intralaminar nuclear group	108, 111
水平裂	horizontal fissure	95, 215
髄膜	meninges	180, 216
スペリー	Sperry, R. W.	32

■せ

星状膠細胞	astroglia	12
星状細胞	stellate cell	98
精神盲	psychic blindness	132
正中核群	midline nuclear group	108
正中溝(菱形窩の)	median sulcus	212
正中仙骨動脈	median sacral artery	47
正中傍橋網様体	paramedian pontine reticular formation (PPRF)	71
正中傍網様核	paramedian reticular nucleus	58
成長円錐	growth cone	29
成長ホルモン	growth hormone(GH)	118
成長ホルモン放出ホルモン	growth hormone-releasing hormone (GH-RH, GRH)	117
成長ホルモン放出抑制ホルモン	growth hormone release-inhibiting hormone (GH-IH, GIH)	117
青斑	locus c(o)eruleus	212
青斑核	nucleus c(o)eruleus	79
青斑核脊髄路	c(o)eruleospinal pathway	79, 199
生物時計	biological clock	119
生理的細胞死	physiological death	32
セカンドメッセンジャー	second messenger	11
赤核	nucleus ruber, red nucleus	89
赤核オリーブ路	rubro-olivary tract	54, 90
赤核脊髄路	rubrospinal tract	90, 159
脊索	notochord	21
脊索管	notochordal canal	21
脊索突起	notochordal process	21
脊髄	spinal cord	40
——の後角	posterior horn	44
——の後中間溝	posterior intermediate sulcus	40
——の後中間中隔	posterior intermediate septum	40
——の静脈	venous drainage of spinal cord	49
——の前外側溝	anterolateral sulcus	40
——の前角	anterior horn	43
——の後正中溝	posterior median sulcus	40
——の前正中裂	anterior median fissure	40
——の中間内側核	intermediomedial nucleus	44
——の中心動脈	central artery	49
——の動脈	arterial supply of spinal cord	47
脊髄円錐	conus medullaris	40
脊髄円錐症候群	conus syndrome	40, 42
脊髄下行路	descending spinal tract	45, 155
脊髄空洞症	syringomyelia	168
脊髄クモ膜	spinal arachnoid mater	50, 183
脊髄硬膜	spinal dura mater	50, 183
脊髄枝(分節動脈の)	spinal branches	47
脊髄視蓋路	spinotectal tract	85
脊髄視床路	spinothalamic tract	167
脊髄終糸	filum terminale, terminal filum	40, 51
脊髄上行路	ascending spinal tract	45
脊髄小脳	spinocerebellum	96
脊髄神経	spinal nerve	42
脊髄神経節	spinal ganglion	42
脊髄髄膜	meninges spinalis	50, 183
脊髄軟膜	spinal pia mater	50, 183
脊髄反射	spinal reflex	152
脊髄半側障害(ブラウン・セカール)	spinal hemisection	167
脊髄分節	myelomere	24
脊髄毛帯	spinal lemniscus	80, 167
脊髄網様体路	spinoreticular tract	58
脊髄癆	tabes dorsalis	168
脊柱の静脈	venous drainage of spinal column	49
脊椎麻酔	spinal anesthesia	51
せき反射	cough reflex	66
舌下神経核	nucleus of hypoglossal nerve	61
舌下神経三角	hypoglossal trigone	212
摂食中枢	feeding center	120
接線状移動	tangential migration	150
セマフォリン	semaphorin	31
セロトニン	serotonin	196
セロトニン作動系	serotonergic system	200
前外側溝		
脊髄の——	anterolateral sulcus	40
延髄の——	anterior lateral sulcus	215
前外側中心枝	anterolateral group	188, 219
前外側腹側核(視床の)	ventral anterolateral nucleus(VAL)	129
前角	anterior horn	
脊髄の——		43

索引 (せ～た)

側脳室の――		183, 217
前角運動ニューロン	anterior horn motor neuron	43
前核群（視床の）	anterior nuclear group (A)	111
前下小脳動脈	anterior inferior cerebellar artery (AICA)	187, 221
前脚（内包の）	anterior limb	122
前硬膜動脈	anterior meningeal artery	190, 222
前交連	anterior commissure	208
仙骨神経	sacral nerve	42
前根	ventral root	42
前根静脈	anterior radicular vein	49
前根動脈	anterior radicular artery	47
前索	anterior funiculus	43
前障	claustrum	126, 209
栓状核	emboliform nucleus	98, 216
線条体	corpus striatum	126, 127, 209
線条体黒質路	strionigral tract	88, 129
線条体枝	striate branches	124, 188
線条体静脈	striate veins	191
線条体淡蒼球路	striopallidal tract	129
前神経孔	anterior neuropore	22
精神盲	cortical aphasia	144
後正中溝（脊髄の）	posterior median sulcus	40
前正中裂	anterior median fissure	214
脊髄の――		40
前脊髄視床路	anterior spinothalamic tract	44
前脊髄小脳路	anterior spinocerebellar tract	100, 168
前脊髄静脈	anterior spinal vein	49
前脊髄動脈	anterior spinal artery	187, 47
前脊髄動脈症候群	anterior spinal artery syndrome	168
前大脳静脈	anterior cerebral veins	191
前大脳動脈	anterior cerebral artery	188, 218
前中位核	anterior interpositus nucleus	98, 216
浅中大脳静脈	superficial middle cerebral veins	190, 221
前庭感覚の伝導路	vestibular pathway	175
前庭小脳	vestibulocerebellum	95
前庭小脳路	vestibulocerebellar tract	100
前庭神経核	vestibular nuclei	76
――下核	inferior vestibular nucleus	76
――外側核	lateral vestibular nucleus	76
――上核	superior vestibular nucleus	76
――内側核	medial vestibular nucleus	76
前庭神経野	vestibular area	212
前庭脊髄路	vestibulospinal tract	160
前庭動眼反射	vestibulo-oculomotor reflex	78
前頭眼野	frontal eye field	140
前頭前野	prefrontal area (cortex)	142
前頭頭頂弁蓋	frontoparietal operculum	207
前頭葉	frontal lobe	203
――の鉤状束	uncinate fasciculus	209
前頭連合野	frontal association cortex	142
前内側核（視床の）	anteromedial nucleus (AM)	108
前内側中心枝	anteromedial group	188, 219
前脳	forebrain	2
前脳分節	prosomere	24
前脳胞	prosencephalon	23
前背側核（視床の）	anterodorsal nucleus (AD)	108
前皮質脊髄路	anterior corticospinal tract	156
前腹側核（視床前核群の）	anteroventral nucleus (AV)	108
前腹側核（視床腹側群の）	ventral anterior nucleus (VA)	108, 110
前方臓側内胚葉	anterior visceral endoderm	21
前脈絡叢動脈	anterior choroidal artery	124, 190, 219
前葉（小脳の）	anterior lobe	94

■そ

双極性ニューロン	bipolar neuron	4
桑実胚	morula	18
相反性神経支配	reciprocal innervation	153
僧帽細胞	mitral cell	145
側索	lateral funiculus	43
側枝発芽	collateral sprouting	37
側頭弁蓋	temporal operculum	207
側頭葉	temporal lobe	203
側頭連合野	temporal association cortex	144
側脳室	lateral ventricle	183, 217
――の下角	inferior horn	183, 217
――の後角	posterior horn	183, 217
――の前角	anterior horn	217
――の中心部	central portion	183, 217
側脳室脈絡叢	choroid plexus of lateral ventricle	184, 218
側副溝	collateral sulcus	206
束傍核（視床の）	parafascicular nucleus (Pf)	108, 111
側方注視	lateral gaze	71
側方注視マヒ	lateral gaze paralysis	71
ソニック・ヘッジホッグタンパク質	sonic hedgehog protein	21
ソマトスタチン	somatostatin	117

■た

ダークシュビッツ氏核	nucleus of Darkschwits	87
第1次運動野	primary motor area (MI)	139
第1次視覚野	primary visual area (VI)	140
第1次体性感覚野	primary somatosensory area (SI)	140
第1次聴覚野	primary auditory area (AI)	140
第1次味覚野	primary gustatory area (GI)	141
第1裂	primary fissure	94, 95, 215
台形体	trapezoid body	78
台形体交叉	decussation of trapezoid body	78
対光反射	pupillary light reflex	85
第三脳室	third ventricle	183, 218
第三脳室脈絡叢	choroid plexus of third ventricle	184, 218
代謝型受容体	metabotropic receptor	10
帯状回	cingulate gyrus	206
帯状溝	cingulate sulcus	206
対称性シナプス	symmetrical synapse	10
苔状線維（小脳の）	mossy fibers	100
苔状線維（海馬の）	mossy fibers	148
大前根動脈（アダムキービック）	great anterior segmental medullary artery	47
大大脳静脈槽	cistern of great cerebral vein	182
大大脳静脈（ガレン）	great cerebral vein of Galen	190, 221
ダイテルス氏核	Deiters' nucleus	76
ダイテルス氏型ニューロン	Deiters-form neuron	6
体内時計	biological clock	119
第2次運動野	secondary motor area (MII)	140
第2裂	secondary fissure	95, 215
ダイニン	dynein	38
大脳	cerebrum	2
大脳横裂	transverse cerebral fissure	203
大脳外側窩槽	cistern of lateral cerebral fossa	182
大脳鎌	falx cerebri	182, 217
大脳基底核	basal ganglia	126, 203, 209
大脳脚		
――（狭義）	cerebral crus, crus cerebri	82, 87
――（広義）	cerebral peduncle	82, 211
大脳縦裂	longitudinal cerebral fissure	202
大脳新皮質	cerebral neocortex	137
――の外錐体細胞層	external pyramidal cell layer	138
――の多形細胞層	multiform cell layer	138
――の外顆粒細胞層	external granular cell layer	136
――の内顆粒細胞層	internal granular cell layer	138
――の内錐体細胞層	internal pyramidal cell layer	138
――の分子層	molecular layer	136
大脳動脈輪（ウイリス）	cerebral arterial circle of Willis	188, 218
大脳の静脈	cerebral veins	190
大脳半球	cerebral hemisphere	203

索引（た〜と）

大脳皮質	cerebral cortex	136
大脳辺縁系	limbic system	150
体部位局所配列	somatotopic arrangement	139
第四脳室	fourth ventricle	183, 218
第四脳室外側陥凹	lateral recess of fourth ventricle	212
第四脳室外側口（ルシュカ）	lateral aperture of fourth ventricle	184, 212, 218
第四脳室髄条	medullary striae of fourth ventricle	56, 214
第四脳室正中口（マジャンディー）	median aperture of fourth ventricle	184, 212, 218
第四脳室脈絡叢	choroid plexus of fourth ventricle	184, 218
唾液分泌反射	salivary reflex	65
高峰譲吉	Takamine, Jokichi	200
多極性ニューロン	multipolar neuron	6
多形細胞層（大脳新皮質の）	multiform cell layer	138
多形細胞層（歯状回の）	polymorphic cell layer	148
手綱	habenula	210
手綱核	habenular nuclei	108, 114
手綱核脚間核コリン作動系	habenulointerpeduncular cholinergic system	195
手綱核脚間核路	habenulo-interpeduncular tract	114
単極性ニューロン	unipolar neuron	4
単小葉	simple lobule	95, 215
淡蒼球	globus pallidus	126, 129, 209
淡蒼球視床下核路	pallidosubthalamic tract	129
淡蒼球視床下部路	pallidohypothalamic tract	122
淡蒼球視床路	pallidothalamic tract	129

■ち

知覚解離	sensory dissociation	167
知覚交叉	sensory decussation	52
知覚性神経	sensory nerve	2
知覚性神経節	sensory ganglion	6
知覚性（求心性）脳神経核	senosry nuclei of cranial nerves	64
延髄の――		64
中脳の――		93
緻密部（黒質の）	compact part	88
中隔海馬コリン作動系	septo-hippocampal cholinergic system	195
中隔核	septal nuclei	145
中間外側核	intermediolateral nucleus	44
中間径フィラメント	intermediate filament	8
中間質	substantia intermedia	44
中間聴条	intermediate acoustic stria	78
中間内側核（脊髄の）	intermediomedial nucleus	44
中間皮質	mesocortex	136
中間部（小脳半球の）	intermediate area	95
中継核	relay nuclei	109
中硬膜動脈	middle meningeal artery	190, 222
中小脳脚	middle cerebellar peduncle	103, 214, 216
中心管	central canal	44, 183
中心溝	central sulcus	204
中心後回	postcentral gyrus	204
中心後溝	precentral sulcus	204
中心枝	central branches	188, 219
中心小葉（小脳の）	central lobule	95
中心小葉翼（小脳の）	ala of central lobule	95, 215
中心正中核（視床の）	centromedian nucleus (CM)	108, 111
中心前回	precentral gyrus	139, 204
中心前溝	precentral sulcus	204
中心動脈（脊髄の）	central artery	49
中心内側核（視床の）	nucleus medialis centralis	108
中心被蓋路	central tegmental tract	80, 90
中心部（側脳室の）	central portion	183, 217
中心傍小葉	paracentral lobule	206
中枢神経系	central nervous system (CNS)	2
中枢性髄鞘	central myelin sheath	14
中前頭回	middle frontal gyrus	204
中側頭回	middle temporal gyrus	205
中大脳動脈	middle cerebral artery	188, 218
中脳	midbrain	82
――の運動性脳神経核	motor nuclei of cranial nerves	90
――の知覚性脳神経核	senosry nuclei of cranial nerves	93
中脳蓋	mesencephalic tectum	82, 210
中脳水道	cerebral aqueduct	82, 183, 218
中脳分節	mesomere	24
中脳辺縁系ドーパミン作動系	mesolimbic dopaminergic system	197
中脳屈	midbrain flexure	23
中脳胞	mesencephalon	23
虫部	vermis	94, 215
（虫部）小節	nodulus	215
虫部垂	uvula vermis	95, 215
虫部錐体	pyramis vermis	95, 215
虫部傍部	paravermal area	95
虫部葉	folium vermis	95, 215
虫部隆起	tuber vermis	95, 215
中脳被蓋	mesencephalic tegmentum	82
聴覚顔面反射	acousticofacial reflex	72
聴覚の伝導路	auditory pathway	174
鳥距溝	calcarine sulcus	206
聴条	acoutic striae	78
頂上樹状突起	apical dendrite	6
調節反射	accomodation reflex	86
聴放線	acoustic radiation	140, 208
跳躍伝導	saltatory conduction	14
腸腰動脈	iliolumbar arteries	47
直回	rectal gyrus	207
直静脈洞	straight sinus	192, 222
直接小脳前庭線維	direct cerebellovestibular fibers	76, 100
直接前庭小脳線維	direct vestibulocerebellar fibers	100
直接対光反射	direct pupillary light refex	86

■つ・て

椎骨動脈	vertebral artery	47, 187
追従軸索	follower axon	29
定位反応	orienting responses	82
底板	floor plate	29
伝導路	tract	45
嗅覚の――	olfactory pathway	178
視覚の――	visual pathway	173
前庭感覚の――	vestibular pathway	175
聴覚の――	auditory pathway	174
味覚の――	gustatory pathway	176

■と

島	insula	203, 207
動眼神経	oculomotor nerve	211
動眼神経核	oculomotor nucleus	91
動眼神経副核	accessory oculomotor nucleus	92
動眼神経マヒ	occulomotor paralysis	92
頭屈	head hold	23
動作時振戦	kinetic tremor	131
投射ニューロン	projection neuron	6
投射線維	projection fibers	138, 208
導出静脈	emissary veins	192, 223
頭頂下溝	subparietal sulcus	206
頭頂間溝	interparietal sulcus	204
頭頂後頭溝	parieto-occipital sulcus	204
頭頂導出静脈	parietal emissary vein	192, 223
頭頂弁蓋	frontal operculum	207
頭頂葉	parietal lobe	203
頭頂連合野	parietal association cortex	144
等皮質	isocortex	136
動脈（脊髄の）	arterial supply of spinal cord	47
透明層	stratum lucidum	147

透明中隔静脈	septal vein	191
同名半盲	homonymous hemianopsia	173
ドーパミン	dopamine	88, 196
ドーパミン作動系	dopaminergic system	197
ドーパミンβヒドロキシラーゼ	dopamine β-hydroxylase	198
ドーパミンβモノオキシゲナーゼ	dopamine β-monooxygenase	198
特殊核	specific nuclei	109
特殊臓性遠心性	special vesceral efferent	61
特殊臓性求心性	special vesceral afferent	61
特殊体性求心性	special somatic afferent	61
閉じた延髄	closed medulla	52, 212
登上線維	climbing fibers	98, 100
飛び越え変性	transneuronal degeneration	36
トランスポーター	transporter	10
トリプトファンヒドロキシラーゼ	tryptophan hyroxylase (TryH)	200
トリプトファン5-モノオキシゲナーゼ	tryptophan 5-monooxygenase	200
トロラード静脈(上吻合静脈)	Trolad vein, superior anastomotic veins of Trolard	190, 221

■な

内顆粒細胞層(大脳新皮質の)	internal granular cell layer	138
内弓状線維	internal arcuate fibers	52
内頸動脈	internal carotid artery	186, 218
内細胞塊	inner cell mass	18, 19
内受容器	interoceptors	163
内錐体細胞層(大脳新皮質の)	internal pyramidal cell layer	138
内髄板	internal medullary lamina	108
内臓反射	visceral reflex, deglutition reflex	64
内側核(小脳核の)	medial nucleus	98, 108, 216
内側核群(視床の)	medial nuclear group	108
内側嗅条	medial olfactory stria	144
内側後頭側頭回	medial occipitotemporal gyrus	207
内側視索前野	medial preoptic area (MPOA)	120
内側膝状体	medial geniculate body (MGB)	109, 110, 210
内側膝状体側頭葉路	geniculotemporal tract	140
内側縦束	medial longitudinal fasciculus (MLF)	71, 78, 80, 161
内側縦束症候群	MLF syndrome	71
内側縦束吻側介在核	rostral interstitial nucleus of medial longitudinal fasciculus	87
内側線条体動脈	medial striate arteries	124, 190
内側前庭脊髄路	medial vestibulospinal tract	78, 160
内側前脳束	medial forebrain bundle	120
内側手綱核	medial habenular nucleus	195
内側中隔核	medial septal nuclei	145
内側副オリーブ核	medial accessory olivary nucleus	54
内側毛帯	medial lemniscus	80
内側網様体脊髄路	medial reticulospinal tract	79, 160
内側隆起	medial eminence	212
内大脳静脈	internal cerebral veins	190, 221
内椎骨静脈叢	internal vertebral venous plexus	49
内包	internal capsule	122, 208
——後脚	posterior limb	122
——膝	genus	122
——前脚	anterior limb	122

■に

二次前庭小脳線維	secondary vestibulocerebellar fibers	100
二次脳胞	secondary brain vesicle	23
二次ワーラー変性	secondary Wallerian degeneration	35
ニッスル小体	Nissl body	6
ニッスル物質	Nissl substance	6
ニッスル融解	chromatolysis	35
二腹小葉	biventer lobule	95, 215
乳腺刺激ホルモン	prolactin	117, 118
乳腺刺激ホルモン放出ホルモン	prolactin-releasing hormone (PRH)	117
乳腺刺激ホルモン放出抑制ホルモン	prolactin release-inhibiting hormone (PR-IH, PIH)	117
乳頭体	mammillary body	118, 210
乳頭体核	mammillary nuclei	118
乳頭体脚	mammilary peduncle	122
乳頭体視床路(ヴィック・ダジール)	mammillothalamic tract	119, 120
乳頭体被蓋路	mammillotegmental tract	120
乳突導出静脈	mastoid emissary vein	192, 223
ニューログリア	neuroglia	12
ニューロトロピズム仮説	neurotropism	31
ニューロフィラメント	neurofilament	8
ニューロブラスト	neuroblast	28
ニューロメア	neuromere	24
ニューロン	neuron	2
——の再構成	reorganization	37
——の再生	regeneration	36
尿崩症	diabetes insipidus	117

■ね・の

ネクローシス	necrosis	33
ネトリン	netrin	29
脳幹	brain stem	2
脳弓	fornix	120, 149, 210
脳弓回	fornicate gyrus	206
脳弓脚	crus of fornix	120
脳弓体	body of fornix	120
脳弓柱	columns of fornix	120
脳屈	brain flexture	23
脳クモ膜	arachnoid mater encephali, arachnoidea encephali	180, 216
脳硬膜	dura mater encephali	180, 216
脳室	ventricle	183
脳神経核のカラム構造	columnar structure	60
脳髄膜	meninges encephali	180
脳脊髄液	cerebrospinal fluid	184
脳底溝	basilar sulcus	214
脳底静脈(ローゼンタール)	basal vein of Rosenthal	191, 221
脳底動脈	basilar artery	47, 187, 218, 221
脳軟膜	pia mater encephali	180, 216
脳分節	neuromere	24
脳梁	corpus callosum	205, 208
脳梁幹	trunk of corpus callosum	205
脳梁溝	sulcus of corpus callosum	206
脳梁膝	genu of corpus callosum	205
脳梁槽	cistern of corpus callosum	182
脳梁吻	rostrum of corpus callosum	205
脳梁膨大	splenium of corpus callosum	205
ノルアドレナリン	noradrenaline	196
ノルアドレナリン作動系	noradrenergic system	198

■は

パーキンソン病	Parkinson disease	88
パイオニア軸索	pioneer axon	29
パイオニアニューロン	pioneer neuron	29
背外側核	lateral dorsal nucleus (LD)	108, 110
胚外体腔膜	exocoelomic membrane	19
胚外中胚葉	extraembryonic mesoderm	19
背側視床	dorsal thalamus	108, 210
背側縦束	dorsal longitudinal fasciculus	80, 120
背側脊髄小脳路	dorsal spinocerebellar tract	100, 168
背側聴条	dordal acoustic stria	78

索引 （は〜ま）

背側ノルアドレナリン作動性神経束	dorsal noradrenergic bundle	79, 199
背側被蓋交叉	dorsal tegmental decussation	160
背側副オリーブ核	dorsal accessory olivary nucleus	54
背内側核	dorsomedial nucleus (DM)	108, 110
胚内中胚葉	intraembryonic mesoderm	21
胚盤	germinal disc	19
胚盤胞	blastocyst	18
胚盤葉下層	hypoblast	19
胚盤葉上層	epiblast	19
白質	white matter	43
白質板	laminae albae, white laminae	96, 216
薄束	gracile fasciculus	43
薄束核	gracile nucleus	52, 214
薄束結節	gracile tubercle	52, 214
バスケット細胞	basket cell	98
バソプレシン	vasopressin	117
鼻指鼻試験	nose-finger-nose test	106
馬尾	cauda equina	42
バビンスキー反射	Babinski reflex	153, 158
パペッツの情動回路	Papez circuit	119
バリスム	ballism	131
パリノー症候群	Parinaud syndrome	87
反屈束	retroflex bundle	114, 195
ハンチントン舞踏病	Hunchington's chorea	131
半盲	hemianopsia	173

■ひ

被殻	putamen	126, 127, 209
光受容器	photoreceptors	165
非交叉性室頂核前庭線維	uncrossed fastigeovestibular fibers	76, 103
尾骨神経	coccygeal nerve	42
皮質延髄路	corticobulbar tract	156
皮質オリーブ路	cortico-olivary tract	54
皮質核路	corticonuclear tract	156
皮質球路	corticobulbar tract	156
皮質枝	cortical branches	188, 218
皮質視蓋路	corticotectal tract	85
皮質赤核路	corticorubral tract	89
皮質脊髄路	corticospinal tract	52, 155
皮質線条体路	corticostriatal tract	129
皮質網様体路	corticoreticular tract	58
尾状核	caudate nucleus	126, 127, 209
微小管	microtubule	8
ヒスタミン	histamine	196
ヒスタミン作動系	histaminergic system	201
ヒスチジン・デカルボキシラーゼ	histidine decarboxylase	201
非対称型シナプス	asymmetric synapse	9
ひっこめ反射	withdrawal reflex	154
筆尖	calamus scriptorius	212
非特殊核	non-specific nuclei	110, 112
ヒューザー膜	Heuser's membrane	19
ビューシー	Bucy, P.	132
表在大脳静脈	superficial cerebral veins	221, 190
表在反射	superficial reflex	153
病的反射	pathological reflex	153
開いた延髄	open medulla	52, 212

■ふ

フェニールエタノールアミン N-メチルトランスフェラーゼ	phenylethanolamine N-methyltransferase (PNMT)	199
不確帯	zona innnominata	112
副楔状束核	accessory cuneate nucleus	57
副腎皮質刺激ホルモン	adrenocorticotropic hormone (ACTH)	118
副腎皮質刺激ホルモン放出ホルモン	corticotropin releasing hormone (CRH)	117
輻輳・調節反射	convergence-accomodation reflex	86
輻輳反射	convergence reflex	86
腹側核群（視床の）	ventral nuclear group	108
腹側視床	ventral thalamus, subthalamus	112, 210
腹側脊髄小脳路	ventral spinocerebellar tract	100, 168
腹側聴条	ventral acoustic stria	78
腹側ノルアドレナリン作動性神経路	ventral noradrenergic pathway	199
腹側ノルアドレナリン作動性神経束	ventral noradrenergic bundle	199
腹側被蓋交叉	ventral tegmental decussation	90
不等皮質	allocortex	136
舞踏病様運動	chorea	131
ブラウン・セカール症候群	Brown-Séquard syndrome	167
プルキンエ細胞	Purkinje cell	98
プルキンエ	Purkinje, J. E.	101
プルキンエ細胞層	Purkinje cell layer	98
ブルダッハ束	fasciculus of Burdach	43
ブローカ失語	Broca aphasia	142
ブローカ中枢	Broca's center	142
ブローカの対角帯	diagonal band of Broca	131
ブロードマンの領域区分	Brodmann's areas	139
プログラム細胞死	programmed cell death	32
プロソメア	prosomere	24
プロラクチン	prolactin	117
分界条	stria terminalis	122, 131
分界条静脈	terminal vein	190
分子層	molecular layer	
小脳皮質の——		98
大脳新皮質の——		136
歯状回の——		148
分節動脈	segmental artery	47
——の脊髄枝	spinal branches	47

■へ

平行線維	parallel fibers	98, 100
ベッツ氏巨大錐体細胞	giant pyramidal cells of Betz	139
ベネディクト症候群	Benedikt syndrome	92
ヘミバリスム	hemiballism	131
弁蓋部（下前頭回の）	opercular part	204
変性	degeneration	35
扁桃核	amygdaloid nucleus	126, 131
扁桃体	amygdaloid body	131, 126, 209
片葉	flocculus	95, 215
片葉小節葉症候群	flocculonodular syndrome	106

■ほ

ホイブナーの反回動脈	recurrent artery of Heubner	124, 190
芳香族アミノ酸デカルボキシラーゼ	aromatic amino-acid decarboxylase (AADC)	197, 200
放射状移動	radial migration	150
放射状層	stratum radiatum	148
放出因子	releasing factor	117
縫線核	raphe nuclei	58
放線冠	corona radiata	208
胞胚	blastocyst	18
補足運動野	supplementary motor area	140
ホックス遺伝子	Hox gene	26
ホメオティック遺伝子	homeotic gene	25
ホメオティック変異	homeotic mutation	25
ホメオボックス	homeobox	25
ホルネル症候群	Horner's syndrome	173

■ま

マイネルト基底核	basal nucleus of Meynert	133, 194
マイネルトの反屈束	Meynert's retroflex bundle	114, 195
マジャンディー孔	foramen of Magendie	184, 218
末梢神経系	peripheral nervous system (PNS)	2

索引 (ま〜その他)

末梢性髄鞘	peripheral myelin sheath	14
マトリックス細胞	matrix cell	27
満腹中枢	satiety center	119

■み・む・め

ミエロメア	myelomere	24
味覚の伝導路	gustatory pathway	176
ミクログリア	microglia	12
脈絡叢	choroid plexus	184, 218
脈絡叢静脈	choroidal vein	191
無極性ニューロン	apolar neuron	4
無効再生	abortive regeneration	36
無髄線維	unmyelinated nerve fiber	14
無名質	substantia innominata, innominate substance	133
迷走神経三角	vagal trigone	212
迷走神経背側運動核	dorsal motor nucleus of vagus nerve	62
迷路動脈	labyrinthine artery	187, 221
メソメア	mesomere	24
メタボトロピックレセプター	metabotropic receptor	10
メラトニン	melatonin	112
メラニン顆粒	melanin granule	7
メラニン刺激ホルモン	melanin stimulating hormone (MSH)	112
メラノサイト	melanocyte	27
メラノフォア	melanophore	112

■も

網状・分子層	stratum lacunosum-moleculare	148
毛帯交叉	decussation of medial lemniscus	52
網膜視蓋路	retinotectal tract	84
網膜上丘路	retinocollicular tract	84
網様体	reticular formation	57
網様体視床路	reticulothalamic tract	58
網様体小脳路	reticulocerebellar tract	58
網様体脊髄路	reticulospinal tract	160
網様部 (黒質の)	reticular part	88
モノアミン	monoamine	196
モノアミン作動系	monoaminergic system	196
モンロー孔	foramen of Monro	183, 210, 217

■ゆ・よ

優位脳半球	dominant hemisphere	142
有髄線維	myelinated nerve fiber	14
腰神経	lumbar nerve	42
腰椎穿刺	lumbar puncture	51
腰椎麻酔	lumbar anesthesia	51
腰動脈	lumbar arteries	47
腰膨大	lumbar enlargement	40
羊膜芽細胞	amnioblast	19
羊膜腔	amnionic cavity	19
抑制性シナプス	inhibitory synapse	9
翼板	alar plate	29

■ら

ライオニゼーション	Lyonization	6
ラベ静脈 (下吻合静脈)	Labbe vein, inferior anastomotic veins of Labbe	190, 221
卵割	cleavage	18
卵胞刺激ホルモン	follicle stimulating hormone (FSH)	118
卵胞刺激ホルモン放出ホルモン	follicle stimulating hormone-releasing hormone (FSH-RH, FRH)	117

■り

リーリン	Reelin	136
梨状葉前皮質	prepyriform cortex	144, 145
梨状葉前野	prepyriform area	144
リポフスチン顆粒	lipofuscin granule	7
隆起下垂体路	tuberohypophyseal tract	117
隆起漏斗ドーパミン作動系	tuberoinfundibular dopaminergic system	197
隆起漏斗路	tuberoinfundibular tract	117
流暢失語	fluent aphasia	144
菱形窩	rhomboid fossa	212
——の正中溝	median sulcus	212
両耳側半盲	bitemporal hemianopsia	173
(菱脳) 峡	isthmus	24
菱脳分節	rhombomere	24
菱脳胞	rhombencephalon	23
輪状溝	circular sulcus of insula	207

■る・れ・ろ

ルイ体	corpus Luysi	112, 210
ルシュカ孔	foramen of Luschka	184, 218
レキシード	Rexed, B.	45
レキシード氏の層区分	cytoarchitectonic lamination of Rexed	45
連合核	association nuclei	109
連合線維	association fibers	138, 208
連合ニューロン	association neuron	138
連合野	association cortex	141
レンズ核	lentiform nucleus	126, 209
レンズ核線条体動脈	lenticulostriate artery	124, 190
漏斗	infundibulum	210
漏斗核	infundibular nucleus	117
ローゼンタール静脈 (脳底静脈)	Rosenthal vein, basal vein of Rosenthal	191, 221
ローランド溝 (中心溝)	central sulcus of Rolando	204
肋間動脈	posterior intercostal arteries	47
ロボトミー	lobotomy	110
ロレンテ・デ・ノ	Lorrende de Nó, R.	147
ロンボメア	rhombomere	24

■わ

ワーラー変性	Wallerian degeneration	35
ワレンベルグ症候群	Wallenberg's syndrome	172, 187

■その他

Ia群求心性線維	Group I a afferent	153
Ia抑制	I a inhibition	153
1次受容器	primary receptors	162
2次受容器	secondary receptors	162
2層性胚盤	bilaminar germ disc	19
3層性胚盤	trilaminar germ disc, trilaminar embryonic disc	20, 21
3脳胞期	three vesicle stage	23
5脳胞期	five vesicle stage	23
5-ヒドロキシトリプタミン	5-hydroxytryptamine (5-HT)	196
Barr氏小体	Barr's body	6
Fasリガンド	Fas ligand	33
Gタンパク共役受容体	G protein-coupled receptor	10
N-アセチルトランスフェラーゼ	N-acetyl transferase (NAT)	112
S状静脈洞	sigmoid sinus	192, 222
α運動ニューロン	α motoneuron	43
γ運動ニューロン	γ motoneuron	44

●著者紹介

寺島 俊雄 (Toshio Terashima)
神戸大学名誉教授

昭和51年 秋田大学医学部を卒業し，慶應大学医学部助手，北海道大学医学部講師・助教授，東京都神経科学総合研究所副参事研究員を経て，平成9年より神戸大学医学部教授（解剖学第一講座）．
平成20年より神戸大学大学院医学研究科教授（神経発生学分野）．
平成28年 同上退職．
研究領域：神経解剖学

カラー図解

神経解剖学講義ノート

2011年12月15日　第1版第1刷 ©
2025年 9月30日　第1版第14刷

著者	寺島俊雄　TERASHIMA, Toshio
発行者	宇山閑文
発行所	株式会社金芳堂
	〒606-8425 京都市左京区鹿ケ谷西寺ノ前町34番地
	振替　01030-1-15605
	電話　075-751-1111（代）
	https://www.kinpodo-pub.co.jp/
印刷・製本	株式会社サンエムカラー

落丁・乱丁本は直接小社へお送りください．お取替え致します．

Printed in Japan
ISBN978-4-7653-1506-7

JCOPY ＜(社)出版者著作権管理機構 委託出版物＞

本書の無断複写は著作権法上での例外を除き禁じられています．複写される場合は，そのつど事前に，(社)出版者著作権管理機構（電話 03-5244-5088，FAX 03-5244-5089，e-mail: info@jcopy.or.jp）の許諾を得てください．

●本書のコピー，スキャン，デジタル化等の無断複製は著作権法上での例外を除き禁じられています．本書を代行業者等の第三者に依頼してスキャンやデジタル化することは，たとえ個人や家庭内の利用でも著作権法違反です．